2012
中国卫生统计年鉴

中华人民共和国卫生部　编

中国协和医科大学出版社

图书在版编目（CIP）数据

中国卫生统计年鉴. 2012 / 中华人民共和国卫生部编. —北京：中国协和医科大学出版社，2012.8
ISBN 978-7-81136-740-9

Ⅰ. ①中… Ⅱ. ①中… Ⅲ. ①卫生统计-中国-2012-年鉴 Ⅳ. ①R195-54

中国版本图书馆 CIP 数据核字（2012）第 167395 号

2012 中国卫生统计年鉴

编　　者：中华人民共和国卫生部
责任编辑：吴桂梅

出版发行：中国协和医科大学出版社
（北京东单三条九号　邮编 100730　电话 65260378）
网　　址：www.pumcp.com
经　　销：新华书店总店北京发行所
印　　刷：北京佳艺恒彩印刷有限公司

开　　本：889×1194　1/16 开
印　　张：25.5
字　　数：600 千字
版　　次：2012 年 8 月第一版　　2012 年 8 月第一次印刷
印　　数：1—2000
定　　价：195.00 元

ISBN 978-7-81136-740-9/R·740

《中国卫生统计年鉴》编辑委员会

《中国卫生统计年鉴》编辑部

编者说明

一、《中国卫生统计年鉴》是一部反映中国卫生事业发展情况和居民健康状况的资料性年刊。本书收录了全国31个省、自治区、直辖市卫生事业发展情况和目前居民健康水平的统计数据，以及历史重要年份的全国统计数据。本书为《中国卫生统计年鉴》2012卷，收编的内容截至2011年底。

二、全书分为15个部分，即：卫生机构、卫生人员、卫生设施、卫生经费、医疗服务、基层医疗卫生服务、妇幼保健、人民健康水平及营养状况、疾病控制与公共卫生、居民病伤死亡原因、卫生监督、医疗保障制度、人口指标，另附主要社会经济指标、世界各国卫生状况。各章前设简要说明及主要指标解释，简要说明主要介绍本章的主要内容、资料来源、统计范围、统计方法以及历史变动情况。

三、资料来源

（一）本资料主要来自年度卫生统计报表，一部分来自抽样调查。

（二）人口和社会经济数据摘自《中国统计年鉴》以及公安部、教育部、民政部统计资料，城镇居民基本医疗保险数据摘自人力资源与社会保障部，各国卫生状况数据摘自世界卫生组织《世界卫生统计》。

四、统计口径

（一）除行政区划外，书中所涉及的全国性统计数据均未包括香港特别行政区、澳门特别行政区和台湾省数据。

（二）卫生部三次修订了《国家卫生统计调查制度》，适当调整了卫生机构和人员的统计口径，导致1996、2002、2007年卫生机构和人员数变动较大。

（三）从2010卷起，村卫生室的机构、人员和诊疗人次分别计入卫生机构总数、卫生人员总数、总诊疗人次数中（村卫生室不再单独统计）。各年数据已按此口径调整。

五、统计分组

（一）东、中、西部地区：东部地区包括北京、天津、河北、辽宁、上海、江苏、浙江、福建、山东、广东、海南11个省、直辖市；中部地区包括山西、吉林、黑龙江、安徽、江西、河南、湖北、湖南8个省；西部地区包括内蒙古、重庆、广西、四川、贵州、云南、西藏、陕西、甘肃、青海、宁夏、新疆12个省、自治区、直辖市。

（二）主办单位：以医疗机构登记注册为依据，分为政府办、社会办和私人办。政府办医疗卫生机构包括卫生行政部门和教育、民政、公安、司法等政府机关主办的医疗卫生机构；社会办医疗卫生机构包括企业、事业单位、社会团体和其他社会组织办。

（三）城乡：1949～1984年医疗卫生机构及床位、人员数按城市、农村分组，1985～2004年按市、县分组，2005年起按城市、农村分组。城市包括直辖市区和地级市辖区，农村包括县及县级市，乡镇卫生院及村卫生室计入农村。

六、符号使用说明："空格"表示无数字，"…"表示数字不详，"①"表示表下有注解，"#"表示其中项。

卫生部统计信息中心

编者说明

目　　录

一、医疗卫生机构

二、卫生人员

三、卫生设施

四、卫生经费

五、医疗服务

六、基层医疗卫生服务

七、妇幼保健

八、人民健康水平

九、疾病控制与公共卫生

十、居民病伤死亡原因

十一、卫生监督

十二、医疗保障制度

十三、人口指标

附录一　主要社会经济指标

附录二　世界各国卫生状况

一、医疗卫生机构

简要说明

一、本章主要介绍全国31个省、自治区、直辖市卫生机构数，主要包括各级各类医疗机构、疾病控制机构和卫生监督机构数，医院等级情况，按床位数分组的医院、乡镇卫生院和社区卫生服务中心数等。

二、本章数据来源于卫生资源统计年报。

三、医疗卫生机构分类

1. 按城乡分，城市包括直辖市区和地级市辖区，农村包括县及县级市，乡镇卫生院及村卫生室计入农村。按市县分，市包括直辖市区、地级市区和县级市，县包括自治县和旗。

2. 按经济类型分为国有、集体、联营、私营和其他。

3、按主办单位分为政府办、社会办和私人办，政府办包括卫生行政和教育、民政、公安、司法、名团等行政部门办的医疗卫生机构，社会办包括企业、事业单位、社会团体和其他社会组织办的医疗卫生机构。

4. 按分类管理分为非营利性和营利性医疗卫生机构。

四、统计口径调整

1. 村卫生室数计入卫生机构总数中（不再单独统计）。

2. 2002年起，卫生机构数按卫生或工商、民政部门登记注册数统计。1949～2001年卫生机构数按卫生或其他行政部门批准成立数统计。

3. 2002年起，按照行业管理原则，卫生机构总数不再包括国境卫生检疫所、高中等医学院校、药品检验所（室）和由各级计生委批准设立的计划生育指导中心。

4. 1996年起，依据《医疗机构管理条例》将个体开业人员改称私人诊所计入卫生机构，当年卫生机构总数增加较多（包括13万所私人诊所）。

主要指标解释

医疗卫生机构　指从卫生行政部门取得《医疗机构执业许可证》，或从民政、工商行政、机构编制管理部门取得法人单位登记证书，为社会提供医疗保健、疾病控制、卫生监督服务或从事医学科研和医学在职培训等工作的单位。医疗卫生机构包括医院、基层医疗卫生机构、专业公共卫生机构、其他医疗卫生机构。

医院　包括综合医院、中医医院、中西医结合医院、民族医院、各类专科医院和护理院，不包括专科疾病防治院、妇幼保健院和疗养院。

中医医院　指中医（综合）医院和中医专科医院，不包括中西医结合医院和民族医院。

专科医院　包括口腔医院、眼科医院、耳鼻喉科医院、肿瘤医院、心血管病医院、胸科医院、血液病医院、妇产（科）医院、儿童医院、精神病医院、传染病医院、皮肤病医院、结核病医院、麻风病医院、职业病医院、骨科医院、康复医院、整形外科医院、美容医院等其他专科医院，不包括中医专科医院、各类专科疾病防治院和妇幼保健院。

公立医院　指经济类型为国有和集体的医院。

民营医院　指经济类型为国有和集体以外的医院，包括联营、股份合作、私营、台港澳投资和外国投资等医院。

基层医疗卫生机构　包括社区卫生服务中心、社区卫生服务站、街道卫生院、乡镇卫生院、村卫生室、门诊部、诊所（医务室）。

专业公共卫生机构 包括疾病预防控制中心、专科疾病防治机构、妇幼保健机构、健康教育机构、急救中心（站）、采供血机构、卫生监督机构、卫生部门主管的计划生育技术服务中心。不包括传染病院、结核病医院、血防医院、精神病医院、卫生监督（监测、检测）机构。

其他医疗卫生机构 包括疗养院、临床检验中心、医学科研机构、医学在职教育机构、医学考试中心、农村改水中心、人才交流中心、统计信息中心等卫生事业单位。

医院等级 指由卫生行政部门确定的级别（一、二、三级）和由医疗机构评审委员会评定的等次（甲、乙、丙等），是反映医院规模和医疗水平的综合指标。

联合办村卫生室 指由两个或多个乡村医生联合办、执业（助理）医师与乡村医生联合办的村卫生室。

1-1-1　医疗卫生机构数

年份	合计	医院				基层医疗卫生机构					专业公共卫生机构数				
			综合医院	中医医院	专科医院		社区卫生服务中心(站)	乡镇卫生院	村卫生室	门诊部(所)		疾病预防控制中心	专科疾病防治院(所/站)	妇幼保健院(所/站)	卫生监督所(中心)
1949	3670	2600								769			11	9	
1950	8915	2803	2692	4	85					3356		61	30	426	
1955	67725	3648	3351	67	188					51600		315	287	3944	
1960	261195	6020	5173	330	401			24849		213823		1866	683	4213	
1965	224266	5330	4747	131	339			36965		170430		2499	822	2910	
1970	149823	5964	5353	117	385			56568		79600		1714	607	1124	
1975	151733	7654	6817	160	543			54026		80739		2912	683	2128	
1978	169732	9293	7539	447	643			55018		94395		2989	887	2571	
1980	180553	9902	7859	678	694			55413		102474		3105	1138	2745	
1981	800205	10252	8044	781	718			55500	610079	111189		3202	1197	2789	
1982	801869	10471	8146	878	731			55496	608431	113916		3271	1272	2827	
1983	870686	10901	8370	1009	772			55559	674669	115826		3274	1326	2851	
1984	905424	11381	8545	1218	810			55549	707168	117028		3339	1458	2955	
1985	978540	11955	9197	1485	938			47387	777674	126604		3410	1566	2996	
1986	999102	12442	9363	1646	1030			46967	795963	127575		3475	1635	3059	
1987	1012804	12962	9657	1790	1097			47177	807844	128459		3512	1697	3082	
1988	1012485	13544	9916	1932	1190			47529	806497	128422		3532	1727	3103	
1989	1027522	14090	10242	2046	1265			47523	820798	128112		3591	1747	3112	
1990	1012690	14377	10424	2115	1362			47749	803956	129332		3618	1781	3148	
1991	1003769	14628	10562	2195	1345			48140	794733	128665		3652	1818	3187	
1992	1001310	14889	10774	2269	1376			46117	796523	125873		3673	1845	3187	
1993	1000531	15436	11426	2298	1438			45024	806945	115161		3729	1872	3115	
1994	1005271	15595	11549	2336	1440			51929	813529	105984		3711	1905	3190	
1995	994409	15663	11586	2361	1445			51797	804352	104406		3729	1895	3179	
1996	1078131	15833	11696	2405	1473			51277	755565	237153		3737	1887	3172	
1997	1048657	15944	11771	2413	1488			50981	733624	229474		3747	1893	3180	
1998	1042885	16001	11779	2443	1495			50071	728788	229349		3746	1889	3191	
1999	1017673	16678	11868	2441	1533			49694	716677	226588		3763	1877	3180	
2000	1034229	16318	11872	2453	1543	1000169		49229	709458	240934	11386	3741	1839	3163	
2001	1029314	16197	11834	2478	1576	995670		48090	698966	248061	11471	3813	1783	3132	
2002	1005004	17844	12716	2492	2237	973098	8211	44992	698966	219907	10787	3580	1839	3067	571
2003	806243	17764	12599	2518	2271	774693	10101	44279	514920	204468	10792	3584	1749	3033	838
2004	849140	18393	12900	2611	2492	817018	14153	41626	551600	208794	10878	3588	1583	2998	1284
2005	882206	18703	12982	2620	2682	849488	17128	40907	583209	207457	11177	3585	1502	3021	1702
2006	918097	19246	13120	2665	3022	884818	22656	39975	609128	212243	11269	3548	1402	3003	2097
2007	912263	19852	13372	2720	3282	878686	27069	39876	613855	197083	11528	3585	1365	3051	2553
2008	891480	19712	13119	2688	3437	858015	24260	39080	613143	180752	11485	3534	1310	3011	2675
2009	916571	20291	13364	2728	3716	882153	27308	38475	632770	182448	11665	3536	1291	3020	2809
2010	936927	20918	13681	2778	3956	901709	32739	37836	648424	181781	11835	3513	1274	3025	2992
2011	954389	21979	14328	2831	4283	918003	32860	37295	662894	184287	11926	3484	1294	3036	3022

注：①2008年社区卫生服务中心(站)减少的原因是江苏省约5000家农村社区卫生服务站划归村卫生室；②2002年起，医疗卫生机构数不再包括高中等医学院校本部、药检机构、国境卫生检疫所和非卫生部门举办的计划生育指导站；③1996年以前卫生院指乡镇卫生院，门诊部(所)不包括私人诊所。

1-1-2　2011年各地区医疗卫生机构数

地区	合计	医院							基层医疗卫生机构						
		小计	综合医院	中医医院	中西医结合医院	民族医院	专科医院	护理院	小计	社区卫生服务中心	社区卫生服务站	街道卫生院	乡镇卫生院	村卫生室	门诊部
总　计	**954389**	**21979**	**14328**	**2831**	**277**	**200**	**4283**	**60**	**918003**	**7861**	**24999**	**667**	**37295**	**662894**	**9218**
东　部	342440	8533	5367	1015	118	7	1972	54	328600	3909	15823	78	9601	226097	6272
中　部	315298	6745	4286	998	81	11	1364	5	304039	2230	5293	541	11442	235218	1570
西　部	296651	6701	4675	818	78	182	947	1	285364	1722	3883	48	16252	201579	1376
北　京	9495	550	313	104	8	3	120	2	8718	312	1381			2968	814
天　津	4428	296	195	30	6		65		3981	95	441	1	164	2157	262
河　北	80185	1247	824	179	35		209		78246	234	885		1960	65375	160
山　西	40339	1206	632	199	13		362		38587	194	584	484	1202	28471	287
内蒙古	22908	488	308	61	7	44	68		21905	274	874	3	1323	14433	106
辽　宁	35229	831	515	98	5	2	211		33712	279	759	29	990	21031	423
吉　林	19785	560	343	75	8	2	131	1	18882	178	360	1	766	11612	431
黑龙江	21749	911	635	122	7	4	143		20142	413	361	9	958	13107	133
上　海	4740	308	180	17	5		91	15	4289	301	670			1384	468
江　苏	31680	1283	849	86	14		308	26	29659	484	2067	3	1220	16694	708
浙　江	30515	731	368	113	16		230	4	29207	508	6018	8	1197	13851	746
安　徽	22884	916	644	88	13		168	3	21434	402	1522	2	1395	15321	138
福　建	27147	482	307	71	8	2	93	1	26287	208	303		873	19862	472
江　西	39154	542	356	97	8		81		38063	149	468	9	1582	32040	89
山　东	68275	1490	974	157	9		347	3	65954	473	1808		1645	51277	185
河　南	76128	1220	797	197	8		217	1	74208	302	715		2068	64074	101
湖　北	35625	608	393	91	11	2	111		34509	331	947	34	1161	25204	190
湖　南	59634	782	486	129	13	3	151		58214	261	336	2	2310	45389	201
广　东	45930	1125	694	141	9		278	3	44034	1002	1386	34	1252	28971	1975
广　西	34026	465	292	85	8	4	76		33132	123	139		1280	23381	79
海　南	4816	190	148	19	3		20		4513	13	105	3	300	2527	59
重　庆	17650	433	307	43	8		75		17037	161	307	8	966	10577	162
四　川	75815	1387	925	173	18	22	249		73646	346	527	1	4618	54015	336
贵　州	25943	621	472	67	4	4	73	1	24957	111	287	14	1436	20260	51
云　南	23248	845	586	101	17	4	137		21800	135	272	2	1386	13292	101
西　藏	6602	103	83			19	1		6356	1	7		673	5232	
陕　西	36396	871	622	142	5		102		35033	224	301	2	1655	27174	213
甘　肃	26632	385	258	68	3	11	45		25884	176	391	9	1370	16574	51
青　海	5887	131	79	13	1	26	12		5608	16	153		404	4289	12
宁　夏	4132	152	102	19	3	2	26		3886	10	87		228	2527	18
新　疆	17412	820	641	46	4	46	83		16120	145	538	9	913	9825	247

1-1-2 续表

诊所(医务室、护理站)	专业公共卫生机构									其他机构				
	小计	疾病预防控制中心	专科疾病防治院(所、站)	健康教育所(站)	妇幼保健院(所、站)	急救中心(站)	采供血机构	卫生监督所(中心)	计划生育技术服务机构	小计	疗养院	医学科研机构	医学在职培训机构	其他
175069	**11926**	**3484**	**1294**	**147**	**3036**	**270**	**525**	**3022**	**148**	**2481**	**201**	**210**	**466**	**1604**
66820	4033	1075	568	60	942	144	187	964	93	1274	112	101	186	875
47745	3803	1078	524	29	985	68	157	932	30	711	42	50	154	465
60504	4090	1331	202	58	1109	58	181	1126	25	496	47	59	126	264
3243	121	32	28	1	19	12	7	20	2	106	2	28	9	67
861	95	24	17	1	23	3	6	19	2	56	3	8	16	29
9632	598	196	8	2	185	5	14	185	3	94	5	2		87
7365	469	146	11	11	131	11	18	130	11	77	9	7	3	58
4892	446	121	50	21	117	6	18	112	1	69	6	6	9	48
10201	492	131	90	10	110	12	23	110	6	194	22	5	3	164
5534	260	67	53	4	70	6	20	40		83	11	5	2	65
5161	646	188	109		150	13	26	156	4	50	4	11	8	27
1466	101	21	19	2	21	11	8	19		42	2	8	8	24
8483	497	129	53	3	106	32	30	111	33	241	17	8	36	180
6879	372	100	25	3	85	29	21	100	9	205	12	8	44	141
2654	443	124	52	2	119	11	23	111	1	91	8	11	28	44
4569	304	96	25	1	87	8	9	77	1	74	12	7	25	30
3726	474	115	110	6	110	8	13	109	3	75	3	5	3	64
10566	681	184	132	3	158	15	25	162	2	150	21	7	25	97
6948	560	180	20	3	166	10	20	158	3	140	5	7	86	42
6642	425	112	83	1	100	7	22	98	2	83		1	22	60
9715	526	146	86	2	139	2	15	130	6	112	2	3	2	105
9414	670	136	147	33	124	14	42	140	34	101	14	19	20	48
8130	389	106	41	1	103	2	26	110		40	5	14	1	20
1506	102	26	24	1	24	3	2	21	1	11	2	1		8
4856	160	43	16	3	42		11	42	3	20	4	1	6	9
13803	701	205	38	13	198	16	24	204	3	81	6	8	21	46
2798	333	103	9		94	4	24	96	3	32	2	2	15	13
6612	515	150	30	4	148	18	16	146	3	88	8	10	8	62
443	141	81			57		1	2		2	1		1	
5464	384	122	6	4	117	4	10	115	6	108	5	12	49	42
7313	329	103	7	6	100	2	17	91	3	34	5	5	14	10
734	144	56	1	2	21		9	55		4		1	1	2
1016	84	25		4	22	2	5	25	1	10	1		1	8
4443	464	216	4		90	4	20	128	2	8	4			4

1-1-3 2011年各类医疗卫生机构数

卫生机构分类	合计	按城乡分		按经济类型分		
		城市	农村	公立	国有	集体
总　计	**954389**	**134841**	**819548**	**497395**	**112998**	**384397**
一、医院	21979	11642	10337	13539	12312	1227
综合医院	14328	7299	7029	9166	8376	790
中医医院	2831	1091	1740	2318	2182	136
中西医结合医院	277	180	97	114	93	21
民族医院	200	23	177	179	176	3
专科医院	4283	2996	1287	1740	1469	271
口腔医院	317	253	64	158	133	25
眼科医院	288	204	84	53	34	19
耳鼻喉科医院	58	41	17	13	11	2
肿瘤医院	118	94	24	74	64	10
心血管病医院	60	41	19	23	17	6
胸科医院	21	19	2	16	15	1
血液病医院	8	6	2	2	1	1
妇产(科)医院	442	325	117	63	52	11
儿童医院	79	65	14	59	50	9
精神病医院	690	394	296	579	528	51
传染病医院	164	135	29	160	160	
皮肤病医院	101	77	24	38	31	7
结核病医院	38	29	9	38	37	1
麻风病医院	30	11	19	30	30	
职业病医院	19	18	1	18	17	1
骨科医院	422	208	214	73	41	32
康复医院	301	190	111	146	112	34
整形外科医院	42	40	2	3	1	2
美容医院	110	102	8	1	1	
其他专科医院	975	744	231	193	134	59
护理院	60	53	7	22	16	6
二、基层医疗卫生机构	918003	117636	800367	469624	86707	382917
社区卫生服务中心(站)	32860	22674	10186	25615	14682	10933
社区卫生服务中心	7861	5891	1970	7419	5475	1944
社区卫生服务站	24999	16783	8216	18196	9207	8989
卫生院	37962	155	37807	37652	26970	10682
街道卫生院	667	155	512	657	265	392
乡镇卫生院	37295		37295	36995	26705	10290
中心卫生院	10590		10590	10574	9192	1382
乡卫生院	26705		26705	26421	17513	8908
村卫生室	662894		662894	371024	24820	346204
门诊部	9218	7087	2131	2766	1733	1033
综合门诊部	5445	3921	1524	2079	1294	785
中医门诊部	848	747	101	154	80	74
中西医结合门诊部	253	210	43	45	16	29
民族医门诊部	12	5	7	3	2	1
专科门诊部	2660	2204	456	485	341	144
诊所、卫生所、医务室、护理站	175069	87720	87349	32567	18502	14065
诊所	141883	70013	71870	7524	2487	5037
卫生所、医务室	33128	17682	15446	25042	16014	9028
护理站	58	25	33	1	1	

注：①城市包括直辖市区、地级市辖区；农村包括县和县级市，乡镇卫生院和村卫生室全部计入农村；②社会办包括企业、事业单位、社会团体和其他社会组织办的卫生机构。

1-1-3 续表1

非公立	联营	私营	按主办单位分：政府办	卫生部门	社会办	个人办
456994	**27880**	**366463**	**141274**	**136818**	**483755**	**329360**
8440	132	6137	9579	8605	5926	6474
5162	87	3743	5646	4896	4773	3909
513	8	383	2245	2228	161	425
163		130	91	88	45	141
21	1	15	173	172	9	18
2543	34	1839	1412	1213	921	1950
159		110	136	134	61	120
235	4	146	42	39	93	153
45		31	9	9	19	30
44	2	23	63	63	30	25
37		27	14	14	19	27
5		3	13	13	2	6
6		3	1	1	3	4
379	4	274	53	48	108	281
20		16	51	51	10	18
111	2	91	526	419	63	101
4		2	154	153	7	3
63	1	49	32	32	14	55
			35	35	3	
			28	26	2	
1			11	10	8	
349	5	272	47	45	82	293
155	3	106	81	33	111	109
39		27	1	1	11	30
109	2	69			40	70
782	11	590	115	87	235	625
38	2	27	12	8	17	31
448379	27740	360264	118108	114996	477068	322827
7245	393	5363	19821	18619	6922	6117
442	5	243	6569	6227	974	318
6803	388	5120	13252	12392	5948	5799
310	1	221	37420	37178	298	244
10		5	570	558	87	10
300	1	216	36850	36620	211	234
16		15	10562	10506	13	15
284	1	201	26288	26114	198	219
291870	26791	216689	56128	56128	431019	175747
6452	31	5164	654	543	3164	5400
3366	19	2788	513	435	2093	2839
694	4	497	32	30	243	573
208	1	194	6	6	56	191
9		8			2	10
2175	7	1677	103	72	770	1787
142502	524	132827	4085	2528	35665	135319
134359	345	128412	1213	1074	9991	130679
8086	179	4360	2872	1454	25672	4584
57		55			2	56

1-1-3　续表2

卫生机构分类	合计	按城乡分		按经济类型分		
		城市	农村	公立	国有	集体
三、专业公共卫生机构	11926	4535	7391	11845	11673	172
疾病预防控制中心	3484	1272	2212	3483	3460	23
省属	31	31		31	31	
地级市(地区)属	399	350	49	399	399	
县级市(区)属	1138	758	380	1138	1135	3
县属	1658		1658	1658	1656	2
其他	258	133	125	257	239	18
专科疾病防治院(所、站)	1294	490	804	1268	1195	73
专科疾病防治院	209	112	97	203	190	13
传染病防治院	11	2	9	10	9	1
结核病防治院	27	18	9	27	27	
职业病防治院	32	30	2	30	29	1
其他	139	62	77	136	125	11
专科疾病防治所(站、中心)	1085	378	707	1065	1005	60
口腔病防治所(站、中心)	112	69	43	99	53	46
精神病防治所(站、中心)	27	7	20	26	22	4
皮肤病与性病防治所(中心)	238	50	188	237	233	4
结核病防治所(站、中心)	360	126	234	360	359	1
职业病防治所(站、中心)	37	34	3	36	35	1
地方病防治所(站、中心)	34	8	26	34	33	1
血吸虫病防治所(站、中心)	179	44	135	179	178	1
药物戒毒所(中心)	13	12	1	11	9	2
其他	85	28	57	83	83	
健康教育所(站、中心)	147	97	50	145	141	4
妇幼保健院(所、站)	3036	1042	1994	3029	3010	19
省属	26	26		26	26	
地级市(地区)属	359	324	35	359	359	
县级市(区)属	990	627	363	990	979	11
县属	1551		1551	1551	1546	5
其他	110	65	45	103	100	3
妇幼保健院	1826	583	1243	1821	1809	12
妇幼保健所	600	280	320	600	598	2
妇幼保健站	605	175	430	604	600	4
生殖保健中心	5	4	1	4	3	1
急救中心(站)	270	186	84	265	262	3
采供血机构	525	330	195	488	481	7
卫生监督所(中心)	3022	1065	1957	3021	3011	10
省属	31	31		31	31	
地级市(地区)属	384	340	44	384	383	1
县级市(区)属	1006	659	347	1006	1003	3
县属	1532		1532	1532	1526	6
其他	69	35	34	68	68	
计划生育技术服务机构	148	53	95	146	113	33
四、其他机构	2481	1028	1453	2387	2306	81
疗养院	201	124	77	191	187	4
卫生监督检验(监测)机构	53	17	36	50	49	1
医学科学研究机构	210	183	27	209	208	1
医学在职培训机构	466	125	341	466	461	5
临床检验中心(所、站)	59	57	2	24	20	4
其他	1492	522	970	1447	1381	66

1-1-3 续表3

非公立			按主办单位分			
	联营	私营	政府办	卫生部门	社会办	个人办
81	6	24	11452	11185	452	22
1			3357	3246	127	
			31	31		
			399	399		
			1138	1138		
			1658	1658		
1			131	20	127	
26		13	1184	1165	94	16
6		2	188	186	18	3
1			9	9	2	
			27	27		
2			22	21	10	
3		2	130	129	6	3
20		11	996	979	76	13
13		8	88	88	14	10
1			21	19	6	
1		1	225	221	12	1
			344	343	16	
1			19	19	18	
			32	32	2	
			177	175	2	
2			9	2	4	
2		2	81	80	2	2
2		2	142	139	3	2
7	1	2	2972	2938	62	2
			26	26		
			359	359		
			990	990		
			1551	1551		
7	1	2	46	12	62	2
5	1	2	1806	1791	18	2
			589	588	11	
1			574	558	31	
1			3	1	2	
5		2	235	232	33	2
37	5	5	469	463	56	
1			2998	2977	24	
			31	31		
			384	384		
			1006	1006		
			1532	1532		
1			45	24	24	
2			95	25	53	
94	2	38	2135	2032	309	37
10		2	98	45	102	1
3		2	46	44	5	2
1		1	177	173	32	1
			454	448	12	
35	2	19	12	11	29	18
45		14	1348	1311	129	15

1-2-1 医院数(按经济类型/主办单位/管理类别/等级/机构类别分)

医院分类	2005	2006	2007	2008	2009	2010	2011
总　计	**18703**	**19246**	**19852**	**19712**	**20291**	**20918**	**21979**
按经济类型分							
公立医院	15483	15141	14900	14309	14051	13850	13539
民营医院	3220	4105	4952	5403	6240	7068	8440
按主办单位分							
政府办	9880	9757	9832	9777	9651	9629	9579
社会办	6604	6598	6446	6048	6046	5892	5926
个人办	2219	2891	3574	3887	4594	5397	6474
按管理类别分							
非营利性	15673	15616	15759	15650	15724	15822	16258
营利性	2971	3575	4019	4038	4543	5096	5721
不详	59	55	74	24	24		
按医院等级分							
其中：三级医院	946	1045	1182	1192	1233	1284	1399
二级医院	5156	5151	6608	6780	6523	6472	6468
一级医院	2714	2738	4685	4989	5110	5271	5636
按机构类别分							
综合医院	12982	13120	13372	13119	13364	13681	14328
中医医院	2620	2665	2720	2688	2728	2778	2831
中西医结合医院	194	211	245	236	245	256	277
民族医院	195	196	200	191	191	198	200
专科医院	2682	3022	3282	3437	3716	3956	4283
护理院	30	32	33	41	47	49	60

1-2-2　2011年各地区公立医院数

地区	医院合计	按医院级别分			按类别分						公立医院中:政府办医院
		三级医院	二级医院	一级医院	综合医院	中医医院	中西医结合医院	民族医院	专科医院	护理院	
总　计	**13539**	**1350**	**6034**	**2908**	**9166**	**2318**	**114**	**179**	**1740**	**22**	**9579**
东　部	4957	627	2085	1111	3273	781	47	4	832	20	3549
中　部	4514	385	2022	1067	3111	823	37	6	535	2	2953
西　部	4068	338	1927	730	2782	714	30	169	373		3077
北　京	264	50	83	117	174	40	4	1	43	2	154
天　津	156	34	47	66	96	19	2		39		97
河　北	819	43	390	222	566	145	12		96		555
山　西	710	47	229	133	471	129	5		105		396
内蒙古	367	33	192	86	234	55	3	42	33		298
辽　宁	604	85	244	146	389	74	3	1	137		410
吉　林	363	28	185	64	231	62	7	2	61		234
黑龙江	675	70	309	213	506	95	4	2	68		397
上　海	177	36	111	11	97	16	4		51	9	154
江　苏	511	86	202	136	316	73	5		114	3	365
浙　江	417	81	209	12	251	83	7		74	2	385
安　徽	450	35	214	119	314	84	4		46	2	295
福　建	257	40	133	30	153	62	3	2	36	1	230
江　西	381	45	175	32	253	92	6		30		270
山　东	827	76	353	210	582	123	2		119	1	544
河　南	917	55	410	276	654	160	4		99		608
湖　北	460	60	227	89	308	84	2	2	64		339
湖　南	558	45	273	141	374	117	5		62		414
广　东	762	90	289	139	511	128	5		116	2	602
广　西	343	49	173	31	205	81	6	3	48		301
海　南	163	6	24	22	138	18			7		53
重　庆	257	18	106	47	172	40	5		40		169
四　川	733	67	356	64	454	151	7	22	99		561
贵　州	288	24	149	49	200	59	2	3	24		214
云　南	421	40	215	23	287	92	3	3	36		328
西　藏	98	2	10	43	80			18			96
陕　西	572	44	253	119	415	116	1		40		308
甘　肃	314	30	146	8	221	66	2	10	15		223
青　海	115	10	78		69	13		26	7		102
宁　夏	85	4	56	20	61	18			6		69
新　疆	475	17	193	240	384	23	1	42	25		408

1-2-3　2011年各地区民营医院数

地区	医院	按医院级别分			按类别分					
		三级医院	二级医院	一级医院	综合医院	中医医院	中西医结合医院	民族医院	专科医院	护理院
总　计	**8440**	**49**	**434**	**2728**	**5162**	**513**	**163**	**21**	**2543**	**38**
东　部	3576	26	193	1319	2094	234	71	3	1140	34
中　部	2231	15	114	665	1175	175	44	5	829	3
西　部	2633	8	127	744	1893	104	48	13	574	1
北　京	286	1	6	231	139	64	4	2	77	
天　津	140		3	58	99	11	4		26	
河　北	428	1	28	180	258	34	23		113	
山　西	496		8	56	161	70	8		257	
内蒙古	121		14	44	74	6	4	2	35	
辽　宁	227	1	28	103	126	24	2	1	74	
吉　林	197	1	15	15	112	13	1		70	1
黑龙江	236		10	72	129	27	3	2	75	
上　海	131		1	1	83	1	1		40	6
江　苏	772	11	57	445	533	13	9		194	23
浙　江	314	1	7	6	117	30	9		156	2
安　徽	466	4	34	249	330	4	9		122	1
福　建	225	3	15	30	154	9	5		57	
江　西	161	1	6	26	103	5	2		51	
山　东	663	5	34	202	392	34	7		228	2
河　南	303	1	19	154	143	37	4		118	1
湖　北	148	4	11	44	85	7	9		47	
湖　南	224	4	11	49	112	12	8	3	89	
广　东	363	3	14	60	183	13	4		162	1
广　西	122	1	3	39	87	4	2	1	28	
海　南	27			3	10	1	3		13	
重　庆	176		3	26	135	3	3		35	
四　川	654		30	87	471	22	11		150	
贵　州	333	3	3	124	272	8	2	1	49	1
云　南	424		14	77	299	9	14	1	101	
西　藏	5			1	3			1	1	
陕　西	299	2	14	60	207	26	4		62	
甘　肃	71	1	10	7	37	2	1	1	30	
青　海	16		4		10		1		5	
宁　夏	67		4	22	41	1	3	2	20	
新　疆	345	1	28	257	257	23	3	4	58	

1-3-1　2011年医院等级情况

机构分类	医院	综合医院	中医医院	中西医结合医院	民族医院	专科医院
总　计	**21979**	**14328**	**2831**	**277**	**200**	**4283**
三级	1399	870	220	26	3	280
甲等	881	540	160	22	3	156
乙等	326	233	51	3		39
丙等	21	16				5
未评等	171	81	9	1		80
二级	6468	4149	1601	50	84	584
甲等	3634	2385	953	30	28	238
乙等	1908	1264	468	13	33	130
丙等	78	53	10	1	4	10
未评等	848	447	170	6	19	206
一级	5636	4424	287	65	32	815
甲等	2265	1974	66	11	8	200
乙等	532	442	20	5	3	62
丙等	147	94	31	4	2	15
未评等	2692	1914	170	45	19	538
未定级	8476	4885	723	136	81	2604

1-3-2　2011年各地区医院等级情况

地区	合计	三级				二级				一级				未定级
			甲等	乙等	丙等		甲等	乙等	丙等		甲等	乙等	丙等	
总　计	**21979**	**1399**	**881**	**326**	**21**	**6468**	**3634**	**1908**	**78**	**5636**	**2265**	**532**	**147**	**8476**
东　部	8533	653	408	148	10	2278	1492	475	33	2430	983	216	92	3172
中　部	6745	400	280	60	3	2136	1118	679	31	1732	768	194	28	2477
西　部	6701	346	193	118	8	2054	1024	754	14	1474	514	122	27	2827
北　京	550	51	37	1	8	89	52	8	11	348	90	11	65	62
天　津	296	34	22	11		50	34	7	1	124	32	6		88
河　北	1247	44	35	1		418	332	48	2	402	173	14	5	383
山　西	1206	47	27	18		237	115	93	1	189	111	13	3	733
内蒙古	488	33	14	10	6	206	72	106	8	130	59	12	3	119
辽　宁	831	86	46	20	1	272	176	56	2	249	110	12	5	224
吉　林	560	29	22	5	1	200	66	117	14	79	53	20	2	252
黑龙江	911	70	43	15	2	319	90	195	4	285	148	55	9	237
上　海	308	36	29	5		112	45	45	1	12	7			148
江　苏	1283	97	52	25		259	130	67	4	581	177	138	12	346
浙　江	731	82	46	36		216	111	96	6	18	9	1		415
安　徽	916	39	27	6		248	128	67	2	368	107	53	1	261
福　建	482	43	26	14		148	85	56	1	60	31	4	1	231
江　西	542	46	40	6		181	152	21	1	58	19	2	1	257
山　东	1490	81	39	32	1	387	280	63	3	412	198	27	4	610
河　南	1220	56	39			429	219	80	5	430	166	22	1	305
湖　北	608	64	50	8		238	167	55		133	69	9	5	173
湖　南	782	49	32	2		284	181	51	4	190	95	20	6	259
广　东	1125	93	70	3		303	231	22	2	199	134	3		530
广　西	465	50	40	8	1	176	145	19		70	40	2	5	169
海　南	190	6	6			24	16	7		25	22			135
重　庆	433	18	13	1		109	56	42		73	30	4		233
四　川	1387	67	41	26		386	171	205		151	68	44	1	783
贵　州	621	27	9	7	1	152	37	83		173	14	7	5	269
云　南	845	40	10	28		229	56	144	2	100	18	10	3	476
西　藏	103	2	2			10	8			44	42	1		47
陕　西	871	46	29	14		267	162	65		179	61	26	2	379
甘　肃	385	31	12	18		156	114	24	1	15	5	1		183
青　海	131	10	8	2		82	53	23	1					
宁　夏	152	4	3	1		60	27	12		42	2		1	46
新　疆	820	18	12	3		221	123	31	2	497	175	15	7	84

1-4-1　2011年按床位数分组的医院数

机构分类	合计	0～49张	50～99张	100～199张	200～299张	300～399张	400～499张	500～799张	800张及以上
医院	**21979**	**9109**	**4028**	**3425**	**1752**	**982**	**668**	**1158**	**857**
按经济类型分									
公立医院	13539	3624	2129	2703	1581	919	642	1100	841
民营医院	8440	5485	1899	722	171	63	26	58	16
按类别分									
综合医院	14328	5966	2514	2022	1142	679	429	849	727
中医医院	2831	652	568	790	372	170	107	127	45
中西医结合医院	277	127	53	42	21	7	7	10	10
民族医院	200	101	55	33	7	2	2		
专科医院	4283	2251	822	517	205	122	122	170	74
口腔医院	317	290	22	3	1			1	
眼科医院	288	181	70	29	5	1	2		
耳鼻喉科医院	58	33	20	3	1		1		
肿瘤医院	118	19	17	26	9	5	6	14	22
心血管病医院	60	19	15	12	6	3	1	3	1
胸科医院	21		3	5	2	1	1	8	1
血液病医院	8	3	3	1				1	
妇产(科)医院	442	271	110	34	7	4	5	9	2
儿童医院	79	30	7	5	4	4	7	9	13
精神病医院	690	83	132	142	97	59	63	85	29
传染病医院	164	19	26	34	32	20	14	17	2
皮肤病医院	101	83	10	7	1				
结核病医院	38	3	4	9	3	6	6	6	1
麻风病医院	30	22	5	1	1	1			
职业病医院	19	3	3	6	5	1		1	
骨科医院	422	221	115	63	9	4	3	6	1
康复医院	301	139	76	52	14	6	10	4	
整形外科医院	42	37	2	2		1			
美容医院	110	107	2	1					
其他专科医院	975	688	180	82	8	6	3	6	2
护理院	60	12	16	21	5	2	1	2	1

1-4-2　2011年各地区按床位数分组医院数

地区	合计	0～49张	50～99张	100～199张	200～299张	300～399张	400～499张	500～799张	800张及以上
总　计	**21979**	**9109**	**4028**	**3425**	**1752**	**982**	**668**	**1158**	**857**
东　部	8533	3644	1381	1243	592	410	285	538	440
中　部	6745	2704	1293	1142	515	292	198	356	245
西　部	6701	2761	1354	1040	645	280	185	264	172
北　京	550	308	75	53	28	15	9	35	27
天　津	296	173	36	29	10	13	6	20	9
河　北	1247	545	214	191	97	74	42	52	32
山　西	1206	667	223	180	58	33	4	24	17
内蒙古	488	187	96	105	37	22	11	15	15
辽　宁	831	264	156	167	58	42	38	65	41
吉　林	560	215	95	109	56	24	14	27	20
黑龙江	911	382	171	192	65	27	11	42	21
上　海	308	110	29	29	35	21	22	34	28
江　苏	1283	663	178	155	68	43	36	65	75
浙　江	731	250	112	144	59	40	23	50	53
安　徽	916	413	193	120	59	22	29	45	35
福　建	482	194	78	74	43	27	14	28	24
江　西	542	190	92	118	58	22	16	29	17
山　东	1490	664	256	191	91	65	45	98	80
河　南	1220	409	276	193	96	65	48	77	56
湖　北	608	179	101	100	49	45	38	57	39
湖　南	782	249	142	130	74	54	38	55	40
广　东	1125	362	211	198	91	64	47	85	67
广　西	465	151	72	79	56	36	20	31	20
海　南	190	111	36	12	12	6	3	6	4
重　庆	433	176	86	49	45	16	22	26	13
四　川	1387	546	301	223	111	60	48	60	38
贵　州	621	259	154	77	69	25	8	16	13
云　南	845	297	196	161	89	31	24	22	25
西　藏	103	72	14	9	6	1		1	
陕　西	871	405	150	119	100	27	21	32	17
甘　肃	385	113	68	81	57	26	8	23	9
青　海	131	49	25	34	6	8	2	4	3
宁　夏	152	67	28	26	13	3	6	5	4
新　疆	820	439	164	77	56	25	15	29	15

1-5 基层医疗卫生机构数(按经济类型/主办单位/管理类别/机构类别分)

医疗机构分类	2005	2006	2007	2008	2009	2010	2011
总　计	**849488**	**884818**	**878686**	**858015**	**882153**	**901709**	**918003**
按经济类型分							
公立	485113	510608	430711	415870	432803	460927	469624
非公立	364375	374210	447975	442145	449350	440782	448379
按主办单位分							
政府办	105213	108212	93906	92431	99573	111290	118108
社会办	419736	440864	457584	455971	460083	470858	477068
个人办	324539	335742	327196	309613	322497	319561	322827
按管理类别分							
非营利性			370304	431074	531661	675760	693102
营利性			211370	202537	212229	225949	224901
不详			297012	224404	138263		
按机构类别分							
社区卫生服务中心(站)	17128	22656	27069	24260	27308	32739	32860
社区卫生服务中心	1382	2077	3160	4036	5216	6903	7861
社区卫生服务站	15746	20579	23909	20224	22092	25836	24999
卫生院	41694	40791	40679	39860	39627	38765	37962
街道卫生院	787	816	803	780	1152	929	667
乡镇卫生院	40907	39975	39876	39080	38475	37836	37295
村卫生室	583209	609128	613855	613143	632770	648424	662894
门诊部	5895	6429	7124	6975	7639	8291	9218
诊所(医务室)	201562	205814	189959	173777	174749	173434	175069

1-6-1　2011年各地区按床位数分组的社区卫生服务中心(站)数

地区	社区卫生服务中心(站)合计	社区卫生服务中心							社区卫生服务站			
		小计	无床	1～9张	10-29张	30～49张	50～99张	100张及以上	小计	无床	1～9张	10张及以上
总　计	**32860**	**7861**	**3594**	**440**	**1698**	**1019**	**853**	**257**	**24999**	**21758**	**2321**	**920**
东　部	19732	3909	2034	170	656	440	447	162	15823	14872	632	319
中　部	7523	2230	820	139	606	357	255	53	5293	4179	893	221
西　部	5605	1722	740	131	436	222	151	42	3883	2707	796	380
北　京	1693	312	152	27	80	30	18	5	1381	1381		
天　津	536	95	33		13	11	37	1	441	441		
河　北	1119	234	53	25	87	39	27	3	885	549	186	150
山　西	778	194	62	9	63	36	21	3	584	471	75	38
内蒙古	1148	274	91	36	106	25	12	4	874	477	320	77
辽　宁	1038	279	184	9	34	15	21	16	759	645	70	44
吉　林	538	178	90	10	34	22	20	2	360	173	183	4
黑龙江	774	413	193	31	94	52	34	9	361	233	78	50
上　海	971	301	100	5	11	41	83	61	670	670		
江　苏	2551	484	135	8	101	113	99	28	2067	1941	115	11
浙　江	6526	508	215	51	111	70	50	11	6018	5992	21	5
安　徽	1924	402	150	26	114	66	42	4	1522	1263	216	43
福　建	511	208	111	12	54	18	13		303	300	2	1
江　西	617	149	41	30	49	18	9	2	468	279	159	30
山　东	2281	473	220	18	94	57	58	26	1808	1474	228	106
河　南	1017	302	94	6	90	68	39	5	715	638	60	17
湖　北	1278	331	126	6	62	56	59	22	947	883	46	18
湖　南	597	261	64	21	100	39	31	6	336	239	76	21
广　东	2388	1002	823	15	67	46	40	11	1386	1382	3	1
广　西	262	123	96	2	13	8	3	1	139	136	1	2
海　南	118	13	8		4		1		105	97	7	1
重　庆	468	161	74	2	19	24	34	8	307	297	5	5
四　川	873	346	119	21	95	53	42	16	527	380	85	62
贵　州	398	111	36	11	36	18	9	1	287	112	103	72
云　南	407	135	45	9	35	29	15	2	272	177	52	43
西　藏	8	1	1						7	7		
陕　西	525	224	110	20	45	31	16	2	301	212	37	52
甘　肃	567	176	81	25	45	19	5	1	391	285	73	33
青　海	169	16	3	2	7		2	2	153	76	67	10
宁　夏	97	10	7	2	1				87	61	21	5
新　疆	683	145	77	1	34	15	13	5	538	487	32	19

注：2011年底有1727家城市医院第二名称为社区卫生服务中心。

1-6-2 2011年各地区按床位数分组乡镇卫生院数

类别 地区	合计	无床	1～9张	10～29张	30～49张	50～99张	100张 及以上
乡镇卫生院	**37295**	**1469**	**6447**	**16134**	**7228**	**4913**	**1104**
中心卫生院	10590	154	732	3384	2796	2797	727
乡卫生院	26705	1315	5715	12750	4432	2116	377
各地区乡镇卫生院							
东　部	9601	700	675	3733	2274	1695	524
中　部	11442	193	1120	5153	2804	1870	302
西　部	16252	576	4652	7248	2150	1348	278
北　京							
天　津	164	47	1	68	20	25	3
河　北	1960	9	67	1035	555	266	28
山　西	1202	6	123	696	266	105	6
内蒙古	1323	20	588	614	75	24	2
辽　宁	990	23	37	573	237	97	23
吉　林	766	17	102	447	124	67	9
黑龙江	958	44	151	575	138	47	3
上　海							
江　苏	1220	46	10	410	407	263	84
浙　江	1197	457	317	265	84	62	12
安　徽	1395	26	108	502	415	302	42
福　建	873	16	88	466	175	93	35
江　西	1582	24	306	883	228	126	15
山　东	1645	35	6	283	499	575	247
河　南	2068	11	20	609	796	563	69
湖　北	1161	22	27	305	396	348	63
湖　南	2310	43	283	1136	441	312	95
广　东	1252	60	83	459	262	296	92
广　西	1280	28	52	556	344	270	30
海　南	300	7	66	174	35	18	
重　庆	966	55	90	444	166	168	43
四　川	4618	95	1519	1814	598	458	134
贵　州	1436	8	309	825	183	101	10
云　南	1386	25	149	787	254	140	31
西　藏	673	70	569	34			
陕　西	1655	86	478	827	206	50	8
甘　肃	1370	47	420	727	120	47	9
青　海	404	3	284	105	9	3	
宁　夏	228	83	41	81	18	4	1
新　疆	913	56	153	434	177	83	10

1-6-3 村卫生室数

年份 地区	村卫生室(个)						行政村数 (个)	设卫生室的村数占行政村数%
	合计	村办	乡卫生院设点	联合办	私人办	其他		
1985	777674	305537	29769	88803	323904	29661	940617	87.4
1990	803956	266137	29963	87149	381844	38863	743278	86.2
1995	804352	297462	36388	90681	354981	22876	740150	88.9
2000	709458	300864	47101	89828	255179	16486	734715	89.8
2005	583209	313633	32396	38561	180403	18216	629079	85.8
2006	609128	333790	34803	36805	186524	17206	624428	88.1
2007	613855	340082	33633	33649	186841	19650	612712	88.7
2008	613143	342692	40248	31698	180157	18348	604285	89.4
2009	632770	350515	45434	31035	183699	22087	599127	90.4
2010	648424	365153	49678	32650	177080	23863	594658	92.3
2011	662894	372661	56128	33639	175747	24719	589874	93.4
东　部	226097	125629	25119	10364	58344	6641	222052	82.8
中　部	235218	146758	12651	12717	54976	8116	193622	99.8
西　部	201579	100274	18358	10558	62427	9962	174200	100.0
北　京	2968	2602	5	4	331	26	3941	75.3
天　津	2157	869	343	202	249	494	3784	57.0
河　北	65375	28847	1842	1287	32156	1243	48969	100.0
山　西	28471	21475	932	910	3803	1351	28110	100.0
内蒙古	14433	6538	1760	307	5449	379	11362	100.0
辽　宁	21031	10524	332	936	9106	133	11558	100.0
吉　林	11612	4382	833	1322	4660	415	9172	100.0
黑龙江	13107	9987	851	202	1378	689	8992	100.0
上　海	1384	1080	228	63	1	12	1702	81.3
江　苏	16694	8817	4640	2539	62	636	15625	100.0
浙　江	13851	9700	1026	259	2414	452	28812	48.1
安　徽	15321	7534	4053	1120	1156	1458	14882	100.0
福　建	19862	12783	375	263	5057	1384	14435	100.0
江　西	32040	14744	216	1560	13615	1905	16937	100.0
山　东	51277	26413	15034	4590	3651	1589	71625	71.6
河　南	64074	38114	567	3940	20661	792	47347	100.0
湖　北	25204	15928	3935	2595	1974	772	25643	98.3
湖　南	45389	34594	1264	1068	7729	734	42539	100.0
广　东	28971	23270	1249	199	3690	563	19034	100.0
广　西	23381	8406	523	853	12764	835	14355	100.0
海　南	2527	724	45	22	1627	109	2567	98.4
重　庆	10577	6325	1132	411	1945	764	8575	100.0
四　川	54015	26899	1603	3222	19409	2882	46613	100.0
贵　州	20260	8204	1644	453	8653	1306	17583	100.0
云　南	13292	9105	1508	1124	569	986	12344	100.0
西　藏	5232	1767	2716	170		579	5259	99.5
陕　西	27174	19955	593	811	5252	563	27100	100.0
甘　肃	16574	8448	1201	1052	5510	363	15736	100.0
青　海	4289	2056	419	735	944	135	4170	100.0
宁　夏	2527	882	139	119	1303	84	2294	100.0
新　疆	9825	1689	5120	1301	629	1086	8809	100.0

注：行政村数即村民委员会数。

1-7 专业公共卫生机构数(按经济类型/主办单位/机构类别分)

医疗机构分类	2005	2006	2007	2008	2009	2010	2011
总　计	**11177**	**11269**	**11528**	**11485**	**11665**	**11835**	**11926**
按经济类型分							
公立	11127	11225	11454	11407	11526	11764	11845
非公立	50	44	74	78	139	71	81
按主办单位分							
政府办	10513	10658	10885	10889	11148	11421	11452
社会办	650	599	622	570	493	396	452
个人办	14	12	21	26	24	18	22
按机构类别分							
疾病预防控制中心	3585	3548	3585	3534	3536	3513	3484
专科疾病防治院(所/站)	1502	1402	1365	1310	1291	1274	1294
健康教育所(站)	134	135	135	129	137	139	147
妇幼保健院(所/站)	3021	3003	3051	3011	3020	3025	3036
急救中心(站)	141	160	202	217	245	245	270
采供血机构	577	559	535	520	526	530	525
卫生监督所(中心)	1702	2097	2553	2675	2809	2992	3022
计划生育技术服务机构	515	365	102	89	101	117	148

注：计划生育技术服务机构指卫生部门主办的计划生育技术服务机构。

二、卫 生 人 员

简要说明

一、本章主要介绍全国及31个省、自治区、直辖市卫生人员数，主要包括各类卫生人员，按性别、年龄、学历、职称、科室分专业卫生人员数，执业（助理）医师执业类别及执业范围等。

二、本章数据来源于卫生资源统计年报和教育部《教育事业发展情况统计简报》。

三、卫生人员分类

1949～1984年卫生人员数按城市、农村分组，1985～2004年按市、县分组，2005年起按城市、农村分组。城市包括直辖市区和地级市辖区，农村包括县及县级市，乡镇卫生院及村卫生室计入农村。

四、统计口径调整

（一）卫生人员总数

1. 村卫生室人员数（包括乡村医生、卫生员、执业医师和执业助理医师、注册护士）计入卫生人员总数。

2. 2007年起，卫生人员数增加返聘本单位半年以上人员数。

3. 2010年起，卫生人员总数包括公务员中卫生监督员。

4. 2002年起，按照行业管理原则，卫生人员数不再包括国境卫生检疫所、高中等医学院校、药品检验所（室）和由各级计生委批准设立的计划生育指导站（中心）四类机构人员数。

（二）卫生技术人员

1. 2007年起，卫生技术人员不再包括药剂员和检验员等技能人员。

2. 执业（助理）医师：2002年起，按取得医师执业证书的人数统计，包括村卫生室执业（助理）医师数，不含未取得执业医师证书的见习医师。2002年以前按实际在岗的医生统计，执业（助理）医师系医生数（包括主任医师、副主任医师、主治医师、住院医师和医士），执业医师系医师数（包括主任医师、副主任医师、主治医师、住院医师）。

3. 注册护士：2002年起按注册数统计，2002年以前按实际在岗的护士统计。

（三）工勤技能人员

2007年以前工勤技能人员系工勤人员数，不包括药剂员和检验员等技能人员。

五、本章涉及卫生机构的口径变动和指标解释与“卫生机构”章一致。

六、分科执业（助理）医师的科室分类主要依据《医疗机构诊疗科目》。中医医院和专科医院人员的科室归类原则如下：中医医院全部计入中医科，中西医结合医院全部计入中西医结合科，民族医院全部计入民族医学科，妇幼保健院分别计入妇产科、儿科，儿童医院计入儿科，传染病院、麻风病院全部计入传染科，疗养院、康复医院全部计入康复医学科，肿瘤医院全部计入肿瘤科，其他专科医院计入相关科室。

主要指标解释

卫生人员　指在医院、基层医疗卫生机构、专业公共卫生机构及其他医疗卫生机构工作的职工，包括卫生技术人员、乡村医生和卫生员、其他技术人员、管理人员和工勤人员。一律按支付年底工资的在岗职工统计，包括各类聘任人员（含合同工）及返聘本单位半年以上人员，不包括临时工、离退休人员、退职人员、离开本单位仍保留劳动关系人员、本单位返聘和临聘不足半年人员。

卫生技术人员 包括执业医师、执业助理医师、注册护士、药师（士）、检验技师（士）、影像技师（士）、卫生监督员和见习医（药、护、技）师（士）等卫生专业人员。不包括从事管理工作的卫生技术人员（如院长、副院长、党委书记等）。

执业医师 指《医师执业证》“级别”为“执业医师”且实际从事医疗、预防保健工作的人员，不包括实际从事管理工作的执业医师。执业医师类别分为临床、中医、口腔和公共卫生四类。

执业助理医师 指《医师执业证》“级别”为“执业助理医师”且实际从事医疗、预防保健工作的人员，不包括实际从事管理工作的执业助理医师。执业助理医师类别分为临床、中医、口腔和公共卫生四类。

见习医师 指毕业于高等院校医学专业、尚未取得医师执业证书的医师。

注册护士 指具有注册护士证书且实际从事护理工作的人员，不包括从事管理工作的护士。

药剂师（士） 包括主任药师、副主任药师、主管药师、药师、药士，不包括药剂员。

技师（士） 指检验技师（士）和影像技师（士）。包括主任技师、副主任技师、主管技师、技师、技士。

检验师（士） 包括主任检验技师、副主任检验技师、主管检验技师、检验技师、检验技士，不包括检验员。

其他卫生技术人员 包括见习医（药、护、技）师（士）等卫生专业人员，不包括药剂员、检验员、护理员等。

其他技术人员 指从事医疗器械修配、卫生宣传、科研、教学等技术工作的非卫生专业人员。

管理人员 指担负领导职责或管理任务的工作人员。包括从事医疗保健、疾病控制、卫生监督、医学科研与教学等业务管理工作的人员；主要从事党政、人事、财务、信息、安全保卫等行政管理工作的人员。

工勤技能人员 指承担技能操作和维护、后勤保障服务等职责的工作人员。工勤技能人员分为技术工和普通工。技术工包括护理员（工）、药剂员（工）、检验员、收费员、挂号员等，但不包括实验员、技术员、研究实习员（计入其他技术人员），也不包括经济员、会计员和统计员等（计入管理人员）。

卫生监督员 指卫生机构中领取卫生监督员证书且实际从事卫生监督工作的人员，不包括从事管理工作的卫生监督员，不包括公务员中取得卫生监督员证书的人数。

每千人口卫生技术人员 即卫生技术人员数/人口数×1000。人口数系公安部户籍人口。

每千人口执业（助理）医师 即执业（助理）医师数/人口数×1000。人口数系公安部户籍人口。

每千人口注册护士 即注册护士数/人口数×1000。人口数系公安部户籍人口。

每万人公共卫生人员数 即专业公共卫生机构人员数/人口数×10000。人口数系公安部户籍人口。

乡村医生 指在村卫生室工作并且取得“乡村医生”证书的人员。

中专学历（水平） 指获得中专文凭或获得当地卫生行政部门认可的中专水平证书的乡村医生。

卫生员 指在村卫生室工作但未取得“乡村医生”证书的人员。

2-1-1 卫生人员数

年份	卫生人员	卫生技术人员	执业(助理)医师		注册护士	药师(士)	检验师(士)	乡村医生和卫生员	其他技术人员	管理人员	工勤技能人员
				执业医师							
1949	541240	505040	363400	314000	32800	3357				11877	24323
1950	611240	555040	380800	327400	37800	8080				21877	34323
1955	1052787	874063	500398	402409	107344	60974	15394			86465	92259
1960	1769205	1504894	596109	427498	170143	119293				132034	132277
1965	1872300	1531600	762804	510091	234546	117314			10996	168845	160899
1970	6571795	1453247	702304	446251	295147	…		4779280	10813	156862	171593
1975	7435212	2057068	877716	521617	379545	219904	77506	4841695	14122	251420	270907
1978	7883041	2463931	978152	609608	405223	266570	98806	4777469	22950	298104	320587
1980	7355483	2798241	1153234	709473	465798	308438	114290	3820776	27834	310805	397827
1981	7199133	3011038	1243787	620291	525311	323786	123652	3403012	29622	318721	436740
1982	6954413	3142943	1307205	668010	563912	342451	130625	2996609	32207	326883	455771
1983	6757244	3252836	1352651	704060	595569	351002	136630	2667214	37830	326927	472437
1984	6622973	3343998	1381456	716365	616080	358969	140728	2409327	42539	341271	485838
1985	5606105	3410910	1413281	724238	636974	365145	145217	1293094	46052	358812	497237
1986	5725854	3506517	1444150	745592	680583	372760	150132	1279935	50957	370056	518389
1987	5842621	3608618	1481754	777333	717596	382121	156878	1278499	57255	371167	527082
1988	5924557	3723756	1618174	1095926	829261	394287	161615	1247045	65063	368227	520466
1989	6028234	3809097	1718018	1257668	921687	401098	166383	1241275	73530	384890	519442
1990	6137711	3897921	1763086	1302997	974541	405978	170371	1231510	85504	396694	526082
1991	6278458	3984974	1779545	1310933	1011943	409325	176832	1253324	91265	408819	540076
1992	6409307	4073986	1808194	1327875	1039674	413598	180754	1269061	99177	417670	549413
1993	6540522	4117067	1831665	1372471	1056096	413025	183657	1325106	113138	432903	552311
1994	6630710	4199217	1882180	1425375	1093544	417166	186415	1323701	116921	438084	552787
1995	6704395	4256923	1917772	1454926	1125661	418520	189488	1331017	120782	450013	545660
1996	6735097	4311845	1941235	1475232	1162609	424952	192873	1316095	125480	444571	537106
1997	6833962	4397805	1984867	1505342	1198228	428295	198016	1317786	133369	448047	536955
1998	6863315	4423721	1999521	1513975	1218836	423644	200846	1327633	145060	435507	531394
1999	6894985	4458669	2044672	1561584	1244844	418574	201272	1324937	150041	434997	526341
2000	6910383	4490803	2075843	1603266	1266838	414408	200900	1319357	157533	426789	515901
2001	6874527	4507700	2099658	1637337	1286938	404087	203378	1290595	157961	412757	505514
2002	6528674	4269779	1843995	1463573	1246545	357659	209144	1290595	179962	332628	455710
2003	6216971	4380878	1942364	1534046	1265959	357378	209616	867778	199331	318692	450292
2004	6332739	4485983	1999457	1582442	1308433	355451	211553	883075	209422	315595	438664
2005	6447246	4564050	2042135	1622684	1349589	349533	211495	916532	225697	312826	428141
2006	6681184	4728350	2099064	1678031	1426339	353565	218771	957459	235466	323705	436204
2007	6964389	4913186	2122925	1715460	1558822	325212	206487	931761	243460	356569	519413
2008	7251803	5174478	2201904	1791881	1678091	330525	212618	938313	255149	356854	527009
2009	7781448	5535124	2329206	1905436	1854818	341910	220695	1050991	275006	362665	557662
2010	8207502	5876158	2413259	1972840	2048071	353916	230572	1091863	290161	370548	578772
2011	8616040	6202858	2466094	2020154	2244020	363993	238874	1126443	305981	374885	605873

注：①卫生人员和卫生技术人员包括公务员中卫生监督员1万名；②2002年起不包括高中等医学院校本部、药检机构、国境卫生检疫所和非卫生部门举办的计划生育指导站人员数，2007年起包括返聘本单位半年以上人员；③2007年起卫生技术人员不包括药剂员和检验员等技能人员数，2007年以前药师(士)包括药剂员，检验师(士)包括检验员；④执业(助理)医师数包括村卫生室数字。2002年以前执业(助理)医师系医生数，执业医师系医师数，注册护士系护师(士)数；⑤2006年及以前工勤技能人员系工勤人员数，不包括药剂员和检验员等技能人员；⑥1985年以前乡村医生和卫生员系赤脚医生数。

2-1-2 2011年各类医疗卫生机构人员数

机构分类	合计	卫生技术人员			
		小计	执业(助理)医师	执业医师	注册护士
总 计	**8616040**	**6202858**	**2466094**	**2020154**	**2244020**
一、医院	4526978	3705541	1306835	1205434	1627761
综合医院	3363545	2774611	971022	901530	1247417
中医医院	599200	498616	190732	172252	186129
中西医结合医院	49340	40217	15371	14117	15989
民族医院	13534	11042	4860	3996	2923
专科医院	498020	378970	124390	113126	174140
口腔医院	28010	22389	10902	9852	7282
眼科医院	22954	16072	5365	4912	7241
耳鼻喉科医院	4499	3353	1233	1058	1368
肿瘤医院	50778	41051	12738	12269	19997
心血管病医院	12732	10145	3058	2860	5215
胸科医院	9590	7659	2248	2210	4023
血液病医院	1607	1175	280	272	632
妇产(科)医院	49403	37398	12351	11195	17351
儿童医院	40808	33847	10631	10490	16657
精神病医院	100734	74438	20914	18927	38907
传染病医院	40795	31198	9666	9307	14680
皮肤病医院	5092	3666	1479	1295	1145
结核病医院	10059	7509	2354	2251	3584
麻风病医院	690	453	216	155	111
职业病医院	3109	2366	939	882	924
骨科医院	30375	23615	8371	6867	9194
康复医院	20314	14599	4822	4069	5726
整形外科医院	2811	1817	648	596	904
美容医院	6571	3753	1321	1159	1626
其他专科医院	57089	42467	14854	12500	17573
护理院	3339	2085	460	413	1163
二、基层医疗卫生机构	3374993	1962497	959965	644858	492554
社区卫生服务中心(站)	432923	367972	158554	126029	119834
社区卫生服务中心	328676	276252	117608	93201	87816
社区卫生服务站	104247	91720	40946	32828	32018
卫生院	1178555	991907	413363	242442	233152
街道卫生院	12559	10680	4776	3136	2813
乡镇卫生院	1165996	981227	408587	239306	230339
中心卫生院	500583	425535	177414	110270	105802
乡卫生院	665413	555692	231173	129036	124537
村卫生室	1260808	134365	118458	51924	15907
门诊部	105187	85864	42679	37241	25820
综合门诊部	65991	54776	26389	23328	16648
中医门诊部	10573	8087	4493	4111	1456
中西医结合门诊部	2438	2070	1085	938	564
民族医门诊部	98	78	43	34	17
专科门诊部	26087	20853	10669	8830	7135
诊所、卫生所、医务室、护理站	397520	382389	226911	187222	97841
诊所	312056	301386	179855	149495	76852
卫生所、医务室	85269	80810	47013	37687	20850
护理站	195	193	43	40	139

注：①人员数合计中包括公务员中卫生监督员1万名，乡村医生和卫生员1126443人；②本表村卫生室人员数不包括乡镇卫生院在村卫生室工作的人员数(这部分人员计入乡镇卫生院中)。

2-1-2 续表1

药师(士)	技师(士)		其他		其他技术人员	管理人员	工勤技能人员
		检验师(士)		见习医师			
363993	**347607**	**238874**	**781144**	**177273**	**305981**	**374885**	**605873**
220004	214266	140146	336675	116171	180960	246838	393639
150736	159896	105050	245540	86199	125915	177606	285413
44920	28881	18202	47954	17644	24609	28453	47522
2827	2272	1492	3758	1177	2041	2860	4222
1320	599	355	1340	432	675	659	1158
20096	22542	14994	37802	10616	27577	37043	54430
443	505	193	3257	554	1396	1868	2357
832	612	448	2022	513	1684	2503	2695
203	175	102	374	145	266	389	491
1860	2500	1267	3956	889	3062	2901	3764
371	495	325	1006	225	902	631	1054
400	540	320	448	191	553	606	772
51	151	144	61	14	146	181	105
1884	2662	1913	3150	979	2638	3830	5537
1828	2287	1644	2444	1022	1666	2339	2956
3803	3267	2235	7547	2120	4769	7083	14444
2190	2633	2054	2029	709	1892	3158	4547
426	286	253	330	76	247	507	672
451	635	432	485	207	586	702	1262
47	37	34	42	13	47	62	128
149	189	140	165	41	210	265	268
1402	1535	796	3113	1045	1682	2164	2914
826	763	465	2462	534	1303	1822	2590
66	71	52	128	45	335	341	318
175	170	134	461	167	707	833	1278
2689	3029	2043	4322	1127	3486	4858	6278
105	76	53	281	103	143	217	894
125698	79747	51637	304533	50143	74595	71663	139795
29743	18611	12990	41230	9256	16840	19558	28553
23404	15889	10986	31535	7706	13223	14612	24589
6339	2722	2004	9695	1550	3617	4946	3964
73330	52317	32474	219745	35277	53708	44278	88662
843	541	392	1707	227	542	503	834
72487	51776	32082	218038	35050	53166	43775	87828
31863	24435	14998	86021	14956	20459	16576	38013
40624	27341	17084	132017	20094	32707	27199	49815
6494	5849	3969	5022	998	4047	7826	7450
4397	4405	2938	2937	481	2100	4516	4599
1160	377	284	601	160	607	987	892
197	129	86	95	15	88	145	135
9	7	5	2		2	9	9
731	931	656	1387	342	1250	2169	1815
16131	2970	2204	38536	4612		1	15130
13558	1952	1389	29169	3733			10670
2573	1018	815	9356	876			4459
			11	3		1	1

2-1-2 续表2

机构类别	合计	卫生技术人员			
		小计	执业(助理)医师	执业医师	注册护士
三、专业公共卫生机构	640889	498213	185542	158570	115233
疾病预防控制中心	194593	145198	74239	62483	11945
省属	11491	7810	3662	3575	173
地级市(地区)属	43489	32063	17156	15844	2093
县级市(区)属	56337	42344	21643	18267	3774
县属	76694	58074	29513	22898	5462
其他	6582	4907	2265	1899	443
专科疾病防治院(所、站)	49223	37438	16100	13515	10225
专科疾病防治院	18211	13840	5213	4586	5004
传染病防治院	1408	963	286	260	436
结核病防治院	2922	2196	731	662	937
职业病防治院	5166	3816	1489	1412	1354
其他	8715	6865	2707	2252	2277
专科疾病防治所(站、中心)	31012	23598	10887	8929	5221
口腔病防治所(站、中心)	2597	2140	1197	967	409
精神病防治所(站、中心)	712	614	203	161	224
皮肤病与性病防治所(中心)	6192	4675	2179	1830	1056
结核病防治所(站、中心)	9602	7218	3052	2531	1629
职业病防治所(站、中心)	2123	1604	767	719	263
地方病防治所(站、中心)	1065	758	474	404	54
血吸虫病防治所(站、中心)	5958	4552	2105	1647	1083
药物戒毒所(中心)	272	106	41	35	30
其他	2491	1931	869	635	473
健康教育所(站、中心)	1602	765	355	309	81
妇幼保健院(所、站)	261861	216149	87069	75706	82131
省属	12683	10663	3707	3682	4874
地级市(地区)属	72544	59808	21844	20869	26482
县级市(区)属	78404	64945	26603	23081	23520
县属	90496	74247	32467	25863	24541
其他	7734	6486	2448	2211	2714
妇幼保健院	227224	187981	72141	63181	75334
妇幼保健所	18668	15205	8092	7051	3648
妇幼保健站	15763	12820	6784	5433	3085
生殖保健中心	206	143	52	41	64
急救中心(站)	12145	6530	3142	2916	2335
采供血机构	28131	19400	3384	2830	8038
卫生监督所(中心)	90110	70457			
省属	2723	1980			
地级市(地区)属	17950	13262			
县级市(区)属	25710	19521			
县属	31538	24070			
其他	2189	1624			
计划生育技术服务机构	3224	2276	1253	811	478
四、其他机构	73180	36607	13752	11292	8472
疗养院	18430	10456	3803	3334	4300
卫生监督检验(监测)机构	675	403	155	97	9
医学科学研究机构	12365	6031	2136	2049	739
医学在职培训机构	17370	6824	2725	2158	1280
临床检验中心(所、站)	4274	2435	393	382	136
其他	20066	10458	4540	3272	2008

2-1-2 续表3

药师(士)	技师(士)		其他		其他技术人员	管理人员	工勤技能人员
		检验师(士)		见习医师			
16281	50671	44601	130486	10241	36072	45701	60903
2758	26472	24863	29784	2719	14033	14827	20535
64	2341	2322	1570	135	1204	1116	1361
463	7740	7421	4611	811	3277	3669	4480
850	7069	6638	9008	756	3904	4251	5838
1318	8700	7889	13081	952	5100	5070	8450
63	622	593	1514	65	548	721	406
2720	3524	2750	4869	757	2916	3574	5295
960	1127	883	1536	421	960	1235	2176
48	65	49	128	59	47	104	294
126	153	109	249	64	122	241	363
242	390	331	341	115	391	329	630
544	519	394	818	183	400	561	889
1760	2397	1867	3333	336	1956	2339	3119
32	26	13	476	34	141	159	157
29	21	16	137	4	31	18	49
608	375	351	457	77	322	437	758
521	987	666	1029	83	643	872	869
59	240	198	275	37	186	129	204
24	93	84	113	6	77	83	147
272	488	413	604	50	409	349	648
11	10	6	14		13	132	21
204	157	120	228	45	134	160	266
19	21	16	289	12	386	296	155
10148	15043	11487	21758	6284	11478	13606	20628
421	647	565	1014	340	551	575	894
2754	4026	3228	4702	1835	3119	4207	5410
3190	4787	3621	6845	1952	3561	4046	5852
3536	5127	3683	8576	1977	3985	4411	7853
247	456	390	621	180	262	367	619
8980	12713	9623	18813	5727	9679	11271	18293
654	1438	1173	1373	327	981	1283	1199
508	881	683	1562	225	805	1033	1105
6	11	8	10	5	13	19	31
153	138	85	762	255	1199	1037	3379
368	5317	5281	2293	188	2694	2181	3856
			70457		3241	9755	6657
			1980		63	492	188
			13262		412	3040	1236
			19521		1201	2804	2184
			24070		1452	3238	2778
			1624		113	181	271
115	156	119	274	26	125	425	398
2010	2923	2490	9450	718	14354	10683	11536
567	580	413	1206	299	1205	2211	4558
8	144	143	87	5	117	80	75
400	400	329	2356	95	3427	1679	1228
441	289	202	2089	97	5665	2448	2433
8	1102	1080	796	26	440	483	916
586	408	323	2916	196	3500	3782	2326

2-1-3　2011年卫生人员数(按城乡/经济类型/主办单位分)

分类	合计	卫生技术人员							乡村医生和卫生员	其他技术人员	管理人员	工勤技能人员
		小计	执业(助理)医师	执业医师	注册护士	药师(士)	技师(士)	其他				
总计	8616040	6202858	2466094	2020154	2244020	363993	347607	781144	1126443	305981	374885	605873
按城乡分												
城市	3844201	3131412	1190607	1100950	1304202	174515	178996	283092		163460	222730	326599
农村	4761839	3061446	1275487	919204	939818	189478	168611	488052	1126443	142521	152155	279274
按经济类型分												
公立	7094693	5284427	2025142	1672738	1951334	317841	310563	679547	689446	272174	321215	527431
国有	5811625	4736047	1753639	1503198	1819430	281790	286776	594412	44682	247343	298731	484822
集体	1283068	548380	271503	169540	131904	36051	23787	85135	644764	24831	22484	42609
非公立	1511347	908431	440952	347416	292686	46152	37044	91597	436997	33807	53670	78442
其中：联营	77919	18322	9716	6596	5368	702	839	1697	56436	669	1038	1454
私营	1063510	661050	337062	263692	200098	33364	24052	66474	300186	20725	33029	48520
按主办单位分												
政府办	5846340	4708156	1753366	1466138	1749238	287707	283509	634336	121620	253451	285043	478070
其中：卫生部门	5680637	4579793	1704468	1424341	1698350	280006	276174	620795	121620	245226	272467	461531
社会办	1738271	803399	371658	284233	284471	41415	38639	67216	774587	29687	54487	76111
个人办	1021429	681303	341070	269783	210311	34871	25459	69592	230236	22843	35355	51692

注：①卫生人员和卫生技术人员中包括公务员中卫生监督员1万名；②城市包括直辖市区和地级市辖区，农村包括县及县级市；③社会办包括企业、事业单位、社会团体和其他社会组织办的卫生机构。

2-1-4　2005年卫生人员性别、年龄、学历、职称构成(%)

分类	卫生技术人员							其他技术人员	管理人员
	合计	执业(助理)医师	执业医师	注册护士	药剂人员	检验人员	其他		
总　　计	**100.0**	**100.0**	**100.0**	**100.0**	**100.0**	**100.0**	**100.0**	**100.0**	**100.0**
按性别分									
男	35.7	57.1	58.0	1.7	39.6	37.5	46.3	44.7	49.1
女	64.3	42.9	42.0	98.3	60.4	62.5	53.7	55.3	50.9
按年龄分									
25岁以下	7.0	2.6	1.7	10.1	4.9	6.7	14.6	6.8	3.2
25～34岁	37.9	36.6	31.3	40.3	29.7	37.6	40.9	31.3	23.0
35～44岁	31.3	32.9	35.3	31.6	31.9	31.0	25.3	33.4	35.2
45～54岁	19.7	20.8	23.4	17.3	28.6	21.8	16.0	24.1	31.6
55～59岁	3.1	5.0	5.7	0.6	4.0	2.3	2.5	3.8	5.8
60岁及以上	1.1	2.1	2.5	0.1	0.8	0.6	0.7	0.7	1.1
按工作年限分									
5年以下	14.4	12.0	10.3	14.1	8.3	12.8	26.8	13.7	6.9
5～9年	19.1	19.3	16.0	19.4	15.6	18.9	19.6	15.0	10.5
10～19年	32.5	32.5	33.3	35.9	29.5	32.0	26.4	31.1	29.3
20～29年	22.0	20.6	22.5	22.7	31.4	23.8	18.4	27.7	32.7
30年及以上	12.0	15.5	18.0	7.7	15.2	12.6	8.7	12.5	20.6
按学历分									
研究生	1.6	3.5	4.3	0.0	0.3	0.8	0.6	1.2	0.9
大学本科	15.5	29.1	34.3	2.7	6.6	10.3	10.2	10.0	15.3
大专	29.2	32.2	32.1	28.9	22.4	31.1	23.9	26.5	35.3
中专	43.3	29.4	24.3	60.4	44.3	46.4	45.2	26.8	24.9
高中及以下	10.3	5.9	5.0	7.9	26.5	11.4	20.0	35.6	23.6
按专业技术资格分									
正高	1.5	2.8	3.4	0.4	0.8	0.9	1.0	3.1	2.4
副高	5.8	11.7	14.3	1.1	2.3	3.4	1.5	2.3	5.8
中级	27.0	32.4	38.8	27.6	21.5	27.9	11.2	12.1	20.3
师级/助理	37.7	40.0	38.4	40.0	41.1	38.2	23.2	21.0	21.5
士级	21.4	11.2	3.4	28.7	26.9	21.5	32.8	22.1	15.7
不详	6.6	2.0	1.7	2.2	7.5	8.2	30.4	39.5	34.3
按聘任技术职务分									
正高	1.1	2.4	2.9	0.0	0.3	0.3	0.2	0.4	1.3
副高	5.5	11.3	13.8	0.9	2.1	3.1	1.4	2.2	6.5
中级	26.1	31.8	38.2	26.2	20.7	26.7	10.9	12.2	22.2
师级/助理	38.3	40.3	39.1	40.9	41.4	39.7	23.3	24.9	24.8
士级	21.6	11.5	3.7	29.0	27.3	22.2	32.2	22.9	16.6
待聘	7.4	2.7	2.3	3.0	8.2	8.0	32.0	37.4	28.7

注：本表不包括诊所、卫生所、医务室、村卫生室数字。

2-1-5 2011年卫生人员性别、年龄、学历、职称构成(%)

分类	卫生技术人员							其他技术人员	管理人员
	合计	执业(助理)医师	执业医师	注册护士	药师(士)	技师(士)	其他		
总　计	**100.0**	**100.0**	**100.0**	**100.0**	**100.0**	**100.0**	**100.0**	**100.0**	**100.0**
按性别分									
男	33.5	56.7	57.4	1.7	38.4	44.9	44.4	41.8	49.3
女	66.5	43.3	42.6	98.3	61.6	55.1	55.6	58.2	50.7
按年龄分									
25岁以下	8.2	0.2	0.1	14.7	5.0	5.2	17.7	7.0	3.0
25～34岁	35.0	30.8	27.0	40.3	27.4	34.8	36.3	32.2	21.6
35～44岁	29.5	34.2	33.8	26.2	30.3	30.0	23.5	31.5	31.5
45～54岁	18.2	19.8	21.9	15.8	26.7	21.2	14.8	21.9	31.7
55～59岁	5.5	7.9	9.0	2.4	8.2	6.5	4.9	5.5	9.5
60岁及以上	3.6	7.1	8.3	0.5	2.5	2.3	2.9	1.9	2.8
按工作年限分									
5年以下	21.1	13.7	12.9	25.8	13.5	16.3	36.7	19.6	11.4
5～9年	14.7	14.1	12.7	17.1	10.2	13.5	12.1	13.1	8.4
10～19年	27.9	31.1	29.2	26.1	27.7	29.2	22.6	26.6	23.1
20～29年	20.8	21.4	22.9	21.0	24.3	22.3	15.9	23.2	30.1
30年及以上	15.5	19.6	22.3	10.0	24.4	18.6	12.8	17.6	27.1
按学历分									
研究生	3.4	7.5	9.1	0.1	1.0	1.7	2.3	1.9	2.7
大学本科	22.3	36.8	43.9	9.5	14.4	19.4	19.1	19.0	27.0
大专	37.0	32.1	28.6	44.1	33.3	39.6	33.2	35.9	39.7
中专	33.4	21.2	16.2	44.0	39.1	34.4	38.0	28.8	19.7
高中及以下	3.8	2.5	2.2	2.4	12.2	4.9	7.4	14.5	10.9
按专业技术资格分									
正高	1.7	3.8	4.7	0.1	0.6	0.6	0.6	0.4	2.1
副高	6.0	11.9	14.5	1.8	2.8	4.3	1.9	2.6	7.8
中级	23.7	29.2	35.2	22.8	22.1	25.6	9.3	14.3	21.5
师级/助理	31.5	37.2	37.0	27.8	37.9	35.0	20.1	24.1	19.9
士级	26.5	10.8	2.4	40.0	29.1	25.7	36.2	32.0	16.6
不详	10.5	7.1	6.2	7.5	7.5	8.8	31.9	26.6	32.0
按聘任技术职务分									
正高	1.6	3.6	4.5	0.1	0.5	0.5	0.5	0.4	2.9
副高	6.1	12.0	14.7	1.7	2.8	4.2	2.0	2.6	9.6
中级	24.4	30.3	36.4	22.7	22.7	26.4	10.4	15.4	28.1
师级/助理	33.4	39.7	38.3	29.2	38.9	36.3	21.4	28.0	27.7
士级	26.9	10.0	2.5	41.3	30.5	27.2	36.7	34.4	20.9
待聘	7.7	4.4	3.6	4.9	4.6	5.4	28.9	19.1	10.7

注：本表不包括村卫生室数字。

2-1-6　各地区卫生人员数

地区	合计	卫生技术人员							乡村医生和卫生员	其他技术人员	管理人员	工勤技能人员
		小计	执业(助理)医师	执业医师	注册护士	药师(士)	技师(士)	其他				
2005	6447246	4564050	2042135	1622684	1349589	310530	268860	592936	916532	225697	312826	428141
2011	8616040	6202858	2466094	2020154	2244020	363993	347607	781144	1126443	305981	374885	605873
东　部	3727330	2760164	1097260	927051	1022111	167500	152206	321087	390374	143028	159688	274076
中　部	2667229	1855917	740102	586135	668891	111351	111023	224550	418367	97118	116009	179818
西　部	2211481	1576777	628732	506968	553018	85142	84378	225507	317702	65835	99188	151979
北　京	235652	181936	69747	65439	72812	10871	10123	18383	3692	12534	14993	22497
天　津	100169	73318	29831	27406	25814	4699	4293	8681	4759	4903	9607	7582
河　北	449108	301672	136801	103565	93520	13888	16762	40701	85639	18901	14803	28093
山　西	271627	191416	84818	70404	64810	9934	10204	21650	43354	9926	11074	15857
内蒙古	175226	131603	57145	48340	42494	9276	7020	15668	20061	6337	7233	9992
辽　宁	319116	235623	97744	86959	91912	13329	13964	18674	27045	12380	16548	27520
吉　林	192940	139010	59581	52593	47938	8094	7786	15611	19411	8090	11801	14628
黑龙江	266066	195029	76780	65365	66144	11145	11904	29056	26299	8695	15281	20762
上　海	176632	140740	53751	49505	58885	7929	8104	12071	982	8773	9882	16255
江　苏	481818	350544	134683	120387	135602	22122	19966	38171	54999	16247	22968	37060
浙　江	374157	306922	124497	103554	109275	20339	16126	36685	10833	15014	14015	27373
安　徽	315382	217591	84696	64883	84454	11002	13572	23867	55284	11529	11768	19210
福　建	217586	158791	62484	54152	62463	10727	8197	14920	28574	7085	6237	16899
江　西	244570	165938	62839	53026	64440	12407	10900	15352	48417	6725	7449	16041
山　东	689628	481738	186034	155280	170968	28827	26348	69561	135861	24467	19095	28467
河　南	623494	396300	156664	111308	137124	20721	24399	57392	132205	24031	24269	46689
湖　北	365175	268122	102094	85317	102114	17689	15826	30399	44098	14712	16869	21374
湖　南	387975	282511	112630	83239	101867	20359	16432	31223	49299	13410	17498	25257
广　东	626571	485585	186161	148539	182660	32608	25994	58162	35194	20944	28457	56391
广　西	283543	204011	74153	58275	76506	10998	10168	32186	37436	6802	11084	24210
海　南	56893	43295	15527	12265	18200	2161	2329	5078	2796	1780	3083	5939
重　庆	170799	120151	49571	36657	42765	6437	5792	15586	24179	4893	8239	13337
四　川	505712	352259	153795	122451	121266	19417	17280	40501	75626	16123	25190	36514
贵　州	169098	113801	45415	36549	41589	4898	6279	15620	34587	5760	7244	7706
云　南	215335	150982	64684	53790	52315	6783	8132	19068	35672	7589	6880	14212
西　藏	22234	10782	4175	3178	2140	495	513	3459	9125	601	566	1160
陕　西	275464	197173	65740	53671	70225	11522	12220	37466	38817	4550	18099	16825
甘　肃	145699	105908	40870	33216	33673	5301	5779	20285	21043	3878	4642	10228
青　海	38785	27520	11396	9663	9660	1478	1612	3374	6369	1247	1505	2144
宁　夏	41758	31983	12258	10913	11625	2054	1857	4189	3910	1151	1669	3045
新　疆	167828	130604	49530	40265	48760	6483	7726	18105	10877	6904	6837	12606

2-1-7 2011年各地区卫生人员数(城市)

地区	合计	卫生技术人员							其他技术人员	管理人员	工勤技能人员
		小计	执业(助理)医师	执业医师	注册护士	药师(士)	技师(士)	其他			
总计	**3844201**	**3131412**	**1190607**	**1100950**	**1304202**	**174515**	**178996**	**283092**	**163460**	**222730**	**326599**
东部	1973370	1605053	611463	567512	660043	93874	91652	148021	87221	109989	171107
中部	1031516	842132	316529	291890	362227	43973	49476	69927	45118	62393	81873
西部	839315	684227	262615	241548	281932	36668	37868	65144	31121	50348	73619
北京	225533	176466	67276	63343	71133	10436	9810	17811	12282	14778	22007
天津	84248	63797	24850	23535	23537	4179	3853	7378	4737	8740	6974
河北	148980	122161	50744	46199	49227	5466	6939	9785	7808	6685	12326
山西	118543	97816	40161	36749	39824	4725	5411	7695	5239	6802	8686
内蒙古	73919	61954	25044	23436	24273	4511	3338	4788	3477	3551	4937
辽宁	195479	158203	62289	58919	68295	8479	9780	9360	8430	11210	17636
吉林	78261	61454	26438	25061	24071	3290	3599	4056	4526	5795	6486
黑龙江	138050	110362	40662	37735	44518	5554	6556	13072	5209	9522	12957
上海	169450	135439	50622	48095	57460	7703	7868	11786	8741	9581	15689
江苏	218892	178875	65656	61945	75609	10150	10264	17196	7933	13786	18298
浙江	175276	144955	55408	50305	57266	8995	8300	14986	7469	8215	14637
安徽	127120	105216	38104	34591	47761	4968	6390	7993	5919	6813	9172
福建	96192	80246	31293	29391	33733	4795	4266	6159	3944	4163	7839
江西	76687	63608	22782	21519	28839	3789	4143	4055	2786	4190	6103
山东	231114	195157	76496	70912	80707	11003	10645	16306	11592	10412	13953
河南	196853	159744	58724	53248	68704	7880	9242	15194	8765	11214	17130
湖北	163164	134600	50319	46934	58414	7839	7996	10032	7764	9317	11483
湖南	132838	109332	39339	36053	50096	5928	6139	7830	4910	8740	9856
广东	404106	330386	120100	108576	134304	21751	18760	35471	13348	21071	39301
广西	107658	88101	32140	29894	37370	4391	4486	9714	2973	6114	10470
海南	24100	19368	6729	6292	8772	917	1167	1783	937	1348	2447
重庆	83240	67296	26005	22376	27745	3829	3630	6087	3070	5054	7820
四川	187455	150934	59136	54987	63913	7954	7945	11986	6989	11462	18070
贵州	49437	40588	15509	14592	18178	1780	2199	2922	2538	2904	3407
云南	59788	49242	21356	19950	18316	2290	2807	4473	3047	2891	4608
西藏	3369	2444	1085	960	854	126	123	256	112	215	598
陕西	124294	101008	34937	31520	41861	5354	6026	12830	2216	11047	10023
甘肃	59334	48666	19567	17899	19284	2555	3104	4156	2373	2830	5465
青海	15140	12533	4621	4284	5275	647	788	1202	807	644	1156
宁夏	25821	21421	7473	6953	8585	1267	1232	2864	786	1352	2262
新疆	49860	40040	15742	14697	16278	1964	2190	3866	2733	2284	4803

注：城市包括直辖市区和地级市辖区。

2-1-8 2011年各地区卫生人员数(农村)

地区	合计	卫生技术人员							乡村医生和卫生员	其他技术人员	管理人员	工勤技能人员
		小计	执业(助理)医师	执业医师	注册护士	药师(士)	技师(士)	其他				
总计	**4761839**	**3061446**	**1275487**	**919204**	**939818**	**189478**	**168611**	**488052**	**1126443**	**142521**	**152155**	**279274**
东部	1753960	1155111	485797	359539	362068	73626	60554	173066	390374	55807	49699	102969
中部	1635713	1013785	423573	294245	306664	67378	61547	154623	418367	52000	53616	97945
西部	1372166	892550	366117	265420	271086	48474	46510	160363	317702	34714	48840	78360
北京	10119	5470	2471	2096	1679	435	313	572	3692	252	215	490
天津	15921	9521	4981	3871	2277	520	440	1303	4759	166	867	608
河北	300128	179511	86057	57366	44293	8422	9823	30916	85639	11093	8118	15767
山西	153084	93600	44657	33655	24986	5209	4793	13955	43354	4687	4272	7171
内蒙古	101307	69649	32101	24904	18221	4765	3682	10880	20061	2860	3682	5055
辽宁	123637	77420	35455	28040	23617	4850	4184	9314	27045	3950	5338	9884
吉林	114679	77556	33143	27532	23867	4804	4187	11555	19411	3564	6006	8142
黑龙江	128016	84667	36118	27630	21626	5591	5348	15984	26299	3486	5759	7805
上海	7182	5301	3129	1410	1425	226	236	285	982	32	301	566
江苏	262926	171669	69027	58442	59993	11972	9702	20975	54999	8314	9182	18762
浙江	198881	161967	69089	53249	52009	11344	7826	21699	10833	7545	5800	12736
安徽	188262	112375	46592	30292	36693	6034	7182	15874	55284	5610	4955	10038
福建	121394	78545	31191	24761	28730	5932	3931	8761	28574	3141	2074	9060
江西	167883	102330	40057	31507	35601	8618	6757	11297	48417	3939	3259	9938
山东	458514	286581	109538	84368	90261	17824	15703	53255	135861	12875	8683	14514
河南	426641	236556	97940	58060	68420	12841	15157	42198	132205	15266	13055	29559
湖北	202011	133522	51775	38383	43700	9850	7830	20367	44098	6948	7552	9891
湖南	255137	173179	73291	47186	51771	14431	10293	23393	49299	8500	8758	15401
广东	222465	155199	66061	39963	48356	10857	7234	22691	35194	7596	7386	17090
广西	175885	115910	42013	28381	39136	6607	5682	22472	37436	3829	4970	13740
海南	32793	23927	8798	5973	9428	1244	1162	3295	2796	843	1735	3492
重庆	87559	52855	23566	14281	15020	2608	2162	9499	24179	1823	3185	5517
四川	318257	201325	94659	67464	57353	11463	9335	28515	75626	9134	13728	18444
贵州	119661	73213	29906	21957	23411	3118	4080	12698	34587	3222	4340	4299
云南	155547	101740	43328	33840	33999	4493	5325	14595	35672	4542	3989	9604
西藏	18865	8338	3090	2218	1286	369	390	3203	9125	489	351	562
陕西	151170	96165	30803	22151	28364	6168	6194	24636	38817	2334	7052	6802
甘肃	86365	57242	21303	15317	14389	2746	2675	16129	21043	1505	1812	4763
青海	23645	14987	6775	5379	4385	831	824	2172	6369	440	861	988
宁夏	15937	10562	4785	3960	3040	787	625	1325	3910	365	317	783
新疆	117968	90564	33788	25568	32482	4519	5536	14239	10877	4171	4553	7803

2-2-1 每千人口卫生技术人员数

年份	卫生技术人员			执业（助理）医师			其中:执业医师	注册护士		
	合计	城市	农村	合计	城市	农村		合计	城市	农村
1949	0.93	1.87	0.73	0.67	0.70	0.66	0.58	0.06	0.25	0.02
1955	1.42	3.49	1.01	0.81	1.24	0.74	0.70	0.14	0.64	0.04
1960	2.37	5.67	1.85	1.04	1.97	0.90	0.79	0.23	1.04	0.07
1965	2.11	5.37	1.46	1.05	2.22	0.82	0.70	0.32	1.45	0.10
1970	1.76	4.88	1.22	0.85	1.97	0.66	0.43	0.29	1.10	0.14
1975	2.24	6.92	1.41	0.95	2.66	0.65	0.57	0.41	1.74	0.18
1980	2.85	8.03	1.81	1.17	3.22	0.76	0.72	0.47	1.83	0.20
1985	3.28	7.92	2.09	1.36	3.35	0.85	0.70	0.61	1.85	0.30
1990	3.45	6.59	2.15	1.56	2.95	0.98	1.15	0.86	1.91	0.43
1995	3.59	5.36	2.32	1.62	2.39	1.07	1.23	0.95	1.59	0.49
1998	3.64	5.30	2.35	1.65	2.34	1.11	1.25	1.00	1.64	0.51
1999	3.64	5.24	2.38	1.67	2.33	1.14	1.27	1.02	1.64	0.52
2000	3.63	5.17	2.41	1.68	2.31	1.17	1.30	1.02	1.64	0.54
2001	3.62	5.15	2.38	1.69	2.32	1.17	1.32	1.03	1.65	0.54
2002	3.41	…	…	1.47	…	…	1.17	1.00	…	…
2003	3.48	4.88	2.26	1.54	2.13	1.04	1.22	1.00	1.59	0.50
2004	3.53	4.99	2.24	1.57	2.18	1.04	1.25	1.03	1.63	0.50
2005	3.57	5.82	2.69	1.60	2.46	1.26	1.27	1.06	2.10	0.65
2006	3.66	6.09	2.70	1.63	2.56	1.26	1.30	1.10	2.22	0.66
2007	3.76	6.44	2.69	1.62	2.61	1.23	1.31	1.19	2.42	0.70
2008	3.92	6.68	2.80	1.67	2.68	1.26	1.36	1.27	2.54	0.76
2009	4.15	7.15	2.94	1.75	2.83	1.31	1.43	1.39	2.82	0.81
2010	4.37	7.62	3.04	1.79	2.97	1.32	1.47	1.52	3.09	0.89
2011	4.58	7.90	3.19	1.82	3.00	1.33	1.49	1.66	3.29	0.98

注：①2002年以前，执业(助理)医师数系医生，执业医师数系医师,注册护士数系护师(士)。②城市包括直辖市区和地级市辖区，农村包括县及县级市。

2-2-2　2011年各地区每千人口卫生技术人员数

地区	卫生技术人员			执业(助理)医师			其中:执业医师			注册护士		
	合计	城市	农村	合计	城市	农村	合计	城市	农村	合计	城市	农村
总　计	**4.58**	**7.90**	**3.19**	**1.82**	**3.00**	**1.33**	**1.49**	**2.78**	**0.96**	**1.66**	**3.29**	**0.98**
东　部	5.49	8.82	3.60	2.18	3.36	1.51	1.84	3.12	1.12	2.03	3.63	1.13
中　部	4.04	7.41	2.93	1.61	2.79	1.23	1.28	2.57	0.85	1.46	3.19	0.89
西　部	4.00	6.78	3.05	1.60	2.60	1.25	1.29	2.39	0.91	1.40	2.79	0.93
北　京	14.20	14.58	7.72	5.45	5.56	3.49	5.11	5.23	2.96	5.68	5.88	2.37
天　津	7.33	7.78	5.28	2.98	3.03	2.76	2.74	2.87	2.15	2.58	2.87	1.26
河　北	4.11	9.37	2.97	1.86	3.89	1.42	1.41	3.54	0.95	1.27	3.78	0.73
山　西	5.47	10.01	3.71	2.42	4.11	1.77	2.01	3.76	1.33	1.85	4.08	0.99
内蒙古	5.34	9.30	3.87	2.32	3.76	1.78	1.96	3.52	1.38	1.72	3.64	1.01
辽　宁	5.54	8.35	3.28	2.30	3.29	1.50	2.04	3.11	1.19	2.16	3.61	1.00
吉　林	5.10	7.06	4.18	2.19	3.04	1.79	1.93	2.88	1.48	1.76	2.77	1.29
黑龙江	5.09	8.17	3.41	2.00	3.01	1.45	1.70	2.79	1.11	1.73	3.30	0.87
上　海	9.92	10.03	7.71	3.79	3.75	4.55	3.49	3.56	2.05	4.15	4.25	2.07
江　苏	4.67	6.48	3.61	1.79	2.38	1.45	1.60	2.24	1.23	1.80	2.74	1.26
浙　江	6.42	9.58	4.96	2.60	3.66	2.11	2.17	3.32	1.63	2.29	3.78	1.59
安　徽	3.16	5.55	2.25	1.23	2.01	0.93	0.94	1.82	0.61	1.23	2.52	0.74
福　建	4.47	8.69	2.99	1.76	3.39	1.19	1.52	3.18	0.94	1.76	3.65	1.09
江　西	3.49	7.00	2.66	1.32	2.51	1.04	1.12	2.37	0.82	1.36	3.17	0.93
山　东	5.02	6.95	4.23	1.94	2.72	1.61	1.62	2.52	1.24	1.78	2.87	1.33
河　南	3.63	7.75	2.67	1.43	2.85	1.11	1.02	2.58	0.66	1.26	3.33	0.77
湖　北	4.35	6.93	3.16	1.66	2.59	1.23	1.38	2.42	0.91	1.66	3.01	1.03
湖　南	3.96	8.08	3.00	1.58	2.91	1.27	1.17	2.66	0.82	1.43	3.70	0.90
广　东	5.62	9.75	2.96	2.16	3.55	1.26	1.72	3.21	0.76	2.11	3.96	0.92
广　西	3.80	6.39	2.91	1.38	2.33	1.05	1.09	2.17	0.71	1.43	2.71	0.98
海　南	4.77	8.78	3.48	1.71	3.05	1.28	1.35	2.85	0.87	2.00	3.98	1.37
重　庆	3.61	4.27	3.02	1.49	1.65	1.35	1.10	1.42	0.82	1.28	1.76	0.86
四　川	3.89	6.25	3.03	1.70	2.45	1.43	1.35	2.28	1.02	1.34	2.64	0.86
贵　州	2.68	7.29	1.99	1.07	2.78	0.81	0.86	2.62	0.60	0.98	3.26	0.64
云　南	3.31	8.06	2.58	1.42	3.49	1.10	1.18	3.26	0.86	1.15	3.00	0.86
西　藏	3.57	13.02	2.94	1.38	5.78	1.09	1.05	5.11	0.78	0.71	4.55	0.45
陕　西	5.04	7.72	3.70	1.68	2.67	1.18	1.37	2.41	0.85	1.80	3.20	1.09
甘　肃	3.88	6.09	2.97	1.50	2.45	1.10	1.22	2.24	0.79	1.23	2.41	0.75
青　海	4.94	13.78	3.21	2.04	5.08	1.45	1.73	4.71	1.15	1.73	5.80	0.94
宁　夏	4.91	7.52	2.88	1.88	2.63	1.30	1.67	2.44	1.08	1.78	3.02	0.83
新　疆	5.93	10.58	4.96	2.25	4.16	1.85	1.83	3.88	1.40	2.21	4.30	1.78

2-3-1 执业(助理)医师性别、年龄、学历及职称构成(%)

分类	2005					2011				
	合计	临床	中医	口腔	公共卫生	合计	临床	中医	口腔	公共卫生
总　计	**100.0**	**100.0**	**100.0**	**100.0**	**100.0**	**100.0**	**100.0**	**100.0**	**100.0**	**100.0**
按性别分										
男	57.1	55.3	66.5	56.5	60.5	56.7	55.4	66.5	55.4	57.8
女	42.9	44.7	33.5	43.5	39.5	43.3	44.6	33.5	44.6	42.2
按年龄分	0.0	0.0	0.0	0.0	0.0	0.0	0.0	0.0	0.0	0.0
25岁以下	2.6	2.8	1.5	4.0	1.7	0.2	0.2	0.3	0.6	0.2
25～34岁	36.6	39.0	27.3	37.6	26.9	30.8	27.6	23.1	33.1	18.5
35～44岁	32.9	32.6	31.8	33.1	36.7	34.2	37.1	29.6	33.6	34.8
45～54岁	20.8	18.9	27.7	20.4	28.3	19.8	20.2	23.5	19.7	30.4
55～59岁	5.0	4.6	7.8	3.6	5.4	7.9	7.8	11.2	7.1	12.5
60岁及以上	2.1	2.0	3.9	1.4	0.9	7.1	7.1	12.3	5.9	3.6
按工作年限分	0.0	0.0	0.0	0.0	0.0	0.0	0.0	0.0	0.0	0.0
5年以下	12.0	13.2	8.4	12.7	5.6	13.7	10.2	12.0	12.8	5.6
5～9年	19.3	20.6	15.6	19.0	13.0	14.1	14.1	12.3	16.7	7.8
10～19年	32.5	33.1	28.4	33.8	32.9	31.1	33.7	25.7	31.6	27.7
20～29年	20.6	18.5	26.6	20.7	31.1	21.4	22.7	21.5	20.7	29.0
30年及以上	15.5	14.5	21.0	13.8	17.4	19.6	19.4	28.5	18.2	29.9
按学历分	0.0	0.0	0.0	0.0	0.0	0.0	0.0	0.0	0.0	0.0
研究生	3.5	3.9	2.7	4.4	0.8	7.5	7.6	7.2	7.0	2.8
大学本科	29.1	30.9	29.6	22.8	14.2	36.8	38.2	32.2	26.9	22.4
大专	32.1	32.2	32.1	30.7	32.2	32.1	32.1	32.9	37.0	34.0
中专	29.4	28.6	24.9	34.0	41.5	21.2	20.3	21.3	25.6	33.8
高中及以下	5.9	4.5	10.7	8.1	11.3	2.5	1.8	6.4	3.5	7.0
按专业技术资格分	0.0	0.0	0.0	0.0	0.0					
正高	2.8	2.9	3.0	2.0	1.3	3.8	4.4	4.1	2.3	1.9
副高	11.7	12.1	14.1	8.5	6.0	11.9	13.4	13.0	7.6	7.6
中级	32.4	31.8	35.7	31.1	33.8	29.2	31.9	29.4	26.5	34.0
师级/助理	40.0	40.1	36.6	42.9	42.5	37.2	37.1	39.5	44.0	40.9
士级	11.2	11.1	9.0	13.8	13.5	10.8	8.6	7.5	10.8	11.6
不详	2.0	1.9	1.5	1.6	2.9	7.1	4.6	6.6	8.8	3.9
按聘任技术职务分	0.0	0.0	0.0	0.0	0.0	0.0	0.0	0.0	0.0	0.0
正高	2.4	2.6	2.5	1.7	0.9	3.6	4.2	3.9	2.2	1.7
副高	11.3	11.7	13.6	8.2	5.6	12.0	13.5	13.2	7.9	7.4
中级	31.8	31.2	35.2	30.3	33.2	30.3	32.8	30.8	28.7	35.1
师级/助理	40.3	40.3	37.3	43.3	43.3	39.7	39.8	42.7	48.6	43.8
士级	11.5	11.5	9.4	14.1	13.8	10.0	8.0	7.0	9.9	10.9
待聘	2.7	2.7	2.0	2.4	3.2	4.4	1.7	2.3	2.6	1.1

2-3-2 分科执业(助理)医师构成(%)

分科	2005			2011		
	合计	执业医师	执业助理医师	合计	执业医师	执业助理医师
总　　计	**100.0**	**100.0**	**100.0**	**100.0**	**100.0**	**100.0**
预防保健科	6.0	5.5	8.2	3.2	2.4	6.4
全科医疗科	3.5	2.9	6.1	5.7	4.6	10.7
内科	18.4	17.9	20.8	23.2	22.8	24.9
外科	11.8	12.4	9.2	13.2	14.1	9.4
儿科	3.8	4.2	2.3	3.9	4.3	2.1
妇产科	10.1	9.8	11.6	9.7	9.3	11.2
眼科	1.1	1.2	0.6	1.3	1.4	0.5
耳鼻咽喉科	1.4	1.5	1.0	1.4	1.6	0.8
口腔科	3.1	3.1	3.4	4.5	4.3	5.6
皮肤科	0.9	1.0	0.8	0.9	1.0	0.5
医疗美容科	0.2	0.2	0.1	0.1	0.2	0.1
精神科	1.2	1.3	1.0	1.0	1.0	0.7
传染科	2.2	2.4	1.5	0.7	0.9	0.2
结核病科	0.5	0.5	0.3	0.3	0.3	0.2
地方病科	0.6	0.6	0.6	0.0	0.0	0.0
肿瘤科	0.9	1.0	0.2	0.8	1.0	0.1
急诊医学科	1.4	1.5	0.6	1.9	2.1	0.9
康复医学科	0.8	0.9	0.7	0.8	0.8	0.7
运动医学科	0.0	0.0	0.0	0.0	0.0	0.0
职业病科	0.3	0.3	0.2	0.1	0.1	0.0
麻醉科	1.7	1.8	1.2	2.4	2.6	1.5
医学检验科	0.3	0.3	0.5	0.4	0.3	0.8
病理科	0.4	0.4	0.2	0.5	0.5	0.2
医学影像科	4.1	4.1	4.2	6.7	6.5	7.1
中医科	12.9	13.4	10.8	11.9	12.7	8.5
民族医学科	0.3	0.3	0.3	0.2	0.2	0.2
中西医结合科	1.1	1.1	0.8	0.9	0.8	1.4
其他	10.7	10.2	12.8	4.4	4.2	5.1

注：本表不包括村卫生室数字，2005年不包括诊所、医务室、卫生所和社区卫生服务站数字。

2-3-3　医师执业类别数及构成

	合计		执业医师		执业助理医师	
	2005	2011	2005	2011	2005	2011
人数(万人)	**204.2**	**246.6**	**162.3**	**202.0**	**41.9**	**44.6**
临床类别	161.5	190.6	127.3	156.1	34.2	34.3
中医类别	21.0	30.9	17.8	26.7	3.2	4.2
口腔类别	8.6	11.9	6.8	9.1	1.8	2.9
公共卫生类别	13.1	13.2	10.4	10.1	2.7	3.2
构成(%)	**100.0**	**100.0**	**100.0**	**100.0**	**100.0**	**100.0**
临床类别	79.1	77.3	78.4	77.3	81.6	76.9
中医类别	10.3	12.5	11.0	13.2	7.6	9.4
口腔类别	4.2	4.8	4.2	4.5	4.3	6.4
公共卫生类别	6.4	5.3	6.4	5.0	6.4	7.3

注：本表临床、口腔、公共卫生类别医师数系推算数。

2-4-1　2011年医院人员数

机构分类	合计	卫生技术人员							其他技术人员	管理人员	工勤技能人员
		小计	执业(助理)医师	执业医师	注册护士	药师(士)	技师(士)	其他			
总　计	4526978	3705541	1306835	1205434	1627761	220004	214266	336675	180960	246838	393639
按城乡分											
城市	2829769	2293914	804788	765699	1050309	128253	127402	183162	117578	167853	250424
农村	1697209	1411627	502047	439735	577452	91751	86864	153513	63382	78985	143215
按经济类型分											
公立医院	3980892	3285989	1157164	1081074	1460956	195579	186865	285425	153505	204460	336938
民营医院	546086	419552	149671	124360	166805	24425	27401	51250	27455	42378	56701
按主办单位分											
政府办	3559481	2943495	1031629	968792	1315027	174564	166275	256000	140426	175725	299835
社会办	622646	497597	178801	158872	211932	29537	29688	47639	22247	44380	58422
个人办	344851	264449	96405	77770	100802	15903	18303	33036	18287	26733	35382
按管理类别分											
非营利性	4199561	3460334	1217379	1131389	1532523	205459	197441	307532	162911	219113	357203
营利性	327417	245207	89456	74045	95238	14545	16825	29143	18049	27725	36436
按医院等级分											
其中：三级医院	1617441	1331532	453700	447758	643860	66735	69512	97725	67149	85778	132982
二级医院	2070770	1716850	604858	554434	737979	109705	101503	162805	73653	100963	179304
一级医院	308154	245732	95311	76775	89314	17425	16710	26972	13573	21133	27716

2-4-2 各地区医院人员数

地区	合计	卫生技术人员							其他技术人员	管理人员	工勤技能人员
		小计	执业(助理)医师	执业医师	注册护士	药师(士)	技师(士)	其他			
2005	3182432	2535854	1003952	891904	978397	203899	115829	233777	136018	205374	305186
2011	4526978	3705541	1306835	1205434	1627761	220004	214266	336675	180960	246838	393639
东　部	2083839	1711305	607500	567334	753666	101145	94754	154240	85603	106310	180621
中　部	1330731	1088003	385283	350828	480701	66434	66813	88772	54874	76279	111575
西　部	1112408	906233	314052	287272	393394	52425	52699	93663	40483	64249	101443
北　京	163503	128644	45293	43952	58392	7218	7117	10624	8114	10494	16251
天　津	67407	53543	19960	19202	21487	3388	2984	5724	1996	6381	5487
河　北	224039	183683	74008	65319	73063	9130	11223	16259	11152	10210	18994
山　西	141350	116660	46277	41707	48533	6553	6970	8327	6188	7878	10624
内蒙古	89839	74177	28305	26142	30805	4780	4370	5917	4047	4554	7061
辽　宁	196140	156893	58133	54691	70440	9581	9442	9297	8492	11037	19718
吉　林	109489	86278	33780	31677	35401	5357	5059	6681	5644	7839	9728
黑龙江	158604	127358	45805	42010	51626	7557	7919	14451	5532	10758	14956
上　海	117251	95198	31728	31379	45401	5254	5184	7631	5844	6831	9378
江　苏	259991	214938	73237	69977	98573	12488	11453	19187	8761	14437	21855
浙　江	224058	187137	65071	61632	83041	11625	9718	17682	8713	8969	19239
安　徽	160116	132739	44708	40930	62593	6996	8000	10442	7166	7804	12407
福　建	113213	93898	32163	30668	43578	5833	4934	7390	4473	4088	10754
江　西	111214	93287	31490	29529	43523	6595	5935	5744	3922	5052	8953
山　东	328933	281654	100900	92336	121341	16148	15714	27551	15238	12862	19179
河　南	283867	231149	81532	70518	99321	13452	14939	21905	11523	14853	26342
湖　北	179181	147628	51057	48505	67297	9743	8783	10748	7987	10590	12976
湖　南	186910	152904	50634	45952	72407	10181	9208	10474	6912	11505	15589
广　东	356346	289388	98352	90787	126295	19075	15518	30148	11806	19098	36054
广　西	131645	105773	33524	31756	48240	6237	5368	12404	3378	7645	14849
海　南	32958	26329	8655	7391	12055	1405	1467	2747	1014	1903	3712
重　庆	83480	66653	22073	19868	30683	3831	3640	6426	3088	5480	8259
四　川	243049	194752	68647	64196	87479	10989	10470	17167	8995	15155	24147
贵　州	83847	69320	24194	22311	31013	3555	4068	6490	4213	4650	5664
云　南	109759	90330	33599	30532	36809	5121	5408	9393	5098	4812	9519
西　藏	7461	5843	2457	1967	1596	380	403	1007	372	399	847
陕　西	149831	123537	37822	34051	53166	7184	8065	17300	2483	12000	11811
甘　肃	64429	53127	20478	18556	21716	3219	3527	4187	2226	2773	6303
青　海	19942	16689	6298	5588	7083	982	1094	1232	856	792	1605
宁　夏	26297	21830	7293	6773	9281	1423	1268	2565	826	1297	2344
新　疆	102829	84202	29362	25532	35523	4724	5018	9575	4901	4692	9034

注：2005年药师(士)系药剂人员，技师(士)系检验人员。

2-4-3 2005年医院人员性别、年龄、学历及职称构成(%)

分类	卫生技术人员							其他技术人员	管理人员
	合计	执业(助理)医师	执业医师	注册护士	药剂人员	检验人员	其他		
总　计	**100.0**	**100.0**	**100.0**	**100.0**	**100.0**	**100.0**	**100.0**	**100.0**	**100.0**
按性别分									
男	31.7	56.8	57.5	1.6	36.7	36.7	44.4	43.9	45.6
女	68.3	43.2	42.5	98.4	63.3	63.3	55.6	56.1	54.4
按年龄分									
25岁以下	7.4	2.6	1.9	10.2	4.7	6.5	18.3	6.4	3.2
25～34岁	36.4	36.2	33.0	38.2	28.9	35.5	36.8	29.1	21.5
35～44岁	32.7	34.8	36.6	32.7	33.5	31.9	24.1	34.9	36.0
45～54岁	19.9	19.9	21.5	18.1	29.0	23.2	17.8	25.4	32.6
55～59岁	2.6	4.4	4.8	0.6	3.4	2.3	2.4	3.6	5.6
60岁及以上	1.0	2.0	2.2	0.1	0.6	0.6	0.6	0.6	1.0
按工作年限分									
5年以下	15.4	14.4	12.8	14.0	8.0	12.6	32.4	12.8	6.8
5～9年	17.2	18.2	16.6	17.5	14.0	16.8	14.3	13.1	9.2
10～19年	33.2	33.2	34.0	36.3	30.6	32.3	23.1	31.1	28.9
20～29年	22.1	18.9	19.9	23.8	31.1	24.5	19.5	29.8	33.5
30年及以上	12.2	15.3	16.7	8.3	16.2	13.8	10.6	13.2	21.6
按学历分									
研究生	2.4	5.6	6.2	0.0	0.4	0.9	1.1	0.9	1.1
大学本科	20.3	41.6	45.1	3.2	9.1	11.1	16.0	10.0	17.4
大专	31.4	32.2	30.8	31.8	27.1	34.1	29.2	28.6	36.7
中专	38.3	17.6	15.3	57.7	42.3	43.7	38.3	24.6	22.2
高中及以下	7.6	3.0	2.7	7.3	21.1	10.2	15.4	36.0	22.6
按专业技术资格分									
正高	2.0	4.0	4.5	0.4	0.9	0.9	1.1	3.3	2.7
副高	7.6	16.6	18.5	1.2	3.1	3.7	2.0	1.9	6.6
中级	31.0	36.3	40.0	30.3	26.8	31.0	16.0	13.1	21.5
师级/助理	37.1	35.2	33.1	40.2	42.5	39.2	27.4	22.1	20.5
士级	17.3	6.1	2.2	25.9	21.1	17.8	25.6	20.3	13.8
不详	5.0	1.8	1.6	2.0	5.6	7.4	27.8	39.4	35.0
按聘任技术职务分									
正高	1.5	3.6	4.0	0.0	0.4	0.3	0.2	0.3	1.5
副高	7.3	16.0	17.9	1.1	3.0	3.3	1.9	1.8	7.4
中级	30.0	35.8	39.4	28.7	25.8	29.8	15.5	13.1	23.8
师级/助理	37.8	35.6	33.8	41.2	43.1	41.0	27.5	26.7	24.3
士级	17.5	6.3	2.5	26.1	21.6	18.6	24.9	21.4	14.9
待聘	5.9	2.7	2.4	2.9	6.2	7.1	29.9	36.6	28.0

2-4-4 2011年医院人员性别、年龄、学历及职称构成(%)

分类	卫生技术人员							其他技术人员	管理人员
	合计	执业(助理)医师	执业医师	注册护士	药师(士)	技师(士)	其他		
总　计	**100.0**	**100.0**	**100.0**	**100.0**	**100.0**	**100.0**	**100.0**	**100.0**	**100.0**
按性别分									
男	29.5	57.2	57.7	1.8	36.3	45.4	36.3	40.7	45.3
女	70.5	42.8	42.3	98.2	63.7	54.6	63.7	59.3	54.7
按年龄分									
25岁以下	9.5	0.1	0.1	15.4	4.8	5.0	27.0	6.7	3.2
25～34岁	37.2	34.7	32.3	40.3	26.8	34.6	42.2	31.6	21.4
35～44岁	28.1	33.5	33.9	25.5	31.1	29.3	15.1	31.2	30.1
45～54岁	18.3	20.2	21.4	16.3	27.7	21.9	10.7	23.4	32.8
55～59岁	4.6	6.7	7.2	2.2	7.8	6.9	3.5	5.5	9.8
60岁及以上	2.3	4.8	5.2	0.3	1.8	2.3	1.5	1.6	2.8
按工作年限分									
5年以下	23.6	15.9	15.5	26.7	13.4	16.8	54.0	19.5	12.1
5～9年	16.2	16.5	15.4	17.7	10.3	14.2	12.0	13.0	8.5
10～19年	25.6	29.7	29.2	24.2	26.0	26.9	13.5	24.0	20.6
20～29年	21.1	21.8	22.7	21.5	26.1	22.8	10.9	24.4	30.5
30年及以上	13.6	16.1	17.2	9.9	24.1	19.3	9.6	19.1	28.2
按学历分									
研究生	5.1	12.3	13.4	0.1	1.6	2.0	4.3	2.0	3.2
大学本科	28.3	50.4	54.6	11.4	19.2	22.8	29.4	22.4	29.7
大专	37.3	25.8	22.4	47.0	35.9	41.0	35.7	39.0	39.0
中专	26.9	10.5	8.6	39.4	33.8	29.9	26.4	23.2	17.3
高中及以下	2.5	1.0	0.9	2.1	9.6	4.3	4.2	13.4	10.7
按专业技术资格分									
正高	2.3	5.9	6.4	0.1	0.8	0.7	0.6	0.5	2.7
副高	7.8	16.8	18.4	2.2	4.1	5.0	2.3	2.9	9.4
中级	26.4	31.5	34.3	24.7	27.7	28.6	9.7	17.0	23.6
师级/助理	30.4	33.6	32.9	27.5	38.1	35.3	22.1	27.3	19.9
士级	24.3	6.2	2.4	38.6	22.9	22.2	31.7	28.9	15.0
不详	8.8	6.1	5.5	6.9	6.3	8.2	33.5	23.4	29.4
按聘任技术职务分									
正高	2.2	5.7	6.2	0.1	0.8	0.6	0.6	0.5	3.6
副高	7.8	16.9	18.5	2.1	4.1	5.0	2.3	2.8	11.2
中级	26.6	32.1	34.9	24.5	28.1	29.2	10.3	17.9	29.6
师级/助理	31.5	34.9	33.7	28.8	38.9	36.6	21.9	31.5	27.0
士级	24.4	5.8	2.5	39.5	23.7	23.3	29.1	30.4	18.5
待聘	7.4	4.6	4.1	5.1	4.4	5.3	35.8	16.9	10.0

2-5 基层医疗卫生机构人员数

机构分类	合计	卫生技术人员							乡村医生和卫生员	其他技术人员	管理人员	工勤技能人员
		小计	执业(助理)医师	执业医师	注册护士	药师(士)	技师(士)	其他				
2005	2659311	1578950	811200	477904	290860	127263	49019	300608	916532	43571	55782	64476
2011	3374993	1962497	959965	644858	492554	125698	79747	304533	1126443	74595	71663	139795
按城乡分												
城市	655984	578817	292805	249911	185236	37640	21566	41570		16259	22805	38103
农村	2719009	1383680	667160	394947	307318	88058	58181	262963	1126443	58336	48858	101692
按经济类型分												
公立	2418064	1478996	670201	423105	368027	104058	71225	265485	689446	69015	61184	119423
非公立	956929	483501	289764	221753	124527	21640	8522	39048	436997	5580	10479	20372
按主办单位分												
政府办	1616453	1260550	529697	333790	316040	95576	66319	252918	121620	66181	56825	111277
社会办	1084396	286632	186077	119460	67387	11182	6606	15380	774587	4133	6514	12530
个人办	674144	415315	244191	191608	109127	18940	6822	36235	230236	4281	8324	15988
按管理类别分												
非营利性	2857555	1586596	738799	464881	393916	108473	73808	271600	1009498	71437	65218	124806
营利性	517438	375901	221166	179977	98638	17225	5939	32933	116945	3158	6445	14989

注：2005年药师(士)系药剂人员，技师(士)系检验人员。

2-6-1 各地区社区卫生服务中心(站)人员数

地区	合计	卫生技术人员							其他技术人员	管理人员	工勤技能人员
		小计	执业(助理)医师	执业医师	注册护士	药师(士)	技师(士)	其他			
2005	103564	95868	39964	31221	23545	7720	3256	21383	1842	2511	3343
2011	432923	367972	158554	126029	119834	29743	18611	41230	16840	19558	28553
东　部	247326	209831	91095	71893	64770	18346	10363	25257	9976	10051	17468
中　部	106991	91112	38763	31087	32342	6371	4908	8728	4148	5400	6331
西　部	78606	67029	28696	23049	22722	5026	3340	7245	2716	4107	4754
北　京	27507	22601	9956	8140	6231	2294	1107	3013	1474	1181	2251
天　津	6541	5177	2093	1824	1499	592	330	663	272	680	412
河　北	14666	12749	6116	4784	4219	688	643	1083	558	640	719
山　西	11712	10209	4789	3957	3677	584	444	715	403	585	515
内蒙古	11971	10405	4916	4036	3323	908	425	833	515	547	504
辽　宁	13499	11325	4889	4236	4532	858	631	415	599	777	798
吉　林	6223	5144	2132	1801	1597	377	253	785	235	360	484
黑龙江	16753	14100	5840	5040	4880	1014	866	1500	659	966	1028
上　海	31081	25370	11394	9716	8472	2151	1461	1892	1362	1364	2985
江　苏	37396	31058	12668	10821	9593	2773	1633	4391	1440	1912	2986
浙　江	37444	32930	15079	10487	7648	3013	1598	5592	1442	938	2134
安　徽	17250	15031	6627	4795	5307	845	754	1498	579	829	811
福　建	8984	7719	3395	2736	2483	724	284	833	341	250	674
江　西	7815	6804	2759	2425	2625	597	460	363	208	362	441
山　东	28268	25053	10068	7906	7968	2018	1147	3852	1234	896	1085
河　南	15954	13103	5823	4613	4734	692	638	1216	790	894	1167
湖　北	18882	16013	6323	5223	5960	1276	883	1571	817	893	1159
湖　南	12402	10708	4470	3233	3562	986	610	1080	457	511	726
广　东	40489	34623	14968	10887	11610	3172	1486	3387	1208	1311	3347
广　西	5603	4934	2096	1817	1838	322	225	453	150	199	320
海　南	1451	1226	469	356	515	63	43	136	46	102	77
重　庆	7416	6114	2625	1747	1929	492	288	780	201	380	721
四　川	17541	14547	6396	5077	4676	1234	742	1499	739	1031	1224
贵　州	5090	4340	1704	1376	1652	210	221	553	216	291	243
云　南	4916	4218	1833	1496	1536	271	208	370	178	228	292
西　藏	36	32	20	18	6	0	0	6	0	0	4
陕　西	9406	7907	2889	2189	2482	582	446	1508	167	737	595
甘　肃	6471	5795	2542	2113	2055	381	313	504	144	212	320
青　海	1663	1417	580	494	513	157	48	119	78	94	74
宁　夏	793	743	305	268	282	59	28	69	15	15	20
新　疆	7700	6577	2790	2418	2430	410	396	551	313	373	437

注：2005年药师(士)系药剂人员，技师(士)系检验人员。

2-6-2　2005年社区卫生服务中心人员性别、年龄、学历及职称构成(%)

分类	卫生技术人员							其他技术人员	管理人员
	合计	执业(助理)医师	执业医师	注册护士	药剂人员	检验人员	其他		
总　计	**100.0**	**100.0**	**100.0**	**100.0**	**100.0**	**100.0**	**100.0**	**100.0**	**100.0**
按性别分									
男	28.2	43.3	43.5	0.6	32.6	27.7	35.8	33.7	39.9
女	71.8	56.7	56.5	99.4	67.4	72.3	64.2	66.3	60.1
按年龄分									
25岁以下	7.5	3.0	1.5	10.8	9.1	7.2	19.4	8.6	3.9
25～34岁	30.6	29.7	27.1	35.0	22.3	30.2	30.8	23.5	20.0
35～44岁	22.5	20.9	22.1	27.6	20.1	18.8	17.8	25.8	28.1
45～54岁	33.9	37.5	39.4	25.7	43.6	38.8	28.2	36.6	40.7
55～59岁	4.1	6.4	7.0	0.7	4.5	3.7	3.2	5.2	6.7
60岁及以上	1.4	2.5	2.8	0.2	0.5	1.2	0.6	0.3	0.7
按工作年限分									
5年以下	13.7	11.0	8.6	13.7	12.0	12.4	31.2	14.6	8.1
5～9年	14.7	14.8	13.0	15.7	12.1	15.3	12.6	11.6	9.7
10～19年	24.9	22.3	23.5	33.9	18.2	21.0	17.7	20.5	21.5
20～29年	24.2	23.1	23.9	23.9	31.7	24.8	21.9	33.8	34.1
30年及以上	22.6	28.7	31.0	12.7	26.0	26.6	16.6	19.4	26.5
按学历分									
研究生	0.1	0.2	0.3	0.0	0.0	0.1	0.1		0.5
大学本科	12.0	21.7	24.9	1.1	3.9	5.7	9.4	5.9	13.5
大专	30.6	38.6	39.6	22.6	21.7	27.6	26.2	24.4	38.5
中专	45.9	31.6	28.8	67.0	47.2	53.0	46.8	32.6	25.3
高中及以下	11.3	7.9	6.3	9.2	27.2	13.7	17.5	37.1	22.3
按专业技术资格分									
正高	0.6	1.1	1.3	0.2	0.4	0.1	0.4	0.6	0.8
副高	3.4	6.6	8.1	0.2	0.8	0.9	0.7	0.6	5.0
中级	26.2	34.0	40.1	22.0	16.7	22.4	10.9	7.8	25.4
师级/助理	42.5	43.0	45.4	44.8	45.6	43.6	27.0	22.4	23.0
士级	22.7	13.7	3.8	30.9	30.6	26.4	32.7	37.5	21.9
不详	4.6	1.6	1.3	1.9	5.9	6.8	28.3	31.0	23.9
按聘任技术职务分									
正高	0.4	0.7	0.9		0.1		0.1	0.1	0.5
副高	3.3	6.4	7.8	0.2	0.7	0.8	0.7	0.5	5.4
中级	24.5	32.3	38.2	19.6	15.7	20.0	10.3	7.5	25.0
师级/助理	43.5	44.0	47.2	46.2	45.8	45.1	26.9	23.3	25.2
士级	23.1	14.1	4.0	31.5	31.2	27.1	31.7	38.8	22.5
待聘	5.4	2.4	1.9	2.5	6.5	7.1	30.3	29.9	21.4

2-6-3 2011年社区卫生服务中心人员性别、年龄、学历及职称构成(%)

分类	卫生技术人员							其他技术人员	管理人员
	合计	执业(助理)医师	执业医师	注册护士	药师(士)	技师(士)	其他		
总　计	**100.0**	**100.0**	**100.0**	**100.0**	**100.0**	**100.0**	**100.0**	**100.0**	**100.0**
按性别分									
男	29.8	47.8	48.2	0.7	31.5	36.7	37.8	31.9	42.9
女	70.2	52.2	51.8	99.3	68.5	63.3	62.2	68.1	57.1
按年龄分									
25岁以下	7.3	0.3	0.1	12.4	7.6	5.9	22.0	9.1	3.2
25～34岁	33.7	30.3	24.9	36.9	32.8	36.4	38.0	35.0	23.5
35～44岁	30.5	35.0	35.8	29.8	24.4	27.5	19.9	28.6	33.0
45～54岁	18.1	18.4	20.5	17.8	24.3	19.0	11.8	19.7	29.1
55～59岁	6.9	9.8	11.3	2.7	8.9	8.3	5.1	5.4	8.9
60岁及以上	3.5	6.2	7.4	0.4	1.9	3.0	3.2	2.2	2.3
按工作年限分									
5年以下	19.2	12.8	11.4	21.1	16.9	16.7	44.5	24.0	11.9
5～9年	13.5	12.5	9.9	14.9	14.2	13.4	12.8	14.6	9.0
10～19年	29.1	32.4	31.2	28.7	25.1	30.0	19.8	26.5	25.3
20～29年	19.9	19.8	21.6	23.4	18.2	18.6	11.2	18.7	28.2
30年及以上	18.3	22.6	25.9	11.9	25.6	21.2	11.8	16.1	25.6
按学历分									
研究生	0.7	1.3	1.7	0.0	0.3	0.1	0.3	0.2	1.1
大学本科	18.4	30.4	37.5	5.7	10.9	12.9	16.0	14.0	24.9
大专	40.3	41.2	38.4	41.0	37.0	43.1	35.3	39.7	43.2
中专	35.5	23.4	19.4	50.0	38.4	37.3	38.9	29.3	20.2
高中及以下	5.2	3.7	3.1	3.2	13.5	6.6	9.5	16.7	10.6
按专业技术资格分									
正高	0.6	1.2	1.5	0.1	0.2	0.1	0.1	0.1	1.0
副高	3.6	7.0	9.0	1.1	0.9	1.6	0.6	0.5	5.7
中级	23.9	31.6	40.4	22.1	15.9	19.7	4.8	8.7	22.4
师级/助理	33.3	37.7	39.3	31.2	36.4	37.2	15.8	19.0	20.0
士级	26.2	13.9	2.3	36.5	34.9	30.1	37.9	36.8	19.7
不详	12.4	8.6	7.6	9.0	11.6	11.3	40.9	34.9	31.2
按聘任技术职务分									
正高	0.5	1.0	1.3	0.0	0.1	0.1	0.1	0.1	1.5
副高	3.7	7.2	9.3	1.1	0.9	1.7	0.6	0.5	7.2
中级	24.7	32.8	41.8	22.5	16.8	21.0	5.5	9.3	28.6
师级/助理	36.7	42.3	42.1	34.1	38.4	39.5	17.3	23.0	28.2
士级	27.2	12.9	2.6	39.4	38.2	33.0	38.3	42.2	24.5
待聘	7.2	3.8	3.0	2.8	5.5	4.7	38.2	25.0	10.0

2-7-1 各地区乡镇卫生院人员数

地区	合计	卫生技术人员							其他技术人员	管理人员	工勤技能人员	每千农业人口乡镇卫生院人员数
		小计	执业(助理)医师	执业医师	注册护士	药剂人员	技师(士)	其他				
2005	1012006	870500	398848	241797	164412	84023	36918	186299	38862	47178	55466	1.16
2011	1165996	981227	408587	239306	230339	72487	51776	218038	53166	43775	87828	1.32
东　部	422614	356664	149241	92513	84482	28847	18883	75211	19868	13843	32239	1.55
中　部	406473	337485	142420	79821	79595	27685	20341	67444	20639	15430	32919	1.25
西　部	336909	287078	116926	66972	66262	15955	12552	75383	12659	14502	22670	1.18
北　京												0.00
天　津	5105	4437	2558	1863	797	302	220	560	62	311	295	1.33
河　北	55076	45685	22768	11397	5637	2577	2300	12403	3945	1676	3770	1.10
山　西	25307	21840	10752	6642	4197	1494	976	4421	1415	643	1409	1.08
内蒙古	20094	17631	9145	5598	2766	1208	758	3754	718	732	1013	1.38
辽　宁	24780	19040	8833	5784	4750	1500	1190	2767	1272	1453	3015	1.19
吉　林	24469	19479	8396	5885	4741	1393	997	3952	1041	1470	2479	1.71
黑龙江	23336	19268	8136	5100	3542	1430	971	5189	949	1305	1814	1.18
上　海												0.00
江　苏	70642	57080	24112	19132	16394	5249	3655	7670	3211	3238	7113	2.05
浙　江	40611	35608	15665	9626	7340	3489	1694	7420	1670	956	2377	1.24
安　徽	46778	39776	17641	9464	9787	2442	2655	7251	1922	1596	3484	0.88
福　建	28105	23469	9100	6604	7350	2326	1150	3543	1107	559	2970	1.20
江　西	43915	37795	14643	10049	11004	4072	2653	5423	1457	801	3862	1.26
山　东	110408	99444	36419	23742	22357	7982	5601	27085	4393	2434	4137	1.96
河　南	98204	76651	31901	14476	16471	4850	5090	18339	6869	4072	10612	1.15
湖　北	67768	57207	21959	14062	16254	4915	3380	10699	3226	2956	4379	1.68
湖　南	76696	65469	28992	14143	13599	7089	3619	12170	3760	2587	4880	1.38
广　东	78883	65235	27579	13188	17555	4991	2767	12343	3768	2667	7213	1.91
广　西	55527	47187	15979	8433	13381	2948	2230	12649	1837	1443	5060	1.28
海　南	9004	6666	2207	1177	2302	431	306	1420	440	549	1349	1.60
重　庆	31207	25838	11778	6327	5681	1441	896	6042	1137	1267	2965	1.52
四　川	88175	71895	34330	20313	15141	4327	2939	15158	4363	5655	6262	1.34
贵　州	23047	20604	9239	4612	4271	595	887	5612	880	901	662	0.65
云　南	26325	23174	10626	6435	6362	700	914	4572	965	601	1585	0.69
西　藏	2831	2576	427	232	193	82	8	1866	165	36	54	1.13
陕　西	34736	29840	9005	5350	5958	2199	1862	10816	772	2342	1782	1.38
甘　肃	26480	24071	7444	4598	5705	1209	846	8867	715	338	1356	1.31
青　海	4231	3583	1412	968	870	187	127	987	134	409	105	1.14
宁　夏	3864	3504	1724	1278	691	299	170	620	109	73	178	0.97
新　疆	20392	17175	5817	2828	5243	760	915	4440	864	705	1648	1.62

注：2005年药师(士)系药剂人员，技师(士)系检验人员。

2-7-2　2005年乡镇卫生院人员性别、年龄、学历及职称构成(%)

分类	卫生技术人员							其他技术人员	管理人员
	合计	执业(助理)医师	执业医师	注册护士	药剂人员	检验人员	其他		
总　计	**100.0**	**100.0**	**100.0**	**100.0**	**100.0**	**100.0**	**100.0**	**100.0**	**100.0**
按性别分									
男	46.9	64.1	68.3	2.4	49.4	41.3	48.4	49.5	64.2
女	53.1	35.9	31.7	97.6	50.6	58.7	51.6	50.5	35.8
按年龄分									
25岁以下	6.2	2.7	1.2	9.0	4.6	8.2	11.7	7.7	2.8
25～34岁	45.1	42.3	31.9	53.8	32.5	50.0	47.9	39.5	31.6
35～44岁	26.7	28.0	31.0	25.5	28.9	25.5	24.4	28.0	33.2
45～54岁	16.5	18.6	24.2	11.2	27.1	13.7	12.4	19.3	24.4
55～59岁	4.4	6.6	9.0	0.5	5.7	2.2	2.8	4.4	6.5
60岁及以上	1.2	1.9	2.6	0.1	1.3	0.3	0.8	1.2	1.5
按工作年限分									
5年以下	13.0	8.6	4.6	14.3	8.3	13.8	23.2	16.0	7.0
5～9年	26.5	25.1	17.8	31.1	20.0	29.6	27.6	23.0	17.4
10～19年	31.6	32.3	33.4	35.1	27.6	31.9	28.6	31.5	33.3
20～29年	19.6	20.8	25.8	16.1	32.1	18.3	15.1	21.4	28.6
30年及以上	9.3	13.2	18.3	3.3	11.9	6.5	5.6	8.1	13.6
按学历分									
研究生	0.0	0.0	0.1	0.0	0.0	0.0	0.0	0.0	0.1
大学本科	2.2	3.9	5.6	0.3	0.6	0.9	1.2	1.4	3.2
大专	20.3	28.8	32.2	13.5	9.9	14.8	13.3	13.8	24.0
中专	58.7	54.2	48.7	74.4	48.6	64.7	58.0	39.7	39.5
高中及以下	18.7	13.1	13.4	11.7	40.9	19.6	27.5	45.1	33.3
按专业技术资格分									
正高	0.1	0.2	0.3						1.0
副高	0.7	1.4	2.3	0.1	0.1	0.2	0.1	0.2	1.2
中级	13.0	19.4	30.0	11.8	8.5	9.1	2.5	3.2	12.6
师级/助理	40.6	52.6	58.3	40.7	37.8	36.2	16.4	15.7	28.2
士级	35.0	24.4	7.4	44.2	40.9	41.5	46.2	33.7	28.8
不详	10.7	2.0	1.6	3.3	12.6	13.0	34.9	47.1	28.3
按聘任技术职务分									
正高	0.0	0.0	0.1				0.0	0.0	0.1
副高	0.7	1.3	2.2	0.1	0.1	0.1	0.1	0.2	1.1
中级	12.5	18.9	29.3	11.1	8.1	8.5	2.3	3.0	12.5
师级/助理	40.4	52.2	58.5	40.7	37.6	36.4	16.5	18.3	29.9
士级	35.2	25.1	8.1	44.6	41.2	42.3	45.3	33.2	29.1
待聘	11.2	2.5	1.9	3.5	13.0	12.6	35.8	45.3	27.4

2-7-3 2011年乡镇卫生院人员性别、年龄、学历及职称构成(%)

分类	卫生技术人员							其他技术人员	管理人员
	合计	执业(助理)医师	执业医师	注册护士	药师(士)	技师(士)	其他		
总　计	**100.0**	**100.0**	**100.0**	**100.0**	**100.0**	**100.0**	**100.0**	**100.0**	**100.0**
按性别分									
男	43.9	63.4	68.2	1.7	48.8	50.1	48.9	47.1	63.3
女	56.1	36.6	31.8	98.3	51.2	49.9	51.1	52.9	36.7
按年龄分									
25岁以下	7.3	0.4	0.0	13.0	5.0	7.6	15.1	9.5	3.4
25～34岁	35.3	31.4	19.9	42.9	27.4	39.1	36.7	33.7	23.5
35～44岁	34.7	41.2	42.4	31.6	30.3	32.8	27.9	33.2	39.2
45～54岁	15.1	16.6	21.8	11.3	25.8	15.3	12.5	16.6	24.1
55～59岁	5.2	7.3	11.1	1.1	9.2	4.0	4.5	4.8	7.4
60岁及以上	2.4	3.2	4.8	0.2	2.5	1.2	3.3	2.3	2.5
按工作年限分									
5年以下	19.7	12.0	7.1	24.2	12.5	17.9	32.1	23.1	11.1
5～9年	11.6	10.8	6.3	13.3	7.5	11.6	12.9	12.4	7.9
10～19年	37.0	40.7	38.2	38.2	33.2	39.3	30.0	33.4	34.8
20～29年	18.5	20.0	24.0	18.3	22.3	18.7	14.4	19.1	26.8
30年及以上	13.1	16.4	24.4	6.0	24.5	12.5	10.6	11.9	19.5
按学历分									
研究生	0.0	0.1	0.2	0.0	0.0	0.0	0.0	0.0	0.1
大学本科	5.9	9.6	16.0	2.0	3.5	3.4	4.3	4.1	7.8
大专	34.8	41.8	42.4	32.1	24.7	32.3	28.7	25.7	38.7
中专	51.8	43.4	35.7	62.0	51.6	56.1	55.7	49.7	36.7
高中及以下	7.5	5.1	5.7	3.9	20.3	8.2	11.3	20.5	16.7
按专业技术资格分									
正高	0.1	0.2	0.3	0.0	0.0	0.0	0.1	0.1	0.2
副高	0.8	1.8	3.3	0.2	0.2	0.2	0.1	0.1	1.3
中级	13.5	19.9	35.6	14.2	10.7	10.2	2.5	3.8	12.9
师级/助理	34.4	45.8	54.2	31.4	38.5	33.4	15.2	15.6	25.0
士级	39.6	26.7	3.4	46.9	43.7	46.0	53.0	47.9	32.0
不详	11.6	5.6	3.2	7.2	7.0	10.1	29.2	32.5	28.6
按聘任技术职务分									
正高	0.0	0.1	0.1	0.0	0.0	0.0	0.0	0.0	0.2
副高	0.8	1.8	3.3	0.2	0.2	0.2	0.1	0.1	1.6
中级	13.8	20.3	36.3	14.1	11.1	10.7	3.0	4.8	16.8
师级/助理	36.6	49.4	55.0	32.8	39.3	34.3	16.3	17.6	32.9
士级	39.1	24.4	3.6	48.0	44.8	47.9	53.4	51.6	38.8
待聘	9.6	4.1	1.7	4.9	4.6	6.9	27.2	25.8	9.8

2-8-1 乡村医生和卫生员数

年份	乡村医生和卫生员			平均每村乡村医生和卫生员	平均每千农业人口乡村医生和卫生员
	合计	乡村医生	卫生员		
1985	1293094	643022	650072	1.80	1.55
1990	1231510	776859	454651	1.64	1.38
1995	1331017	955933	375084	1.81	1.48
1996	1316095	954630	361465	1.79	1.46
1997	1317786	972288	345498	1.80	1.45
1998	1327633	990217	337416	1.81	1.46
1999	1324937	1009665	315272	1.82	1.45
2000	1319357	1019845	299512	1.81	1.44
2001	1290595	1021542	269053	1.82	1.41
2003	867778	791956	75822	1.31	0.98
2004	883075	825672	57403	1.37	1.00
2005	916532	864168	52364	1.46	1.05
2006	957459	906320	51139	1.53	1.10
2007	931761	882218	49543	1.52	1.06
2008	938313	893535	44778	1.55	1.06
2009	1050991	995449	55542	1.75	1.19
2010	1091863	1031828	60035	1.68	1.23
2011	1126443	1060548	65895	1.91	1.27

2-8-2 村卫生室人员数

按主办单位分	人员总数	执业（助理）医师	注册护士	乡村医生数				卫生员
					大专及以上学历	中专学历（水平）	在职培训合格者	
2005	1020395	103863	-	864168	31792	508105	306203	52364
2006	1061669	104210	-	906320	34110	534221	313290	51139
2007	1041772	110011	15565	882218	35953	600072	203992	49543
2008	1102737	119646	24794	938313	35661	616084	194593	44778
2009	1253705	178555	24159	995449	44975	733386	206522	55542
2010	1292410	173275	27272	1031828	50616	771165	197935	60035
2011	1350222	193277	30502	1060548	56207	801659	189151	65895
村办	744415	77378	9554	619729	32907	468850	109786	37754
乡卫生院设点	211034	74819	14595	114581	5873	84394	22952	7039
联合办	85175	8010	1254	72034	3584	53619	13749	3877
私人办	262360	28073	4051	216479	11831	166901	35348	13757
其他	47238	4997	1048	37725	2012	27895	7316	3468

注：本表包括卫生院在村卫生室工作的执业(助理)医师和注册护士。

2-8-3　各地区村卫生室人员数

地区	人员总数	执业(助理)医师	注册护士	乡村医生和卫生员			平均每村村卫生室人员	平均每千农业人口村卫生室人员数
				合计	乡村医生	卫生员		
2005	1020395	103863		916532	864168	52364	1.75	1.17
2011	1350222	193277	30502	1126443	1060548	65895	2.29	1.53
东　部	472181	69049	12758	390374	374840	15534	2.13	1.73
中　部	505341	75382	11592	418367	397007	21360	2.61	1.55
西　部	372700	48846	6152	317702	288701	29001	2.14	1.30
北　京	4342	535	115	3692	3594	98	1.10	1.64
天　津	5647	817	71	4759	4673	86	1.49	1.47
河　北	104475	17566	1270	85639	82527	3112	2.13	2.09
山　西	49867	5916	597	43354	41038	2316	1.77	2.13
内蒙古	24108	3420	627	20061	18974	1087	2.12	1.65
辽　宁	32926	4687	1194	27045	26007	1038	2.85	1.58
吉　林	22670	2985	274	19411	18583	828	2.47	1.59
黑龙江	31937	5399	239	26299	25174	1125	3.55	1.62
上　海	4699	3673	44	982	911	71	2.76	3.10
江　苏	61192	5003	1190	54999	53404	1595	3.92	1.77
浙　江	21061	9070	1158	10833	10415	418	0.73	0.64
安　徽	70428	13075	2069	55284	52877	2407	4.73	1.33
福　建	33895	4787	534	28574	28049	525	2.35	1.45
江　西	54965	5473	1075	48417	47570	847	3.25	1.58
山　东	152441	12992	3588	135861	131143	4718	2.13	2.70
河　南	161153	23766	5182	132205	123281	8924	3.40	1.89
湖　北	53435	7786	1551	44098	42865	1233	2.08	1.32
湖　南	60886	10982	605	49299	45619	3680	1.43	1.10
广　东	47645	9186	3265	35194	31623	3571	2.50	1.15
广　西	43213	5210	567	37436	34072	3364	3.01	1.00
海　南	3858	733	329	2796	2494	302	1.50	0.69
重　庆	29112	4668	265	24179	22897	1282	3.39	1.42
四　川	96371	19853	892	75626	71962	3664	2.07	1.46
贵　州	37563	2479	497	34587	26527	8060	2.14	1.06
云　南	38436	2143	621	35672	33178	2494	3.11	1.01
西　藏	9278	84	69	9125	6997	2128	1.76	3.71
陕　西	44354	4762	775	38817	36010	2807	1.64	1.76
甘　肃	23906	2337	526	21043	19449	1594	1.52	1.19
青　海	8366	1625	372	6369	5524	845	2.01	2.25
宁　夏	4319	370	39	3910	3277	633	1.88	1.08
新　疆	13674	1895	902	10877	9834	1043	1.55	1.09

注：本表包括乡镇卫生院在村卫生室工作的执业(助理)医师和注册护士数。

2-9-1　全国公共卫生人员数

	人员数		卫生技术人员		每万人口人员数	
	2005	2011	2005	2011	2005	2011
总计	**532454**	**640889**	**411204**	**498213**	**4.07**	**4.73**
疾病预防控制机构	260385	194593	199011	145198	1.99	1.44
疾病预防控制中心	206485	169687	158450	126616	1.58	1.25
专科疾病防治机构	53900	49223	40561	37438	0.41	0.36
健康教育机构	1200	1602	563	765	0.01	0.01
妇幼保健机构	187633	261861	153153	216149	1.43	1.93
急救中心(站)	6661	12145	3687	6530	0.05	0.09
采供血机构	22053	28131	14477	19400	0.17	0.21
卫生监督机构	47549	81110	34888	70457	0.36	0.60
计划生育技术服务机构	6973	3224	5425	2276	0.05	0.02

注：①专科疾病防治机构包括精神病防治所(站)；②卫生监督机构人员包括公务员中取得卫生监督员证书的人员；③本表指卫生部门主管的计划生育技术服务机构，不包括人口与计划生育部门主管的计划生育技术服务机构。

2-9-2　2011年专业公共卫生机构人员数

医疗机构分类	合计	卫生技术人员							其他技术人员	管理人员	工勤技能人员
		小计	执业(助理)医师	执业医师	注册护士	药师(士)	技师(士)	其他			
总计	640889	498213	185542	158570	115233	16281	50671	130486	36072	45701	60903
按城乡分											
城市	312642	238009	85987	78948	63682	7555	27855	52930	18804	25259	30570
农村	318247	250204	99555	79622	51551	8726	22816	67556	17268	20442	30333
按经济类型分											
公立	628347	486209	184883	158005	114382	16235	50429	120280	35877	45540	60721
非公立	2542	2004	659	565	851	46	242	206	195	161	182
按主办单位分											
政府办	615099	476717	181152	154746	111998	15949	49363	118255	34771	44291	59320
社会办	15266	11046	4207	3685	3031	315	1282	2211	1281	1384	1555
个人办	524	450	183	139	204	17	26	20	20	26	28

注：人员总计包括公务员中卫生监督员1万名。

2-10-1 各地区疾病预防控制中心人员数

地区	合计	卫生技术人员							其他技术人员	管理人员	工勤技能人员
		小计	执业(助理)医师	执业医师	注册护士	药师(士)	技师(士)	其他			
2005	206485	158450	91943	74683	8749	2890	26642	28226	14500	15298	18237
2011	194593	145198	74239	62483	11945	2758	26472	29784	14033	14827	20535
东　部	69668	52302	26779	23177	3510	887	10515	10611	5243	5192	6931
中　部	65517	47242	22672	18495	4566	1113	8115	10776	5791	5108	7376
西　部	59408	45654	24788	20811	3869	758	7842	8397	2999	4527	6228
北　京	3869	2994	1226	1150	124	11	613	1020	272	345	258
天　津	1792	1229	691	618	74	10	271	183	133	274	156
河　北	9442	6706	3132	2426	281	128	1192	1973	847	576	1313
山　西	5945	4408	2350	1960	361	100	718	879	461	482	594
内蒙古	5936	4784	2802	2408	279	79	636	988	342	381	429
辽　宁	8289	6189	3329	2734	395	88	1306	1071	540	827	733
吉　林	5946	4500	2484	2172	343	100	645	928	402	578	466
黑龙江	6968	5152	2151	1794	293	88	930	1690	583	607	626
上　海	3140	2192	1198	1139	58	4	567	365	323	290	335
江　苏	8164	6055	3434	3262	392	143	1228	858	626	742	741
浙　江	5360	4176	2306	2112	177	59	1176	458	407	378	399
安　徽	5388	4113	2253	1866	267	66	892	635	430	302	543
福　建	4537	3607	2107	1936	234	59	683	524	223	216	491
江　西	5018	3839	1987	1749	531	94	778	449	269	287	623
山　东	12835	10296	4932	4239	699	167	1564	2934	935	713	891
河　南	17947	11792	4929	3556	1121	250	1723	3769	1920	1451	2784
湖　北	8534	6517	3038	2615	919	177	1142	1241	817	563	637
湖　南	9771	6921	3480	2783	731	238	1287	1185	909	838	1103
广　东	10760	7759	3877	3125	914	197	1682	1089	846	723	1432
广　西	6440	4922	2580	2240	641	131	965	605	375	397	746
海　南	1480	1099	547	436	162	21	233	136	91	108	182
重　庆	2508	1847	903	790	92	22	489	341	134	266	261
四　川	10593	7819	4659	4046	483	79	1603	995	616	930	1228
贵　州	4542	3629	2249	1910	186	42	580	572	149	411	353
云　南	7942	6477	4093	3464	556	71	823	934	329	325	811
西　藏	1122	884	386	238	17	4	68	409	44	72	122
陕　西	5977	4424	1327	1077	437	142	745	1773	283	686	584
甘　肃	4997	3588	1973	1594	432	68	639	476	200	437	772
青　海	1798	1421	769	650	222	32	246	152	104	113	160
宁　夏	1134	912	538	504	55	14	214	91	37	65	120
新　疆	6419	4947	2509	1890	469	74	834	1061	386	444	642

注：2005年药师(士)系药剂人员，技师(士)系检验人员。

2-10-2　2005年疾病预防控制中心人员性别、年龄、学历及职称构成(%)

分类	卫生技术人员						其他技术人员	管理人员
	小计	执业(助理)医师	执业医师	药剂人员	检验人员	其他		
总　计	**100.0**	**100.0**	**100.0**	**100.0**	**100.0**	**100.0**	**100.0**	**100.0**
按性别分								
男	51.2	59.0	60.6	33.2	38.4	43.9	49.6	56.9
女	48.8	41.0	39.4	66.8	61.6	56.1	50.4	43.1
按年龄分								
25岁以下	3.8	1.6	1.1	4.6	4.1	8.1	6.4	2.9
25～34岁	29.3	24.9	19.9	31.4	31.7	37.2	31.5	20.3
35～44岁	35.9	37.4	38.5	32.8	35.8	32.8	33.0	34.5
45～54岁	26.2	29.6	32.9	27.8	25.4	19.3	24.3	34.8
55～59岁	4.2	5.6	6.4	2.8	2.6	2.2	4.2	6.6
60岁及以上	0.7	0.9	1.1	0.6	0.4	0.3	0.6	0.9
按工作年限分								
5年以下	8.7	5.8	4.9	7.6	10.3	13.9	11.8	5.5
5～9年	13.8	11.6	8.6	15.8	15.4	17.2	14.7	9.1
10～19年	32.5	32.1	31.1	30.4	32.4	33.6	31.2	27.5
20～29年	29.3	31.7	33.7	32.4	27.8	25.0	28.0	34.3
30年及以上	15.7	18.8	21.6	13.8	14.2	10.3	14.3	23.6
按学历分								
研究生	0.9	1.0	1.2	0.1	1.6	0.4	1.7	1.1
大学本科	14.5	16.8	19.2	5.4	17.4	8.2	10.5	16.3
大专	34.6	36.1	36.1	27.5	36.5	30.6	32.2	39.3
中专	39.4	38.9	37.3	45.6	36.5	42.0	23.6	23.6
高中及以下	10.6	7.2	6.3	21.4	8.0	18.8	32.0	19.7
按专业技术资格分								
正高	1.5	1.6	1.9	1.1	1.5	1.3	2.7	2.6
副高	5.9	7.8	9.3	2.1	6.4	1.8	2.3	6.2
中级	32.9	38.9	45.4	20.2	38.2	17.6	13.5	22.7
师级/助理	36.0	39.1	36.8	41.4	36.2	28.8	21.8	20.4
士级	14.0	9.7	3.7	27.1	11.9	23.8	17.5	10.8
不详	9.7	2.9	2.8	8.0	5.8	26.6	42.1	37.3
按聘任技术职务分								
正高	0.8	1.1	1.3	0.1	0.8	0.2	0.5	1.4
副高	5.5	7.3	8.7	1.8	5.8	1.7	2.4	6.7
中级	32.2	38.2	44.7	20.2	36.8	17.4	14.4	24.5
师级/助理	37.3	40.2	38.3	42.1	38.4	30.2	25.7	23.0
士级	14.4	9.9	3.8	27.6	12.5	24.4	18.9	11.6
待聘	9.7	3.3	3.1	8.3	5.6	26.1	38.2	32.7

2-10-3 2011年疾病预防控制中心人员性别、年龄、学历及职称构成(%)

分类	卫生技术人员						其他技术人员	管理人员
	小计	执业(助理)医师	执业医师	药师(士)	技师(士)	其他		
总　计	**100.0**	**100.0**	**100.0**	**100.0**	**100.0**	**100.0**	**100.0**	**100.0**
按性别分								
男	48.0	57.9	59.2	36.1	43.2	50.0	44.6	58.1
女	52.0	42.1	40.8	63.9	56.8	50.0	55.4	41.9
按年龄分								
25岁以下	1.5	0.1	0.1	1.4	1.5	3.1	2.8	1.6
25～34岁	24.6	20.0	18.3	25.3	26.1	28.7	29.0	18.0
35～44岁	33.5	33.5	31.2	34.9	33.7	31.9	33.2	30.2
45～54岁	29.4	31.4	33.5	31.4	30.5	26.7	26.5	36.4
55～59岁	9.4	12.5	14.1	6.1	7.2	8.1	7.2	11.8
60岁及以上	1.7	2.5	2.8	0.8	1.1	1.5	1.3	2.0
按工作年限分								
5年以下	8.4	6.6	6.9	4.9	7.9	12.0	10.1	6.5
5～9年	9.6	8.4	8.2	8.3	10.6	10.2	11.5	6.4
10～19年	27.6	25.7	22.4	32.7	28.5	27.7	27.9	21.6
20～29年	29.8	30.5	31.2	29.5	30.3	27.7	27.7	33.7
30年及以上	24.6	28.7	31.3	24.6	22.7	22.4	22.9	31.9
按学历分								
研究生	3.4	3.9	4.6	0.5	3.9	3.5	2.3	2.6
大学本科	25.0	29.1	33.0	13.6	26.7	23.4	22.7	28.5
大专	37.7	36.0	33.6	40.2	39.0	36.9	40.2	42.4
中专	29.5	27.8	26.2	36.3	26.5	29.7	22.3	17.9
高中及以下	4.4	3.2	2.6	9.4	3.9	6.5	12.5	8.5
按专业技术资格分								
正高	2.0	2.6	3.1	0.5	1.9	1.8	0.8	2.5
副高	7.7	10.4	12.2	2.1	8.4	5.4	3.8	8.3
中级	33.2	38.9	44.9	21.5	37.6	23.5	19.8	23.6
师级/助理	33.5	35.5	33.4	41.7	33.7	30.1	28.0	18.6
士级	14.3	7.7	1.7	26.9	12.2	21.1	23.2	11.2
不详	9.3	5.0	4.6	7.4	6.3	18.2	24.4	35.8
按聘任技术职务分								
正高	1.7	2.2	2.6	0.3	1.6	1.6	0.6	3.3
副高	7.6	10.1	11.9	1.8	8.2	5.6	3.8	11.2
中级	34.5	39.7	45.9	22.7	38.6	25.6	21.9	32.9
师级/助理	35.6	37.4	34.9	43.6	35.3	32.5	32.5	26.9
士级	15.0	7.4	1.7	29.3	12.9	22.9	25.9	14.7
待聘	5.7	3.1	3.0	2.3	3.4	11.8	15.3	11.1

2-11-1 各地区卫生监督所(中心)人员数

地区	合计	卫生技术人员			其他技术人员	管理人员	工勤技能人员
		小计	卫生监督员	其他			
2005	47549	34888			3353	6234	3074
2011	90110	70457	64027	6430	3241	9755	6657
东　部	29975	22614	19924	2690	1229	3867	2265
中　部	27798	20856	18167	2689	1469	2906	2567
西　部	22337	16987	15936	1051	543	2982	1825
北　京	1774	1508	1487	21	24	181	61
天　津	1078	806	789	17	7	229	36
河　北	4906	3436	2756	680	424	497	549
山　西	4491	3560	3240	320	261	383	287
内蒙古	3271	2774	2663	111	65	322	110
辽　宁	2994	2075	1759	316	147	562	210
吉　林	1624	1176	933	243	59	235	154
黑龙江	3132	2498	2202	296	116	371	147
上　海	1329	1070	995	75	41	148	70
江　苏	3978	3249	3108	141	142	374	213
浙　江	3678	2776	2604	172	139	625	138
安　徽	2470	2007	1914	93	76	200	187
福　建	1637	1225	1153	72	36	172	204
江　西	2150	1593	1425	168	70	215	272
山　东	3672	2896	2666	230	106	476	194
河　南	7449	4850	3825	1025	595	853	1151
湖　北	3194	2528	2126	402	160	315	191
湖　南	3288	2644	2502	142	132	334	178
广　东	4691	3419	2460	959	160	543	569
广　西	2298	1697	1643	54	82	295	224
海　南	238	154	147	7	3	60	21
重　庆	1182	916	914	2	4	219	43
四　川	3556	2539	2461	78	66	618	333
贵　州	1732	1311	1262	49	25	260	136
云　南	2176	1738	1696	42	53	164	221
西　藏	41	32	28	4	1	6	2
陕　西	3056	2170	1584	586	110	499	277
甘　肃	1900	1291	1216	75	57	333	219
青　海	640	512	502	10	19	34	75
宁　夏	619	460	431	29	29	80	50
新　疆	1866	1547	1536	11	32	152	135

注：①2011年疾病预防控制中心(防疫站)卫生监督员1984人；②2011年人员总计中包括1万名公务员中取得卫生监督员证书的人员。

2-11-2　卫生监督所(中心)人员性别、年龄、学历及职称构成(%)

分类	2005			2011		
	卫生技术人员	其他技术人员	管理人员	卫生技术人员	其他技术人员	管理人员
总　计	**100.0**	**100.0**	**100.0**	**100.0**	**100.0**	**100.0**
按性别分						
男	61.5	53.4	61.4	61.0	50.8	64.4
女	38.5	46.6	38.6	39.0	49.2	35.6
按年龄分						
25岁以下	4.6	9.1	4.0	1.4	4.2	2.2
25～34	30.9	35.1	24.6	23.6	34.9	21.0
35～44	40.4	35.3	39.6	37.4	32.8	33.9
45～54	21.4	18.0	28.1	30.1	22.1	34.2
55～59	2.5	2.1	3.3	6.8	5.0	7.7
60岁及以上	0.3	0.3	0.3	0.8	1.0	1.1
按工作年限分						
5年以下	9.6	16.3	7.8	5.9	12.0	7.9
5～9年	13.9	16.6	11.2	8.7	13.7	7.2
10～19年	36.6	32.7	32.4	29.7	29.9	24.5
20～29年	28.1	25.4	32.7	34.5	26.8	36.3
30年及以上	11.8	9.0	15.8	21.1	17.6	24.1
按学历分						
研究生	0.7	0.4	1.1	1.4	1.0	2.4
大学本科	23.6	17.9	28.9	30.7	24.9	38.4
大专	40.2	37.6	42.7	42.2	40.5	42.2
中专	28.3	18.5	17.7	20.4	21.9	12.6
高中及以下	7.2	25.6	9.4	5.3	11.7	4.4
按专业技术资格分						
正高	1.6	2.3	2.2	1.0	0.2	1.5
副高	6.6	1.8	7.2	4.6	1.4	7.2
中级	33.5	15.1	26.4	26.1	15.6	23.9
助理/师级	32.9	22.0	18.5	27.2	25.6	18.1
员/士	11.6	16.8	9.5	12.6	23.9	11.5
不详	13.8	41.9	36.2	28.6	33.4	37.8
按聘任技术职务分						
正高	0.9	0.2	1.4	0.9	0.2	2.0
副高	6.1	1.8	7.6	5.4	1.6	9.8
中级	33.4	15.3	26.8	33.3	17.8	34.6
助理/师级	33.8	25.8	20.4	35.8	31.6	27.0
员/士	12.1	16.4	9.7	16.5	28.6	16.2
待聘	13.7	40.4	34.2	8.2	20.2	10.4

2-12-1　各地区妇幼保健院(所、站)人员数

地区	合计	卫生技术人员							其他技术人员	管理人员	工勤技能人员
		小计	执业(助理)医师	执业医师	注册护士	药师(士)	技师(士)	其他			
2005	187633	153153	73288	61410	44949	8785	9031	17100	8533	12372	13575
2011	261861	216149	87069	75706	82131	10148	15043	21758	11478	13606	20628
东　部	105305	87356	34588	30577	33635	4382	6111	8640	5103	4964	7882
中　部	84612	69397	28312	24024	26203	3192	4919	6771	3910	4715	6590
西　部	71944	59396	24169	21105	22293	2574	4013	6347	2465	3927	6156
北　京	4797	3888	1586	1521	1545	207	251	299	200	301	408
天　津	1945	1545	654	583	546	69	136	140	57	201	142
河　北	15452	12410	5689	4488	3889	601	864	1367	1088	564	1390
山　西	6777	5566	2793	2378	1750	249	337	437	311	355	545
内蒙古	5780	4947	2644	2332	1400	207	321	375	231	274	328
辽　宁	4886	3833	2109	1830	941	161	373	249	220	475	358
吉　林	5308	4275	2071	1875	1221	185	285	513	215	481	337
黑龙江	6666	5556	2583	2211	1504	282	448	739	290	422	398
上　海	2791	2398	948	936	1104	81	165	100	96	136	161
江　苏	7448	6096	2549	2423	2299	272	439	537	309	486	557
浙　江	12264	10462	3960	3716	4228	547	727	1000	618	390	794
安　徽	6817	5605	2250	1999	2251	212	435	457	322	408	482
福　建	6922	5834	2146	1982	2559	265	428	436	317	195	576
江　西	9784	8275	3142	2875	3569	467	583	514	316	344	849
山　东	17863	15257	6297	5489	5546	745	1074	1595	959	667	980
河　南	21776	17341	6606	5037	6840	711	1109	2075	1202	1150	2083
湖　北	12506	10549	4117	3678	4220	488	737	987	683	618	656
湖　南	14978	12230	4750	3971	4848	598	985	1049	571	937	1240
广　东	28852	23986	8179	7172	10152	1352	1523	2780	1152	1394	2320
广　西	17135	14084	4424	3991	6263	723	955	1719	570	675	1806
海　南	2085	1647	471	437	826	82	131	137	87	155	196
重　庆	4239	3424	1296	1157	1394	135	231	368	128	299	388
四　川	14039	11412	4398	3980	4775	468	809	962	542	823	1262
贵　州	3888	3341	1720	1474	1007	94	215	305	88	293	166
云　南	6393	5365	2767	2396	1754	146	337	361	261	239	528
西　藏	488	384	196	127	86	9	21	72	16	30	58
陕　西	10013	8180	2763	2266	3063	440	548	1366	217	777	839
甘　肃	4118	3394	1696	1470	984	135	207	372	104	207	413
青　海	570	476	255	224	134	21	36	30	32	30	32
宁　夏	1552	1310	595	568	415	80	95	125	49	60	133
新　疆	3729	3079	1415	1120	1018	116	238	292	227	220	203

注：2005年药师(士)系药剂人员，技师(士)系检验人员。

2-12-2 2005年妇幼保健院(所、站)人员性别、年龄、学历及职称构成(%)

分类	卫生技术人员							其他技术人员	管理人员
	合计	执业(助理)医师	执业医师	注册护士	药剂人员	检验人员	其他		
总计	**100.0**	**100.0**	**100.0**	**100.0**	**100.0**	**100.0**	**100.0**	**100.0**	**100.0**
按性别分									
男	17.7	23.7	23.7	0.9	25.8	29.9	26.4	34.4	38.3
女	82.3	76.3	76.3	99.1	74.2	70.1	73.6	65.6	61.7
按年龄分									
25岁以下	6.9	2.3	1.7	10.2	5.9	7.1	17.8	8.0	3.0
25～34岁	38.4	35.0	29.1	41.5	33.0	41.6	45.4	33.7	23.1
35～44岁	31.8	34.1	36.7	31.7	33.7	30.9	22.5	33.5	36.6
45～54岁	20.6	25.2	28.6	16.0	25.3	18.8	12.9	22.1	32.3
55～59岁	1.9	2.9	3.3	0.6	1.9	1.5	1.2	2.4	4.3
60岁及以上	0.3	0.5	0.6	0.0	0.1	0.1	0.2	0.3	0.7
按工作年限分									
5年以下	14.1	10.0	8.3	14.8	9.9	14.2	30.7	14.6	6.5
5～9年	19.3	18.1	14.4	20.8	16.5	19.7	21.1	16.2	10.5
10～19年	32.3	32.0	32.4	35.3	30.8	33.7	25.9	32.4	29.3
20～29年	23.5	25.6	28.5	21.7	30.9	23.1	16.0	26.6	34.4
30年及以上	10.9	14.3	16.5	7.5	11.8	9.3	6.3	10.2	19.3
按学历分									
研究生	0.6	1.1	1.2	0.0	0.1	0.4	0.3	0.2	0.6
大学本科	13.2	22.2	25.0	2.2	6.1	8.4	9.8	7.4	13.7
大专	33.3	37.9	37.2	28.9	25.7	33.8	28.7	29.6	39.6
中专	46.6	36.1	34.1	62.9	47.6	47.1	47.6	29.4	25.7
高中及以下	6.4	2.7	2.5	6.0	20.5	10.3	13.6	33.4	20.4
按专业技术资格分									
正高	1.1	1.5	1.7	0.6	0.9	0.9	1.0	3.2	2.4
副高	5.0	9.2	10.9	1.0	1.8	1.9	0.9	0.9	6.8
中级	32.1	41.2	47.5	29.1	22.0	25.0	10.7	10.2	23.5
师级/助理	36.8	38.2	35.7	38.0	41.5	41.0	23.7	23.1	21.5
士级	19.3	8.5	2.9	29.1	26.4	22.9	33.3	23.2	14.0
不详	5.8	1.4	1.2	2.2	7.5	8.2	30.5	39.4	31.8
按聘任技术职务分									
正高	0.6	1.2	1.4	0.0	0.1	0.1	0.1	0.0	1.0
副高	4.7	8.9	10.4	0.9	1.6	1.6	0.8	0.8	7.4
中级	30.7	39.9	46.1	27.1	20.9	23.4	10.3	10.3	24.8
师级/助理	37.8	39.2	37.1	39.3	42.3	43.0	23.8	27.3	24.7
士级	19.5	8.8	3.3	29.6	26.8	23.2	32.4	23.7	14.7
待聘	6.6	2.0	1.7	3.0	8.2	8.7	32.6	38.0	27.4

2-12-3 2011年妇幼保健院(所、站)人员性别、年龄、学历及职称构成(%)

分类	卫生技术人员							其他技术人员	管理人员
	合计	执业(助理)医师	执业医师	注册护士	药师(士)	技师(士)	其他		
总　计	**100.0**	**100.0**	**100.0**	**100.0**	**100.0**	**100.0**	**100.0**	**100.0**	**100.0**
按性别分									
男	16.6	25.8	26.1	0.8	26.8	33.7	21.6	31.2	41.2
女	83.4	74.2	73.9	99.2	73.2	66.3	78.4	68.8	58.8
按年龄分									
25岁以下	8.1	0.1	0.1	13.8	5.3	5.9	22.7	7.1	2.3
25～34岁	37.2	30.6	26.8	43.5	32.2	38.4	42.6	35.4	21.3
35～44岁	30.7	36.7	36.5	26.2	32.1	32.3	20.8	32.0	32.9
45～54岁	19.1	24.3	27.1	14.8	25.1	18.9	10.6	21.1	33.7
55～59岁	3.9	6.5	7.4	1.5	4.6	3.8	2.5	3.6	8.4
60岁及以上	1.0	1.9	2.1	0.1	0.7	0.7	0.8	0.7	1.3
按工作年限分									
5年以下	19.4	11.1	10.8	23.4	13.7	17.5	43.5	19.3	9.0
5～9年	14.8	12.3	10.9	18.4	11.7	13.9	13.0	13.6	7.4
10～19年	30.3	32.8	30.3	29.3	30.6	31.6	21.9	28.2	24.0
20～29年	23.4	27.6	29.7	21.1	25.0	23.1	13.3	23.6	33.8
30年及以上	12.2	16.2	18.3	7.7	19.0	13.9	8.2	15.2	25.9
按学历分									
研究生	1.8	3.8	4.4	0.0	0.8	1.4	0.9	0.6	1.8
大学本科	23.1	37.5	42.6	8.4	16.7	21.4	23.2	18.9	26.8
大专	41.7	37.6	33.9	47.1	38.1	44.5	37.6	41.8	43.0
中专	31.7	20.4	18.4	42.9	36.9	29.6	34.8	26.3	18.4
高中及以下	1.8	0.8	0.7	1.5	7.5	3.2	3.4	12.4	10.0
按专业技术资格分									
正高	1.0	2.3	2.7	0.1	0.3	0.2	0.2	0.3	2.0
副高	5.7	11.1	12.9	1.7	2.3	3.2	1.4	1.8	8.7
中级	27.5	37.6	43.4	22.4	22.7	24.1	9.0	13.8	23.5
师级/助理	31.8	35.4	34.1	28.5	38.6	38.3	20.8	26.1	19.9
士级	25.9	8.9	2.6	41.0	28.9	25.9	38.6	33.3	16.2
不详	8.1	4.8	4.3	6.3	7.2	8.3	30.0	24.7	29.6
按聘任技术职务分									
正高	0.9	2.1	2.5	0.0	0.2	0.2	0.2	0.3	2.7
副高	5.6	11.0	12.9	1.7	2.3	3.2	1.4	1.6	10.6
中级	27.7	37.9	43.8	22.2	23.3	24.8	9.4	14.8	30.4
师级/助理	33.0	36.9	34.9	29.7	39.2	39.4	21.2	30.0	26.8
士级	25.7	8.2	2.6	41.6	29.8	26.7	35.7	34.3	19.7
待聘	7.1	3.9	3.4	4.8	5.2	5.8	32.1	19.0	9.8

2-13-1　医学专业招生及在校学生数

年份	普通高等学校				中等职业学校			
	招生总数(人)		在校生总数(人)		招生总数(人)		在校生总数(人)	
		医学专业		医学专业		医学专业		医学专业
1952	79000	6547	191000	24752	351000	28518	636000	59407
1955	98000	9927	288000	36472	190000	22647	537000	57284
1960	323000	31392	962000	116925	54000	120878	2216000	255825
1965	164000	20044	674000	82861	208000	36604	547000	88972
1970	42000	8620	48000	13235	54000	8092	64000	10688
1975	191000	33785	501000	86336	344000	66890	707000	139113
1978	402000	47320	856000	112990	447000	75377	889000	158673
1980	281000	31277	1144000	139569	468000	65719	1243000	244695
1981	279000	29241	1279000	158986	433000	54128	1069000	183230
1982	315000	29486	1154000	164038	419000	50728	1039000	163253
1983	391000	31831	1207000	140051	478000	61684	1143000	163280
1984	475000	35863	1396000	143855	546000	69680	1322000	182283
1985	619000	42919	1703000	157388	668000	87925	1571000	221441
1986	572000	40647	1880000	170317	677000	88259	1757000	250679
1987	617000	43699	1959000	182154	715000	96818	1874000	274575
1988	670000	48135	2066000	191527	776000	109504	2052000	300061
1989	597000	46245	2082000	199305	735000	93142	2177000	306506
1990	608850	46772	2062695	201789	730000	93261	2244000	308394
1991	619874	48943	2043662	202344	780000	95700	2277000	298540
1992	754192	58915	2184376	214285	879000	106215	2408000	311040
1993	923952	66877	2535517	231375	1149000	138168	2820000	355410
1994	899846	66105	2798639	247485	1225000	127874	3198000	364700
1995	925940	65695	2906429	256003	1381000	133357	3722000	402319
1996	965812	68576	3021079	262665	1523000	141868	4228000	432216
1997	1000393	70425	3174362	271137	1621000	152717	4654000	462396
1998	1083627	75188	3408764	283320	1668000	168744	4981000	499117
1999	1548554	108384	4085874	329200	1634000	175854	5155000	534161
2000	2206072	149928	5560900	422869	1325870	179210	4895000	567599
2001	2847987	190956	7190658	529410	1276754	197565	4580000	647800
2002	3407587	227724	9033631	656560	1553062	252455	4563511	678833
2003	4090626	284182	11085642	814741	2268595	359361	6078219	1081853
2004	4799708	332326	13334969	976261	2438462	388142	6578221	1108831
2005	5409412	386905	15617767	1132165	2890805	468960	7423128	1226777
2006	5858455	422283	18493094	1384488	3250420	491784	8334340	1328663
2007	6077806	410229	20044001	1514760	3492925	477527	8946105	1371676
2008	6656404	449365	21867111	1673448	3596158	538974	9379253	1442658
2009	7021870	499582	23245843	1788175	3986035	628765	10014233	1597102
2010	7280599	533618	24276639	1864655	4327210	582799	10901115	1683865
2011	7509238	593030	25192616	2001756	4035364	530467	10939346	1650724

注：①普通高等学校招生和在校生数包括博士和硕士研究生、本科生及大专生，含研究机构研究生和在职研究生，不含成人本专科生；中等职业学校包括普通中专和成人中专，不含职业高中和技工学校学生。下表同。②2011年医学专业成人本专科招生358652人。

2-13-2 医学专业毕业人数

年份	普通高等学校 毕业人数	医学专业	中等职业学校 毕业人数	医学专业
1950～1952	69000	6393	200000	31263
1953～1957	269000	25918	842000	96042
1958～1962	606000	60135	1393000	169545
1963～1965	589000	72882	452000	69513
1966～1970	669000	78246	617000	100956
1971～1975	215000	44167	720000	126437
1976～1980	740000	116612	1502000	256473
1978	165000	27459	232000	43884
1979	85000	13483	181000	25220
1980	147000	17656	410000	53523
1981～1985	1535000	152054	2231000	329218
1981	140000	9512	605000	93548
1982	457000	25963	446000	70244
1983	335000	55490	375000	62652
1984	287000	31899	376000	51324
1985	316000	29190	429000	51450
1986～1990	2668000	179431	2922000	392637
1986	393000	27907	496000	61952
1987	532000	32124	578000	70362
1988	553000	38153	596000	83365
1989	576000	38366	591000	82783
1990	614000	42881	661000	94175
1991～1995	3230715	243052	3787000	464913
1991	614000	46028	740000	103515
1992	604000	45664	743000	93883
1993	570715	48559	736000	93813
1994	637000	47090	729000	81718
1995	805000	55711	839000	92369
1996～2000	4295217	305437	6378000	625354
1996	839000	61417	1019000	112608
1997	829000	61239	1157000	121885
1998	829833	61379	1293000	127608
1999	847617	61545	1402000	137255
2000	949767	59857	1507000	129893
2001～2005	10310478	673667	8591583	1277051
2001	1104132	69630	1502867	141989
2002	1418150	88177	1441539	161151
2003	1988583	123563	1884786	302174
2004	2541929	170315	1801330	340554
2005	3257684	221982	1961061	331183
2006～2011	26105920	1933525	13160994	1977097
2006	4030610	279667	2223174	350700
2007	4789746	332842	2403596	360584
2008	5464323	408983	2594601	409167
2009	5683396	428422	2805128	420776
2010	6137845	483611	3134495	435870
2011～2015				
2011	6511559	498184	3233244	504644

补充资料：①2011年医学专业成人本专科毕业241187人；②1928～1947年高校医药专业毕业生9499人，新中国成立前中等医药学校毕业生41437人。

2-13-3 医学专业研究生

年份	研究生总数			其中：医学专业		
	招生数	在校人数	毕业生数	招生数	在校生数	毕业生数
1978	10708	10934	9	1417	1474	
1979	8110	18830	140	1462	3113	57
1980	3616	21604	476	640	3651	32
1981	9363	18848	11669	591	2442	1512
1982	11080	25847	4058	610	2558	558
1983	15642	37166	4497	1869	3781	966
1984	23181	57566	2756	2243	5608	424
1985	46871	87331	17004	4373	9196	777
1986	41310	110371	16950			
1987	39017	120191	27603	4583	13331	2359
1988	35645	112776	40838			
1989	28569	101339	37232			
1990	29649	93018	35440			
1991	29679	88128	23537			
1992	33439	94164	25692			
1993	42145	106771	28214			
1994	50864	127935	28047			
1995	51053	145443	31877			
1996	59398	163322	39652			
1997	63749	176353	46539	6452	17652	4886
1998	72508	198885	47077	7280	19375	4681
1999	92225	233513	54670	9056	22706	5370
2000	128484	301239	58767	12832	30070	6166
2001	165197	393256	67809	16274	37571	6722
2002	203000	501000	81000	16800	38837	6992
2003	268925	651260	111091	26501	63939	12207
2004	326286	819896	150777	33012	81859	16128
2005	364831	978610	189728	31602	80107	21923
2006	397925	1104653	255902	42200	115901	26415
2007	418612	1195047	311839	44161	128471	32453
2008	446422	1283046	344825	47412	140030	37402
2009	510953	1404942	371273	44713	128205	34629
2010	538177	1538416	383600	40067	128916	35582
2011	560168	1645845	429994	60831	181129	49039

注：研究生包括博士和硕士研究生。

三、卫生设施

简要说明

一、本章主要介绍全国及31个省、自治区、直辖市医疗卫生机构床位、医用设备和房屋面积情况。主要包括各级各类医疗卫生机构床位数，医院、妇幼保健院、疾病预防控制中心主要医用设备数，各类医疗卫生机构房屋建筑面积等。

二、本章数据来源于卫生资源统计年报。

三、统计分类

城市包括直辖市区和地级市辖区，农村包括县及县级市，乡镇卫生院计入农村。

四、分科床位数中所列科室主要依据医疗机构《诊疗科目》。中医医院和专科医院床位的科室归类原则如下：中医医院全部计入中医科，中西医结合医院全部计入中西医结合科，民族医院全部计入民族医学科，妇幼保健院分别计入妇产科、儿科，儿童医院全部计入儿科，传染病院、麻风病院全部计入传染科，疗养院、康复医院全部计入康复医学科，肿瘤医院全部计入肿瘤科，其他专科医院计入相关科室。

五、房屋面积统计口径和指标解释与《综合医院建设标准》、《妇幼保健院建设标准》、《乡镇卫生院建设标准》、《防疫站建设标准》一致。

主要指标解释

床位数　指年底固定实有床位（非编制床位），包括正规床、简易床、监护床、正在消毒和修理床位、因扩建或大修而停用的床位，不包括产科新生儿床、接产室待产床、库存床、观察床、临时加床和病人家属陪侍床。

每千人口医疗卫生机构床位数　即医疗卫生机构床位数/人口数×1000。人口数系公安部户籍人口。

设备台数　指实有设备数，即单位实际拥有的、可供调配的设备，包括安装的和未安装的设备，不包括已经批准报废的设备和已订购尚未运抵单位的设备。

房屋建筑面积　指单位购建且有产权证的房屋建筑面积，不包括租房面积。

租房面积　医疗卫生机构使用的无产权证的房屋建筑面积，无论其是否缴纳租金，均计入租房面积。

业务用房面积　医院包括门急诊、住院、医技科室、保障系统、行政管理和院内生活用房面积；社区卫生服务中心和卫生院包括医疗、预防保健、行政后勤保障用房面积；妇幼保健院（所、站）包括医疗保健、医技、行政后勤保障等用房面积；专科疾病防治院（所、站）包括医疗、医技、疾控、行政后勤保障等用房面积；疾病预防控制中心（防疫站）包括检验、疾病控制、行政后勤保障等用房面积。

3-1-1 医疗卫生机构床位数(万张)

年份	合计	医院				基层医疗卫生机构			专业公共卫生机构			其他机构
			综合医院	中医医院	专科医院		社区卫生服务中心(站)	乡镇卫生院		妇幼保健院(所、站)	专科疾病防治院(所、站)	
1949	8.46	8.00										
1950	11.91	9.71	8.46	0.01	0.74					0.27		
1955	36.28	21.53	17.08	0.14	2.80					0.57		
1960	97.68	59.14	44.74	1.42	7.95			4.63		0.88	1.74	
1965	103.33	61.20	48.04	1.04	7.49			13.25		0.92		
1970	126.15	70.50	57.21	1.01	7.79			36.80		0.70		
1975	176.43	94.02	76.33	1.37	11.11			62.03		0.97	2.88	
1978	204.17	110.00	87.33	3.40	12.10			74.73		1.16	2.63	
1980	218.44	119.58	94.11	5.00	12.87			77.54		1.64	2.73	
1981	223.38	124.09	96.80	5.79	13.49			76.31		1.97	2.71	
1982	228.03	128.52	99.83	6.40	13.90			75.32		2.33	2.73	
1983	234.16	134.53	103.99	7.24	14.58			74.62		2.75	2.85	
1984	241.24	141.24	108.00	8.65	15.29			73.14		3.18	2.96	
1985	248.71	150.86	112.77	11.23	16.56			72.06		3.46	2.95	
1986	256.25	155.98	117.52	12.52	17.71			71.12		3.67	3.06	
1987	268.50	165.34	123.71	14.21	19.03			72.30		4.00	3.07	
1988	279.49	174.70	129.06	15.55	20.23			72.61		4.35	3.00	
1989	286.70	181.46	133.60	16.60	20.93			72.30		4.50	3.10	
1990	292.54	186.89	136.90	17.57	21.95			72.29		4.66	3.10	
1991	299.19	192.61	140.55	18.82	22.26			72.92		4.80	3.17	
1992	304.94	197.66	144.10	20.04	22.71			73.28		5.00	3.22	
1993	309.90	203.64	156.63	21.35	24.37			73.08		4.50	3.03	
1994	313.40	207.04	158.70	22.18	24.85			73.24		4.80	2.98	
1995	314.06	206.33	158.72	22.72	24.51			73.31		5.13	3.07	
1996	309.96	209.65	159.73	23.75	24.86			73.47		5.60	2.83	
1997	313.45	211.92	161.21	24.46	24.97			74.24		6.02	3.06	
1998	314.30	213.41	162.00	24.95	25.01			73.77		6.30	2.90	
1999	315.90	215.07	163.25	25.33	25.03			73.40		6.63	2.93	
2000	317.70	216.67	164.09	25.93	25.08	76.65		73.48	11.86	7.12	2.84	12.52
2001	320.12	215.56	150.50	24.60	25.65	77.14		74.00	12.02	7.40	2.70	15.40
2002	313.61	222.18	168.38	24.67	26.21	71.05	1.20	67.13	12.37	7.98	3.18	8.01
2003	316.40	226.95	171.34	26.02	26.72	71.05	1.21	67.27	12.61	8.09	3.38	5.79
2004	326.84	236.35	177.68	27.55	28.26	71.44	1.81	66.89	12.73	8.70	3.12	6.32
2005	336.75	244.50	183.47	28.77	29.21	72.58	2.50	67.82	13.58	9.41	3.34	6.09
2006	351.18	256.04	190.29	30.32	32.05	76.19	4.12	69.62	13.50	9.93	2.80	5.45
2007	370.11	267.51	197.16	32.16	34.37	85.03	7.66	74.72	13.29	10.62	2.59	4.28
2008	403.87	288.29	211.28	35.03	37.77	97.10	9.80	84.69	14.66	11.73	2.64	3.82
2009	441.66	312.08	227.11	38.56	41.67	109.98	13.13	93.34	15.40	12.61	2.71	4.21
2010	478.68	338.74	244.95	42.42	45.95	119.22	16.88	99.43	16.45	13.44	2.93	4.26
2011	515.99	370.51	267.07	47.71	49.65	123.37	18.71	102.63	17.81	14.59	3.14	4.29

3-1-2 2011年各类医疗卫生机构床位数

机构分类	合计	按城乡分		按经济类型分		
		城市	农村	公立		
					国有	集体
总　计	**5159889**	**2475222**	**2684667**	**4658555**	**4241455**	**417100**
医院	3705118	2220287	1484831	3243658	3157591	86067
综合医院	2670729	1562645	1108084	2368670	2317935	50735
中医医院	477078	216500	260578	449234	436645	12589
中西医结合医院	38787	31226	7561	29352	27826	1526
民族医院	13484	1762	11722	12899	12844	55
专科医院	496475	400324	96151	380177	359612	20565
护理院	8565	7830	735	3326	2729	597
基层医疗卫生机构	1233721	144804	1088917	1195304	867679	327625
社区卫生服务中心(站)	187132	135535	51597	162887	105009	57878
社区卫生服务中心	157322	114629	42693	147276	96465	50811
社区卫生服务站	29810	20906	8904	15611	8544	7067
卫生院	1037212	4194	1033018	1028014	759661	268353
街道卫生院	10961	4194	6767	10680	5105	5575
乡镇卫生院	1026251		1026251	1017334	754556	262778
门诊部	9258	4956	4302	4297	2903	1394
护理站	119	119		106	106	
专业公共卫生机构	178132	82852	95280	177422	174393	3029
专科疾病防治院(所、站)	31431	18310	13121	31001	28897	2104
专科疾病防治院	16929	12633	4296	16749	15411	1338
专科疾病防治所(中心)	14502	5677	8825	14252	13486	766
妇幼保健院(所、站)	145866	64277	81589	145606	144683	923
内：妇幼保健院	132215	61488	70727	131955	131134	821
妇幼保健所(站)	13531	2689	10842	13531	13449	82
急救中心(站)	835	265	570	815	813	2
其他机构	42918	27279	15639	42171	41792	379
#疗养院	42916	27277	15639	42171	41792	379

注：①城市包括直辖市区和地级市辖区，农村包括县和县级市；②社会办包括企业、事业单位、社会团体和其他社会组织办的医疗卫生机构。

3-1-2 续表

非公立			按主办单位分				按管理类别分	
	联营	私营	政府办	卫生部门	社会办	个人办	非营利	营利
501334	**10594**	**317603**	**4239939**	**4088984**	**579445**	**340505**	**4891319**	**268570**
461460	9926	289322	2879234	2755551	516744	309140	3445263	259855
302059	6145	183891	2044061	1966345	433061	193607	2507208	163521
27844	849	17359	444744	442917	11695	20639	461573	15505
9435		7071	26470	25620	4354	7963	32568	6219
585		455	12720	12712	314	450	12954	530
116298	2752	76605	349536	306470	64911	82028	423003	73472
5239	180	3941	1703	1487	2409	4453	7957	608
38417	668	27879	1163502	1150275	39136	31083	1225326	8395
24245	623	16568	137264	130969	30966	18902	183615	3517
10046	66	5883	129902	124479	20867	6553	156246	1076
14199	557	10685	7362	6490	10099	12349	27369	2441
9198	12	6899	1024213	1017739	5387	7612	1036889	323
281		79	9901	9535	943	117	10911	50
8917	12	6820	1014312	1008204	4444	7495	1025978	273
4961	33	4399	2025	1567	2677	4556	4716	4542
13		13			106	13	106	13
710		280	172679	169084	5173	280	178102	30
430		100	27349	26019	3982	100	31411	20
180		50	13900	13555	2979	50	16909	20
250		50	13449	12464	1003	50	14502	
260		160	144567	142306	1139	160	145866	
260		160	131149	130126	906	160	132215	
			13348	12158	183		13531	
20		20	763	759	52	20	825	10
747		122	24524	14074	18392	2	42628	290
745		120	24524	14074	18392		42628	288

3-1-3　2011年各地区医疗卫生机构床位数

地区	合计	医院						
		小计	综合医院	中医医院	中西医结合医院	民族医院	专科医院	护理院
总　计	**5159889**	**3705118**	**2670729**	**477078**	**38787**	**13484**	**496475**	**8565**
东　部	2118614	1596795	1123919	194575	18849	367	250966	8119
中　部	1614686	1123290	816932	157393	8955	544	139080	386
西　部	1426589	985033	729878	125110	10983	12573	106429	60
北　京	94735	87596	56312	10608	1099	117	19440	20
天　津	49423	40787	23320	4353	1197		11917	
河　北	266479	187504	141006	23203	4483		18812	
山　西	157132	110741	77940	12879	482		19440	
内蒙古	100633	72871	54794	7246	791	2578	7462	
辽　宁	215815	171032	119186	16784	268	180	34614	
吉　林	121240	94636	67509	11497	1298	80	14072	180
黑龙江	165255	129449	95957	14277	612	165	18438	
上　海	107130	87548	53910	5199	1916		23018	3505
江　苏	296390	221674	149049	27187	2446		38967	4025
浙　江	194759	162905	112954	23699	2622		23481	149
安　徽	204210	140997	107434	15733	1237		16407	186
福　建	124232	89947	64603	11596	2219	70	11439	20
江　西	135570	87184	62603	14276	743		9562	
山　东	416148	280385	205041	39047	1599		34538	160
河　南	349612	239793	177661	36167	858		25087	20
湖　北	223980	152062	114013	20289	2602	269	14889	
湖　南	257687	168428	113815	32275	1123	30	21185	
广　东	325038	246050	181693	30345	915		32857	240
广　西	152039	95752	66828	15180	2605	233	10906	
海　南	28465	21367	16845	2554	85		1883	
重　庆	115627	74827	52318	9460	935		12114	
四　川	334663	211524	147052	30173	3087	438	30774	
贵　州	117534	78368	62005	9406	430	306	6161	60
云　南	173434	126318	95776	14716	1144	296	14386	
西　藏	9592	6314	5280			929	105	
陕　西	153847	114339	88081	16985	876		8397	
甘　肃	94907	66661	50719	11220	430	503	3789	
青　海	23117	18586	14123	1808	30	1202	1423	
宁　夏	25805	22037	17738	2774	86	20	1419	
新　疆	125391	97436	75164	6142	569	6068	9493	

3-1-3 续表

基层医疗卫生机构							专业公共卫生机构				其他机构
小计	社区卫生服务中心	社区卫生服务站	街道卫生院	乡镇卫生院	门诊部	护理站	小计	专科疾病防治院（所、站）	妇幼保健院（所、站）	急救中心（站）	
1233721	**157322**	**29810**	**10961**	**1026251**	**9258**	**119**	**178132**	**31431**	**145866**	**835**	**42918**
429039	80340	9708	2449	333446	2990	106	69052	13452	55000	600	23728
416608	46235	7903	7508	351536	3417	9	63157	14561	48507	89	11631
388074	30747	12199	1004	341269	2851	4	45923	3418	42359	146	7559
4423	4423						2239	568	1671		477
6883	2851			3874	158		1352	686	666		401
67942	4952	3527		58777	686		9618	700	8819	99	1415
40348	4268	994	5907	28518	661		3831	258	3541	32	2212
23992	3914	2886	17	16892	279	4	3130	227	2903		640
34236	4673	1292	550	26995	726		2735	1423	1212	100	7812
21040	2791	520	17	17548	155	9	2836	985	1851		2728
27081	6541	1421	28	18732	359		6076	2941	3131	4	2649
17955	17932				23		1362	160	1202		265
68097	15703	728	85	51247	228	106	4026	1067	2956	3	2593
23967	9262	163	115	14159	268		6474	610	5845	19	1413
56291	7145	1529	128	47189	300		5704	2150	3551	3	1218
27626	2430	37		25096	63		4674	995	3648	31	1985
38211	2369	1197	55	34287	303		8365	1940	6425		1810
112951	11058	3856		97391	646		17412	3791	13273	348	5400
94056	7185	832		84963	1076		14918	1078	13790	50	845
62330	9722	713	1273	50467	155		9588	1980	7608		
77251	6214	697	100	69832	408		11839	3229	8610		169
59128	6946	26	1649	50371	136		18093	3376	14717		1767
46534	806	67		45526	135		8762	397	8365		991
5831	110	79	50	5536	56		1067	76	991		200
37196	4488	98	677	31638	295		2684	127	2557		920
113909	8497	2083	36	102586	707		8775	1001	7749	25	455
34259	1915	1985	120	29541	698		4678	280	4398		229
40488	3015	1134		36116	223		5409	423	4927	59	1219
2861				2861			377		377		40
31260	3119	1235	15	26797	94		6486	860	5626		1762
25154	1860	939	79	22176	100		2402	28	2362	12	690
4325	478	501		3314	32		206	35	171		
2781	40	195		2537	9		887		887		100
25315	2615	1076	60	21285	279		2127	40	2037	50	513

3-1-4 每千人口医疗卫生机构床位数

年份 地区	医疗卫生机构床位数(张)			每千人口医疗卫生机构床位数(张)			医院和卫生院床位数(张)	每千人口医院和卫生院床位数(张)	每千农业人口乡镇卫生院床位数(张)
	合计	城市	农村	合计	城市	农村			
2007	3701076	1831308	1869768	2.83	4.90	2.00	3438260	2.63	0.85
2008	4038707	1963581	2075126	3.06	5.17	2.20	3748245	2.84	0.96
2009	4416612	2126302	2290310	3.31	5.54	2.41	4080662	3.06	1.05
2010	4786831	2302297	2484534	3.56	5.94	2.60	4401512	3.27	1.12
2011	5159889	2475222	2684667	3.81	6.24	2.80	4742330	3.50	1.16
东　部	2118614	1173099	945515	4.21	6.45	2.95	1932690	3.84	1.22
中　部	1614686	741937	872749	3.52	6.53	2.53	1482334	3.23	1.08
西　部	1426589	560186	866403	3.62	5.55	2.96	1327306	3.37	1.19
北　京	94735	92247	2488	7.40	7.62	3.51	87596	6.84	
天　津	49423	42866	6557	4.94	5.23	3.64	44661	4.46	1.01
河　北	266479	101484	164995	3.63	7.78	2.73	246281	3.35	1.18
山　西	157132	73993	83139	4.49	7.57	3.30	145166	4.15	1.22
内蒙古	100633	48344	52289	4.08	7.25	2.91	89780	3.64	1.16
辽　宁	215815	141951	73864	5.07	7.49	3.13	198577	4.67	1.30
吉　林	121240	59572	61668	4.45	6.84	3.32	112201	4.12	1.23
黑龙江	165255	100702	64553	4.31	7.46	2.60	148209	3.87	0.95
上　海	107130	103697	3433	7.55	7.68	4.99	87548	6.17	
江　苏	296390	147016	149374	3.94	5.32	3.14	273006	3.63	1.49
浙　江	194759	100046	94713	4.07	6.61	2.90	177179	3.71	0.43
安　徽	204210	95700	108510	2.97	5.04	2.17	188314	2.73	0.89
福　建	124232	55021	69211	3.50	5.96	2.63	115043	3.24	1.07
江　西	135570	51097	84473	2.85	5.62	2.20	121526	2.56	0.99
山　东	416148	165555	250593	4.34	5.89	3.69	377776	3.94	1.72
河　南	349612	144958	204654	3.20	7.03	2.31	324756	2.97	1.00
湖　北	223980	117440	106540	3.63	6.05	2.52	203802	3.31	1.25
湖　南	257687	98475	159212	3.61	7.28	2.75	238360	3.34	1.26
广　东	325038	211456	113582	3.76	6.24	2.16	298070	3.45	1.22
广　西	152039	60781	91258	2.83	4.41	2.29	141278	2.63	1.05
海　南	28465	11760	16705	3.14	5.33	2.43	26953	2.97	0.99
重　庆	115627	59659	55968	3.47	3.78	3.19	107142	3.22	1.54
四　川	334663	127144	207519	3.69	5.26	3.12	314146	3.47	1.56
贵　州	117534	34774	82760	2.77	6.24	2.25	108029	2.55	0.83
云　南	173434	48730	124704	3.80	7.97	3.16	162434	3.56	0.95
西　藏	9592	1741	7851	3.17	9.27	2.77	9175	3.04	1.15
陕　西	153847	76976	76871	3.94	5.88	2.96	141151	3.61	1.06
甘　肃	94907	41048	53859	3.48	5.13	2.79	88916	3.26	1.10
青　海	23117	10315	12802	4.15	11.34	2.74	21900	3.93	0.89
宁　夏	25805	16852	8953	3.96	5.92	2.44	24574	3.77	0.64
新　疆	125391	33822	91569	5.69	8.94	5.02	118781	5.39	1.69

3-1-5　2011年医疗卫生机构分科床位数及构成

分科	医疗卫生机构		其中：医院	
	床位数（张）	构成（%）	床位数（张）	构成（%）
总计	**5159889**	**100.00**	**3705118**	**100.00**
预防保健科	16696	0.32	3211	0.09
全科医疗科	346474	6.71	53053	1.43
内科	1311870	25.42	905207	24.43
外科	951787	18.45	743903	20.08
儿科	341527	6.62	205133	5.54
妇产科	557830	10.81	312243	8.43
眼科	71767	1.39	65116	1.76
耳鼻喉科	58172	1.13	54257	1.46
口腔科	22656	0.44	19566	0.53
皮肤科	16820	0.33	12089	0.33
医疗美容科	5242	0.10	4959	0.13
精神科	225641	4.37	213877	5.77
传染科	114035	2.21	101189	2.73
结核病科	27173	0.53	20191	0.54
肿瘤科	134743	2.61	134395	3.63
急诊医学科	25936	0.50	20354	0.55
康复医学科	83725	1.62	58846	1.59
职业病科	13990	0.27	8239	0.22
中医科	532394	10.32	508762	13.73
民族医学科	14813	0.29	14809	0.40
中西医结合科	51329	0.99	51024	1.38
重症医学科	17027	0.33	17023	0.46
其他	218242	4.23	177672	4.80

3-1-6 2011年各地区医院分科床位数

地区	总计	预防保健科	全科医疗科	内科	外科	儿科	妇产科	眼科	耳鼻喉科	口腔科	皮肤科
总 计	**3705118**	**3211**	**53053**	**905207**	**743903**	**205133**	**312243**	**65116**	**54257**	**19566**	**12089**
北 京	87596	13	769	23559	18292	2753	5171	1683	850	401	337
天 津	40787	22	343	10145	7475	1591	3151	585	706	243	111
河 北	187504	161	2790	50737	38994	12262	18542	3466	2134	1082	465
山 西	110741	112	1547	28358	22876	5746	9820	1859	1490	791	582
内蒙古	72871	432	408	19627	14683	3610	5848	1413	881	478	263
辽 宁	171032	12	851	49217	33446	6593	12048	3073	1977	886	669
吉 林	94636	39	1844	26123	19693	3647	7635	1808	1308	383	161
黑龙江	129449	106	1421	38610	27555	5526	9518	2198	2068	930	365
上 海	87548		314	20272	17085	3171	5602	1185	1171	269	373
江 苏	221674	32	1919	52383	44064	11866	18940	3482	3085	1448	316
浙 江	162905	30	2103	35355	30302	7123	13880	2215	2070	745	635
安 徽	140997	55	1764	33017	28995	7267	12450	2593	2386	979	287
福 建	89947	56	465	18338	17483	6183	9649	1764	1392	379	115
江 西	87184	17	1850	18562	17498	6060	6999	1608	1165	290	263
山 东	280385	828	5345	67692	53702	18048	24288	6045	3785	1947	1175
河 南	239793	118	3150	65374	46608	15409	18005	4537	3257	1857	360
湖 北	152062	10	2176	33882	33119	7773	11746	2867	3108	876	716
湖 南	168428	296	2838	36494	29958	10130	12003	2313	3072	607	343
广 东	246050	79	2015	50456	54268	16151	26525	3644	3700	975	1078
广 西	95752	36	1598	19939	17095	5662	8401	1802	1840	444	180
海 南	21367	2	1338	4877	3696	1140	2052	404	284	82	20
重 庆	74827	7	872	17517	15016	4066	5301	1132	1370	307	280
四 川	211524	62	2492	52898	42591	10446	14710	3381	3583	810	1200
贵 州	78368	76	2485	17256	18417	4690	7965	992	1218	499	215
云 南	126318	78	2780	32685	26995	6809	12424	2801	1919	354	469
西 藏	6314	121	973	1314	1056	431	686	56	45	13	8
陕 西	114339	174	1621	30265	23493	8206	10186	2759	1415	447	217
甘 肃	66661	47	427	14938	13692	4534	6007	1073	947	388	210
青 海	18586	27	503	4527	3259	1118	1887	323	242	107	92
宁 夏	22037	17	360	5719	3874	1336	1672	503	287	166	115
新 疆	97436	146	3692	25071	18623	5786	9132	1552	1502	383	469

3-1-6 续表1

医疗美容科	精神科	传染科	结核病科	肿瘤科	康复医学科	职业病科	中医科	民族医学科	中西医结合科	其他
4959	**213877**	**101189**	**20191**	**134395**	**58846**	**8239**	**508762**	**14809**	**51024**	**215049**
322	9593	1630	316	3580	1696	525	11758	96	1166	3086
57	3928	815	218	2083	245	6	4735		1295	3033
105	4659	4239	559	4951	2236	456	24112	99	5078	10377
104	4494	3271	1036	3583	2123	338	13979		705	7927
4	2422	1893	945	2205	1099	229	7220	3650	1033	4528
201	12400	6649	3069	7323	3321	1250	17541	184	620	9702
169	4687	3086	943	3729	1426	215	11958	88	1545	4149
113	6769	4260	1070	4582	2040	106	15053	166	1066	5927
211	12900	2113	1140	3485	852	30	6241		2198	8936
376	14875	8441	669	11085	5872	668	28185		2841	11127
300	11122	4537	365	5561	3365	111	24088	6	3361	15631
321	6457	4996	802	6400	2104	193	16799	2	1600	11530
196	5411	2444	678	3467	1007	34	12843	66	2395	5582
69	4471	3339	579	4419	537	14	14917		934	3593
352	13355	6320	1329	10469	3174	1246	40821		1933	18531
183	8448	5482	849	11254	2805	177	38044		1325	12551
307	7070	4121	667	6207	3850	46	22266	269	3308	7678
180	10806	3874	804	5682	3615	72	34049	95	1787	9410
418	17612	5918	929	9805	6000	35	32498		1413	12531
57	6426	3129	715	3799	1054	346	16219	280	2778	3952
13	2109	582	40	478	431		2776		206	837
92	7805	1713	71	2250	1075	316	9837		1321	4479
321	16623	4222	93	5763	3246	677	32029	428	5317	10632
109	2474	1812	486	1575	1148	210	10721	308	661	5051
125	6685	4112	30	2102	1583	278	16314	326	1705	5744
	25	270	53	41			74	919	6	223
150	3460	1986	820	2808	1093	282	17873		1076	6008
32	1755	1969	269	1737	335	187	12671	500	897	4046
	159	457	2	415	219	31	2125	1168	32	1893
4	400	780	35	356	545	75	3105	16	358	2314
68	4477	2729	610	3201	750	86	7911	6143	1064	4041

3-2 医院床位数

医院分类	2005	2006	2007	2008	2009	2010	2011
总　计	**2445012**	**2560402**	**2675070**	**2882862**	**3120773**	**3387437**	**3705118**
按经济类型分							
公立医院	2300910	2368877	2444714	2609636	2792544	3013768	3243658
民营医院	144102	191525	230356	273226	328229	373669	461460
按主办单位分							
政府办	1863843	1945599	2052235	2234880	2415546	2635912	2879234
社会办	491311	498854	481019	484153	501137	501049	516744
个人办	89858	115949	141816	163829	204090	250476	309140
按管理类别分							
非营利性	2313833	2404083	2504921	2709948	2924597	3163796	3445263
营利性	126456	151188	164383	170957	195339	223641	259855
不详	4723	5131	5766	1957	837		
按医院等级分							
其中:三级医院	597051	668112	782032	857304	946336	1065047	1223584
二级医院	986851	1035116	1289971	1425406	1507918	1601407	1710135
一级医院	147522	148245	212325	233018	243233	256573	277233
按机构类别分							
综合医院	1834747	1902894	1971551	2112792	2271102	2449509	2670729
中医医院	287732	303155	321597	350257	385612	424244	477078
中西医结合医院	20232	22333	25856	27990	31015	35234	38787
民族医院	6885	7856	8175	8694	10303	11811	13484
专科医院	292079	320503	343743	377694	416707	459461	496475
护理院	3337	3661	4148	5435	6034	7178	8565

3-3 基层医疗卫生机构床位数

机构分类	2005	2006	2007	2008	2009	2010	2011
总　计	**725827**	**761924**	**850311**	**971002**	**1099791**	**1192242**	**1233721**
按经济类型分							
公立	705996	738985	817328	935079	1055300	1154463	1195304
非公立	19831	22939	32983	35923	44491	37779	38417
按主办单位分							
政府办	695892	723495	793945	910223	1020581	1125197	1163502
社会办	20640	26878	37570	40744	54324	37741	39136
个人办	9295	11551	18796	20035	24886	29304	31083
按管理类别分							
非营利性	716441	751787	837204	962260	1090046	1183831	1225326
营利性	6184	6814	9728	6959	8129	8411	8395
不详	3202	3323	3379	1783	1616		
按机构类别分							
#社区卫生服务中心(站)	25018	41194	76588	76588	131259	168814	187132
社区卫生服务中心	25018	41194	56298	76317	101448	137628	157322
社区卫生服务站			20290	21719	29811	31186	29810
卫生院	689918	710308	763190	865383	959889	1014075	1037212
街道卫生院	11678	14077	16034	18527	26465	19746	10961
乡镇卫生院	678240	696231	747156	846856	933424	994329	1026251
门诊部	10796	10405	10446	7490	8514	9233	9258

3-4　2011年医疗卫生机构万元以上设备台数

机构分类	万元以上设备总价值(万元)	万元以上设备台数			
		合计	50万元以下	50万～99万元	100万元及以上
总　计	**44530241**	**3176357**	**3031386**	**83722**	**61249**
一、医院	37382532	2363219	2239175	68905	55139
综合医院	29297125	1798087	1701898	52790	43399
中医医院	3829741	269073	255636	7689	5748
中西医结合医院	399578	26612	25352	723	537
民族医院	54023	4616	4418	128	70
专科医院	3795412	264109	251172	7559	5378
口腔医院	225452	27518	27098	285	135
眼科医院	254717	17667	16439	864	364
耳鼻喉科医院	39584	2789	2652	89	48
肿瘤医院	853124	36659	34212	1135	1312
心血管病医院	181513	11624	11018	298	308
胸科医院	128120	7012	6607	195	210
血液病医院	5633	651	629	11	11
妇产(科)医院	320632	27338	26085	753	500
儿童医院	439844	33395	31906	837	652
精神病医院	307812	23388	22375	662	351
传染病医院	384528	24091	22595	856	640
皮肤病医院	22032	2143	2030	85	28
结核病医院	95959	4167	3862	170	135
麻风病医院	1458	132	128	4	
职业病医院	23511	1839	1744	68	27
骨科医院	132687	10872	10324	335	213
康复医院	73154	6164	5927	155	82
整形外科医院	8875	1847	1795	43	9
美容医院	27393	2189	2015	142	32
其他专科医院	269384	22624	21731	572	321
护理院	6653	722	699	16	7
二、基层医疗卫生机构	3196926	435463	427359	6332	1772
社区卫生服务中心(站)	862634	113207	110882	1869	456
社区卫生服务中心	788344	99392	97171	1786	435
社区卫生服务站	74290	13815	13711	83	21
卫生院	2059531	292292	287446	3802	1044
街道卫生院	24524	3111	3030	61	20
乡镇卫生院	2035007	289181	284416	3741	1024
中心卫生院	1026169	129791	126922	2222	647
乡卫生院	1008838	159390	157494	1519	377
门诊部	274757	29962	29029	661	272
综合门诊部	169450	17150	16517	438	195
中医门诊部	5621	856	835	19	2
中西医结合门诊部	1717	419	419		
民族医门诊部	87	15	15		
专科门诊部	97882	11522	11243	204	75
护理站	4	2	2		

注：本表不包括诊所、卫生所、医务室和村卫生室数字。

3-4 续表

机构分类	万元以上设备总价值(万元)	万元以上设备台数			
		合计	50万元以下	50万～99万元	100万元及以上
三、专业公共卫生机构	3483846	336076	324763	7552	3761
疾病预防控制中心	935809	108775	105746	2404	625
省属	208573	20645	19760	635	250
地级市(地区)属	352008	34226	32902	1070	254
县级市(区)属	177588	23121	22670	399	52
县属	128280	21163	21047	105	11
其他	69360	9620	9367	195	58
专科疾病防治院(所、站)	172773	15665	15069	410	186
专科疾病防治院	104914	7974	7594	249	131
传染病防治院	6368	567	552	6	9
结核病防治院	20192	1157	1073	54	30
职业病防治院	37053	3062	2933	91	38
其他	41301	3188	3036	98	54
专科疾病防治所(站、中心)	67859	7691	7475	161	55
口腔病防治所(站、中心)	9323	2009	2002	7	
精神病防治所(站、中心)	1671	104	104		
皮肤病与性病防治所(中心)	16035	1396	1337	33	26
结核病防治所(站、中心)	16562	1842	1783	44	15
职业病防治所(站、中心)	11989	859	798	51	10
地方病防治所(站、中心)	1205	221	216	5	
血吸虫病防治所(站、中心)	5305	617	607	9	1
药物戒毒所(中心)	106	15	15		
其他	5663	628	613	12	3
健康教育所(站、中心)	5606	710	705	2	3
妇幼保健院(所、站)	1510863	133659	128482	3100	2077
省属	139629	9742	9220	312	210
地级市(地区)属	586243	46293	44271	1147	875
县级市(区)属	402854	38067	36728	831	508
县属	306439	34390	33396	636	358
其他	75698	5167	4867	174	126
妇幼保健院	1380642	118276	113464	2840	1972
妇幼保健所	89714	10074	9829	178	67
妇幼保健站	40197	5245	5126	81	38
生殖保健中心	310	64	63	1	
急救中心(站)	117538	12971	12531	379	61
采供血机构	637133	44558	42518	1237	803
卫生监督所(中心)	90981	18209	18209		
省属	15048	2680	2680		
地级市(地区)属	31995	7222	7222		
县级市(区)属	18382	4037	4037		
县属	15104	3098	3098		
其他	10452	1172	1172		
计划生育技术服务机构	13143	1529	1503	20	6
四、其他机构	466937	41599	40089	933	577
疗养院	79899	4679	4345	191	143
卫生监督检验(监测)机构	4206	259	237	12	10
医学科学研究机构	232368	15144	14416	454	274
医学在职培训机构	69783	10262	10129	94	39
临床检验中心(所、站)	24945	1849	1755	60	34
其他	55736	9406	9207	122	77

3-5-1　2011年医疗卫生机构房屋建筑面积(平方米)

机构分类	合计	房屋建筑面积	业务用房面积	危房面积	危房%	租房面积
总　计	613027402	582476045	371279290	8350865	2.25	30551357
一、医院	364781929	345292283	249471695	3994280	1.60	19489646
综合医院	278305245	266909805	194557955	2946212	1.51	11395440
中医医院	39267436	38072097	28155488	670266	2.38	1195339
中西医结合医院	3524185	3149722	2201065	20596	0.94	374463
民族医院	1153712	1091373	735408	27081	3.68	62339
专科医院	42002242	35803081	23624497	330125	1.40	6199161
口腔医院	1443960	1199001	949309	984	0.10	244959
眼科医院	1556888	1091349	902136	1000	0.11	465539
耳鼻喉科医院	352473	208204	147988			144269
肿瘤医院	3589683	3245795	2486316	19674	0.79	343888
心血管病医院	845325	764895	633348	12078	1.91	80430
胸科医院	574863	572063	429951	10701	2.49	2800
血液病医院	84278	65383	61308			18895
妇产(科)医院	4536375	2721100	1678336	6416	0.38	1815275
儿童医院	2182936	2044577	1586383	3647	0.23	138359
精神病医院	12576779	12355993	6263830	155590	2.48	220786
传染病医院	3321593	3275347	2596395	41988	1.62	46246
皮肤病医院	437570	338420	242655	11240	4.63	99150
结核病医院	1062017	1050121	496119	37157	7.49	11896
麻风病医院	104525	102307	65800	2431	3.69	2218
职业病医院	274596	262231	148859	2503	1.68	12365
骨科医院	2238769	1865069	1450816	3320	0.23	373700
康复医院	2061557	1747202	1197569	8436	0.70	314355
整形外科医院	167906	98368	77929	403	0.52	69538
美容医院	411592	155180	113316	200	0.18	256412
其他专科医院	4178557	2640476	2096134	12357	0.59	1538081
护理院	529109	266205	197282			262904
二、基层医疗卫生机构	197606566	188972867	87464885	3537112	4.04	8633699
社区卫生服务中心(站)	26802438	22066852	16737245	315604	1.89	4735586
社区卫生服务中心	20768949	17954965	13448097	288645	2.15	2813984
社区卫生服务站	6033489	4111887	3289148	26959	0.82	1921602
卫生院	97721482	96721917	68107630	3212954	4.72	999565
街道卫生院	785589	725444	567903	58563	10.31	60145
乡镇卫生院	96935893	95996473	67539727	3154391	4.67	939420
中心卫生院	41823351	41519159	28241615	1275516	4.52	304192
乡卫生院	55112542	54477314	39298112	1878875	4.78	635228
村卫生室	50926655	50926655				
门诊部	6323344	3427401	2607953	8491	0.33	2895943
综合门诊部	4268880	2330249	1747508	7594	0.43	1938631
中医门诊部	518714	261446	204967	313	0.15	257268
中西医结合门诊部	117260	53337	43241	394	0.91	63923
民族医门诊部	6872	2064	1764			4808
专科门诊部	1411618	780305	610473	190	0.03	631313
诊所、卫生所、医务室、护理站	15832647	15830042	12057	63	0.52	2605
诊所	11946437	11946437				
卫生所、医务室	3871104	3871104				
护理站	15106	12501	12057	63	0.52	2605

3-5-1　续表

机构分类	合计	房屋建筑面积	业务用房面积	危房面积	危房%	租房面积
三、专业公共卫生机构	40050769	38131766	27544058	658483	2.39	1919003
疾病预防控制中心	15927462	15662911	10808428	175408	1.62	264551
省属	2920691	2914328	766289	9837	1.28	6363
地级市(地区)属	3729369	3678133	2620075	24683	0.94	51236
县级市(区)属	3954661	3820661	3186539	58724	1.84	134000
县属	4864527	4801852	3871780	80456	2.08	62675
其他	458214	447937	363745	1708	0.47	10277
专科疾病防治院(所、站)	4870802	4698462	2310473	130832	5.66	172340
专科疾病防治院	2896198	2836536	1043033	63596	6.10	59662
传染病防治院	101306	101276	74244	9982	13.44	30
结核病防治院	178883	173704	134870	8702	6.45	5179
职业病防治院	1900444	1878277	290986	1570	0.54	22167
其他	715565	683279	542933	43342	7.98	32286
专科疾病防治所(站、中心)	1974604	1861926	1267440	67236	5.30	112678
口腔病防治所(站、中心)	63607	45639	39084	30	0.08	17968
精神病防治所(站、中心)	51741	45741	34432			6000
皮肤病与性病防治所(中心)	591202	568967	367393	13368	3.64	22235
结核病防治所(站、中心)	382975	350467	277847	7138	2.57	32508
职业病防治所(站、中心)	118266	116066	86579	2810	3.25	2200
地方病防治所(站、中心)	59104	57294	50146	610	1.22	1810
血吸虫病防治所(站、中心)	508129	503505	293064	34181	11.66	4624
药物戒毒所(中心)	45846	44346	26048			1500
其他	153734	129901	92847	9099	9.80	23833
健康教育所(站、中心)	78946	69742	57791	1340	2.32	9204
妇幼保健院(所、站)	13598111	13055256	10632357	272667	2.56	542855
省属	592670	568381	471452	1000	0.21	24289
地级市(地区)属	3913355	3732573	2996138	47587	1.59	180782
县级市(区)属	3965481	3730542	3116239	59932	1.92	234939
县属	4592302	4509376	3711790	163328	4.40	82926
其他	534303	514384	336738	820	0.24	19919
妇幼保健院	11651088	11207054	9057451	223312	2.47	444034
妇幼保健所	1165552	1101018	942121	22548	2.39	64534
妇幼保健站	768928	738191	625345	26807	4.29	30737
生殖保健中心	12543	8993	7440			3550
急救中心(站)	489333	456266	399179	1020	0.26	33067
采供血机构	2078229	2024300	1512493	1300	0.09	53929
卫生监督所(中心)	2708901	1873848	1648877	74686	4.53	835053
省属	143362	110991	90716	9188	10.13	32371
地级市(地区)属	798174	603151	529341	16342	3.09	195023
县级市(区)属	859128	607760	542273	14436	2.66	251368
县属	816650	501276	439608	34720	7.90	315374
其他	91587	50670	46939			40917
计划生育技术服务机构	298985	290981	174460	1230	0.71	8004
四、其他机构	10588138	10079129	6798652	160990	2.37	509009
疗养院	4363175	4286818	2284606	63324	2.77	76357
卫生监督检验(监测)机构	35601	23622	21412			11979
医学科学研究机构	1031501	972942	782814	5740	0.73	58559
医学在职培训机构	3560858	3490368	2583912	66304	2.57	70490
临床检验中心(所、站)	113349	43320	37920			70029
其他	1483654	1262059	1087988	25622	2.35	221595

3-5-2 2011年政府办医疗卫生机构房屋建筑面积(平方米)

机构分类	合计	房屋建筑面积	业务用房	危房所占%	租房面积	每床占用业务用房面积
总 计	**447104901**	**436099168**	**310157769**	**2.55**	**11005733**	
医院	279884349	274550849	197774434	1.85	5333500	69.82
综合医院	211961329	208306646	151809427	1.75	3654683	75.31
中医医院	36682544	35957711	26463086	2.52	724833	60.81
中西医结合医院	2445540	2373014	1610320	1.25	72526	62.45
民族医院	1089203	1034761	687356	3.90	54442	56.79
专科医院	27554307	26772013	17135409	1.70	782294	50.20
护理院	151426	106704	68836		44722	69.38
基层医疗卫生机构	122019728	118518991	80157407	4.32	3500737	
其中：社区卫生服务中心(站)	19233885	16719891	12641429	2.11	2513994	
社区卫生服务中心	17447544	15365998	11531222	2.19	2081546	77.14
社区卫生服务站	1786341	1353893	1110207	1.29	432448	
卫生院	96516606	95561042	67248713	4.75	955564	65.50
街道卫生院	724484	677058	528590	9.26	47426	53.42
乡镇卫生院	95792122	94883984	66720123	4.72	908138	65.62
门诊部	408032	376853	267265	1.06	31179	
专业公共卫生机构	37383566	35542006	26811084	2.43	1841560	
其中：专科疾病防治院(所、站)	3063422	2918998	2097784	5.97	144424	53.40
专科疾病防治院	1176131	1128569	884598	6.56	47562	52.07
专科疾病防治所(中心)	1887291	1790429	1213186	5.54	96862	54.78
妇幼保健院(所、站)	13349718	12820044	10540304	2.58	529674	70.25
内：妇幼保健院	11438873	11003539	8991905	2.48	435334	69.86
妇幼保健所(站)	1905442	1811102	1544049	3.19	94340	74.09
急救中心(站)	448662	420746	369821	0.28	27916	
其他医疗卫生机构	7817258	7487322	5414844	2.43	329936	
其中：疗养院	2073018	2025893	1157316	3.38	47125	
临床检验中心(所、站)	20947	20647	18631		300	

四、卫生经费

简要说明

一、本章主要介绍全国及31个省、自治区、直辖市卫生经费情况，包括卫生总费用、卫生事业费、卫生基本建设投资、医疗卫生机构年收入与支出、门诊和住院病人人均医药费用等。

二、卫生总费用系核算数。其他卫生经费数据主要来源于卫生资源统计年报，城乡居民医疗保障支出摘自《中国统计年鉴》。

三、非营利性医院各项指标的统计口径和解释与《医院会计制度》一致；营利性医院与《企业会计制度》一致；其他卫生机构与《事业单位会计制度》一致。

四、统计口径调整

1. 2007年起，卫生总费用按新的统计口径核算。

2. 本章涉及卫生机构的口径变动和指标解释与"医疗卫生机构"篇一致。

主要指标解释

卫生总费用 指一个国家或地区在一定时期内，为开展卫生服务活动从全社会筹集的卫生资源的货币总额，按来源法核算。它反映一定经济条件下，政府、社会和居民个人对卫生保健的重视程度和费用负担水平，以及卫生筹资模式的主要特征和卫生筹资的公平性合理性。

政府卫生支出 指各级政府用于医疗卫生服务、医疗保障补助、卫生和医疗保障行政管理、人口与计划生育事务性支出等各项事业的经费。

社会卫生支出 指政府支出外的社会各界对卫生事业的资金投入。包括社会医疗保障支出、商业健康保险费、社会办医支出、社会捐赠援助、行政事业性收费收入等。

个人现金卫生支出 指城乡居民在接受各类医疗卫生服务时的现金支付，包括享受各种医疗保险制度的居民就医时自付的费用。可分为城镇居民、农村居民个人现金卫生支出，反映城乡居民医疗卫生费用的负担程度。

当年价格 即报告期当年的实际价格，是指用"当年价格"计算的一些以货币表现的物量指标，如国内生产总值、卫生总费用等。在计算增长速度时，一般都使用"可比价格"来消除价格变动的因素，真实地反映经济发展动态。"不变价格"（也叫固定价格）是用某一时期同类产品的平均价格作为固定价格来计算各个时期的产品价值，目的是为了消除各时期价格变动的影响，保证前后时期之间指标的可比性。

人均卫生费用 即某年卫生总费用与同期平均人口数之比。

卫生总费用占GDP% 指某年卫生总费用与同期国内生产总值（GDP） 之比。是用来反映一定时期国家对卫生事业的资金投入力度，以及政府和全社会对卫生对居民健康的重视程度。

卫生事业费 是指各级政府用于卫生机构的财政补助，不包括预算内卫生基建投资。

总收入 指单位为开展业务及其他活动依法取得的非偿还性资金。总收入包括财政补助收入、上级补助收入、医疗收入、药品收入和其他收入等。

财政补助收入 指单位从主管部门或主办单位取得的财政性事业经费（包括定额和定项补助）。

业务收入 包括医疗收入、药品收入和其他收入。

医疗收入 指医疗卫生机构在开展医疗业务活动中所取得的收入。包括挂号收入、床位收入、诊察收入、检查收入、治疗收入、手术收入、化验收入、护理收入和其他收入，不包括药品收入。

药品收入　指医疗卫生机构在开展医疗业务活动中所取得的中药和西药收入。

总支出　指单位在开展业务及其他活动中发生的资金耗费和损失。包括医疗支出、药品支出、其他支出和财政专项支出等。

业务支出　医疗卫生机构“业务支出”包括医疗支出、药品支出和其他支出。其他卫生机构系“事业支出”。

医疗支出　指医疗卫生机构在医疗过程中发生的支出，包括在开展医疗业务活动中的基本工资、补助工资、其他工资、职工福利费、社会保障费、公务费、业务费、卫生材料费、修缮费、设备购置费和其他费用，不包括药品支出。

药品支出　指医疗卫生机构在药品采购、管理过程中发生的支出。包括在开展医疗业务活动中的基本工资、补助工资、其他工资、职工福利费、社会保障费、公务费、业务费、卫生材料费、修缮费、设备购置费、药品费和其他费用。

人员经费支出　包括人员的基本工资、补助工资、其他工资、职工福利费、社会保障费和助学金等。

门诊病人次均医药费用　又称每诊疗人次医疗费用。即（医疗门诊收入＋药品门诊收入）/总诊疗人次数。

出院病人人均医药费用　又称出院者人均医疗费用。即（医疗住院收入＋药品住院收入）/出院人数。

出院病人日均医药费　即（医疗住院收入＋药品住院收入）/出院者占用总床日数。

每一职工年业务收入　即年业务收入/年平均职工数。

每一医师年业务收入　即年业务收入/年平均医师数。

4-1-1 卫生总费用

年份	卫生总费用（亿元）				卫生总费用构成（%）			城乡卫生费用（亿元）		人均卫生费用（元）			卫生总费用占GDP%
	合计	政府卫生支出	社会卫生支出	个人卫生支出	政府卫生支出	社会卫生支出	个人卫生支出	城市	农村	合计	城市	农村	
1978	110.21	35.44	52.25	22.52	32.2	47.4	20.4			11.5			3.02
1979	126.19	40.64	59.88	25.67	32.2	47.5	20.3			12.9			3.11
1980	143.23	51.91	60.97	30.35	36.2	42.6	21.2			14.5			3.15
1981	160.12	59.67	62.43	38.02	37.3	39.0	23.7			16.0			3.27
1982	177.53	68.99	70.11	38.43	38.9	39.5	21.6			17.5			3.33
1983	207.42	77.63	64.55	65.24	37.4	31.1	31.5			20.1			3.48
1984	242.07	89.46	73.61	79.00	37.0	30.4	32.6			23.2			3.36
1985	279.00	107.65	91.96	79.39	38.6	33.0	28.5			26.4			3.09
1986	315.90	122.23	110.35	83.32	38.7	34.9	26.4			29.4			3.07
1987	379.58	127.28	137.25	115.05	33.5	36.2	30.3			34.7			3.15
1988	488.04	145.39	189.99	152.66	29.8	38.9	31.3			44.0			3.24
1989	615.50	167.83	237.84	209.83	27.3	38.6	34.1			54.6			3.62
1990	747.39	187.28	293.10	267.01	25.1	39.2	35.7	396.00	351.39	65.4	158.8	38.8	4.00
1991	893.49	204.05	354.41	335.03	22.8	39.7	37.5	482.60	410.89	77.1	187.6	45.1	4.10
1992	1096.86	228.61	431.55	436.70	20.8	39.3	39.8	597.30	499.56	93.6	222.0	54.7	4.07
1993	1377.78	272.06	524.75	580.97	19.7	38.1	42.2	760.30	617.48	116.3	268.6	67.6	3.90
1994	1761.24	342.28	644.91	774.05	19.4	36.6	43.9	991.50	769.74	146.9	332.6	86.3	3.65
1995	2155.13	387.34	767.81	999.98	18.0	35.6	46.4	1239.50	915.63	177.9	401.3	112.9	3.54
1996	2709.42	461.61	875.66	1372.15	17.0	32.3	50.6	1494.90	1214.52	221.4	467.4	150.7	3.81
1997	3196.71	523.56	984.06	1689.09	16.4	30.8	52.8	1771.40	1425.31	258.6	537.8	177.9	4.05
1998	3678.72	590.06	1071.03	2017.63	16.0	29.1	54.8	1906.92	1771.80	294.9	625.9	194.6	4.36
1999	4047.50	640.96	1145.99	2260.55	15.8	28.3	55.9	2193.12	1854.38	321.8	702.0	203.2	4.51
2000	4586.63	709.52	1171.94	2705.17	15.5	25.6	59.0	2624.24	1962.39	361.9	813.7	214.7	4.62
2001	5025.93	800.61	1211.43	3013.89	15.9	24.1	60.0	2792.95	2232.98	393.8	841.2	244.8	4.58
2002	5790.03	908.51	1539.38	3342.14	15.7	26.6	57.7	3448.24	2341.79	450.7	987.1	259.3	4.81
2003	6584.10	1116.94	1788.50	3678.66	17.0	27.2	55.9	4150.32	2433.78	509.5	1108.9	274.7	4.85
2004	7590.29	1293.58	2225.35	4071.35	17.0	29.3	53.6	4939.21	2651.08	583.9	1261.9	301.6	4.75
2005	8659.91	1552.53	2586.41	4520.98	17.9	29.9	52.2	6305.57	2354.34	662.3	1126.4	315.8	4.68
2006	9843.34	1778.86	3210.92	4853.56	18.1	32.6	49.3	7174.73	2668.61	748.8	1248.3	361.9	4.55
2007	11573.97	2581.58	3893.72	5098.66	22.3	33.6	44.1	8968.70	2605.27	876.0	1516.3	358.1	4.35
2008	14535.40	3593.94	5065.60	5875.86	24.7	34.9	40.4	11251.90	3283.50	1094.5	1861.8	455.2	4.63
2009	17541.92	4816.26	6154.49	6571.16	27.5	35.1	37.5	13535.61	4006.31	1314.3	2176.6	562.0	5.15
2010	19980.39	5732.49	7196.61	7051.29	28.7	36.0	35.3	15508.62	4471.77	1490.1	2315.5	666.3	4.98
2011	24268.78	7378.95	8424.55	8465.28	30.4	34.7	34.9	18542.37	5726.41	1801.2	2695.1	871.6	5.15

注：①本表系核算数，2011年为初步测算数；②按当年价格计算；③2001年起卫生总费用不含高等医学教育经费，2006年起包括城乡医疗救助经费。

4-1-2 2010年部分地区卫生总费用

年份	卫生总费用（亿元）				卫生总费用构成（%）			卫生总费用占GDP%	人均卫生总费用（元）
	合计	政府卫生支出	社会卫生支出	个人卫生支出	政府卫生支出	社会卫生支出	个人卫生支出		
全国	**19980.39**	**5732.49**	**7196.61**	**7051.29**	**28.7**	**36.0**	**35.3**	**4.98**	**1490.06**
北京	813.64	223.98	386.86	202.80	27.5	47.6	24.9	5.76	4147.20
天津	355.65	82.68	145.88	127.10	23.3	41.0	35.7	3.90	2737.28
河北	901.96	266.83	247.58	387.56	29.6	27.5	43.0	4.42	1253.77
山西	463.72	132.28	152.26	179.18	28.5	32.8	38.6	5.04	1297.45
内蒙	436.95	139.47	105.91	191.58	31.9	24.2	43.8	3.74	1767.46
辽宁	772.50	176.35	291.58	304.57	22.8	37.8	39.4	4.19	1765.88
吉林	454.26	122.91	123.77	207.58	27.1	27.3	45.7	5.24	1653.88
黑龙江	605.77	151.96	198.04	255.76	25.1	32.7	42.2	5.84	1580.23
江苏	1232.30	293.87	533.25	405.18	23.9	43.3	32.9	2.97	1565.95
浙江	1143.30	265.40	440.63	437.27	23.2	38.5	38.3	4.12	2098.99
安徽	721.12	214.21	257.39	249.52	29.7	35.7	34.6	5.83	1210.54
福建	472.74	140.62	186.64	145.49	29.8	39.5	30.8	3.21	1280.11
江西	442.67	180.17	112.41	150.36	40.7	25.3	34.0	4.68	992.04
山东	1345.30	327.40	497.02	520.88	24.3	37.0	38.7	3.43	1403.13
河南	1066.57	321.19	272.98	472.40	30.1	25.6	44.3	4.62	1134.04
湖北	681.77	207.13	206.42	268.22	30.4	30.3	39.3	4.27	1191.11
湖南	738.76	213.19	202.03	323.54	28.9	27.4	43.8	4.61	1042.05
广东	1509.62	359.33	539.10	611.20	23.8	35.7	40.5	3.28	1445.87
广西	514.88	191.40	159.53	163.95	37.2	31.0	31.8	5.38	1116.88
重庆	432.97	120.45	137.22	175.31	27.8	31.7	40.5	5.46	1500.98
贵州	329.33	153.54	73.86	101.92	46.6	22.4	31.0	7.16	946.61
云南	509.47	199.38	147.30	162.79	39.1	28.9	32.0	7.05	1107.15
甘肃	295.38	116.54	74.22	104.62	39.5	25.1	35.4	7.17	1153.86
新疆	322.62	120.97	115.51	86.14	37.5	35.8	26.7	6.91	1676.79

4-1-3 政府卫生支出

年份	政府卫生支出(亿元)				
	合计	医疗卫生服务支出	医疗保障支出	行政管理事务支出	人口与计划生育事务支出
1990	187.28	122.86	44.34	4.55	15.53
1991	204.05	132.38	50.41	5.15	16.11
1992	228.61	144.77	58.10	6.37	19.37
1993	272.06	164.81	76.33	8.04	22.89
1994	342.28	212.85	92.02	10.94	26.47
1995	387.34	230.05	112.29	13.09	31.91
1996	461.61	272.18	135.99	15.61	37.83
1997	523.56	302.51	159.77	17.06	44.23
1998	590.06	343.03	176.75	19.90	50.38
1999	640.96	368.44	191.27	22.89	58.36
2000	709.52	407.21	211.00	26.81	64.50
2001	800.61	450.11	235.75	32.96	81.79
2002	908.51	497.41	251.66	44.69	114.75
2003	1116.94	603.02	320.54	51.57	141.82
2004	1293.58	679.72	371.60	60.90	181.36
2005	1552.53	805.52	453.31	72.53	221.18
2006	1778.86	834.82	602.53	84.59	256.92
2007	2581.58	1153.30	957.02	123.95	347.32
2008	3593.94	1397.23	1577.10	194.32	425.29
2009	4816.26	2081.09	2001.51	217.88	515.78
2010	5732.49	2565.60	2331.12	247.83	587.94
2011	7378.95	3111.36	3300.67	267.42	699.51

注：①本表按当年价格计算；②2011年为初步测算数；③政府卫生支出是指各级政府用于医疗卫生服务、医疗保障补助、卫生和医疗保险行政管理事务、人口与计划生育事务支出等各项事业的经费。

4-1-4 政府卫生支出所占比重

年份	政府卫生支出（亿元）	占财政支出比重（%）	占卫生总费用比重（%）	占国内生产总值比重（%）
1990	187.28	6.07	25.06	1.00
1991	204.05	6.03	22.84	0.94
1992	228.61	6.11	20.84	0.85
1993	272.06	5.86	19.75	0.77
1994	342.28	5.91	19.43	0.71
1995	387.34	5.68	17.97	0.64
1996	461.61	5.82	17.04	0.65
1997	523.56	5.67	16.38	0.66
1998	590.06	5.46	16.04	0.70
1999	640.96	4.86	15.84	0.71
2000	709.52	4.47	15.47	0.72
2001	800.61	4.24	15.93	0.73
2002	908.51	4.12	15.69	0.75
2003	1116.94	4.53	16.96	0.82
2004	1293.58	4.54	17.04	0.81
2005	1552.53	4.58	17.93	0.84
2006	1778.86	4.40	18.07	0.82
2007	2581.58	5.19	22.31	0.97
2008	3593.94	5.74	24.73	1.14
2009	4816.26	6.31	27.46	1.41
2010	5732.49	6.38	28.69	1.43
2011	7378.95	6.77	30.41	1.56

注：①本表按当年价格计算；②2011年为初步测算数。

4-1-5 城乡居民医疗保健支出

年份 地区	城镇居民			农村居民		
	人均年消费支出(元)	人均医疗保健支出(元)	医疗保健支出占消费性支出%	人均年生活消费支出(元)	人均医疗保健支出(元)	医疗保健支出占消费性支出%
1990	1278.9	25.7	2.0	374.7	19.0	5.1
1995	3537.6	110.1	3.1	859.4	42.5	4.9
2000	4998.0	318.1	6.4	1670.1	87.6	5.2
2005	7942.9	600.9	7.6	2555.4	168.1	6.6
2007	9997.5	699.1	7.0	3223.9	210.2	6.5
2008	11242.9	786.2	7.0	3660.7	246.0	6.7
2009	12264.6	856.4	7.0	3993.5	287.5	7.2
2010	13471.5	871.8	6.5	4381.8	326.0	7.4
2011	15160.9	969.0	6.4	5221.1	436.8	8.4
北　京	19934.5	1327.2	6.7	9254.8	840.6	9.1
天　津	16561.8	1275.6	7.7	4936.7	360.5	7.3
河　北	10318.3	923.8	9.0	3844.9	344.3	9.0
山　西	9792.7	774.9	7.9	3663.9	328.9	9.0
内蒙古	13994.6	1126.0	8.0	4460.8	468.0	10.5
辽　宁	13280.0	1079.8	8.1	4489.5	413.8	9.2
吉　林	11679.0	1171.3	10.0	4147.4	462.4	11.1
黑龙江	10683.9	948.4	8.9	4391.2	443.2	10.1
上　海	23200.4	1005.5	4.3	10210.5	584.5	5.7
江　苏	14357.5	805.7	5.6	6542.9	362.3	5.5
浙　江	17858.2	1033.7	5.8	8928.9	709.3	7.9
安　徽	11512.6	737.1	6.4	4013.3	264.4	6.6
福　建	14750.0	617.4	4.2	5498.3	251.4	4.6
江　西	10618.7	524.2	4.9	3911.6	243.8	6.2
山　东	13118.2	885.8	6.8	4807.2	383.9	8.0
河　南	10838.5	941.3	8.7	3682.2	287.8	7.8
湖　北	11451.0	709.6	6.2	4090.8	295.2	7.2
湖　南	11825.3	776.9	6.6	4310.4	293.6	6.8
广　东	18489.5	929.5	5.0	5515.6	307.4	5.6
广　西	11490.1	625.5	5.4	3455.3	229.0	6.6
海　南	10926.7	579.9	5.3	3446.2	138.4	4.0
重　庆	13335.0	1021.5	7.7	3624.6	270.3	7.5
四　川	12105.1	661.0	5.5	3897.5	276.1	7.1
贵　州	10058.3	546.8	5.4	2852.5	178.1	6.2
云　南	11074.1	637.9	5.8	3398.3	239.9	7.1
西　藏	9685.5	385.6	4.0	2666.9	71.2	2.7
陕　西	11821.9	935.4	7.9	3793.8	376.2	9.9
甘　肃	9895.4	828.6	8.4	2942.0	203.1	6.9
青　海	9613.8	718.8	7.5	3774.5	307.9	8.2
宁　夏	11334.4	890.1	7.9	4013.2	417.9	10.4
新　疆	10197.1	708.2	6.9	3457.9	314.7	9.1

注：①本表按当年价格计算；②分地区系2010年数字。

4-2-1　2011年各类医疗卫生机构资产与负债

机构分类	总资产（万元）	流动资产	固定资产	负债（万元）	净资产（万元）
总　计	**208542773**	**72546375**	**132973828**	**70714250**	**137828523**
一、医院	166817269	57909288	106625468	59988242	106829027
综合医院	128506952	43454704	83459130	47105667	81401285
中医医院	17858330	6496432	11100600	6901441	10956889
中西医结合医院	1810573	665030	1132322	667121	1143452
民族医院	330309	110457	205688	93945	236364
专科医院	18212544	7124401	10689563	5198271	13014273
口腔医院	971133	390336	565501	137463	833669
眼科医院	1071781	491967	537161	412172	659609
耳鼻喉科医院	165563	72910	89211	27785	137777
肿瘤医院	3763445	1512137	2220587	1063781	2699664
心血管病医院	732580	299949	402219	270902	461679
胸科医院	458689	169509	287085	170725	287964
血液病医院	79182	30081	43867	22614	56569
妇产(科)医院	1476335	533201	896326	425893	1050442
儿童医院	2113373	776119	1324693	443555	1669818
精神病医院	2474190	1059707	1387230	623250	1850940
传染病医院	1678539	527457	1141267	482097	1196442
皮肤病医院	138838	50930	82934	31680	107158
结核病医院	347153	152540	192918	94746	252407
麻风病医院	17831	6938	10893	2416	15416
职业病医院	82898	36082	46340	18289	64609
骨科医院	798974	298642	464116	314729	484245
康复医院	418072	141204	267573	97027	321045
整形外科医院	76721	32672	35149	13304	63417
美容医院	121004	51667	49963	69635	51370
其他专科医院	1226244	490355	644530	476212	750032
护理院	98562	58265	38165	21797	76765
二、基层医疗卫生机构	22274364	7825163	13929799	6567464	15706900
社区卫生服务中心(站)	5525966	2119992	3274976	1622163	3903803
社区卫生服务中心	4610893	1860998	2680213	1414122	3196771
社区卫生服务站	915073	258994	594763	208042	707031
卫生院	14763424	4962615	9564886	4508237	10255188
街道卫生院	363584	100493	259894	103821	259763
乡镇卫生院	14399841	4862122	9304992	4404416	9995425
中心卫生院	6604282	2126415	4379733	2012325	4591957
乡卫生院	7795559	2735707	4925259	2392090	5403468
门诊部	1983813	742293	1089114	436949	1546864
综合门诊部	1185476	431858	671677	245852	939624
中医门诊部	173856	103185	58324	65795	108061
中西医结合门诊部	115280	24955	58148	4746	110534
民族医门诊部	251	95	157	44	207
专科门诊部	508950	182201	300809	120512	388438
护理站	1161	263	824	115	1046

注：①本表不含诊所(医务室)和村卫生室数字；②统计范围：医疗卫生机构9.7万个。

4-2-1 续表

机构分类	总资产（万元）	流动资产	固定资产	负债（万元）	净资产（万元）
三、专业公共卫生机构	16501389	5626804	10752560	3217054	13284335
疾病预防控制中心	5994985	1914495	4051425	1027244	4967741
省属	989175	451014	520422	218787	770389
地级市（地区）属	1436379	470225	964736	283494	1152885
县级市（区）属	1554853	482152	1068545	217370	1337482
县属	1177534	338250	836609	206116	971418
其他	837044	172854	661113	101477	735567
专科疾病防治院（所、站）	1045568	405624	625032	238418	807150
专科疾病防治院	468646	172136	285887	141589	327058
传染病防治院	28483	10521	17962	12479	16003
结核病防治院	88645	33927	54668	29702	58943
职业病防治院	149819	51835	95527	45328	104491
其他	201700	75854	117730	54080	147620
专科疾病防治所（站、中心）	576922	233487	339145	96829	480093
口腔病防治所（站、中心）	47598	25819	21382	6377	41222
精神病防治所（站、中心）	11438	5742	5696	2860	8578
皮肤病与性病防治所（中心）	122178	44028	77190	22832	99346
结核病防治所（站、中心）	215315	96329	118258	27664	187651
职业病防治所（站、中心）	56281	19928	35514	12507	43774
地方病防治所（站、中心）	14236	2655	11552	1643	12593
血吸虫病防治所（站、中心）	66280	25656	40543	14558	51722
药物戒毒所（中心）	7049	1463	4808	440	6609
其他	36549	11869	24202	7950	28599
健康教育所（站、中心）	28437	7624	20698	4020	24418
妇幼保健院（所、站）	6642524	2416014	4166052	1610807	5031717
省属	750590	340913	393365	145754	604837
地级市（地区）属	2349720	792292	1543086	618867	1730853
县级市（区）属	1838161	632257	1191352	439020	1399141
县属	1469193	557108	898221	370069	1099123
其他	234860	93444	140028	37098	197763
妇幼保健院	6014494	2186892	3770134	1504653	4509841
妇幼保健所	431068	153686	275645	63769	367298
妇幼保健站	195419	74894	119273	42088	153331
生殖保健中心	1543	542	1001	297	1246
急救中心（站）	371260	72283	296475	25973	345287
采供血机构	1736202	597814	1125750	231129	1505073
卫生监督所（中心）	640803	205205	433587	74527	566276
省属	69326	27721	41604	6007	63319
地级市（地区）属	193466	47059	146033	16481	176985
县级市（区）属	168446	52944	115279	20973	147473
县属	156667	57790	97611	26936	129731
其他	52898	19690	33061	4130	48768
计划生育技术服务机构	41610	7746	33540	4937	36673
四、其他机构	2949752	1185119	1666001	941490	2008262
疗养院	838773	187650	612259	326432	512341
卫生监督检验（监测）机构	10193	4495	4860	4360	5833
医学科学研究机构	906786	426122	452015	266818	639967
医学在职培训机构	657672	267997	386436	156881	500791
临床检验中心（所、站）	137230.2	81842.2	32056.6	73392.5	63837.7
其他	399098	217013	178375	113607	285491

4-2-2　2011年医疗卫生机构资产与负债(按经济类型/主办单位/地区分)

类别 地区	总资产 (万元)	流动资产	固定资产	负债 (万元)	净资产 (万元)
总　计	**208542773**	**72546375**	**132973828**	**70714250**	**137828523**
按经济类型分					
公立	193445236	67377910	124178956	63383637	130061600
其中：国有	185094688	64347154	119032815	60746981	124347708
非公立	15097537	5168464	8794872	7330614	7766924
其中：私营	8391808	2665742	5155254	3740012	4651796
按主办单位分					
政府办	181598455	63549496	116452158	58944762	122653693
其中：卫生部门	176649553	62061852	113059284	57502321	119147233
社会办	18172746	6253775	11105140	7980792	10191954
个人办	8771572	2743103	5416530	3788696	4982876
按地区分					
东　部	111034986	39125178	70378989	36062301	74972685
中　部	52396269	17504853	34125875	20036147	32360122
西　部	45111518	15916344	28468964	14615802	30495716
北　京	10661115	4440683	6076114	2668298	7992818
天　津	4047429	1737855	2288564	1503806	2543623
河　北	8671814	2802610	5795564	3221395	5450419
山　西	4603898	1342852	3192714	1470756	3133142
内蒙古	3538001	1227973	2274041	1241113	2296889
辽　宁	6973048	2301616	4587219	2788352	4184696
吉　林	4044040	1317350	2679480	1454270	2589770
黑龙江	5392873	1681549	3666472	2004392	3388482
上　海	8117521	3487029	4458500	2052927	6064594
江　苏	16469502	5639402	10589971	5872971	10596531
浙　江	13577067	4563001	8823540	3720059	9857008
安　徽	7054202	2584858	4377515	2869186	4185016
福　建	6859136	2291458	4437678	1584673	5274463
江　西	4279626	1525863	2679542	1478710	2800915
山　东	14570618	4975361	9427965	5747408	8823210
河　南	9602942	3258287	6169766	4155740	5447202
湖　北	8995588	3125117	5729231	3065662	5929926
湖　南	8423101	2668978	5631156	3537431	4885670
广　东	19768679	6478620	12998015	6413144	13355534
广　西	5302923	1718961	3507206	1845135	3457788
海　南	1319059	407545	895860	489269	829790
重　庆	4267371	1586991	2610099	1468978	2798393
四　川	10262619	3995280	6098684	3056678	7205941
贵　州	2648227	1058446	1525255	921694	1726533
云　南	5458644	1933457	3436873	1691586	3767058
西　藏	273127	51758	219028	41916	231211
陕　西	4592222	1561432	2965802	1607364	2984858
甘　肃	2676664	931743	1639105	883625	1793039
青　海	732236	231599	494352	251926	480310
宁　夏	1088076	263847	804132	462220	625856
新　疆	4271409	1354860	2894387	1143568	3127841

注：本表不含诊所、卫生所、医务室和村卫生室数字。

4-2-3 2011年政府办医疗卫生机构资产与负债

机构分类	总资产(万元)	流动资产	固定资产	负债(万元)	净资产(万元)	平均每床固定资产(万元)
总 计	**181598455**	**63549496**	**116452158**	**58944762**	**122653693**	
医院	144918116	50516864	93258759	49577043	95341073	32.4
综合医院	111243655	37880960	72515853	38802056	72441600	35.5
中医医院	17082231	6207683	10702088	6545483	10536748	24.1
中西医结合医院	1470199	561247	902994	561615	908585	34.1
民族医院	305780	99696	192924	86235	219545	15.1
专科医院	14789000	5759393	8925568	3576977	11212023	25.4
护理院	27250	7884	19332	4678	22573	11.4
基层医疗卫生机构	18977982	6676400	12008722	5725320	13252662	
其中：社区卫生服务中心(站)	4381911	1763355	2548263	1303032	3078879	14.5
社区卫生服务中心	4170388	1706208	2411361	1267686	2902702	14.9
社区卫生服务站	211523	57146	136902	35346	176177	8.4
卫生院	14458352	4860418	9376006	4400793	10057559	9.0
街道卫生院	292397	83714	205669	84845	207552	20.0
乡镇卫生院	14165955	4776704	9170337	4315948	9850007	8.9
门诊部	137719	52628	84454	21495	116224	
专业公共卫生机构	15507704	5426697	9969523	3092066	12415638	
其中：专科疾病防治院(所、站)	970889	379471	579070	220900	749990	13.5
专科疾病防治院	417358	153402	254485	128311	289047	15.6
专科疾病防治所(中心)	553532	226069	324585	92589	460943	11.4
妇幼保健院(所、站)	6588623	2391812	4136525	1597000	4991623	26.7
内：妇幼保健院	5968768	2165299	3746162	1492515	4476253	27.9
妇幼保健所(站)	618820	226320	389520	104297	514523	14.1
急救中心(站)	352628	65427	285778	23457	329171	29.7
其他机构	2194653	929535	1215154	550332	1644321	
其中：疗养院	429243	117777	292148	96585	332658	
临床检验中心(所、站)	20813	6258	14494	3752	17062	

注：本表不含诊所、卫生所、医务室和村卫生室数字。

4-3-1　2011年各类医疗卫生机构收入与支出

机构分类	总收入（万元）				总支出（万元）			总支出中：人员支出（万元）
		财政补助收入	上级补助收入	业务收入/事业收入		业务支出/事业支出	财政专项支出	
总　计	164729936	22859998	1802494	139268383	158171822	148235756	7120419	42141004
一、医院	124513803	10127705	660993	113725105	119797385	115880821	3916564	29160693
综合医院	94657434	6805994	579371	87272068	91471247	88898173	2573075	22041328
中医医院	14317765	1478108	33379	12806278	13864048	13204702	659346	3408249
中西医结合医院	1351733	115931	5009	1230793	1286160	1246367	39793	312021
民族医院	232071	84457	5301	142314	226130	203623	22506	61016
专科医院	13909639	1639426	37672	12232541	12907790	12287399	620391	3326078
口腔医院	645979	57209	1988	586782	569578	540416	29162	233717
眼科医院	605154	14663	363	590127	515916	508323	7593	137489
耳鼻喉科医院	127930	13799	2	114130	119583	118051	1532	43584
肿瘤医院	2799145	128146	1873	2669125	2601230	2562153	39077	456963
心血管病医院	523178	28520	3727	490931	529681	496677	33004	90626
胸科医院	414103	56371	245	357487	405009	382408	22601	90241
血液病医院	84463	5460		79003	82962	80763	2200	13120
妇产(科)医院	1073060	76575	161	996323	991650	954586	37064	290184
儿童医院	1722943	168808	965	1553170	1624639	1551950	72689	452840
精神病医院	2078448	613755	14413	1450280	1875432	1666738	208694	635725
传染病医院	1204762	240014	2446	962303	1186673	1099906	86767	283893
皮肤病医院	109368	13346	387	95635	101052	97724	3328	29331
结核病医院	302984	53000	3307	246677	284435	269756	14679	72489
麻风病医院	14630	5923	260	8448	14391	11873	2517	4153
职业病医院	73926	12193	1661	60072	66518	64621	1897	19441
骨科医院	585283	25829	608	558846	540628	533729	6899	129636
康复医院	308033	79808	3153	225072	275030	243183	31847	79064
整形外科医院	58389	2528		55861	52326	50869	1457	18220
美容医院	137493			137493	119878	119851	27	23768
其他专科医院	1040370	43479	2113	994778	951181	933824	17357	221594
护理院	45161	3788	261	41112	42010	40557	1452	12002
二、基层医疗卫生机构	26383956	6855081	877132	18542260	25298434	22071052	1330562	8748550
社区卫生服务中心(站)	6852920	1921952	233402	4697566	6677092	6315259	361833	2155359
社区卫生服务中心	6102473	1843860	199396	4059217	5961703	5629504	332199	1921313
社区卫生服务站	750447	78092	34006	638350	715389	685755	29634	234046
卫生院	13372506	4871537	233429	8267540	13000748	12103644	897105	4458883
街道卫生院	157372	38344	2067	116962	161333	151179	10155	49317
乡镇卫生院	13215133	4833193	231362	8150578	12839415	11952465	886950	4409566
中心卫生院	5870370	2036859	88894	3744616	5757315	5409614	347702	2004866
乡卫生院	7344764	2796334	142468	4405962	7082100	6542851	539248	2404700
村卫生室	3240753		287000	2871119	2923184	1639262		1192833
门诊部	1305743	61516	18562	1225665	1285035	1213412	71623	370567
综合门诊部	714704	43824	15978	654902	729004	667146	61858	198535
中医门诊部	256873	2343	932	253599	222119	221093	1026	52398
中西医结合门诊部	23126	60		23067	23684	23613	71	6989
民族医门诊部	266			266	227	227		73
专科门诊部	310774	15290	1652	293832	310002	301334	8668	112573
诊所、卫生所、医务室、护理站	1612035	76	104740	1480370	1412375	799475	2	570908
诊所	1291048		13338	1257302	1095582	624323		439413
卫生所、医务室	319503		91402	221660	315752	174113		131254
护理站	1483	76		1408	1040	1039	2	241

统计范围：医疗卫生机构92.7万个，其中：社区卫生服务站1.4万个，诊所(医务室)17.1万个，村卫生室65.5万个。

4-3-1 续表

机构分类	总收入（万元）	财政补助收入	上级补助收入	业务收入/事业收入	总支出（万元）	业务支出/事业支出	财政专项支出	总支出中：人员支出（万元）
三、专业公共卫生机构	11837053	4877908	211507	6350205	11151275	9006526	1539817	3690319
疾病预防控制中心	3678657	2251162	119522	1033188	3642745	2427275	787620	1146564
省属	624848	410187	4864	75110	572647	248747	229059	96774
地级市（地区）属	1004182.4	686455	18892	265729.8	985001.6	700828.7	220819.2	323050.3
县级市（区）属	932975	570170	23231	302692	927174	708333	147833	306078
县属	951975	534327	30286	329611	982676	671075	146255	372864
其他	164677	50023	42249	60046	175246	98292	43654	47797
专科疾病防治院（所、站）	838732	324074	12869	501790	776299	671161	105137	266340
专科疾病防治院	363200	102478	5156	255566	350927	312401	38526	109164
传染病防治院	22200.8	3879.8	153.8	18167.2	21744.2	21202.2	542	5362.8
结核病防治院	74294	18306	104	55884	74365	64106	10259	17184
职业病防治院	95507	29503	1703	64301	93534	88695	4839	36308
其他	171199	50790	3195	117214	161284	138399	22885	50309
专科疾病防治所（站、中心）	475532	221596	7713	246224	425372	358760	66612	157175
口腔病防治所（站、中心）	48095	7470	259	40365	42597	41024	1573	21809
精神病防治所（站、中心）	10807	4567	61.1	6178.9	9561.8	8202.9	1358.9	3635.3
皮肤病与性病防治所（中心）	110029	37278	1019	71733	98211	86658	11553	27862
结核病防治所（站、中心）	119546	62538	580	56429	114133	100233	13901	42131
职业病防治所（站、中心）	38873	16155	1557	21161	37447	32411	5036	24089
地方病防治所（站、中心）	12817	10076	103	2639	11406	7403	4002	4274
血吸虫病防治所（站、中心）	94949	67681	3415	23854	72858	52040	20817	22258
药物戒毒所（中心）	2335.2	1458.7	397.1	479.4	2447.7	914.5	1533.2	331.7
其他	38081	14373	322	23385	36712	29874	6837	10786
健康教育所（站、中心）	20862	18275	433	909	20808	14887	3535	8733
妇幼保健院（所、站）	5395190	1171503	52432	4171254	4894529	4460138	434391	1564028
省属	521357	65106	1136	455114	452352	419953	32399	129265
地级市（地区）属	1832550	263087	5381	1564083	1683516	1596947	86570	535775
县级市（区）属	1440318	321107.3	20278.2	1098932.5	1330299.5	1223104.3	107195.2	438573.3
县属	1356946	464570	24443	867934	1221606	1031246	190360	379329
其他	244019	57633	1194	185191	206755	188888	17867	81085
妇幼保健院	4817586	845214	29032	3943340	4391537	4074323	317214	1391413
妇幼保健所	353083	188556	13424	151103	316188	246651	69538	111450
妇幼保健站	222401	136861	9976	75564	184607	137335	47272	60580
生殖保健中心	2120	872.6		1247.4	2196.1	1829.9	366.2	584.9
急救中心（站）	186880	126802	1863	48422	175094	133366	27218	78022
采供血机构	845040	241987	4863	518716	817840	693168	59524	192415
卫生监督所（中心）	844096	729773	15560	68125	797456	589617	119871	423559
省属	51174	49012	490	112	51690	33511	14640	19657
地级市（地区）属	236790	223753	2854	5544	230671	180357	35324	126295
县级市（区）属	269449	235425	5020	17834	257559	198250	29314	145184
县属	241655	202853	4803	23029	214432	143766	34687	113896
其他	45027	18732	2394	21606	43105	33734	5907	18527
计划生育技术服务机构	27597	14332	3965	7801	26505	16912	2521	10659
四、其他机构	1995124	999305	52863	650813	1924729	1277358	333476	541442
疗养院	281898	92949	14404	174546	277500	241085	36415	91732
卫生监督检验（监测）机构	11648	4854	10	131	12087	3490	1181	3987
医学科学研究机构	465105	247875	25276	155843	440740	315699	65815	150436
医学在职培训机构	324170	158972	8719	115989	320359	235480	49007	119688
临床检验中心（所、站）	133749	2325	159	131266	113393	112236	1157	27688
其他	778554	492331	4296	73039	760650	369368	179902	147911

4-3-2　2011年医疗卫生机构收入与支出(按经济类型/主办单位/地区分)

类别 地区	总收入 (万元)	财政补 助收入	上级补 助收入	业务收入/ 事业收入	总支出 (万元)	业务支出/ 事业支出	财政专 项支出	总支出中： 人员支出 (万元)
总计	164729936	22859998	1802494	139268383	158171822	148235756	7120419	42141004
按经济类型分								
公立	152478672	22793144	1657800	127340003	146991669	138084167	7067163	39029784
其中：国有	142704126	20661351	1310369	120102733	137544350	129897196	6657577	35857084
非公立	12251263	66855	144694	11928380	11180153	10151589	53256	3111220
其中：私营	6734537	32026	81167	6566365	6118887	5357250	33693	1832558
按主办单位分								
政府办	141631282	22291173	961223	117789352	136333181	128492961	6850894	35955019
内：卫生部门	138148790	21474614	858785	115243976	133046116	125498537	6592967	35011164
社会办	16204252	526911	774537	14742747	15562270	14162512	233126	4320494
个人办	6894401	41914	66735	6736284	6276371	5580283	36400	1865491
按地区分								
东　部	89954257	10792300	782187	77918420	87066014	82034956	3763241	23075042
中　部	39193052	5424383	502887	33077781	37620028	35405905	1437938	9781721
西　部	35582627	6643316	517420	28272181	33485781	30794895	1919241	9284240
北　京	9745024	1606562	101469	7995912	9507967	8648172	759390	1996220
天　津	3479959	491375	13399	2957905	3311162	3166917	118703	818778
河　北	6316438	632844	80203	5584685	5996000	5649755	232045	1509256
山　西	3204838	608648	89504	2480541	3182202	2914164	196927	864394
内蒙古	2743874	662750	31214	2045782	2600860	2421433	113953	788562
辽　宁	5553422	616697	56902	4872181	5484807	5238649	181199	1448627
吉　林	3078679	593812	21058	2460998	3006154	2843664	121813	741725
黑龙江	4054160	608588	109079	3328697	3979625	3782597	137127	958977
上　海	8645538	1105211	81045	7412682	8429027	8027414	360660	2510079
江　苏	12384371	1193786	153283	11015592	12125764	11554868	406248	3046043
浙　江	11570308	1410488	63111	9940886	11207712	10559771	403491	3057513
安　徽	5029574	667788	76182	4245097	4741081	4434500	186723	1180969
福　建	4304297	615798	24448	3650064	3982508	3719122	200076	1103902
江　西	3557494	608171	23803	2910526	3389247	3167157	120286	874099
山　东	10955696	1220300	83784	9630859	10604408	10004710	362953	2631975
河　南	7451645	812964	79574	6515072	7039968	6690127	202343	1723412
湖　北	6493186	808289	52227	5618155	6279553	5904699	264463	1778702
湖　南	6323475	716122	51462	5518695	6002197	5668996	208254	1659443
广　东	15987105	1690298	108213	14071780	15447205	14596038	650346	4693018
广　西	4278809	654585	35019	3558136	4001839	3697035	222831	1102190
海　南	1012097	208941	16329	785874	969453	869540	88130	259631
重　庆	3253523	526630	23449	2698676	3136967	2904562	181812	822513
四　川	8151503	1205198	77474	6847553	7623169	7067821	403792	2180039
贵　州	2443245	431785	45838	1948211	2198549	2063431	87432	615456
云　南	4124857	823399	39637	3251104	3783900	3471932	228148	972210
西　藏	218084	99278	4742	104738	237823	143948	14256	105000
陕　西	3666535	624878	69634	2957970	3536401	3313514	156343	993963
甘　肃	1940133	476610	53036	1386246	1896480	1626163	204463	497430
青　海	599709	161192	13028	423408	571078	519214	38090	160745
宁　夏	782964	186481	14990	575998	756128	675842	67761	171106
新　疆	3379392	790530	109359	2474358	3142586	2889999	200360	875025

4-4-1 2011年公立医院收入与支出

指标名称	公立医院	三级医院	二级医院	一级医院	公立医院中：政府办医院
机构数(个)	13180	1339	6001	2803	9415
总收入(万元)	116406547	66226295	43686329	2415695	108855130
财政补助收入	10104993	4720258	4306691	336174	9843664
上级补助收入	645815	200552	294891	85590	277229
业务收入	105655739	61305485	39084747	1993932	98734237
医疗收入	56690905	33231694	20730993	979814	53153888
门诊收入	17918999	9712924	7067519	473117	16684992
内：挂号费	380833	238360	122909	7837	360906
检查收入	6848611	3551485	2960026	132047	6462427
治疗收入	4134777	2284519	1515489	139833	3804245
手术收入	724421	402184	256364	28644	664992
住院收入	38771907	23518769	13663475	506698	36468896
内：床位收入	2875256	1544744	1158164	55683	2697250
检查收入	5018188	3055645	1769957	59701	4705581
治疗收入	12805550	8096839	4224362	144100	12087487
手术收入	5287046	3133942	1930863	75014	5049473
药品收入	47152180	27109860	17679809	948023	43991402
门诊收入	19050333	10786969	7030403	554516	17684820
西药收入	14128590	7883971	5271421	432858	13070421
中药收入	4921742	2902998	1758982	121658	4614399
住院收入	28101848	16322891	10649406	393506	26306582
西药收入	26360618	15372648	9956275	356825	24709465
中药收入	1741230	950242	693132	36682	1597118
其他收入	1812653	963931	673945	66095	1588947
总支出(万元)	112307513	63796791	42185233	2340841	104747264
财政专项支出	3891841	2119028	1396431	84167	3782384
业务支出	108415672	61677763	40788802	2256674	100964879
医疗支出	62214795	35662712	23277191	1195057	58619374
药品支出	44178609	25272888	16644912	880584	41249065
内：药品费	39526325	23236229	14408653	739606	37032816
西药费	34567116	20281583	12660281	627403	32389531
中药费	4959210	2954646	1748371	112204	4643285
其他支出	2022268	742163	866700	181032	1096441
总支出中：人员支出(万元)	27376895	14571040	10941506	740822	25392642
离退休费(万元)	2525413	1349439	1026195	50677	2408893
职工人均年业务收入(元)	265512	386945	197795	113640	277455
医师人均年业务收入(元)	913509	1375886	674648	350434	957365
门诊病人次均医药费(元)	180.2	231.8	147.6	103.9	182.0
内：挂号费	1.9	2.7	1.3	0.8	1.9
药　费	92.8	122.0	73.6	56.1	93.6
检查费	33.4	40.2	31.0	13.3	34.2
治疗费	20.1	25.8	15.9	14.1	20.1
出院病人人均医药费(元)	6909.9	10935.9	4564.2	3121.3	6959.7
内：床位费	297.1	424.0	217.4	193.1	299.0
药费	2903.7	4480.4	1999.2	1364.4	2916.5
检查费	518.5	838.7	332.3	207.0	521.7
治疗费	1323.2	2222.5	793.0	499.6	1340.1
手术费	546.3	860.2	362.5	260.1	559.8
出院病人日均医药费(元)	658.0	912.0	489.0	304.6	673.4

4-4-2　综合医院收入与支出

指标名称	2005	2006	2007	2008	2009	2010	2011
机构数	4884	4790	4757	4873	4806	4748	4712
平均每所医院总收入(万元)	5575.6	6163.8	7506.5	9283.1	11494.9	13906.1	16916.5
其中：财政补助收入	333.3	393.6	523.4	646.9	850.2	997.8	1313.2
业务收入	5174.9	5712.9	6955.2	8614.7	10608.1	12882.9	15568.0
医疗收入	2685.7	3045.8	3713.9	4545.4	5590.3	6868.1	8519.0
门诊收入	933.5	1065.1	1269.4	1523.7	1801.6	2126.1	2593.6
住院收入	1752.2	1980.7	2444.5	3021.7	3788.7	4742.0	5925.5
药品收入	2383.6	2559.4	3127.6	3924.5	4846.8	5824.9	6817.3
其他收入	105.6	107.7	113.6	144.8	170.9	189.9	231.6
平均每所医院总支出(万元)	5345.7	6124.4	7327.2	8987.7	10974.7	13317.3	16316.5
其中：业务支出	5174.9	5834.9	7190.3	8808.2	10696.4	12947.6	15817.7
医疗支出	3020.0	3456.4	4191.5	5055.3	6095.6	7404.3	9290.0
药品支出	2096.1	2312.5	2930.2	3675.2	4509.8	5427.6	6383.9
内：药品费支出	1831.7	2015.3	2595.1	3289.9	4041.9	4878.5	5770.8
其他支出	58.8	66.0	68.6	77.7	91.1	115.7	143.8
职工人均年业务收入(万元)	9.2	13.8	17.2	20.3	23.4	26.2	29.3
医生人均年业务收入(万元)	44.7	46.8	56.6	66.9	77.4	88.1	101.8
门诊病人次均医药费(元)	126.9	128.7	136.1	146.5	159.5	173.8	186.1
其中：药费	66.0	65.0	68.0	74.0	81.2	88.1	92.4
检查治疗费	37.8	39.9	42.4	45.3	48.6	53.7	58.0
出院病人人均医药费(元)	4661.5	4668.9	4973.8	5463.8	5951.8	6525.6	7027.7
其中：药费	2045.6	1992.0	2148.9	2400.4	2619.8	2834.4	2939.7
检查治疗费	1230.6	1211.8	1231.7	1361.1	1502.1	1691.5	1879.2
手术费	447.5	479.5	502.8	525.9	533.8	559.4	576.0
出院病人日均医药费(元)	469.7	471.1	501.4	550.9	612.3	674.8	733.4

注：①本表系卫生部门综合医院数字；②本表按当年价格计算。

4-4-3　2011年五级综合医院收入与支出

指标名称	合计	中央属	省属	地级市属	县级市属	县属
机构数	4712	25	231	952	1546	1958
平均每所医院总收入(万元)	16916.5	214669.7	80102.8	28301.1	10144.4	6748.7
财政补助收入	1313.2	16290.8	5615.3	2079.9	775.8	665.9
上级补助收入	35.3	23.5	151.3	35.5	30.1	25.9
业务收入	15568.0	198355.3	74336.3	26185.8	9338.6	6056.9
医疗收入	8519.0	108243.3	40355.5	14487.5	5069.3	3311.7
门诊收入	2593.6	32355.0	11189.8	4231.9	1761.7	1059.7
内：挂号费	46.9	916.0	231.0	66.9	30.9	17.1
检查收入	1067.6	11135.2	4166.8	1728.2	738.8	511.7
治疗收入	536.9	7019.8	2455.9	918.7	362.2	180.1
手术收入	98.9	1284.7	594.7	148.3	60.9	31.3
住院收入	5925.5	75888.4	29165.7	10255.6	3307.6	2252.0
内：床位收入	410.2	4087.9	1675.6	697.5	274.3	181.5
检查收入	777.7	8652.8	3649.6	1433.3	441.2	285.3
治疗收入	1946.1	28672.7	9575.4	3509.0	994.5	696.2
手术收入	834.9	11488.6	4520.5	1260.9	486.1	332.3
药品收入	6817.3	85848.0	32816.2	11387.4	4104.4	2661.0
门诊收入	2556.3	38667.4	12407.2	4300.1	1594.4	844.7
西药收入	2056.2	31284.9	9858.2	3399.2	1319.5	691.2
中药收入	500.1	7382.5	2549.0	900.9	274.9	153.5
住院收入	4261.0	47180.6	20409.0	7087.3	2510.1	1816.3
西药收入	4091.9	45612.3	19634.7	6754.3	2420.5	1753.3
中药收入	169.1	1568.2	774.3	332.9	89.6	63.0
其他收入	231.6	4264.0	1164.6	311.0	164.8	84.2
平均每所医院总支出(万元)	16316.5	213246.3	76776.5	27363.1	9797.9	6445.2
财政专项支出	498.8	9463.3	2533.5	754.2	239.7	224.7
业务支出	15817.7	203783.1	74243.0	26609.0	9558.2	6220.5
医疗支出	9290.0	122144.6	43252.8	15727.9	5602.6	3623.5
药品支出	6383.9	80068.8	30385.1	10669.9	3862.5	2518.5
内：药品费	5770.8	74881.7	28388.7	9716.2	3404.8	2169.8
西药费	5273.4	67668.6	25779.9	8829.9	3142.1	2011.0
中药费	497.4	7213.1	2608.8	886.3	262.6	158.8
其他支出	143.8	1569.6	605.1	211.2	93.1	78.5
平均每所医院人员支出(万元)	3879.3	49048.0	17318.5	6375.8	2496.0	1595.4
职工人均年业务收入(元)	292782.0	658812.7	473857.0	310869.1	230905.6	185106.9
医师人均年业务收入(元)	1018482.3	2400233.9	1694244.6	1089964.4	777375.5	645217.1
门诊病人次均医药费(元)	186.1	341.6	272.6	192.9	149.0	131.8
内：挂号费	1.7	4.4	2.7	1.5	1.4	1.2
药　费	92.4	186.0	143.3	97.2	70.8	58.5
检查费	38.6	53.6	48.1	39.1	32.8	35.4
治疗费	19.4	33.8	28.4	20.8	16.1	12.5
出院病人人均医药费(元)	7027.7	17473.7	13783.0	8732.5	5328.5	3549.3
内：床位费	283.0	580.4	465.8	351.2	251.3	158.4
药费	2939.7	6698.8	5674.2	3568.6	2299.0	1584.6
检查费	536.5	1228.6	1014.7	721.7	404.1	248.9
治疗费	1342.6	4071.0	2662.2	1766.8	910.9	607.4
手术费	576.0	1631.2	1256.8	634.9	445.2	289.9

注：①本表系卫生部门综合医院数字；②地级市属含地区和省辖市区属，县级市属包括地级市辖区属。

4-5-1 医院门诊病人人均医药费用

级别 年份	门诊病人次均医药费(元)			占门诊医药费%	
		药费	检查治疗费	药费	检查治疗费
医院合计					
2007	124.7	63.2	37.6	50.6	30.2
2008	138.3	71.0	41.2	51.3	29.8
2009	152.0	78.3	44.7	51.5	29.4
2010	166.8	85.6	49.4	51.3	29.6
2011	179.8	90.9	53.5	50.5	29.7
其中:公立医院					
2007	125.0	64.2	37.5	51.3	30.0
2008	138.8	72.3	41.1	52.1	29.6
2009	152.5	80.0	44.5	52.5	29.2
2010	167.3	87.4	49.3	52.3	29.5
2011	180.2	92.8	53.5	51.5	29.7
内:三级医院					
2007	170.4	89.2	49.2	52.4	28.9
2008	187.9	100.3	53.0	53.4	28.2
2009	203.7	109.3	56.9	53.6	27.9
2010	220.2	117.6	62.1	53.4	28.2
2011	231.8	122.0	66.0	52.6	28.5
二级医院					
2007	106.1	53.0	33.7	50.0	31.8
2008	116.7	58.9	37.0	50.5	31.7
2009	128.0	65.1	39.8	50.8	31.1
2010	139.3	70.5	43.9	50.6	31.5
2011	147.6	73.6	46.8	49.9	31.7
一级医院					
2007	69.3	38.2	18.6	55.2	26.8
2008	77.3	41.8	21.0	54.1	27.1
2009	83.9	46.3	21.8	55.1	26.0
2010	93.1	51.6	24.2	55.4	26.0
2011	103.9	56.1	27.5	54.0	26.5

注：按当年价格计算。

4-5-2　医院出院病人人均医药费用

级别 年份	出院病人人均医药费(元)				占住院医药费%		
		药费	检查治疗费	手术费	药费	检查治疗费	手术费
医院合计							
2007	4733.5	2014.8	1175.9	479.8	42.6	24.8	10.1
2008	5234.1	2276.3	1301.7	504.1	43.5	24.9	9.6
2009	5684.0	2480.6	1428.7	515.0	43.6	25.1	9.1
2010	6193.9	2670.2	1589.8	536.9	43.1	25.7	8.7
2011	6632.2	2770.5	1742.7	550.2	41.8	26.3	8.3
其中:公立医院							
2007	4834.5	2069.6	1208.0	477.8	42.8	25.0	9.9
2008	5363.3	2349.1	1342.9	499.0	43.8	25.0	9.3
2009	5856.2	2573.0	1482.9	510.3	43.9	25.3	8.7
2010	6415.9	2784.3	1664.5	533.4	43.4	25.9	8.3
2011	6909.9	2903.7	1841.7	546.3	42.0	26.7	7.9
内：三级医院							
2007	8087.0	3456.3	2077.8	758.8	42.7	25.7	9.4
2008	8969.1	3906.8	2326.0	800.9	43.6	25.9	8.9
2009	9753.0	4231.9	2567.2	823.9	43.4	26.3	8.4
2010	10442.4	4440.9	2835.9	857.0	42.5	27.2	8.2
2011	10935.9	4480.4	3061.2	860.2	41.0	28.0	7.9
二级医院							
2007	3294.8	1426.3	796.8	343.6	43.3	24.2	10.4
2008	3647.2	1618.3	873.4	355.0	44.4	23.9	9.7
2009	3973.8	1784.0	952.5	358.4	44.9	24.0	9.0
2010	4338.6	1944.8	1052.8	365.4	44.8	24.3	8.4
2011	4564.2	1999.2	1125.3	362.5	43.8	24.7	7.9
一级医院							
2007	2331.4	987.6	549.5	246.4	42.4	23.6	10.6
2008	2550.4	1111.7	573.6	271.3	43.6	22.5	10.6
2009	2609.6	1128.2	603.8	253.2	43.2	23.1	9.7
2010	2844.3	1243.7	662.8	251.6	43.7	23.3	8.8
2011	3121.3	1364.4	706.7	260.1	43.7	22.6	8.3

注：按当年价格计算。

4-5-3　综合医院门诊病人人均医药费用

级别 年份		门诊病人 次均医药费(元)			占门诊医药费%	
			药费	检　查 治疗费	药费	检　查 治疗费
医院合计	2007	136.1	68.0	42.4	50.0	31.1
	2008	146.5	74.0	45.3	50.5	30.9
	2009	159.5	81.2	48.6	50.9	30.5
	2010	173.8	88.1	53.7	50.7	30.9
	2011	186.1	92.4	58.0	49.6	31.2
卫生部属	2007	281.5	159.3	66.5	56.6	23.6
	2008	281.5	157.6	68.5	56.0	24.3
	2009	305.2	172.5	72.6	56.5	23.8
	2010	324.1	181.9	80.0	56.1	24.7
	2011	341.6	186.0	87.3	54.4	25.6
省属	2007	200.0	104.4	56.8	52.2	28.4
	2008	219.8	116.9	62.1	53.2	28.3
	2009	238.4	127.5	65.8	53.5	27.6
	2010	254.4	135.6	71.1	53.3	28.0
	2011	272.6	143.3	76.5	52.6	28.1
地级市属	2007	139.2	70.0	43.8	50.3	31.4
	2008	152.6	78.2	46.7	51.2	30.6
	2009	164.5	85.0	50.0	51.7	30.4
	2010	179.7	93.1	55.0	51.8	30.6
	2011	192.9	97.2	59.8	50.4	31.0
县级市属	2007	112.5	54.6	37.1	48.5	33.0
	2008	117.8	57.4	38.4	48.7	32.6
	2009	126.8	62.3	40.3	49.2	31.8
	2010	139.8	67.4	45.8	48.2	32.8
	2011	149.0	70.8	48.9	47.5	32.8
县属	2007	93.2	42.1	32.7	45.2	35.1
	2008	98.9	44.3	36.0	44.8	36.4
	2009	109.8	49.3	39.9	44.8	36.3
	2010	121.4	54.5	44.2	44.9	36.4
	2011	131.8	58.5	47.9	44.4	36.3

注：①本表系政府办综合医院数字；②按当年价格计算。

4-5-4 综合医院出院病人人均医药费用

级别 年份		出院病人人均医药费(元)				占住院医药费%		
			药费	检查治疗费	手术费	药费	检查治疗费	手术费
医院合计	2007	4973.8	2148.9	1231.8	502.8	43.2	24.8	10.1
	2008	5463.8	2400.4	1361.1	525.9	43.9	24.9	9.6
	2009	5951.8	2619.8	1502.0	533.8	44.0	25.2	9.0
	2010	6525.6	2834.4	1691.5	559.4	43.4	25.9	8.6
	2011	7027.7	2939.7	1879.2	576.0	41.8	26.7	8.2
卫生部属	2007	13117.4	5360.8	3326.4	1402.4	40.9	25.4	10.7
	2008	13980.7	5677.5	3761.1	1379.2	40.6	26.9	9.9
	2009	15197.3	6226.8	4215.0	1460.1	41.0	27.7	9.6
	2010	16383.6	6620.1	4632.7	1613.9	40.4	28.3	9.9
	2011	17473.7	6698.8	5299.6	1631.2	38.3	30.3	9.3
省属	2007	10200.6	4340.5	2462.8	1085.6	42.6	24.1	10.6
	2008	11084.1	4849.0	2712.1	1137.6	43.7	24.5	10.3
	2009	12121.6	5303.3	2979.4	1169.7	43.8	24.6	9.7
	2010	12938.7	5549.5	3316.1	1220.8	42.9	25.6	9.4
	2011	13783.0	5674.2	3676.9	1256.8	41.2	26.7	9.1
地级市属	2007	5892.5	2515.5	1568.9	540.2	42.7	26.6	9.2
	2008	6557.1	2844.6	1739.3	572.8	43.4	26.5	8.7
	2009	7214.9	3108.3	1951.6	585.4	43.1	27.0	8.1
	2010	8100.0	3433.0	2266.0	615.4	42.4	28.0	7.6
	2011	8732.5	3568.6	2488.5	634.9	40.9	28.5	7.3
县级市属	2007	3774.9	1693.3	873.6	384.0	44.9	23.1	10.2
	2008	4115.3	1852.0	945.9	404.5	45.0	23.0	9.8
	2009	4381.1	1996.1	1014.9	395.8	45.6	23.2	9.0
	2010	4891.5	2190.7	1159.1	424.3	44.8	23.7	8.7
	2011	5328.5	2299.0	1315.0	445.2	43.1	24.7	8.4
县属	2007	2491.9	1107.6	574.5	276.5	44.4	23.1	11.1
	2008	2712.0	1236.5	631.9	280.0	45.6	23.3	10.3
	2009	2978.6	1373.5	692.5	285.4	46.1	23.2	9.6
	2010	3261.8	1506.0	766.7	286.3	46.2	23.5	8.8
	2011	3549.3	1584.6	856.3	289.9	44.6	24.1	8.2

注：①本表系卫生部门数字；②按当年价格计算。

4-5-5 2011年各地区医院门诊和出院病人人均医药费用

地区	门诊病人次均医药费(元)	药费	检查治疗费	出院病人人均医药费(元)	药费	检查治疗费	手术费
总　计	**179.8**	**90.9**	**53.5**	**6632.2**	**2770.5**	**1742.7**	**550.2**
北　京	352.5	223.0	74.1	16630.7	5948.1	5822.5	917.8
天　津	234.4	151.9	40.8	12428.9	4973.7	3534.4	505.8
河　北	164.1	74.5	58.3	5661.5	2633.9	1482.9	368.0
山　西	170.0	73.3	58.9	6170.9	2630.2	1622.0	401.3
内蒙古	172.2	71.9	66.0	6532.4	3004.5	1930.3	340.0
辽　宁	203.1	92.9	70.6	7175.9	3086.9	1802.3	597.6
吉　林	171.4	71.0	67.3	6674.6	3034.1	2025.1	504.8
黑龙江	189.3	80.3	69.8	6760.9	3366.8	1485.6	320.2
上　海	257.7	141.9	52.7	12966.5	4737.2	1699.1	2245.5
江　苏	190.5	97.5	54.3	8431.3	3892.0	2048.3	531.1
浙　江	189.9	109.5	38.6	8922.9	3977.5	1263.3	755.6
安　徽	155.1	73.0	53.0	5627.8	2448.1	1464.7	397.6
福　建	149.4	72.2	44.1	6152.3	2614.1	1511.0	573.6
江　西	145.1	74.0	47.4	5024.3	2282.1	1291.2	462.6
山　东	174.9	86.3	58.1	6308.3	2908.3	1701.2	607.0
河　南	122.4	53.1	46.2	5221.3	2179.5	1554.3	414.0
湖　北	167.0	84.8	56.4	6243.2	2383.6	1956.7	624.8
湖　南	192.1	89.8	61.7	5675.8	2430.3	1367.7	397.6
广　东	161.8	76.5	52.3	7853.2	2730.1	2425.9	855.1
广　西	131.0	62.0	44.5	5614.0	2114.8	1768.8	331.7
海　南	161.0	80.3	52.9	7049.7	2929.5	1912.7	487.1
重　庆	192.2	90.9	61.1	6126.8	2562.3	1778.5	507.7
四　川	152.7	67.6	53.6	5617.9	2094.1	1764.3	442.8
贵　州	164.6	64.8	61.3	4411.4	1596.1	1301.3	428.5
云　南	126.8	57.9	44.7	4766.6	1958.1	1294.5	363.2
西　藏	75.4	38.4	16.0	4182.7	1816.3	659.8	237.3
陕　西	156.0	72.2	56.2	5182.7	2159.8	1154.3	534.9
甘　肃	120.3	58.2	38.4	4458.2	1889.2	1133.4	406.2
青　海	117.2	55.5	34.4	5706.2	2833.5	1095.3	305.5
宁　夏	139.7	70.2	43.9	5489.7	2398.2	1245.7	408.6
新　疆	153.7	77.0	47.8	5159.5	2141.2	1337.5	352.5

4-5-6　2011年各地区公立医院门诊和出院病人人均医药费用

地区	门诊病人次均医药费（元）	药费	检查治疗费	出院病人人均医药费（元）	药费	检查治疗费	手术费
总　计	**180.2**	**92.8**	**53.5**	**6909.9**	**2903.7**	**1841.7**	**546.3**
北　京	349.2	224.5	72.5	16882.1	6049.1	6124.0	795.8
天　津	240.0	153.9	42.0	12776.5	5013.5	3663.8	527.0
河　北	169.1	77.3	60.7	5891.5	2746.4	1556.9	375.2
山　西	172.9	76.7	61.7	6576.6	2843.8	1748.6	407.7
内蒙古	172.6	71.6	68.2	6694.3	3083.9	2009.3	341.8
辽　宁	204.3	94.9	71.4	7465.1	3227.2	1885.8	598.1
吉　林	173.1	73.1	67.6	6952.3	3178.1	2125.8	504.5
黑龙江	190.6	82.3	69.7	6968.1	3496.5	1509.0	320.7
上　海	252.8	143.9	49.4	12897.7	4783.0	1688.4	2156.1
江　苏	197.5	103.7	56.3	9336.4	4294.4	2367.7	541.3
浙　江	186.3	109.4	36.7	9106.2	4087.7	1285.8	704.9
安　徽	158.3	75.5	55.5	5952.6	2613.1	1588.2	397.9
福　建	149.3	74.1	43.5	6431.0	2790.0	1598.4	541.7
江　西	146.1	75.7	47.9	5271.1	2415.9	1379.7	460.8
山　东	180.1	89.9	59.9	6534.9	3024.6	1772.9	611.9
河　南	124.0	54.3	47.7	5340.0	2239.8	1617.1	419.2
湖　北	165.6	85.6	56.8	6287.7	2445.6	2016.3	605.9
湖　南	188.7	90.5	62.5	5911.3	2540.3	1436.6	396.4
广　东	158.3	77.5	49.8	8017.8	2824.0	2508.0	837.2
广　西	131.9	62.9	44.8	5696.4	2140.9	1803.8	330.0
海　南	162.9	83.1	52.6	7163.8	2993.6	1945.7	473.1
重　庆	187.0	92.6	59.9	6511.4	2755.8	1931.2	482.8
四　川	152.4	69.6	54.1	6073.3	2266.3	1955.8	445.6
贵　州	174.7	69.6	65.9	4971.5	1801.8	1478.8	464.1
云　南	127.6	59.2	46.3	5188.5	2141.0	1437.0	363.5
西　藏	71.8	38.7	17.0	4154.6	1790.1	687.2	154.6
陕　西	157.6	74.6	56.3	5351.0	2236.9	1191.2	547.1
甘　肃	119.9	59.0	38.0	4538.4	1941.6	1154.2	405.5
青　海	115.4	56.1	33.8	5849.1	2918.0	1120.6	308.1
宁　夏	145.1	73.9	45.7	5708.6	2522.5	1296.6	407.6
新　疆	158.9	80.0	49.7	5511.1	2291.8	1425.3	375.7

4-6-1　2011年30种疾病平均住院医药费用

疾病名称（ICD-10）	出院人数（人）	出院者平均住院日	出院者人均医药费（元）				
				床位费	药费	手术费	检查治疗费
内科							
病毒性肝炎	194220	17.9	7683.9	499.8	4847.8	453.1	832.6
浸润性肺结核	158350	14.8	6434.8	401.5	3287.6	549.2	1178.3
急性心肌梗塞	107261	10.1	16793.1	422.4	4736.9	6468.4	4929.5
充血性心力衰竭	9082	10.9	6732.1	331.0	3357.6	225.3	1397.1
细菌性肺炎	57190	9.7	4803.4	303.6	2495.2	268.2	861.7
慢性肺源性心脏病	69963	11.9	6487.6	320.1	3552.3	118.9	1360.6
急性上消化道出血	29687	8.4	7202.8	273.1	3564.6	1231.7	1349.6
原发性肾病综合征	70955	13.7	6542.2	397.2	3457.2	638.9	984.7
甲状腺功能亢进	69779	9.9	4832.1	281.2	1867.7	2010.2	1093.0
脑出血	357106	14.9	11802.1	502.1	5984.6	1382.2	2686.5
脑梗塞	1351752	12.7	7325.3	365.3	4240.7	232.6	1429.4
再生障碍性贫血	41780	9.4	6859.0	280.5	3231.3	1749.9	907.6
急性白血病	54198	15.9	12989.3	579.5	7447.8	824.5	1548.0
外科							
结节性甲状腺肿	125156	8.4	8050.1	294.9	2145.5	2214.4	1498.6
急性阑尾炎	482386	7.3	4757.8	193.3	2020.9	991.3	740.8
急性胆囊炎	70509	9.3	6606.4	259.1	3367.3	2026.1	1105.5
腹股沟疝	359670	7.4	4869.1	204.4	1214.5	1273.0	843.4
胃恶性肿瘤	179913	14.7	15459.2	501.3	7398.6	3255.1	2769.6
肺恶性肿瘤	275036	14.9	11536.4	467.0	5933.7	1486.8	2528.8
食管恶性肿瘤	111004	17.3	14631.2	501.2	6442.7	2836.1	3674.2
心肌梗塞冠状动脉搭桥	4177	14.2	38802.2	489.7	7273.2	7846.6	9177.2
膀胱恶性肿瘤	38030	15.2	13424.0	526.1	5902.4	2450.5	2620.8
前列腺增生	159156	12.8	9046.0	392.7	3549.4	2127.1	1726.7
颅内损伤	560106	12.7	9098.5	370.8	4707.8	1506.4	1845.7
腰椎间盘突出症	179075	12.5	7614.8	323.0	2298.2	2669.8	1940.9
儿科							
支气管肺炎	1059835	7.1	2127.4	177.8	1054.6	92.9	392.0
感染性腹泻	26510	5.1	1824.6	129.4	834.5	200.9	319.2
妇产科							
子宫平滑肌瘤	239212	9.8	7547.0	314.3	2129.9	1837.4	1419.9
剖宫产	1490895	7.1	4759.3	359.8	1257.5	1097.2	862.2
眼科							
老年性白内障	281513	5.0	5004.3	132.8	515.9	1959.3	1104.4

注：本表系卫生部门综合医院数字。

4-6-2 2011年五级医院30种疾病平均住院医药费用

疾病名称(ICD-10)	出院者人均医药费(元)					出院者平均住院日(日)				
	中央属	省属	地级市属	县级市属	县属	中央属	省属	地级市属	县级市属	县属
内科										
病毒性肝炎	12794.5	9686.3	8367.6	7223.6	5458.9	13.8	15.7	20.0	18.9	17.0
浸润性肺结核	12767.7	10144.3	8145.5	5610.8	4359.4	12.2	18.4	16.8	14.2	12.7
急性心肌梗塞	29434.2	27707.8	20566.6	11696.2	6544.5	9.0	9.7	11.0	10.5	10.1
充血性心力衰竭	17832.4	8511.7	8140.0	5548.0	3996.6	13.7	12.4	11.7	10.3	9.0
细菌性肺炎	10836.8	9020.7	5705.2	3145.3	2399.4	11.4	11.6	11.0	8.4	7.9
慢性肺源性心脏病	16386.5	13162.0	9369.9	6200.4	4616.2	10.3	13.6	14.3	11.6	10.9
急性上消化道出血	14467.7	11561.2	8694.3	5945.8	4390.5	8.2	9.7	9.3	8.2	7.7
原发性肾病综合征	8329.7	8343.7	6617.8	5360.6	3874.1	12.5	13.5	15.3	13.4	11.5
甲状腺功能亢进	7621.2	5606.1	4993.8	4512.2	3546.3	9.9	9.7	10.4	9.5	9.6
脑出血	19419.9	18321.4	15345.8	11651.3	8708.0	13.2	15.6	17.0	15.1	14.3
脑梗塞	13952.0	12345.0	9124.0	6247.1	4785.3	13.5	13.6	14.3	12.1	11.4
再生障碍性贫血	12904.6	10350.9	8047.4	5439.9	3607.8	10.4	10.8	11.0	9.2	6.1
急性白血病	17127.2	15668.3	13324.5	10667.8	6533.2	15.8	16.4	16.8	15.6	11.4
外科										
结节性甲状腺肿	11818.4	9620.9	8069.3	6810.5	4984.6	8.7	8.3	8.6	8.1	8.3
急性阑尾炎	8471.9	7409.8	5811.3	4660.5	3767.6	6.7	7.2	7.3	7.1	7.5
急性胆囊炎	15054.0	11935.1	8516.0	5464.6	4078.7	11.0	10.1	10.2	8.6	8.8
腹股沟疝	7287.2	7647.6	6002.8	4612.6	3629.8	5.1	7.1	7.7	7.4	7.5
胃恶性肿瘤	25506.4	23126.2	17445.8	11972.5	8305.7	12.9	14.9	16.1	14.2	13.3
肺恶性肿瘤	18546.2	16468.0	12524.3	8807.5	5973.3	13.2	14.4	16.2	14.8	13.6
食管恶性肿瘤	25815.9	22109.0	17314.3	11528.9	7836.7	13.9	17.6	19.3	17.4	14.6
心肌梗塞冠状动脉搭桥	50153.8	42728.5	38580.8	39570.4	33577.9	14.1	13.8	13.6	16.1	9.8
膀胱恶性肿瘤	16899.7	16832.1	14152.8	10744.1	8335.2	11.8	14.7	16.8	15.0	14.5
前列腺增生	13282.3	12502.0	10531.0	7997.9	6280.9	11.5	13.3	14.0	12.4	11.4
颅内损伤	19865.1	16377.2	11920.8	9024.1	6601.7	12.5	14.1	14.4	12.4	11.6
腰椎间盘突出症	20478.1	14291.6	8676.9	5463.4	3990.5	13.0	13.2	13.6	12.0	10.9
儿科										
支气管肺炎	4220.0	4039.2	2828.6	1983.4	1569.9	8.0	8.3	7.8	6.8	6.6
感染性腹泻	7120.5	3524.2	2533.5	1814.5	1290.2	8.2	5.8	6.3	4.9	4.4
妇产科										
子宫平滑肌瘤	10486.6	10473.0	8528.5	6836.9	5217.3	8.0	9.6	10.1	9.8	9.6
剖宫产	7893.1	7599.8	5989.1	4668.0	3609.0	7.0	7.4	7.4	6.9	6.9
眼科										
老年性白内障	7413.9	7119.4	6075.1	4569.0	2992.7	3.4	4.9	5.3	4.7	5.1

注：本表系卫生部门综合医院数字。

五、医疗服务

简要说明

一、本章主要介绍全国及31个省、自治区、直辖市医疗卫生机构门诊、住院和床位利用情况，包括诊疗人次、住院人数、病床使用率、平均住院日、医生人均工作量、住院病人疾病分类、居民两周就诊率、居民住院率等。

二、诊疗人次、住院人数、病床使用率、平均住院日、医生人均工作量、住院病人疾病转归情况数据来源于医疗服务统计年报。居民就诊率、住院率、经常就诊单位和医疗保障方式等数据来源于1993、1998、2003年国家卫生服务调查。

三、本章涉及的口径变动和指标解释与“医疗卫生机构”篇一致。

四、统计口径调整：村卫生室诊疗人次计入总诊疗人次数中，按此口径调整了各年数据。

五、住院病人疾病转归情况系各级卫生部门所属医院汇总数，采用ICD－10国际疾病分类标准。

六、1993、1998、2003、2008年国家卫生服务调查采取多阶段分层整群随机抽样法。1993年抽取了92个样本县/市（27个城市、65个县）的5.4万户共215163人；1998年抽取了95个样本县/市（28个城市、67个县）的56994户共216101人；2003年抽取了95个样本县/市（28个城市、67个县）的5.7万户共21万人；2008年抽取了94个样本县/市（28个城市、66个县）的5.6万户共18万人。四次调查均按城市、农村分类。城市按人口规模分为三类地区：大城市（100万人口以上）、中城市和小城市（30万人口以下）；农村根据社会经济多个指标分为四类地区：一类农村（富裕县）、二类农村（小康县）、三类农村（温饱县）和四类农村（贫困县）。

主要指标解释

总诊疗人次数　指所有诊疗工作的总人次数。诊疗人次数按挂号数统计，包括：①病人来院就诊的门诊、急诊人次；②出诊人次数；③单项健康检查及健康咨询指导人次；④未挂号就诊、本单位职工就诊及外出诊疗不收取挂号费的，按实际诊疗人次统计。患者一次就诊多次挂号，按实际诊疗次数进行统计，不包括根据医嘱进行的各项检查、治疗、处置工作量。

急诊抢救成功率　即急诊抢救成功人次数/急诊抢救人次数×100%。

急诊病死率　即急诊室死亡人数/急诊人次数×100%。

观察室病死率　即观察室死亡人数/观察室留观人次数×100%。

出院人数　指所有住院后出院的人数。包括治愈、好转、未愈、死亡及其他人数。其他人数指正常分娩、未产出院、住院经检查无病出院、未治出院及健康人进行人工流产或绝育手术后正常出院者。

每百门急诊入院人数　即入院人数/门急诊人次×100%。

治愈率　即出院人数中（治愈人数＋其他人数）/出院人数×100%。

好转率　即出院人数中的好转人数/出院人数×100%。

住院病死率　即出院人数中的死亡人数/出院人数×100%。其死亡人数包括：①已办住院手续后死亡人数；②虽未办理住院手续但实际已收容入院后的死亡者。不包括门、急诊室及观察室内的死亡人数。

住院病人手术人次数　指有正规手术单和麻醉单施行手术的住院病人总数（包括产科手术病人数）。同一病人本次在院就诊期间患有同一疾病或不同疾病施行多次手术者，按实际施行的手术次数统计。

住院危重病人抢救成功率　即住院危重病人抢救成功人次数/住院危重病人抢救人次数×100%。

实际开放总床日数　指年内医院各科每日夜晚12点开放病床数总和，不论该床是否被病人占用，都应计算在内。包括消毒和小修理等暂停使用的病床，超过半年的加床。不包括因病房扩建或大修而停用的病床及临时增设病床。

实际占用总床日数　指医院各科每日夜晚12点实际占用病床数（即每日夜晚12点住院人数）总和。包括实际占用的临时加床在内。病人入院后于当晚12点前死亡或因故出院的病人，作为实际占用床位1天进行统计，同时亦应统计"出院者占用总床日数"1天，入院及出院人数各1人。

出院者占用总床日数　指所有出院人数的住院床日之总和。包括正常分娩、未产出院、住院经检查无病出院、未治出院及健康人进行人工流产或绝育手术后正常出院者的住院床日数。

平均开放病床数　即实际开放总床日数/本年日历日数（365）。

出院者占用总床日数　指出院者（包括正常分娩、未产出院、住院经检查无病出院、未治出院及健康人进行人工流产或绝育手术后正常出院者）住院日数的总和。

病床使用率　即实际占用总床日数/实际开放总床日数×100%。

病床周转次数　即出院人数/平均开放床位数。

病床工作日　即实际占用总床日数/平均开放病床数。

出院者平均住院日　即出院者占用总床日数/出院人数。

医生人均每日担负诊疗人次　即诊疗人次数/平均医师人数/251。

医生人均每日担负住院床日　即实际占用总床日数/平均医师人数/365。

入院与出院诊断符合率　即入院与出院诊断符合人数/（入院与出院诊断符合人数+入院与出院诊断不符合人数）×100%。

住院手术前后诊断符合率　即住院手术前后诊断符合人次数/（住院手术前后诊断符合人次数+住院手术前后诊断不符合人次数）×100%。

病理检查与临床诊断符合率　即病理检查与临床诊断符合人数/病理检查人数×100%。

医院感染率　即院内感染例数/出院人数×100%。

无菌手术感染率　即无菌手术（Ⅰ级切口）丙级愈合例数/无菌手术愈合例数×100%。

无菌手术（Ⅰ级切口）甲级愈合率　即无菌手术（Ⅰ级切口）甲级愈合例数/无菌手术愈合例数×100%。

急危重症抢救成功率　即（急诊抢救成功人次数+住院危重病人抢救成功人次数）/（急诊抢救人次数+住院危重病人抢救人次数）×100%。

居民两周就诊率　是指调查前两周内居民因病或身体不适到医疗机构就诊的人次数与调查人口数之比。

居民两周未就诊率　是指调查前两周内居民患病而未就诊的人次数与两周患病人次数之比。

居民住院率　是指调查前一年内居民因病住院人次数与调查人口数之比。

公费医疗　公费医疗制度实施人群主要是党政机关公务员及其离退休人员，财政全额拨款事业单位工作人员及其离退休人员，二等乙级以上革命残疾军人，国家核准的高等院校在校学生，经费来源于各级财政。

劳保和半劳保　劳保医疗制度是指企业职工其因病或非因工负伤，按规定享受的医药费用补助的社会保障制度，其经费主要来源于企业。实施人群主要是国有企业职工及其离退休人员。区、县、乡的集体企业也可参照劳动保险条例执行。企业职工本人患病时享受免费医疗（即劳保）；企业职工供养的直系亲属可享受部分医疗待遇（即半劳保）。

医疗保险　指为公民提供因疾病所需医疗服务费用补偿的一种保险制度。包括社会医疗保险（为主）和商业医疗保险。社会医疗保险可分为基本医疗保险和补充医疗保险。基本医疗是指基本用药、基本医疗技术、基本医疗服务，即医疗保险允许报销的范围。基本医疗保险由政府承办，带有强制性。补充医疗保险自愿参保，其基金主要用于支付由参保人个人自理的医疗费用。商业医疗保险一般由商业保险公司承办，自愿参加，以赢利为目的。

5-1-1 医疗卫生机构诊疗人次数(万人次)

医疗机构分类	2005	2006	2007	2008	2009	2010	2011
总计	**409725.9**	**446373.3**	**471913.0**	**490089.7**	**548767.1**	**583761.6**	**627122.6**
医院	138653.3	147101.3	163769.6	178167.0	192193.9	203963.3	225883.7
综合医院	105774.9	111153.3	123256.7	134102.4	143561.2	151058.2	167408.1
中医医院	21429.5	22911.9	25387.0	27540.9	30145.8	32770.2	36120.6
中西医结合医院	1513.4	1716.1	2008.5	2120.1	2449.9	2702.6	2958.8
民族医院	427.2	463.6	513.5	496.6	537.0	553.8	589.1
专科医院	9478.8	10822.7	12570.0	13858.2	15446.8	16821.5	18756.0
护理院	29.6	33.6	33.9	48.7	53.1	57.1	51.2
基层医疗卫生机构	259357.6	286861.5	294077.4	296276.6	339236.5	361155.6	380559.8
社区卫生服务中心(站)	12220.0	17664.4	22587.4	25672.4	37697.5	48451.6	54653.7
内：社区卫生服务中心	5938.5	8285.5	12712.4	17247.3	26080.2	34740.4	40950.0
卫生院	69941.2	72506.1	78738.0	86170.1	91945.9	90118.7	87753.7
街道卫生院	2017.8	2417.8	2882.1	3490.0	4285.1	2698.7	1103.8
乡镇卫生院	67923.3	70088.3	75855.9	82680.1	87660.8	87420.1	86649.8
村卫生室	123411.6	134838.9	138676.7	136891.2	155170.1	165702.3	179206.5
门诊部	4238.5	4421.8	5076.9	5140.1	6086.5	6561.3	7084.2
诊所(医务室)	49546.4	57430.3	48998.5	42402.8	48336.5	50321.7	51861.6
专业公共卫生机构	11496.3	12206.0	13858.2	15433.3	17046.8	18244.7	19934.9
专科疾病防治院(所、站)	1821.8	1745.1	1750.4	1811.0	1882.6	1896.6	1961.9
内：专科疾病防治院	610.0	509.9	515.9	636.0	660.4	649.6	681.0
妇幼保健院(所、站)	9674.6	10460.9	12107.8	13622.3	14847.0	15967.3	17568.9
内：妇幼保健院	8136.9	8839.3	10303.2	11976.4	13132.2	14224.8	15673.9
急救中心(站)					317.3	380.9	404.0
其他机构	218.6	204.5	207.7	212.8	289.9	397.9	744.3
疗养院	218.6	204.5	195.9	190.7	211.4	234.8	247.9
临床检验中心			11.9	22.1	78.5	163.1	496.3

5-1-2　2011年各类医疗卫生机构门诊服务情况

医疗机构分类	诊疗人次数	门急诊	观察室留观病例数	健康检查人数	急诊抢救成功率(%)	急诊病死率(%)	观察室病死率(%)
总　计	**6271226278**	**5944811444**	**70283024**	**343695968**	**95.77**	**0.07**	**0.05**
一、医院	2258837284	2210850425	39186825	125611367	95.81	0.09	0.08
综合医院	1674080720	1639833174	31153545	100820978	95.72	0.10	0.09
中医医院	361206068	352910255	4343182	14991355	97.23	0.07	0.06
中西医结合医院	29587754	28947666	223755	1479644	97.35	0.06	0.08
民族医院	5891324	5704699	34950	114786	96.15	0.10	0.01
专科医院	187559909	182979408	3431181	8200418	93.36	0.03	0.02
口腔医院	20111919	20030709	3515	822977	91.76	0.01	
眼科医院	12773538	12651605	14452	361279	95.86	0.01	
耳鼻喉科医院	3028585	2636035	8760	36638	91.36	0.01	0.03
肿瘤医院	8450225	8053136	44552	550562	96.54	0.18	0.12
心血管病医院	2998335	2893798	36143	221287	87.60	0.11	0.16
胸科医院	1852954	1839424	15833	146020	45.08	0.39	1.44
血液病医院	176516	172760	72	1500	94.29	0.02	5.56
妇产(科)医院	23512713	22894005	177906	699658	99.41	0.01	0.00
儿童医院	38517281	37940466	2711616	522191	99.46	0.02	0.01
精神病医院	23098537	22381295	108006	853002	97.40	0.04	0.09
传染病医院	10219397	9806603	71662	886536	79.04	0.03	0.02
皮肤病医院	5196227	5175857	4782	45539	100.00	0.00	
结核病医院	1879509	1866016	466	82073	96.22	0.12	2.58
麻风病医院	444476	442044		32			
职业病医院	800345	642863	9702	749485	92.69	0.15	0.04
骨科医院	9562557	9218301	51015	419976	97.98	0.02	0.01
康复医院	5839912	5652045	35170	625340	95.19	0.08	0.06
整形外科医院	347182	315490	3681	4900			
美容医院	783981	769009	8542	31507	100.00		
其他专科医院	17965720	17597947	125306	1139916	90.43	0.05	0.06
护理院	511509	475223	212	4186	72.55	0.62	
二、基层医疗卫生机构	3805597851	3535623700	27744000	192699801	96.82	0.02	0.01
社区卫生服务中心(站)	546537408	517316061	13868922	46427323		0.01	0.02
社区卫生服务中心	409499505	388285446	8435520	32913231		0.01	0.02
社区卫生服务站	137037903	129030615	5433402	13514092		0.01	0.01
卫生院	877536917	850959198	13456280	139881213		0.03	0.01
街道卫生院	11038457	10722556	206657	1058055		0.02	0.00
乡镇卫生院	866498460	840236642	13249623	138823158		0.03	0.01
中心卫生院	356026057	345954356	5913882	53785878		0.03	0.01
乡卫生院	510472403	494282286	7335741	85037280		0.02	0.01
村卫生室	1792064901	1592305845					
门诊部	70842182	70170260	418798	6390265			
诊所、医务室、护理站	518616443	504872336		1000			
三、专业公共卫生机构	199348538	191138943	3349201	23652138	93.38	0.01	0.00
专科疾病防治院(所、站)	19619419	18721697	119353	2514906	98.51	0.01	0.01
妇幼保健院(所、站)	175689200	168377327	3229848	21137232	92.90	0.01	0.00
内：妇幼保健院	156739368	150885446	3081854	15293458	92.73	0.01	0.00
急救中心	4039919	4039919					
四、其他机构	7442605	7198376	2998	1732662			
疗养院	2479327	2235298	2998	834380			
临床检验中心	4963278	4963078		898282			

5-1-3 2011年各地区医疗卫生机构门诊服务情况

地区	诊疗人次数		观察室留观病例数	健康检查人数	急诊抢救成功率(%)	急诊病死率(%)	观察室病死率(%)
		门急诊					
总　计	**6271226278**	**5944811444**	**70283024**	**343695968**	**95.77**	**0.07**	**0.05**
东　部	3147457186	3005247615	31397932	148709809	95.89	0.07	0.07
中　部	1638068645	1521882845	16563886	98361617	94.85	0.08	0.04
西　部	1485700447	1417680984	22321206	96624542	96.56	0.07	0.03
北　京	161728305	160215111	3225778	7029213	97.35	0.08	0.05
天　津	86906788	83114446	1614201	2518779	86.23	0.09	0.04
河　北	335411546	295493930	2162240	14006073	95.78	0.20	0.08
山　西	109464383	99078545	715124	8566436	89.32	0.19	0.08
内蒙古	87800819	80698031	398221	5712733	96.62	0.17	0.19
辽　宁	154400472	142457161	3014231	6959120	95.09	0.14	0.10
吉　林	89831148	81115691	521710	3783944	80.00	0.10	0.11
黑龙江	105729867	92898859	508802	6008730	97.95	0.13	0.22
上　海	210629305	208102210	498839	6139596	96.67	0.14	0.96
江　苏	406837180	391599447	2089728	22642030	94.68	0.04	0.05
浙　江	408862250	401742212	1240130	19722328	97.63	0.04	0.15
安　徽	204303899	192362186	2114870	12464498	93.81	0.08	0.01
福　建	175181563	168852410	1085316	8525327	95.56	0.03	0.01
江　西	178937053	167846377	2186701	10459351	96.44	0.03	0.01
山　东	517942116	486873320	8467521	26052055	94.72	0.20	0.05
河　南	464965269	430607298	2088537	24663121	94.98	0.11	0.06
湖　北	267984254	255778668	3934858	15739161	95.79	0.06	0.03
湖　南	216852772	202195221	4493284	16676376	97.87	0.04	0.03
广　东	652532340	630208194	7914064	33770813	97.73	0.03	0.03
广　西	205285704	199547069	2233314	12927402	97.07	0.04	0.02
海　南	37025321	36589174	85884	1344475	95.72	0.04	0.00
重　庆	125215307	118905105	3673585	6873353	97.91	0.08	0.01
四　川	389125909	372983811	4687266	28161965	97.45	0.08	0.03
贵　州	108106958	102497844	2097554	9683295	98.68	0.05	0.03
云　南	180248724	174519168	4568499	8016781	98.08	0.04	0.02
西　藏	10502419	9730933	117140	278781	98.02	0.05	0.04
陕　西	146659544	140104710	477545	7993015	97.44	0.09	0.11
甘　肃	107000739	97949211	2044559	8221823	89.81	0.12	0.02
青　海	20826836	19591603	513070	1691919	92.82	0.18	0.04
宁　夏	28123628	27141988	607717	2113231	96.28	0.13	0.01
新　疆	76803860	74011511	902736	4950244	93.40	0.17	0.11

5-1-4　2011年医疗卫生机构分科门急诊人次及构成

科室分类	门急诊人次数（人次）		构成（%）	
		医院		医院
总　计	**3848263882**	**2210850425**	**100.00**	**100.00**
预防保健科	64384435	17889829	1.67	0.81
全科医疗科	509237799	50105134	13.23	2.27
内科	923958232	456444419	24.01	20.65
外科	306606299	190122163	7.97	8.60
儿科	354469364	194177833	9.21	8.78
妇产科	378359459	197393013	9.83	8.93
眼科	74421969	66431181	1.93	3.00
耳鼻喉科	69876860	62334487	1.82	2.82
口腔科	91947393	66548128	2.39	3.01
皮肤科	76422563	67429423	1.99	3.05
医疗美容科	2997201	2478661	0.08	0.11
精神科	28239390	27405564	0.73	1.24
传染科	27180274	25118274	0.71	1.14
结核病科	6796416	3567746	0.18	0.16
肿瘤科	15632472	15603919	0.41	0.71
急诊医学科	104329980	89339626	2.71	4.04
康复医学科	24693599	16868615	0.64	0.76
职业病科	2618058	1335431	0.07	0.06
中医科	501365524	422604104	13.03	19.12
民族医学科	6286264	6245549	0.16	0.28
中西医结合科	38094284	36060949	0.99	1.63
其他	240346047	195346377	6.25	8.84

注：本表不包括诊所、卫生所、医务室和村卫生室数字。

5-2-1　医院诊疗人次数

年份	诊疗人次（亿次）	卫生部门			诊疗人次中：门急诊（亿次）	卫生部门		
			综合医院	中医医院			综合医院	中医医院
1980	10.53	6.33	4.91	0.47	9.54	6.19	4.79	0.46
1985	12.55	7.21	5.08	0.87	11.37	7.00	4.93	0.83
1986	13.02	7.76	5.36	1.04	12.18	7.54	5.22	0.99
1987	14.80	8.50	5.61	1.38	14.00	8.30	5.49	1.33
1988	14.63	8.38	5.48	1.44	13.76	8.18	5.36	1.41
1989	14.43	8.16	5.25	1.46	13.52	7.96	5.13	1.43
1990	14.94	8.58	5.47	1.60	14.05	8.32	5.30	1.55
1991	15.33	8.88	5.54	1.78	14.40	8.64	5.42	1.70
1992	15.35	8.84	5.50	1.78	14.31	8.60	5.35	1.74
1993	13.07	7.98	4.95	1.61	12.19	7.70	4.77	1.55
1994	12.69	7.75	4.81	1.58	11.86	7.47	4.62	1.53
1995	12.52	7.76	4.78	1.58	11.65	7.49	4.59	1.53
1996	12.81	8.08	4.78	1.70	11.61	7.55	4.54	1.58
1997	12.27	7.95	4.76	1.65	11.38	7.61	4.57	1.56
1998	12.39	8.17	4.88	1.62	11.51	7.84	4.69	1.57
1999	12.31	8.19	4.93	1.56	11.51	7.90	4.73	1.51
2000	12.86	8.76	5.27	1.64	11.83	8.32	5.00	1.54
2001	12.50	8.74	5.18	1.64	11.74	8.39	4.96	1.57
2002	13.08	9.89	6.69	1.79	12.17	8.86	6.35	1.70
2003	12.82	9.99	6.69	1.85	12.13	9.57	6.44	1.78
2004	13.81	11.05	7.44	1.97	13.16	10.64	7.18	1.90
2005	14.74	11.95	8.12	2.06	14.19	11.57	7.86	1.99
2006	15.64	12.74	8.60	2.19	15.12	12.36	8.35	2.14
2007	17.46	14.07	9.55	2.29	16.85	13.65	9.30	2.21
2008	19.08	15.68	10.54	2.64	18.58	15.31	10.30	2.57
2009	20.60	16.88	11.27	2.87	20.08	16.49	11.02	2.81
2010	21.88	18.06	11.98	3.12	21.35	17.64	11.73	3.03
2011	24.22	19.95	13.28	3.43	23.68	19.54	13.03	3.36

注：①1993年以前诊疗人次系推算数字；②为统一口径，本表医院含妇幼保健院、专科疾病防治院数字；③2002年以前综合医院不含高等院校附属医院。

5-2-2　各类医院诊疗人次数

单位：万人次

医院分类	2005	2006	2007	2008	2009	2010	2011
总　计	**138653.3**	**147101.3**	**163769.6**	**178167.0**	**192193.9**	**203963.3**	**225883.7**
按经济类型分							
公立医院	132003.0	138576.5	152650.0	164911.4	176890.1	187381.1	205254.4
民营医院	6650.4	8524.8	11119.5	13255.5	15303.8	16582.2	20629.3
按主办单位分							
政府办	113425.5	120900.7	134289.1	147510.3	158970.2	170421.9	188899.2
社会办	21422.7	21349.0	23027.6	23339.2	24551.0	23613.1	24984.7
个人办	3805.2	4851.5	6452.9	7317.5	8672.7	9928.3	11999.8
按管理类别分							
非营利性	132875.6	140524.4	155856.9	170196.3	183571.7	194544.1	214928.5
营利性	5559.5	6395.1	7685.8	7866.6	8592.9	9419.2	10955.3
不详	218.2	181.8	227.0	104.1	29.3		
按医院等级分							
三级医院	39714.5	45261.9	55389.2	62127.8	68939.3	76046.3	89807.8
二级医院	54197.5	58092.1	74474.6	83020.7	88840.1	93120.4	99198.5
一级医院	10501.8	10308.4	14331.9	15565.6	14995.2	14573.6	15336.5
未定级医院	34239.5	33438.9	19573.9	17452.9	19419.3	20223.0	21541.0
按机构类别分							
综合医院	105774.9	111153.3	123256.7	134102.4	143561.2	151058.2	167408.1
中医医院	21429.5	22911.9	25387.0	27540.9	30145.8	32770.2	36120.6
中西医结合医院	1513.4	1716.1	2008.5	2120.1	2449.9	2702.6	2958.8
民族医院	427.2	463.6	513.5	496.6	537.0	553.8	589.1
专科医院	9478.8	10822.7	12570.0	13858.2	15446.8	16821.5	18756.0
护理院	29.6	33.6	33.9	48.7	53.1	57.1	51.2

5-2-3　2011年各地区医院门诊服务情况

地区	诊疗人次数			健康检查人数		
	合计	公立	民营	合计	公立	民营
总　计	**2258837284**	**2052543982**	**206293302**	**125611367**	**112122822**	**13488545**
东　部	1284798444	1166290922	118507522	66492706	58139947	8352759
中　部	494488621	454219344	40269277	29888375	27623539	2264836
西　部	479550219	432033716	47516503	29230286	26359336	2870950
北　京	104340626	95192579	9148047	2784467	2471985	312482
天　津	52164779	45174433	6990346	1417639	1352461	65178
河　北	82489933	74711310	7778623	5288937	4804071	484866
山　西	37390228	33412500	3977728	2656612	2370496	286116
内蒙古	31379522	29263384	2116138	2115037	2002357	112680
辽　宁	70270696	65220743	5049953	3495076	3242728	252348
吉　林	38087139	34961817	3125322	1899173	1719415	179758
黑龙江	47962073	44896736	3065337	2476706	2374427	102279
上　海	113669022	106751414	6917608	4129287	3850000	279287
江　苏	166944454	138540754	28403700	10060657	7806802	2253855
浙　江	181663463	169706488	11956975	8020899	7293292	727607
安　徽	63344221	54009588	9334633	4051838	3570577	481261
福　建	72059496	66313233	5746263	3521924	2970112	551812
江　西	46383376	43541833	2841543	2738164	2541856	196308
山　东	134719233	121513347	13205886	8626878	7851695	775183
河　南	114076405	104664379	9412026	6309658	5879796	429862
湖　北	84006816	79560685	4446131	5365402	5150307	215095
湖　南	63238363	59171806	4066557	4390822	4016665	374157
广　东	293784406	271122688	22661718	18662025	16039757	2622268
广　西	64449855	61583080	2866775	3552368	3421976	130392
海　南	12692336	12043933	648403	484917	457044	27873
重　庆	38726559	34891034	3835525	2724302	2400438	323864
四　川	110475915	97148034	13327881	7506319	6549399	956920
贵　州	29105344	24784409	4320935	2051822	1826097	225725
云　南	62327579	54259285	8068294	2851016	2416890	434126
西　藏	3998564	3605456	393108	169482	163482	6000
陕　西	52692308	46949068	5743240	3249732	2929921	319811
甘　肃	27719369	26261627	1457742	1594718	1503110	91608
青　海	8918596	8507151	411445	418099	393277	24822
宁　夏	12373335	11066996	1306339	527359	497618	29741
新　疆	37383273	33714192	3669081	2470032	2254771	215261

5-2-4 2011年各地区医院分科门急诊人次数(万人次)

地区	合计	预防保健科	全科医疗科	内科	外科	儿科	妇产科	眼科	耳鼻咽科	口腔科
总 计	221085.0	1789.0	5010.5	45644.4	19012.2	19417.8	19739.3	6643.1	6233.5	6654.8
东 部	126349.7	994.2	2597.8	26299.6	10603.6	11405.1	11587.1	3701.2	3515.5	3933.8
中 部	48038.4	433.8	1089.3	9995.3	4412.1	4016.9	3910.8	1556.2	1412.5	1368.1
西 部	46697.0	361.0	1323.5	9349.6	3996.5	3995.9	4241.4	1385.8	1305.5	1352.9
北 京	10387.9	12.2	148.7	2356.1	1061.5	822.8	724.9	327.2	224.1	461.6
天 津	5184.8	7.0	55.7	1466.6	343.4	303.1	288.4	197.1	90.7	210.4
河 北	7971.3	64.8	181.4	1649.0	808.4	667.2	828.1	332.1	209.1	226.8
山 西	3564.9	52.3	76.0	807.3	336.6	239.5	342.1	127.4	90.1	113.7
内蒙古	3039.1	10.7	26.0	664.3	288.0	189.7	250.8	102.4	74.3	78.1
辽 宁	6947.2	13.3	50.7	1545.7	715.4	569.8	680.6	286.1	191.9	254.8
吉 林	3738.1	13.7	74.5	830.6	381.0	335.7	285.9	121.5	105.5	123.4
黑龙江	4705.0	32.8	79.9	1075.8	443.6	375.4	345.7	188.2	146.7	146.1
上 海	11324.4	13.0	31.5	3374.0	1189.9	962.3	837.9	282.9	401.3	356.0
江 苏	16336.7	81.2	149.7	3378.2	1501.9	1493.6	1537.0	438.7	432.8	508.1
浙 江	18061.5	109.5	330.9	3392.4	1332.0	1621.4	1508.8	534.0	578.1	580.1
安 徽	6208.4	46.9	120.4	1289.6	623.0	471.3	538.9	220.0	192.3	179.7
福 建	7158.5	10.2	32.2	1537.4	477.7	723.2	667.5	212.8	205.9	165.2
江 西	4490.6	29.4	186.7	988.1	364.3	417.4	335.7	120.5	109.9	78.6
山 东	13155.2	136.0	371.5	2515.5	1227.4	1250.1	1243.3	438.8	331.5	392.1
河 南	10890.5	145.9	216.0	2446.6	982.0	921.2	811.4	372.2	303.0	311.3
湖 北	8247.4	77.0	174.8	1481.7	694.5	731.8	657.6	251.2	273.4	261.0
湖 南	6193.6	35.8	161.0	1075.5	587.2	524.7	593.6	155.1	191.6	154.3
广 东	28569.0	545.9	1195.4	4813.5	1854.5	2854.0	3131.5	620.2	807.4	748.1
广 西	6362.5	63.0	148.8	1115.3	424.9	524.0	651.0	179.3	205.8	159.3
海 南	1253.2	1.1	50.2	271.2	91.7	137.5	138.9	31.4	42.8	30.7
重 庆	3781.9	29.4	48.1	774.3	320.8	396.3	332.6	89.6	112.8	134.1
四 川	10777.3	31.4	170.4	2196.5	846.2	941.5	868.9	303.4	370.5	349.4
贵 州	2811.4	15.3	108.9	594.8	338.9	223.5	264.1	66.6	77.2	70.9
云 南	6068.7	90.0	339.1	1235.4	514.4	531.5	540.2	190.7	122.0	160.4
西 藏	362.6	1.7	54.2	73.5	37.5	21.1	27.2	5.3	6.3	4.0
陕 西	5166.5	22.1	120.5	981.7	453.7	562.0	563.7	192.8	123.9	144.7
甘 肃	2629.9	24.1	69.6	480.4	260.8	201.5	246.4	97.7	65.0	67.2
青 海	875.6	2.0	43.1	126.2	70.5	64.9	67.1	21.8	15.4	26.1
宁 夏	1188.6	8.4	21.4	216.5	101.1	91.3	105.7	46.1	30.8	54.8
新 疆	3632.9	62.7	173.5	890.8	339.9	248.8	323.8	90.1	101.5	104.1

5-2-4 续表

皮肤科	医疗美容科	精神科	传染科	结核病科	肿瘤科	急诊医学科	康复医学科	职业病科	中医科	民族医学科	中西医结合科	其他
6742.9	247.9	2740.6	2511.8	356.8	1560.4	8934.0	1686.9	133.5	42260.4	624.6	3606.1	19534.7
4132.1	138.5	1634.6	1457.8	235.2	938.2	4850.2	916.7	76.1	24301.5	26.6	2021.8	10982.5
1436.0	66.9	518.6	566.5	66.6	366.2	1748.6	443.6	24.3	9175.6	23.0	670.8	4737.0
1174.8	42.5	587.4	487.6	55.0	255.9	2335.1	326.6	33.2	8783.3	575.0	913.5	3815.1
314.5	11.4	100.7	126.3	14.1	116.5	198.1	47.7	1.8	2589.5	7.9	130.0	590.4
100.3	1.9	45.1	54.6	4.7	78.5	33.2	20.0	0.0	1191.2	0.0	223.4	469.5
243.0	4.3	56.7	67.4	4.8	51.1	282.7	72.1	7.9	1371.3	2.6	183.2	657.0
108.6	2.7	24.8	28.8	3.9	40.7	129.7	33.6	4.9	577.3	0.0	31.4	393.6
84.0	0.6	22.9	24.4	7.6	24.8	150.8	23.7	6.6	436.0	197.9	63.2	312.2
305.4	13.0	73.2	81.0	23.4	69.5	280.4	85.1	18.1	945.3	11.2	20.3	713.0
121.9	5.6	44.1	43.4	5.3	25.2	178.8	21.1	2.0	667.6	3.5	72.1	275.7
152.3	9.5	35.2	44.7	9.1	43.2	195.1	23.3	4.3	881.6	4.8	49.0	418.7
500.3	6.8	134.0	152.9	63.6	120.1	69.5	41.3	2.9	1767.4	0.0	385.2	631.7
561.4	22.7	320.5	280.3	11.3	108.2	566.3	117.1	23.6	3204.6	0.6	249.6	1349.6
699.6	17.5	334.1	223.2	25.1	124.6	488.6	68.8	1.3	4061.7	0.0	386.3	1643.4
223.7	3.7	74.6	129.1	10.0	46.0	169.2	48.8	1.6	1027.7	0.2	52.0	739.9
182.5	8.2	112.5	94.3	37.1	50.8	355.9	59.1	0.1	1488.6	4.2	173.0	560.4
105.1	4.3	36.3	62.2	16.7	31.7	194.2	20.2	0.8	1067.0	0.5	65.4	255.7
362.2	15.0	153.9	119.7	19.8	83.7	480.1	59.3	11.3	2198.0	0.0	81.1	1664.9
326.9	12.6	103.7	91.6	2.8	88.5	325.5	99.6	7.9	2353.7	1.3	64.3	902.8
238.3	17.6	108.4	101.9	5.9	54.6	305.3	145.8	1.6	1289.1	8.7	277.6	1089.6
159.2	10.9	91.6	64.7	13.0	36.5	250.8	51.2	1.2	1311.7	3.9	59.0	661.2
839.0	37.2	292.5	249.2	31.3	132.0	2043.2	331.2	9.2	5287.2	0.0	182.6	2564.3
129.8	6.6	83.3	91.3	12.7	46.4	498.7	37.3	2.9	1309.6	23.8	193.4	455.4
24.1	0.7	11.4	8.9	0.0	3.3	52.3	15.1	0.0	196.8	0.0	7.0	138.2
93.3	2.4	107.2	35.3	2.2	28.5	130.6	50.4	4.3	667.9	2.1	118.8	301.2
349.4	15.6	210.1	105.8	4.8	51.4	392.5	80.3	6.0	2363.2	35.3	295.7	789.0
53.5	2.9	11.4	29.3	9.8	7.7	145.4	12.0	3.5	483.6	8.4	14.1	269.8
103.8	4.2	55.7	40.9	0.1	18.6	388.8	23.3	2.1	1178.7	22.0	70.9	436.2
2.9	0.0	0.0	1.4	0.5	0.1	11.4	0.7	0.0	9.4	86.7	0.6	18.3
160.7	6.5	44.5	49.5	6.9	15.6	241.6	45.9	1.2	895.9	0.0	70.1	463.3
51.3	1.4	18.1	26.0	2.5	19.9	99.8	11.8	2.5	674.5	18.7	39.0	151.6
16.1	0.6	7.9	8.0	0.0	4.9	42.6	5.3	1.5	100.8	50.8	3.0	197.1
37.7	0.0	3.5	12.8	3.0	8.3	47.8	17.3	0.2	251.1	0.7	9.4	120.9
92.2	1.7	22.9	63.0	5.1	29.7	185.2	18.7	2.4	412.6	128.6	35.4	300.3

5-2-5　综合医院分科门诊人次及构成

年份	合计	内科	外科	妇产科	儿科	中医科
门诊人次						
2000	795444979	245465160	97643483	66494487	54757525	66031516
2001	774877451	240592117	95385439	65891762	55614171	63235612
2002	825879596	263962695	108603504	75538537	62399190	60653298
2003	807949417	258666144	106652995	75292111	60125266	56358813
2004	870322048	267389093	116756273	88612843	65568398	57643032
2005	932489297	286084300	125826467	96554891	75529578	58507467
2006	983738120	300413939	136123648	106273664	81911129	59213476
2007	1192272952	335312344	146613045	122942000	97977346	48859602
2008	1306772597	360758148	153560985	134845052	115895407	52471300
2009	1400124976	389103145	159776728	143202913	130094784	57695356
2010	1477303756	406608858	167539636	154562050	138119267	61853969
2011	1639833174	447725578	183943048	174222450	152350482	68220756
构成(%)						
2000	100.00	31.05	12.31	8.50	7.18	8.16
2001	100.00	31.96	13.15	9.15	7.56	7.34
2002	100.00	31.96	13.15	9.15	7.56	7.34
2003	100.00	32.02	13.20	9.32	7.44	6.98
2004	100.00	30.72	13.42	10.18	7.53	6.62
2005	100.00	30.68	13.49	10.35	8.1	6.27
2006	100.00	30.54	13.84	10.80	8.33	6.02
2007	100.00	28.12	12.30	10.31	8.22	4.10
2008	100.00	27.61	11.75	10.32	8.87	4.02
2009	100.00	27.79	11.41	10.23	9.29	4.12
2010	100.00	27.52	11.34	10.46	9.35	4.19
2011	100.00	27.30	11.22	10.62	9.29	4.16

注：本表2007年起系分科门急诊人次及构成。

5-3-1　医疗卫生机构入院人数(万人)

医疗机构分类	2005	2006	2007	2008	2009	2010	2011
总计	**7184**	**7906**	**9827**	**11483**	**13256**	**14174**	**15298**
医院	5108	5562	6487	7392	8488	9524	10755
综合医院	4153	4480	5190	5872	6713	7505	8431
中医医院	567	634	750	889	1034	1168	1349
中西医结合医院	38	43	55	63	77	91	98
民族医院	10	12	15	17	21	24	29
专科医院	339	392	476	550	641	733	844
护理院	1	1	1	1	2	2	2
基层医疗卫生机构	1675	1910	2818	3508	4111	3950	3775
社区卫生服务中心(站)	27	44	107	141	225	262	290
内：社区卫生服务中心	27	44	74	103	164	218	247
卫生院	1641	1858	2699	3355	3870	3677	3472
街道卫生院	19	22	37	42	62	47	23
乡镇卫生院	1622	1836	2662	3313	3808	3630	3449
门诊部	7	9	12	12	16	11	13
专业公共卫生机构	372	403	484	548	602	655	721
妇幼保健院(所、站)	349	383	458	520	572	622	682
内：妇幼保健院	312	344	414	486	535	585	645
专科疾病防治院(所、站)	23	20	26	28	30	33	38
内：专科疾病防治院	14	9	11	15	15	16	19
其他机构	28	31	38	36	55	45	48
疗养院	28	31	38	36	55	45	48

注：①诊所、卫生所、医务室和村卫生室无住院数字；②2007年以前社区卫生服务站无住院数字。

5-3-2　2011年医疗卫生机构住院服务情况

医疗机构分类	入院人数	出院人数	住院病人手术人次	危重病人抢救人次	治愈率(%)	好转率(%)	病死率(%)	危重病人抢救成功率(%)	每百门急诊入院人数
总　计	**152976533**	**152648247**	**32728749**	**6999242**	**63.2**	**34.1**	**0.5**	**91.4**	**4.0**
一、医院	107547387	107242276	30498947	6814453	55.5	41.3	0.7	91.2	4.9
综合医院	84312967	84136052	23989077	5587144	55.8	40.8	0.7	91.0	5.1
中医医院	13492646	13412885	3368391	698533	51.8	45.6	0.5	92.3	3.8
中西医结合医院	984419	982815	297955	146547	55.1	42.0	0.8	96.4	3.4
民族医院	292112	290840	24853	11837	49.7	47.7	0.2	95.7	5.1
专科医院	8441212	8398189	2818671	367924	58.5	38.6	0.4	90.6	4.6
口腔医院	81840	81284	51828	823	83.7	14.7	0.1	92.6	0.4
眼科医院	569224	567709	491832	1188	94.6	5.0	0.0	98.1	4.5
耳鼻喉科医院	83856	89004	65817	501	90.6	8.6	0.1	82.6	3.2
肿瘤医院	1318804	1311575	339881	19081	41.5	52.4	0.8	73.4	16.4
心血管病医院	222254	220546	75250	23831	42.4	55.7	0.6	95.5	7.7
胸科医院	162872	162677	40804	8799	20.9	73.1	1.1	92.3	8.9
血液病医院	20763	20818	319	163	24.4	67.0	0.4	62.6	12.0
妇产(科)医院	958270	950108	504058	29280	88.9	10.5	0.0	99.3	4.2
儿童医院	1196701	1194215	343573	127562	65.4	32.1	0.2	98.0	3.2
精神病医院	1060282	1043079	62947	26979	37.8	59.4	0.5	87.6	4.7
传染病医院	662258	660006	54451	76396	29.5	65.4	1.1	80.1	6.8
皮肤病医院	38233	38891	2960	7	68.9	30.3	0.0	42.9	0.7
结核病医院	194320	193906	17110	8570	18.3	76.4	0.9	87.1	10.4
麻风病医院	1563	1417	43		86.2	13.1			0.4
职业病医院	36622	36369	5577	1690	32.7	62.8	2.2	76.3	5.7
骨科医院	625190	619420	337935	8373	73.0	25.6	0.1	80.0	6.8
康复医院	258048	254952	48084	8384	57.3	40.8	0.4	90.4	4.6
整形外科医院	31813	31718	27116		89.5	10.5	0.0		10.1
美容医院	42668	42730	37304	3	97.8	2.2		100.0	5.5
其他专科医院	875631	877765	311782	26294	67.7	30.9	0.4	92.1	5.0
护理院	24031	21495		2468	15.7	61.1	10.5	55.6	5.1
二、基层医疗卫生机构	37746743	37711733	19299	735	80.3	18.2	0.1	91.6	2.6
社区卫生服务中心(站)	2895122	2973940			69.3	28.7	0.4		0.6
社区卫生服务中心	2473426	2489449			66.6	31.3	0.5		0.6
社区卫生服务站	421696	484491			83.2	15.6	0.1		0.3
卫生院	34722137	34606421			81.2	17.3	0.1		4.1
街道卫生院	234318	232284			81.9	17.0	0.2		2.2
乡镇卫生院	34487819	34374137			81.2	17.3	0.1		4.1
中心卫生院	15709687	15598667			80.4	18.1	0.1		4.5
乡卫生院	18778132	18775470			81.9	16.7	0.0		3.8
门诊部	129381	131300	19299	703	83.1	16.1	0.0	94.3	0.2
护理站	103	72		32	55.6		44.4		
三、专业公共卫生机构	7205805	7172524	2204794	180301	87.9	11.2	0.1	96.7	3.9
专科疾病防治院(所、站)	382835	387906	35803	8329	58.6	39.3	0.5	91.9	2.0
妇幼保健院(所、站)	6822970	6784618	2168991	171972	89.6	9.6	0.0	97.0	4.1
内：妇幼保健院	6446915	6410046	2075038	169473	89.2	10.0	0.0	97.0	4.3
四、其他机构	476598	521714	5709	3753	71.3	28.2	0.1	91.9	6.6
疗养院	476598	521714	5709	3753	71.3	28.2	0.1	91.9	21.3
临床检验中心									

5-3-3 2011年各地区医疗卫生机构住院服务情况

地区	入院人数	出院人数	住院病人手术人次	危重病人抢救人次	危重病人抢救成功率(%)	每百门急诊入院人数
总　计	**152976533**	**152648247**	**32728749**	**6999242**	**91.39**	**3.98**
东　部	60103068	60038138	15763426	2285471	90.33	2.78
中　部	48150268	47981121	9043847	2185606	92.51	5.71
西　部	44723197	44628988	7921476	2528165	91.38	5.35
北　京	2008002	2011789	871439	49542	76.46	1.35
天　津	1177326	1195147	374063	29700	79.38	1.59
河　北	7759942	7772780	1529943	409927	93.76	5.68
山　西	3049891	3069655	641450	79779	90.56	5.07
内蒙古	2296785	2337552	477561	161529	93.07	4.42
辽　宁	4799737	4799167	982504	249512	87.23	4.93
吉　林	2668825	2663638	561234	126777	84.25	5.03
黑龙江	3701318	3685660	920136	138540	86.90	5.75
上　海	2471545	2468594	1022219	68558	77.62	1.28
江　苏	8303894	8264109	2101768	325606	93.17	2.80
浙　江	5517418	5508273	1891711	170331	90.23	1.60
安　徽	5984600	5944465	1252281	202468	88.46	5.11
福　建	4399954	4402476	937462	109693	93.40	3.86
江　西	5611493	5646555	844350	121645	91.77	6.96
山　东	12037193	12015119	2222123	408223	91.86	5.02
河　南	10889367	10816119	1935242	576437	93.48	5.51
湖　北	7137293	7176180	1431682	533745	94.46	4.58
湖　南	9107481	8978849	1457472	406215	95.66	7.93
广　东	10860000	10835465	3700828	436994	88.82	2.21
广　西	5938577	5918645	923322	260596	92.03	5.04
海　南	768057	765219	129366	27385	91.62	3.01
重　庆	3701313	3718621	674842	182524	90.20	5.13
四　川	11248801	11185446	1998222	572656	85.91	5.35
贵　州	4432190	4393717	641047	250804	89.58	8.60
云　南	5154381	5150787	996872	499855	96.31	4.97
西　藏	161223	161197	26045	9939	92.74	2.39
陕　西	4074924	4039504	879398	159546	92.28	5.03
甘　肃	2385185	2369611	409397	98059	94.38	4.57
青　海	639717	667235	104402	77419	95.90	4.75
宁　夏	704839	705245	157820	47007	93.95	3.74
新　疆	3985262	3981428	632548	208231	91.22	7.06

5-3-4 2011年医疗卫生机构分科出院人数及构成

科室分类	出院人数（人）	医院	构成（%）	医院
总 计	**152648247**	**107242276**	**100.00**	**100.00**
预防保健科	306074	94715	0.20	0.09
全科医疗科	10005328	915661	6.55	0.85
内科	41831246	27145348	27.40	25.31
外科	25409932	20038152	16.65	18.68
儿科	15909095	10635060	10.42	9.92
妇产科	22537274	13779620	14.76	12.85
眼科	2634548	2454451	1.73	2.29
耳鼻喉科	2066865	1986492	1.35	1.85
口腔科	469580	428881	0.31	0.40
皮肤科	309004	262122	0.20	0.24
医疗美容科	102093	97509	0.07	0.09
精神科	1305844	1276427	0.86	1.19
传染科	2291870	2137777	1.50	1.99
结核病科	431396	334678	0.28	0.31
肿瘤科	3748379	3744368	2.46	3.49
急诊医学科	843442	769820	0.55	0.72
康复医学科	956259	680909	0.63	0.63
职业病科	167230	84504	0.11	0.08
中医科	14597673	14097952	9.56	13.15
民族医学科	322217	322213	0.21	0.30
中西医结合科	1304666	1301806	0.85	1.21
其他	5098233	4653811	3.34	4.34

5-4-1　医院入院人数

年份	入院人数（万人）	卫生部门医　院			每百门急诊入院人数（人）
			综合医院	中医医院	
1980	2247	1667	1383	41	2.4
1985	2560	1862	1485	79	2.3
1986	2685	1960	1547	96	2.2
1987	2926	2155	1670	133	2.1
1988	3128	2292	1752	157	2.3
1989	3157	2304	1750	174	2.3
1990	3182	2341	1769	195	2.3
1991	3276	2433	1825	223	2.3
1992	3262	2428	1799	232	2.3
1993	3066	2325	1723	231	2.5
1994	3079	2344	1728	241	2.6
1995	3073	2358	1710	251	2.6
1996	3100	2379	1704	267	2.7
1997	3121	2425	1725	274	2.7
1998	3238	2538	1794	287	2.8
1999	3379	2676	1884	298	2.9
2000	3584	2862	1996	321	3.0
2001	3759	3030	2100	349	3.2
2002	4224	3429	2577	394	3.5
2003	4394	3661	2727	438	3.6
2004	4955	4184	3108	498	3.8
2005	5434	4569	3394	544	3.8
2006	5915	4966	3656	610	3.9
2007	6913	5784	4257	693	4.1
2008	7392	6193	4874	847	4.3
2009	9039	7589	5525	986	4.5
2010	10125	8482	6172	1113	4.7
2011	11418	9501	6896	1285	4.8

注：①1993年以前入院人数系推算数；②本表医院含妇幼保健院、专科疾病防治院数；③2002年以前综合医院不含高校附属医院。

5-4-2　各类医院入院人数

单位：万人

医院分类	2005	2006	2007	2008	2009	2010	2011
总　　计	**5108.1**	**5562.2**	**6487.2**	**7392.0**	**8488.0**	**9523.8**	**10754.7**
按经济类型分							
公立医院	4900.2	5270.3	6078.7	6872.6	7809.7	8724.2	9707.5
民营医院	207.8	291.9	408.5	519.4	678.4	799.5	1047.3
按主办单位分							
政府办	4327.0	4712.9	5504.6	6303.9	7185.9	8065.1	9047.3
社会办	660.8	685.4	739.4	787.2	899.4	939.8	1032.1
个人办	120.2	164.0	243.2	300.9	402.7	518.9	675.3
按管理类别分							
非营利性	4930.6	5350.5	6207.8	7094.1	8125.0	9082.4	10206.2
营利性	170.4	205.8	269.0	293.7	361.3	441.4	548.5
不详	7.1	5.9	10.4	4.2	1.7		
按医院等级分							
三级医院	1417.6	1614.0	2033.7	2326.8	2668.3	3096.8	3717.3
二级医院	2297.7	2530.0	3476.2	4061.3	4636.0	5115.7	5567.4
一级医院	207.1	215.1	333.2	392.2	432.0	463.7	535.8
未定级医院	1185.7	1203.2	644.1	611.7	751.6	847.5	934.2
按机构类别分							
综合医院	4152.7	4480.0	5189.5	5871.7	6713.0	7505.5	8431.3
中医医院	567.4	634.2	750.3	888.7	1034.3	1167.7	1349.3
中西医结合医院	38.0	42.9	54.9	63.1	76.5	91.3	98.4
民族医院	9.9	12.3	15.3	16.7	21.5	24.3	29.2
专科医院	339.0	391.9	476.1	550.4	641.1	732.8	844.1
护理院	0.9	0.9	1.0	1.5	1.6	2.1	2.4

5-4-3 2011年各地区医院住院服务情况

地区	入院人数			出院人数			住院病人手术人次		
	合计	公立	民营	合计	公立	民营	合计	公立	民营
总 计	**107547387**	**97074629**	**10472758**	**107242276**	**96784143**	**10458133**	**30498947**	**27091492**	**3407455**
东 部	46289328	41722047	4567281	46157763	41628932	4528831	14732783	13056754	1676029
中 部	32220148	29573856	2646292	32135571	29458474	2677097	8308574	7467293	841281
西 部	29037911	25778726	3259185	28948942	25696737	3252205	7457590	6567445	890145
北 京	1882593	1710382	172211	1878819	1707674	171145	828379	771104	57275
天 津	1037054	975411	61643	1040010	974529	65481	361003	354779	6224
河 北	5675067	5178795	496272	5666693	5182417	484276	1418337	1293577	124760
山 西	2332714	2089723	242991	2337815	2090445	247370	616185	544664	71521
内蒙古	1747905	1650513	97392	1781270	1682644	98626	448355	424422	23933
辽 宁	4032159	3707095	325064	4017493	3695410	322083	959841	871497	88344
吉 林	2259264	2090450	168814	2253575	2083302	170273	538090	469374	68716
黑龙江	2992970	2832414	160556	2986940	2825313	161627	871406	813162	58244
上 海	2282773	2183336	99437	2279423	2180427	98996	984598	932493	52105
江 苏	6433837	5176635	1257202	6404666	5156554	1248112	2040446	1585152	455294
浙 江	4899310	4476942	422368	4885739	4465558	420181	1765493	1553374	212119
安 徽	4391516	3739661	651855	4381240	3721297	659943	1200356	981163	219193
福 建	3087618	2808463	279155	3081840	2803866	277974	870416	772223	98193
江 西	3000964	2711335	289629	3009826	2710194	299632	744918	657181	87737
山 东	8354234	7645223	709011	8322652	7622242	700410	2063227	1849872	213355
河 南	7043628	6551747	491881	6997396	6510097	487299	1732530	1586089	146441
湖 北	4805124	4550676	254448	4816076	4551002	265074	1314642	1214407	100235
湖 南	5393968	5007850	386118	5352703	4966824	385879	1290447	1201253	89194
广 东	7993062	7266305	726757	7970949	7248772	722177	3320198	2961883	358315
广 西	3258438	3148128	110310	3242878	3132755	110123	836843	808623	28220
海 南	611621	593460	18161	609479	591483	17996	120845	110800	10045
重 庆	2116631	1863344	253287	2117571	1857629	259942	626248	512294	113954
四 川	6489314	5519293	970021	6461898	5494166	967732	1862354	1573184	289170
贵 州	2433370	1968528	464842	2405903	1946080	459823	603467	490832	112635
云 南	3736495	3165860	570635	3747717	3170191	577526	961147	803923	157224
西 藏	120766	112542	8224	119792	111608	8184	25446	22113	3333
陕 西	3236715	2935760	300955	3208011	2910094	297917	830676	750628	80048
甘 肃	1710826	1616440	94386	1697480	1602973	94507	391041	365465	25576
青 海	469811	442684	27127	465513	437209	28304	103561	97681	5880
宁 夏	602227	555274	46953	602443	556140	46303	149235	138478	10757
新 疆	3115413	2800360	315053	3098466	2795248	303218	619217	579802	39415

5-4-4　2011年各地区医院分科出院人数

地区	合计	预防保健科	全科医疗科	内科	外科	儿科	妇产科	眼科	耳鼻喉科	口腔科	皮肤科
总　计	107242276	94715	915661	27145348	20038152	10635060	13779620	2454451	1986492	428881	262122
东　部	46157763	34546	278268	11225384	8810978	4441766	6610709	1130349	798429	196808	91752
中　部	32135571	38180	277916	8392054	5781226	3303401	3546710	702129	632458	142384	78712
西　部	28948942	21989	359477	7527910	5445948	2889893	3622201	621973	555605	89689	91658
北　京	1878819	1	5659	491454	421192	117893	273857	56289	29719	8859	6811
天　津	1040010		2232	290930	174920	72164	116096	33697	17118	4593	1367
河　北	5666693	11022	53428	1496852	1008217	610533	890205	123539	71125	21518	5357
山　西	2337815	9793	13865	650041	409758	233310	367586	50226	36213	12297	8412
内蒙古	1781270	3922	739	536505	335194	143158	202244	36319	29430	8564	2555
辽　宁	4017493	161	26098	1396776	719832	243778	384462	98057	63591	18308	19520
吉　林	2253575	1332	10107	721333	450372	163019	217048	55165	43130	7412	3809
黑龙江	2986940	303	18020	1037001	555407	212423	243188	65323	58527	14924	7380
上　海	2279423	1890	4732	527200	559609	148121	299139	69007	59220	9125	9442
江　苏	6404666	4160	25549	1515072	1297990	565319	806286	132744	121893	32977	5948
浙　江	4885739	756	27221	1012269	937747	380895	725353	106385	88684	18446	10724
安　徽	4381240	1738	25937	1053265	829527	402445	476731	88423	89745	20716	4873
福　建	3081840	1884	13795	619378	588993	391380	479495	87420	52533	9208	1690
江　西	3009826	671	67874	668065	520574	378890	363969	63322	41394	7381	7252
山　东	8322652	12375	60111	1993805	1451439	932372	1063291	230116	136834	47886	13886
河　南	6997396	22355	30643	1806976	1177162	815363	851665	159818	123630	43385	11972
湖　北	4816076		39147	1177145	949039	492884	480646	117458	121856	21601	26354
湖　南	5352703	1988	72323	1278228	889387	605067	545877	102394	117963	14668	8660
广　东	7970949	2289	41932	1732923	1550658	921308	1467120	177600	148622	24348	16371
广　西	3242878		24906	708041	546767	364560	496914	74344	82453	8420	4164
海　南	609479	8	17511	148725	100381	58003	105405	15495	9090	1540	636
重　庆	2117571	1284	14505	556645	405161	213506	209888	48301	54531	7667	5368
四　川	6461898	204	73690	1755877	1280296	631778	601532	137103	143719	16200	34555
贵　州	2405903	2914	49448	565992	528094	246674	337979	35802	41184	10598	6985
云　南	3747717	570	49731	974563	775763	365476	519887	103935	66607	11347	9294
西　藏	119792	899	18389	25539	19845	9036	21278	406	839	248	14
陕　西	3208011	410	15413	889555	547587	366843	428583	83960	43683	7087	4010
甘　肃	1697480	7072	3857	379129	307009	167519	237573	29477	23449	5843	2299
青　海	465513	186	13267	107039	72814	40990	67205	6243	5109	1843	1936
宁　夏	602443	244	7063	161431	98220	59946	76800	14782	8463	3180	2132
新　疆	3098466	4284	88469	867594	529198	280407	422318	51301	56138	8692	18346

5-4-4 续表

医疗美容科	精神科	传染科	结核病科	肿瘤科	急诊医学科	康复医学科	职业病科	中医科	民族医学科	中西医结合科	其他
97509	1276427	2137777	334678	3744368	769820	680909	84504	14097952	322213	1301806	4653811
53065	541834	870039	161729	1877991	304375	274498	38396	5631783	7909	558999	2218156
21653	395283	731667	104440	1230884	212617	235671	11974	4584928	12089	308042	1391153
22791	339310	536071	68509	635493	252828	170740	34134	3881241	302215	434765	1044502
4977	19803	35147	3314	101963	937	10325	2714	201280	663	13862	72100
212	11345	15641	3025	81281		3183	10	122621		29736	59839
2206	27453	75719	6456	131272	69398	16280	2863	679860	1955	143574	217861
592	20189	41578	8441	82755	10543	18764	3327	215374		13025	131726
	10755	21320	14458	54899	21676	9637	1398	161222	71865	28672	86738
3404	63753	94716	37658	249208	8462	32269	16120	347507	4036	9775	180002
1646	35896	61678	7966	106741	11808	9075	1943	236873	1452	28345	77425
1595	35860	65736	16355	138959	27555	18741	1497	347089	2772	24310	93975
1272	11674	29011	44094	117814	8912	8447	129	177199		53712	139674
8899	122885	154996	10327	329891	28154	54454	8065	867325		80696	231036
7788	71482	101954	7219	189572	24126	34674	1056	666045		76454	396889
3380	70607	135263	18050	186117	61069	31931	1872	567946	108	36595	274902
5166	24545	48232	16633	98985	26900	8843	434	396394	1255	73879	134798
709	23742	73729	16275	121831	17207	10032	22	512417		23152	91318
10729	102627	167704	18434	272779	116048	29085	6530	1152843		31904	471854
2970	76263	122719	8072	277501	66059	36858	1378	1027167		35078	300362
5266	53971	110595	11939	171354	4384	74347	164	661418	6267	96782	193459
5495	78755	120369	17342	145626	13992	35923	1771	1016644	1490	50755	227986
8279	72950	130313	14568	289055	14784	69093	475	954024		40525	293712
1850	43946	80799	12087	87389	3478	16368	3508	502110	6313	67392	107069
133	13317	16606	1	16171	6654	7845		66685		4882	20391
3971	50479	33242	1032	47898	9431	16226	5249	292948		41232	99007
7378	112559	97562	1544	146312	16295	44908	9293	963267	4635	146750	236441
3346	13013	44557	12347	26990	29796	20717	1218	314331	9675	18963	85280
2332	38156	77850	20	63797	49113	22596	3786	463013	9380	46778	93723
	362	2569	390	811	27			1063	14722		3355
2002	28653	47712	10763	70817	26927	15425	3501	464590		38615	111875
717	12304	29830	3228	42918	16106	3990	2696	324944	7030	14896	75594
	904	6566	1	10234	25926	1633	995	52375	27718	380	22149
	1543	13466	745	9094	6428	6436	1165	84436	50	9253	37566
1195	26636	80598	11894	74334	47625	12804	1325	256942	150827	21834	85705

5-5　2011年医疗卫生机构床位利用情况

医疗机构分类	实际开放总床日数（日）	平均开放病床（张）	实际占用总床日数（日）	出院者占用总床日数（日）	病床周转次数	病床工作日（日）	病床使用率（%）	出院者平均住院日
总　计	**1794446284**	**4916291**	**1441778276**	**1374314002**	**31.0**	**293.3**	**80.3**	**9.0**
一、医院	1297094201	3553683	1147607486	1105099476	30.2	322.9	88.5	10.3
综合医院	936687060	2566266	836480262	813507427	32.8	326.0	89.3	9.7
中医医院	166798815	456983	144010075	140700735	29.4	315.1	86.3	10.5
中西医结合医院	13358742	36599	11142668	10675049	26.9	304.5	83.4	10.9
民族医院	4639453	12711	3446853	3460654	22.9	271.2	74.3	11.9
专科医院	172777947	473364	150243775	135251881	17.7	317.4	87.0	16.1
口腔医院	1585542	4344	862625	795832	18.7	198.6	54.4	9.8
眼科医院	5359586	14684	3332526	3133869	38.7	227.0	62.2	5.5
耳鼻喉科医院	1025281	2809	613667	544563	31.7	218.5	59.9	6.1
肿瘤医院	17664665	48396	18439339	19284838	27.1	381.0	104.4	14.7
心血管病医院	3086270	8456	2477930	2411496	26.1	293.1	80.3	10.9
胸科医院	2708645	7421	2661051	2633413	21.9	358.6	98.2	16.2
血液病医院	354702	972	308969	314979	21.4	317.9	87.1	15.1
妇产(科)医院	9776867	26786	6504628	6172867	35.5	242.8	66.5	6.5
儿童医院	8960838	24550	9453314	9456514	48.6	385.1	105.5	7.9
精神病医院	64854246	177683	62945374	50633906	5.9	354.3	97.1	48.5
传染病医院	14037901	38460	12969433	12642576	17.2	337.2	92.4	19.2
皮肤病医院	1111507	3045	596480	667374	12.8	195.9	53.7	17.2
结核病医院	3923181	10748	3473849	3561696	18.0	323.2	88.5	18.4
麻风病医院	464145	1272	140735	22448	1.1	110.7	30.3	15.8
职业病医院	1194996	3274	1108563	1038212	11.1	338.6	92.8	28.5
骨科医院	10604248	29053	7897100	7668466	21.3	271.8	74.5	12.4
康复医院	9090264	24905	6245505	4857882	10.2	250.8	68.7	19.1
整形外科医院	455115	1247	269990	255830	25.4	216.5	59.3	8.1
美容医院	733693	2010	133257	123338	21.3	66.3	18.2	2.9
其他专科医院	15786255	43250	9809440	9031782	20.3	226.8	62.1	10.3
护理院	2832184	7759	2283853	1503730	2.8	294.3	80.6	70.0
二、基层医疗卫生机构	422382040	1157211	242068928	221357676	32.6	209.2	57.3	5.9
社区卫生服务中心(站)	59629062	163367	31892141	26965240	18.2	195.2	53.5	9.1
社区卫生服务中心	51769209	141833	28138351	25269554	17.6	198.4	54.4	10.2
社区卫生服务站	7859853	21534	3753790	1695686	22.5	174.3	47.8	3.5
卫生院	360029327	986382	209238537	193602933	35.1	212.1	58.1	5.6
街道卫生院	3508902	9613	2021240	1684524	24.2	210.3	57.6	7.3
乡镇卫生院	356520425	976768	207217297	191918409	35.2	212.1	58.1	5.6
中心卫生院	155276915	425416	94347279	87905112	36.7	221.8	60.8	5.6
乡卫生院	201243510	551352	112870018	104013297	34.1	204.7	56.1	5.5
门诊部	2683136	7351	910390	785943	17.9	123.8	33.9	6.0
护理站	40515	111	27860	3560	0.6	251.0	68.8	49.4
三、专业公共卫生机构	61373398	168146	45222310	43118598	42.7	268.9	73.7	6.0
专科疾病防治院(所、站)	10796301	29579	7331208	6234656	13.1	247.9	67.9	16.1
妇幼保健院(所、站)	50577097	138567	37891102	36883942	49.0	273.4	74.9	5.4
内：妇幼保健院	46323753	126914	35949793	35144105	50.5	283.3	77.6	5.5
四、其他机构	13596645	37251	6879552	4738252	14.0	184.7	50.6	9.1
疗养院	13595915	37249	6879552	4738252	14.0	184.7	50.6	9.1
临床检验中心	730	2						

5-6-1　医院病床使用情况

年份	病　床使用率(%)				出院者平均住院日(日)			
		卫生部门				卫生部门		
			综合医院	中医医院			综合医院	中医医院
1980	82.5	85.7	84.2	86.9	14.0	13.7	11.7	23.7
1985	82.7	87.9	87.0	83.9	15.8	15.4	13.3	23.3
1986	82.7	87.8	87.3	82.3	15.9	15.6	13.4	23.3
1987	84.3	89.8	89.5	81.9	16.0	15.6	13.4	21.9
1988	84.4	89.9	89.7	79.6	15.8	15.6	13.5	20.2
1989	81.5	86.2	86.1	73.7	15.8	15.4	13.4	19.0
1990	80.7	85.6	85.7	73.6	15.9	15.5	13.5	18.0
1991	81.2	85.8	86.2	74.0	16.0	15.5	13.4	17.4
1992	78.4	83.1	83.7	69.2	16.2	15.8	13.7	17.5
1993	70.9	75.7	76.3	62.5	15.6	15.2	13.3	15.4
1994	68.8	72.1	72.6	58.9	15.0	14.5	12.9	14.4
1995	66.9	70.2	70.8	57.4	14.8	14.2	12.6	13.9
1996	64.4	67.9	69.1	54.5	14.3	13.7	12.3	13.4
1997	61.5	65.0	65.4	52.1	13.8	13.3	11.9	13.1
1998	60.0	63.1	63.3	49.8	13.1	12.6	11.3	12.4
1999	59.6	63.1	63.2	50.5	12.7	12.1	11.0	12.0
2000	60.6	64.5	65.0	50.7	12.2	11.6	10.5	11.4
2001	61.1	65.3	65.6	51.5	11.8	11.3	10.3	10.9
2002	64.6	68.6	70.5	57.7	10.9	10.6	9.6	10.8
2003	65.3	69.3	70.6	59.4	11.0	10.8	10.0	10.9
2004	68.4	73.2	74.4	63.0	10.8	10.5	9.8	10.4
2005	70.3	75.3	76.6	65.7	10.9	10.6	9.8	10.8
2006	72.4	77.9	79.2	67.7	10.9	10.5	9.8	10.4
2007	78.2	84.3	85.6	73.2	10.8	10.5	9.8	10.4
2008	81.5	88.1	89.6	78.6	10.7	10.6	9.9	10.5
2009	84.7	91.5	93.0	83.1	10.5	10.4	9.7	10.4
2010	86.7	93.4	94.9	85.7	10.5	10.4	9.7	10.7
2011	88.5	95.2	96.6	88.1	10.3	10.2	9.6	10.5

注：2002年以前医院含妇幼保健院、专科疾病防治院数字，综合医院不含高校附属医院。

5-6-2 医院病床使用率(%)

医院分类	2005	2006	2007	2008	2009	2010	2011
总　计	**70.3**	**72.4**	**78.2**	**81.5**	**84.7**	**86.7**	**88.5**
按经济类型分							
公立医院	71.5	73.9	80.3	84.0	87.7	90.0	92.0
民营医院	49.8	50.5	54.6	55.3	58.2	59.0	62.3
按主办单位分							
政府办	74.9	77.4	83.7	87.5	90.9	92.8	94.6
社会办	55.6	57.8	61.6	63.0	67.0	69.1	71.4
个人办	47.4	46.3	49.5	50.2	52.8	55.2	58.2
按管理类别分							
其中：非营利性	71.4	73.8	79.9	83.4	86.9	88.9	90.8
营利性	48.3	46.0	48.9	48.1	50.8	52.9	56.0
按医院等级分							
其中：三级医院	90.5	91.2	97.6	100.5	102.5	102.9	104.2
二级医院	68.1	70.3	75.6	80.1	84.8	87.3	88.7
一级医院	49.6	50.9	52.6	53.6	54.5	56.6	58.9
按机构类别分							
综合医院	70.4	72.6	78.6	82.1	85.6	87.5	89.3
中医医院	65.0	66.8	73.0	77.3	81.8	84.1	86.3
中西医结合医院	68.0	70.2	76.9	80.2	82.1	82.8	83.4
民族医院	57.4	55.2	61.4	61.5	73.3	70.6	74.3
专科医院	75.7	76.8	81.7	82.2	83.5	85.7	87.0
护理院	89.6	92.9	91.5	85.0	84.8	85.3	80.6

5-6-3　医院平均住院日

医院分类	2005	2006	2007	2008	2009	2010	2011
总　计	**10.9**	**10.9**	**10.8**	**10.7**	**10.5**	**10.5**	**10.3**
按经济类型分							
公立医院	10.9	11.0	10.9	10.9	10.7	10.7	10.5
民营医院	9.6	9.3	9.5	8.7	8.7	8.4	8.5
按主办单位分							
政府办	10.7	10.6	10.6	10.7	10.5	10.5	10.3
社会办	12.4	13.3	12.7	12.3	12.0	11.7	11.4
个人办	9.3	9.0	8.4	8.0	8.0	8.0	8.1
按管理类别分							
其中：非营利性	10.9	10.9	10.8	10.8	10.6	10.6	10.4
营利性	9.5	9.1	8.7	8.1	8.1	8.0	8.0
按医院等级分							
其中：三级医院	13.1	13.6	13.2	13.2	12.7	12.5	12.0
二级医院	9.7	9.5	9.5	9.5	9.4	9.4	9.3
一级医院	9.8	10.0	9.8	9.4	9.3	9.1	9.1
按机构类别分							
综合医院	10.2	10.3	10.1	10.1	9.9	9.8	9.7
中医医院	10.8	10.5	10.6	10.5	10.4	10.6	10.5
中西医结合医院	11.6	11.9	11.0	11.3	10.9	10.8	10.9
民族医院	9.4	9.6	9.9	10.5	11.9	11.6	11.9
专科医院	18.9	18.1	18.0	17.6	17.0	17.3	16.1
护理院	95.0	98.2	87.7	89.5	96.2	59.6	70.0

5-6-4　2011年各地区医院床位利用情况

地区	病床工作日			病床使用率(%)			出院者平均住院日		
	合计	公立	民营	合计	公立	民营	合计	公立	民营
总　计	**322.9**	**335.9**	**227.2**	**88.5**	**92.0**	**62.3**	**10.3**	**10.5**	**8.5**
东　部	323.0	336.8	227.6	88.5	92.3	62.4	10.4	10.5	8.8
中　部	319.6	329.7	226.7	87.6	90.3	62.1	10.3	10.5	8.4
西　部	326.6	341.9	227.1	89.5	93.7	62.2	10.2	10.5	8.2
北　京	308.2	323.7	201.6	84.4	88.7	55.2	14.5	14.8	11.1
天　津	328.5	341.3	213.7	90.0	93.5	58.6	11.8	12.1	8.1
河　北	312.3	324.4	221.2	85.6	88.9	60.6	9.3	9.4	8.2
山　西	275.2	285.6	200.0	75.4	78.2	54.8	11.8	12.1	8.6
内蒙古	295.9	304.6	191.7	81.1	83.5	52.5	10.9	11.0	9.2
辽　宁	310.8	317.7	234.7	85.2	87.0	64.3	12.2	12.4	10.3
吉　林	273.7	289.8	154.7	75.0	79.4	42.4	10.2	10.4	8.6
黑龙江	290.6	300.5	168.3	79.6	82.3	46.1	11.6	11.7	9.1
上　海	352.7	362.0	228.0	96.6	99.2	62.5	12.1	12.2	11.4
江　苏	339.2	362.2	258.3	92.9	99.2	70.8	10.8	11.3	8.8
浙　江	345.4	360.0	241.5	94.6	98.6	66.2	11.0	11.1	10.4
安　徽	318.4	332.5	253.1	87.2	91.1	69.3	9.5	9.6	9.1
福　建	330.8	345.8	204.4	90.6	94.7	56.0	9.1	9.4	6.3
江　西	343.5	353.6	254.9	94.1	96.9	69.8	9.2	9.5	6.5
山　东	310.2	327.1	192.7	85.0	89.6	52.8	9.6	9.7	8.4
河　南	321.6	327.8	251.6	88.1	89.8	68.9	10.4	10.5	9.6
湖　北	360.1	369.7	229.7	98.7	101.3	62.9	10.4	10.5	7.8
湖　南	345.9	353.3	250.4	94.8	96.8	68.6	10.0	10.2	6.8
广　东	316.1	327.5	231.0	86.6	89.7	63.3	9.1	9.2	8.1
广　西	340.4	346.8	225.3	93.3	95.0	61.7	9.5	9.5	9.1
海　南	315.7	322.3	163.6	86.5	88.3	44.8	10.0	10.1	5.8
重　庆	332.9	348.1	237.6	91.2	95.4	65.1	10.7	11.1	8.3
四　川	352.8	372.9	255.0	96.7	102.2	69.9	10.6	11.0	8.5
贵　州	318.0	343.1	216.5	87.1	94.0	59.3	9.2	9.8	6.7
云　南	323.7	349.1	215.3	88.7	95.7	59.0	9.9	10.3	7.8
西　藏	253.9	254.1	249.0	69.6	69.6	68.2	10.7	10.9	8.5
陕　西	306.7	320.3	208.6	84.0	87.8	57.2	10.5	10.6	9.3
甘　肃	299.8	301.6	272.3	82.1	82.6	74.6	10.4	10.4	9.7
青　海	282.1	285.8	221.6	77.3	78.3	60.7	10.5	10.7	7.7
宁　夏	332.5	346.8	207.3	91.1	95.0	56.8	10.6	10.8	7.8
新　疆	337.6	358.7	199.9	92.5	98.3	54.8	10.0	10.2	7.6

5-7 2011年医疗卫生机构服务质量与效率

医疗机构分类	诊断符合率(%)			医院感染率(%)	无菌手术(Ⅰ级切口)		急危重症抢救成功率(%)	医师日均担负	
	入院与出院	住院手术前后	病理检查与临床诊断		感染率(%)	甲级愈合率(%)		诊疗人次	住院床日
总　计	**98.8**	**99.4**	**90.0**	**0.7**	**0.6**	**96.3**	**93.8**	**7.9**	**1.8**
一、医院	98.8	99.4	90.0	1.0	0.7	96.2	93.8	6.9	2.4
综合医院	98.7	99.3	89.9	1.0	0.7	96.5	93.6	6.9	2.4
中医医院	98.8	99.5	90.2	0.7	0.6	94.0	95.2	7.5	2.1
中西医结合医院	98.3	99.6	93.0	1.1	0.5	97.9	96.7	7.7	2.0
民族医院	99.0	99.9	96.1	0.1	7.5	87.6	95.9	4.8	1.9
专科医院	99.1	99.7	90.6	1.0	0.7	96.9	92.0	6.0	3.3
口腔医院	98.7	99.3	97.1	0.7	0.1	91.0	92.3	7.4	0.2
眼科医院	99.8	99.9	99.2	0.0	0.2	99.2	96.1	9.5	1.7
耳鼻喉科医院	99.7	99.9	96.9	0.0	0.5	96.0	85.9	9.8	1.4
肿瘤医院	99.1	99.2	92.7	1.3	0.1	99.0	81.9	2.6	4.0
心血管病医院	98.7	99.8	95.5	0.6	0.0	99.2	90.8	3.9	2.2
胸科医院	99.0	98.3	56.3	1.8	0.0	97.7	59.7	3.3	3.2
血液病医院	100.0	100.0	92.5	1.3		99.6	72.1	2.5	3.0
妇产(科)医院	99.7	99.8	96.2	0.5	0.4	96.5	99.4	7.6	1.4
儿童医院	98.9	99.8	84.9	1.9	0.0	99.7	98.8	14.5	2.4
精神病医院	98.5	99.5	91.1	1.5	0.1	99.0	90.8	4.4	8.2
传染病医院	99.5	99.9	82.2	1.1	0.2	97.3	79.9	4.2	3.7
皮肤病医院	99.2	99.5	79.5	0.1		98.9	73.3	14.0	1.1
结核病医院	99.0	99.4	76.7	0.8	0.6	98.2	88.9	3.2	4.0
麻风病医院	100.0							8.2	1.8
职业病医院	98.3	99.4	99.2	2.0	23.9	54.8	82.4	3.4	3.2
骨科医院	99.6	99.8	82.2	0.3	2.1	92.6	94.8	4.6	2.6
康复医院	99.1	99.8	95.7	0.2	1.0	96.1	92.7	4.8	3.6
整形外科医院	99.4	99.9	99.8	0.3	1.3	97.3	100.0	2.1	1.1
美容医院	100.0	100.0	99.7		0.5	98.3	100.0	2.4	0.3
其他专科医院	99.0	99.5	94.9	0.4	2.1	91.0	91.2	4.8	1.8
护理院	97.3		66.7	4.0			55.9	4.4	13.6
二、基层医疗卫生机构	98.9	99.9	92.2		0.3	98.4	96.2	9.6	0.8
社区卫生服务中心(站)								14.0	0.6
社区卫生服务中心								14.0	0.7
社区卫生服务站								13.7	0.3
卫生院								8.5	1.4
街道卫生院								9.5	1.2
乡镇卫生院								8.5	1.4
中心卫生院								8.0	1.5
乡卫生院								8.8	1.3
三、专业公共卫生机构	99.3	99.6	88.2	0.4	0.1	96.6	95.2	7.5	1.2
专科疾病防治院(所、站)	99.2	99.7	94.2	0.2	0.9	92.0	95.8	4.9	1.3
妇幼保健院(所、站)	99.4	99.6	87.9	0.4	0.0	96.7	95.2	8.1	1.2
内：妇幼保健院	99.3	99.6	88.3	0.5	0.0	96.7	95.2	8.7	1.4
四、其他机构	98.9	99.8	94.0	0.1	10.7	72.1	94.4	7.5	4.7
疗养院	98.9	99.8	91.6	0.1	10.7	72.1	94.4	2.6	5.0

5-8 2011年各地区医院医师担负工作量

地区	医师日均担负诊疗人次			医师日均担负住院床日		
	合计	公立	民营	合计	公立	民营
总 计	**6.9**	**7.1**	**5.5**	**2.4**	**2.5**	**1.8**
东 部	8.4	8.7	6.4	2.2	2.3	1.6
中 部	5.1	5.2	4.4	2.4	2.5	1.8
西 部	6.1	6.3	4.8	2.7	2.8	2.0
北 京	9.2	9.8	5.7	1.6	1.7	0.9
天 津	10.5	10.4	11.3	1.8	1.9	0.9
河 北	4.4	4.5	3.8	2.1	2.1	1.6
山 西	3.2	3.3	2.8	1.7	1.7	1.2
内蒙古	4.4	4.4	4.2	2.0	2.0	1.4
辽 宁	4.8	4.9	4.2	2.4	2.5	1.8
吉 林	4.5	4.6	3.5	2.0	2.1	1.3
黑龙江	4.2	4.2	3.8	2.2	2.2	1.4
上 海	14.3	14.6	10.2	2.6	2.7	1.4
江 苏	9.1	9.4	7.8	2.7	2.8	2.3
浙 江	11.1	11.7	6.7	2.3	2.4	1.8
安 徽	5.6	5.8	5.1	2.6	2.7	2.3
福 建	8.9	9.7	4.7	2.5	2.7	1.1
江 西	5.9	6.0	4.0	2.5	2.5	2.1
山 东	5.3	5.4	4.6	2.2	2.3	1.5
河 南	5.6	5.5	5.9	2.5	2.6	2.1
湖 北	6.6	6.7	5.0	2.7	2.8	1.7
湖 南	5.0	5.0	4.4	3.0	3.1	2.1
广 东	11.9	12.4	8.4	2.1	2.2	1.7
广 西	7.7	7.8	5.4	2.6	2.7	1.4
海 南	5.8	5.8	6.9	2.0	2.1	1.0
重 庆	7.0	7.5	4.4	3.0	3.2	1.9
四 川	6.4	6.8	4.5	2.9	3.1	2.1
贵 州	4.8	4.9	4.3	2.7	2.8	2.2
云 南	7.4	7.8	5.5	3.2	3.3	2.3
西 藏	6.5	6.0	20.1	1.5	1.5	2.4
陕 西	5.6	5.6	5.3	2.5	2.6	1.8
甘 肃	5.4	5.5	4.3	2.5	2.5	2.1
青 海	5.7	5.8	3.3	2.2	2.3	1.3
宁 夏	6.8	6.8	6.7	2.6	2.7	1.5
新 疆	5.1	5.2	4.4	2.9	3.1	2.1

5-9-1　2011年各地区医院医师日均担负诊疗人次和住院床日

地区	医师日均担负诊疗人次						医师日均担负住院床日					
	合计	部(管)属	省属	地级市属	县级市属	县属	合计	部(管)属	省属	地级市属	县级市属	县属
总　计	**7.2**	**10.0**	**7.9**	**7.3**	**7.5**	**6.1**	**2.5**	**2.5**	**2.6**	**2.6**	**2.3**	**2.6**
东　部	8.7	11.2	9.2	8.9	9.3	6.6	2.3	1.8	2.3	2.4	2.2	2.4
中　部	5.3	9.3	5.9	5.3	4.8	5.1	2.6	3.5	3.0	2.8	2.3	2.5
西　部	6.5	7.6	7.1	6.4	5.6	6.9	2.9	2.7	2.8	2.8	2.7	3.1
北　京	9.7	10.2	9.0	10.0		9.2	1.5	1.5	1.5	1.5		1.3
天　津	9.9		10.2	10.8		6.2	1.8		2.2	1.5		1.8
河　北	4.6		4.5	4.5	4.6	4.6	2.3		2.7	2.5	1.8	2.3
山　西	3.2		4.6	3.8	2.5	2.7	1.8		1.9	2.1	1.5	1.6
内蒙古	4.6		3.8	4.9	3.5	5.4	2.1		2.1	2.7	1.6	1.9
辽　宁	4.9		6.5	5.0	4.3	3.6	2.3		2.6	2.6	2.0	1.9
吉　林	4.7	7.1	5.6	4.9	4.0	3.5	2.1	3.3	2.7	2.4	1.6	1.6
黑龙江	4.1		5.3	4.9	3.4	2.9	2.3		3.4	2.5	1.7	1.5
上　海	14.2	14.0	14.6	14.2		9.2	2.2	1.8	2.2	2.2		3.0
江　苏	9.5		12.3	9.4	9.2	8.3	2.9		3.1	2.8	2.8	3.4
浙　江	11.7		10.9	11.3	12.4	10.9	2.3		2.5	2.6	2.2	2.3
安　徽	5.9		8.0	5.4	4.8	5.7	2.8		3.1	2.6	2.7	2.9
福　建	9.7		9.4	9.6	9.5	10.3	2.7		2.5	2.7	2.4	3.0
江　西	6.0		6.2	4.4	6.0	6.8	2.6		2.7	2.7	2.5	2.6
山　东	5.6	7.1	6.3	6.3	5.3	4.9	2.4	2.1	2.2	2.5	2.3	2.6
河　南	5.5		5.7	5.3	5.0	5.8	2.8		3.4	3.0	2.4	2.7
湖　北	6.8	13.0	7.1	6.9	5.9	6.0	3.0	3.8	3.2	3.3	2.6	2.8
湖　南	5.4	8.6	4.8	5.5	5.1	4.9	3.1	3.5	3.0	3.1	2.8	3.1
广　东	11.9	13.8	9.2	10.7	14.0	7.5	2.2	2.2	2.5	2.4	1.9	2.0
广　西	8.1		7.5	8.2	8.3	8.3	2.7		2.5	2.6	2.5	3.0
海　南	6.5		6.9	4.5	6.4	8.2	2.0		2.0	1.9	2.0	2.3
重　庆	7.8		7.6	7.9		8.0	3.2		2.9	3.0		3.8
四　川	7.2	7.1	9.3	7.0	6.4	7.5	3.0	2.3	3.7	3.1	3.0	3.0
贵　州	5.1		5.7	4.3	5.0	5.3	2.9		3.1	2.8	2.4	3.1
云　南	8.0		11.4	6.3	7.3	8.4	3.5		2.7	3.2	3.6	3.9
西　藏	5.7		4.5	5.5	4.8	6.4	1.5		2.2	1.4	1.4	1.3
陕　西	5.5	8.4	5.2	4.8	5.1	5.8	2.7	3.2	2.5	2.6	2.6	2.9
甘　肃	5.7		3.5	5.1	5.8	6.5	2.7		1.7	3.0	2.5	2.8
青　海	6.5		9.0	4.4	2.9	5.7	2.5		3.0	2.3	0.9	2.4
宁　夏	6.2		5.4	6.7	6.0	7.1	2.8		2.5	2.8	2.8	3.2
新　疆	5.3		5.5	6.2	4.5	4.8	3.1		2.9	2.7	3.1	3.8

注：本表系卫生部门医院数字。

5-9-2 综合医院工作效率

医院级别	年份	医生日均担负		医师人均年业务收入（万元）	病床使用率（%）	平均住院日（日）
		诊疗人次	住院床日			
医院合计	2000	4.8	1.4	27.1	67.3	11.0
	2005	5.3	1.6	44.7	76.9	9.9
	2009	6.7	2.3	77.4	93.2	9.7
	2010	6.8	2.4	88.1	95.0	9.7
	2011	7.2	2.5	101.8	96.7	9.6
部(管)属	2000	8.5	1.8	72.8	95.5	14.6
	2005	7.8	2.3	129.7	100.2	13.1
	2009	9.1	2.4	187.3	104.0	11.4
	2010	9.8	2.5	219.7	105.5	10.9
	2011	10.0	2.5	240.0	106.7	10.5
省属	2000	6.2	1.8	54.0	84.9	15.8
	2005	6.6	2.1	90.1	91.3	12.8
	2009	7.3	2.5	133.4	103.3	12.3
	2010	7.4	2.5	148.0	103.5	11.9
	2011	7.9	2.6	169.4	105.2	11.5
地级市(地区)属	2000	5.0	1.5	30.4	74.0	13.1
	2005	5.7	1.9	49.7	84.1	11.9
	2009	6.8	2.4	82.2	97.8	11.6
	2010	7.0	2.5	95.2	99.3	11.6
	2011	7.3	2.6	109.0	100.6	11.4
县级市(区)属	2000	4.7	1.2	20.6	61.3	9.6
	2005	5.0	1.4	32.6	70.3	8.8
	2009	7.1	2.0	59.1	86.8	8.7
	2010	6.9	2.1	66.7	89.9	8.9
	2011	7.5	2.3	77.7	91.7	9.0
县属	2000	3.9	1.2	15.2	56.3	8.4
	2005	4.3	1.4	23.9	65.3	7.5
	2009	5.6	2.2	47.1	86.7	7.7
	2010	5.6	2.4	54.3	89.4	7.6
	2011	6.1	2.6	64.5	91.7	7.7

注：本表系卫生部门医院数字。

5-10-1 2011年医院出院病人疾病转归情况

疾病名称 (ICD-10)	出院人数(人)	疾病构成(%)	治愈率(%)	好转率(%)	未愈率(%)	病死率(%)	出院者平均住院日	出院者平均医药费用(元)
总　计	**38904250**	**100.0**	**51.6**	**44.8**	**2.9**	**0.7**	**9.7**	**6266.5**
1.传染病和寄生虫病小计	1367194	3.5	44.2	51.9	3.5	0.4	10.0	4343.3
其中：肠道传染病	97820	0.3	61.0	37.3	1.5	0.1	5.7	2081.2
内：霍乱								
伤寒和副伤寒	4825	0.0	42.7	53.5	3.8	0.1	9.4	4132.9
细菌性痢疾	15038	0.0	57.5	40.2	2.2	0.2	5.8	1715.6
结核病	251970	0.6	12.3	81.0	6.2	0.5	15.1	6970.0
内：肺结核	162251	0.4	8.4	84.4	6.7	0.6	14.8	6401.8
白喉								
百日咳	849	0.0	24.5	67.0	8.5		8.0	2737.4
猩红热	5606	0.0	65.1	33.4	1.5	0.0	6.1	1662.7
性传播模式疾病	10939	0.0	51.7	43.1	5.1	0.1	9.5	4391.0
内：梅毒	5228	0.0	29.1	62.7	8.0	0.2	11.2	5166.8
淋球菌感染	453	0.0	55.4	41.9	2.6		7.8	2355.5
乙型脑炎	879	0.0	38.5	46.3	11.6	3.6	11.6	7427.7
斑疹伤寒	8928	0.0	61.7	36.4	1.7	0.3	7.1	3481.3
病毒性肝炎	194220	0.5	14.1	80.8	4.6	0.5	17.9	7683.9
人类免疫缺陷病毒病（HIV）	13223	0.0	7.9	65.0	22.6	4.6	16.8	7108.2
血吸虫病	3356	0.0	18.5	78.2	3.2	0.1	12.9	4131.9
丝虫病	64	0.0	14.1	71.9	14.1		7.4	3800.5
钩虫病	901	0.0	30.4	68.1	1.4		7.9	4498.9
2.肿瘤小计	2692726	6.9	45.7	42.5	9.2	2.5	13.4	11594.6
恶性肿瘤计	1804623	4.6	27.7	56.5	12.1	3.7	15.3	13322.0
其中：鼻咽恶性肿瘤	28707	0.1	17.3	69.0	11.0	2.7	22.0	13954.7
食管恶性肿瘤	111004	0.3	27.7	58.2	11.5	2.7	17.3	14631.2
胃恶性肿瘤	179913	0.5	30.7	53.7	12.3	3.2	14.7	15459.2
小肠恶性肿瘤	6732	0.0	33.5	50.4	11.6	4.4	17.3	19517.7
结肠恶性肿瘤	82627	0.2	40.3	47.3	8.7	3.7	16.6	18812.6
直肠乙状结肠连接处、直肠、肛门和肛管恶性肿瘤	87984	0.2	40.5	47.6	9.5	2.4	16.8	17671.6
肝和肝内胆管恶性肿瘤	147715	0.4	15.4	58.1	19.7	6.8	13.3	12564.5
喉恶性肿瘤	12761	0.0	48.5	38.5	10.8	2.3	19.3	15052.5
气管、支气管、肺恶性肿瘤	324620	0.8	16.0	62.0	16.4	5.6	14.9	11447.7
骨、关节软骨恶性肿瘤	9699	0.0	31.6	50.6	15.0	2.8	15.2	12765.9
乳房恶性肿瘤	136518	0.4	45.3	50.2	3.3	1.3	15.3	11740.7
女性生殖器官恶性肿瘤	107996	0.3	34.5	55.9	8.1	1.5	16.0	12155.4
男性生殖器官恶性肿瘤	34746	0.1	26.4	63.1	8.3	2.2	14.7	11867.3
泌尿道恶性肿瘤	65618	0.2	51.5	38.5	7.8	2.1	15.9	14851.9
脑恶性肿瘤	18150	0.0	29.0	53.6	13.1	4.4	17.8	21678.2
白血病	90049	0.2	13.9	71.1	11.5	3.5	15.2	11886.8
原位癌计	25136	0.1	49.5	40.7	8.4	1.4	11.8	8438.1
其中：子宫颈原位癌	9279	0.0	82.9	14.2	2.8	0.2	9.6	7867.3
良性肿瘤计	798153	2.1	87.3	10.0	2.6	0.1	9.2	7939.8
其中：皮肤良性肿瘤	23994	0.1	86.1	12.1	1.8	0.0	7.3	4056.4

注：本表系卫生部门综合医院数字。

5-10-1 续表1

疾病名称 (ICD-10)	出院人数 (人)	疾病构成 (%)	治愈率 (%)	好转率 (%)	未愈率 (%)	病死率 (%)	出院者平均住院日	出院者平均医药费用 (元)
乳房良性肿瘤	97242	0.2	94.8	4.5	0.7	0.0	5.5	4589.3
子宫平滑肌瘤	239212	0.6	93.9	4.1	2.0	0.0	9.8	7547.0
卵巢良性肿瘤	64345	0.2	94.8	4.0	1.1	0.0	9.0	8197.5
前列腺良性肿瘤	241	0.0	45.2	45.6	8.7	0.4	12.7	8309.9
甲状腺良性肿瘤	58467	0.2	90.1	7.7	2.2	0.0	8.1	6543.6
交界恶性和动态未知的肿瘤	64284	0.2	33.0	55.5	10.2	1.3	12.0	9779.0
3.血液、造血器官及免疫疾病小计	309273	0.8	22.2	72.4	4.9	0.5	9.0	5296.0
其中：贫血	162406	0.4	13.2	80.8	5.4	0.6	8.0	4982.6
4.内分泌、营养和代谢疾病小计	1146192	2.9	27.7	70.2	1.8	0.4	11.4	6674.5
其中：甲状腺功能亢进	69779	0.2	23.0	74.5	2.2	0.3	9.9	4832.1
糖尿病	771749	2.0	14.6	83.9	1.1	0.4	12.7	6954.8
5.精神和行为障碍小计	237387	0.6	27.2	69.6	3.0	0.2	16.9	4781.1
其中：依赖性物质引起的精神和行为障碍	36559	0.1	40.4	57.4	1.8	0.4	3.8	1760.5
酒精引起的精神和行为障碍	35003	0.1	40.3	57.6	1.7	0.4	3.6	1611.1
精神分裂症、分裂型和妄想性障碍	35279	0.1	19.6	77.0	3.3	0.1	50.1	6559.6
情感障碍	22268	0.1	27.4	70.3	2.2	0.1	23.3	6608.2
6.神经系统疾病小计	932352	2.4	27.0	69.6	2.9	0.5	10.1	6078.3
其中：中枢神经系统炎性疾病	48185	0.1	35.2	53.2	9.9	1.7	10.8	7532.4
帕金森病	25628	0.1	9.5	88.1	1.9	0.4	13.6	8191.2
癫痫	95334	0.2	21.8	72.8	4.9	0.5	7.2	4491.7
7.眼和附器疾病小计	822712	2.1	84.7	13.7	1.6	0.0	6.8	4673.3
其中：晶状体疾患	410387	1.1	95.0	3.6	1.4	0.0	5.2	5091.1
内：老年性白内障	281513	0.7	95.5	3.1	1.3	0.0	5.0	5004.3
视网膜脱离和断裂	32598	0.1	92.2	5.3	2.5	0.0	9.3	8447.7
青光眼	79481	0.2	76.1	22.5	1.4	0.0	9.3	4419.2
8.耳和乳突疾病小计	224239	0.6	45.4	52.4	2.2	0.0	9.4	4715.7
其中：中耳和乳突疾病	65166	0.2	72.4	25.9	1.7	0.0	9.7	5794.2
9.循环系统疾病小计	5706248	14.7	21.9	73.8	2.9	1.5	11.5	7906.7
其中：急性风湿热	10768	0.0	14.6	83.0	1.9	0.5	10.5	4952.3
慢性风湿性心脏病	83558	0.2	15.1	79.5	3.8	1.7	10.6	7422.7
高血压	731446	1.9	15.9	83.1	0.7	0.3	11.1	5944.8
内：高血压性心脏、肾脏病	55894	0.1	11.4	86.6	1.1	0.9	11.9	7235.1
缺血性心脏病	1618921	4.2	16.9	80.0	1.6	1.5	10.6	8769.5
内：心绞痛	208676	0.5	27.8	71.2	0.7	0.4	10.1	10692.4
急性心肌梗死	107730	0.3	19.1	68.0	5.3	7.5	10.1	16769.0
肺栓塞	9478	0.0	18.9	65.5	5.9	9.7	14.1	13057.1
心律失常	199513	0.5	27.0	70.9	1.7	0.4	8.0	9425.5
心力衰竭	81405	0.2	24.8	67.0	3.4	4.8	10.5	6823.7
脑血管病	2244336	5.8	19.0	74.7	4.5	1.8	13.0	8131.9
内：颅内出血	435129	1.1	24.4	57.7	12.5	5.4	14.4	11763.4
脑梗死	1351752	3.5	17.2	79.2	2.7	0.9	12.7	7325.3
大脑动脉闭塞和狭窄	71479	0.2	24.7	69.4	4.2	1.7	12.1	7482.5

5-10-1 续表2

疾病名称 (ICD-10)	出院人数 (人)	疾病构成 (%)	治愈率 (%)	好转率 (%)	未愈率 (%)	病死率 (%)	出院者平均住院日	出院者平均医药费用 (元)
静脉炎和血栓形成	44789	0.1	33.2	63.6	3.0	0.2	13.0	10765.3
下肢静脉曲张	75924	0.2	81.0	15.9	3.0	0.0	10.0	6263.5
10.呼吸系统疾病小计	5524762	14.2	50.5	46.7	2.1	0.7	8.2	4057.1
其中：急性上呼吸道感染	993512	2.6	62.4	36.4	1.2	0.0	5.2	1543.3
流行性感冒	2546	0.0	51.3	45.7	2.5	0.5	7.5	2585.8
内：人禽流感								
肺炎	1710046	4.4	54.3	43.2	1.9	0.6	8.1	3327.0
慢性鼻窦炎	113800	0.3	81.5	17.4	1.1	0.0	8.4	5841.2
慢性扁桃体和腺样体疾病	104743	0.3	91.5	7.1	1.4	0.0	7.0	4477.9
慢性下呼吸道疾病	1192072	3.1	24.0	73.1	2.0	0.9	10.5	6135.2
内：哮喘	132529	0.3	29.8	68.8	1.1	0.3	8.4	4350.5
外部物质引起的肺病	28843	0.1	24.2	65.7	7.4	2.7	17.2	8145.6
11.消化系统疾病小计	4234357	10.9	58.0	39.0	2.6	0.4	8.6	5922.5
其中：口腔疾病	119914	0.3	73.2	24.8	2.0	0.0	7.5	4017.4
胃及十二指肠溃疡	245366	0.6	37.2	60.6	1.8	0.3	9.3	6655.2
阑尾疾病	539568	1.4	84.7	14.4	0.9	0.0	7.3	4717.7
疝	383880	1.0	91.5	6.2	2.3	0.0	7.6	5124.0
内：腹股沟疝	359670	0.9	92.1	5.7	2.2	0.0	7.4	4869.1
肠梗阻	208632	0.5	59.7	35.4	4.4	0.6	7.7	5777.4
酒精性肝病	27158	0.1	11.1	83.0	4.2	1.7	12.9	7446.5
肝硬化	177567	0.5	10.2	81.3	6.4	2.0	13.9	9164.4
胆石病和胆囊炎	631945	1.6	68.2	29.5	2.2	0.1	9.7	8556.3
急性胰腺炎	131978	0.3	49.3	46.9	3.2	0.6	10.6	10638.9
12.皮肤和皮下组织疾病小计	291205	0.7	58.7	39.2	2.0	0.2	10.9	4758.0
其中：皮炎及湿疹	48647	0.1	51.6	47.1	1.3	0.1	10.1	3884.1
牛皮癣	11948	0.0	27.5	71.3	1.1	0.1	16.5	6753.9
荨麻疹	25901	0.1	62.0	36.7	1.3		6.0	2073.6
13.肌肉骨骼系统和结缔组织疾病小计	993531	2.6	32.7	65.1	2.1	0.1	12.1	8299.8
其中：炎性多关节炎	121905	0.3	19.1	79.5	1.3	0.1	12.4	7141.5
内：类风湿性关节炎	56847	0.1	11.5	87.0	1.3	0.1	12.9	6947.1
痛风	33273	0.1	21.5	77.4	0.9	0.2	11.2	5446.6
其他关节病	48068	0.1	38.1	60.5	1.4	0.0	13.4	12862.9
系统性结缔组织病	92843	0.2	12.8	83.7	2.8	0.7	12.1	7434.4
内：系统性红斑狼疮	52925	0.1	10.5	86.2	2.5	0.8	11.6	7086.9
脊椎关节强硬	106514	0.3	24.2	74.6	1.2	0.0	11.1	7220.6
椎间盘疾病	281727	0.7	29.0	69.1	1.8	0.0	12.3	7309.5
骨密度和骨结构疾病	58914	0.2	40.5	56.9	2.5	0.2	14.0	10495.7
内：骨质疏松	34976	0.1	24.6	73.5	1.6	0.2	14.9	9699.5
骨髓炎	11056	0.0	45.7	50.6	3.6	0.1	19.3	9380.2
14.泌尿生殖系统疾病小计	2159042	5.5	58.5	38.3	3.0	0.3	10.2	6280.6
其中：肾小球疾病	170832	0.4	12.5	84.0	3.2	0.3	13.6	6674.6
肾盂肾炎	36573	0.1	47.9	50.8	1.1	0.1	10.8	5157.4
肾衰竭	234658	0.6	9.1	83.8	5.1	2.0	18.2	9246.5
尿石病	393864	1.0	60.4	36.5	3.0	0.0	8.3	5975.9
膀胱炎	24053	0.1	58.7	40.1	1.1	0.1	10.4	5604.3
尿道狭窄	11243	0.0	62.6	34.0	3.3	0.0	12.2	7392.4

5-10-1 续表3

疾病名称 (ICD-10)	出院人数(人)	疾病构成(%)	治愈率(%)	好转率(%)	未愈率(%)	病死率(%)	出院者平均住院日	出院者平均医药费用(元)
男性生殖器官疾病	327979	0.8	69.3	28.4	2.2	0.1	10.0	6081.9
内：前列腺增生	159156	0.4	58.1	39.2	2.6	0.1	12.8	9046.0
乳房疾患	102130	0.3	82.0	14.9	3.1	0.0	6.8	4572.9
女性盆腔器官炎性疾病	174285	0.4	74.8	23.7	1.5	0.0	7.7	3992.8
子宫内膜异位症	88903	0.2	90.5	7.6	2.0	0.0	9.2	8094.4
女性生殖器脱垂	31319	0.1	89.9	6.0	4.1	0.0	10.8	8082.4
15.妊娠、分娩和产褥期小计	4400365	11.3	95.2	4.2	0.5	0.0	5.4	3051.0
其中：异位妊娠	224109	0.6	86.1	12.3	1.6	0.0	7.6	5344.0
医疗性流产	190930	0.5	99.1	0.7	0.1	0.0	3.9	1407.5
妊娠高血压	51242	0.1	76.5	21.5	1.9	0.1	7.2	5496.2
前置胎盘、胎盘早剥和产前出血	33002	0.1	83.6	13.6	2.7	0.0	8.8	5390.3
梗阻性分娩	223485	0.6	98.9	1.0	0.1	0.0	6.8	4479.4
分娩时会阴、阴道裂伤	62182	0.2	99.2	0.7	0.1		3.4	2271.5
产后出血	27606	0.1	91.3	7.7	0.7	0.4	6.0	5063.6
顺产	1427920	3.7	98.9	0.9	0.1	0.1	3.9	1757.8
16.起源于围生期疾病小计	738757	1.9	50.8	45.0	3.7	0.5	6.7	3994.2
其中：产伤	5091	0.0	33.9	60.5	5.0	0.6	7.4	3973.4
出生窒息	117876	0.3	42.9	52.3	4.0	0.8	7.8	4270.8
新生儿吸入综合征	48179	0.1	55.7	41.1	2.9	0.4	6.4	4201.6
围生期的感染	32153	0.1	51.5	43.6	4.3	0.7	6.8	3996.6
胎儿和新生儿的溶血性疾病	9378	0.0	58.3	39.6	2.0	0.1	6.1	3935.2
新生儿硬化病	1718	0.0	61.2	33.1	4.7	1.0	6.4	3495.0
17.先天性畸形、变形和染色体异常小计	244430	0.6	71.0	23.1	5.4	0.5	10.2	10264.2
神经系统其他先天性畸形	7362	0.0	29.1	62.6	8.0	0.3	11.6	8539.0
循环系统先天性畸形	73921	0.2	55.2	35.1	8.3	1.3	11.5	18333.9
内：先天性心脏病	59618	0.2	56.3	34.0	8.3	1.5	11.9	18617.5
唇裂和腭裂	15994	0.0	93.8	3.3	2.9	0.0	10.5	4391.5
消化系统先天性畸形	14175	0.0	66.0	24.5	8.9	0.5	10.4	9178.1
生殖泌尿系统先天性畸形	52775	0.1	78.3	17.3	4.3	0.1	9.9	6173.3
肌肉骨骼系统先天性畸形	24890	0.1	73.5	22.5	3.9	0.1	9.2	9288.0
18.症状、体征和检验异常小计	529829	1.4	39.9	48.6	9.1	2.4	7.1	4409.7
19.损伤、中毒小计	4161560	10.7	47.6	48.7	3.0	0.8	12.0	7676.1
其中：骨折	611369	1.6	49.9	46.0	3.4	0.8	12.8	9164.5
内：颅骨和面骨骨折	130976	0.3	46.4	49.5	4.0	0.2	11.2	7118.3
股骨骨折	208491	0.5	52.3	41.8	5.7	0.3	18.0	17807.2
多部位骨折	10219	0.0	43.3	50.5	4.7	1.5	21.4	17484.9
颅内损伤	560106	1.4	41.9	50.4	4.1	3.6	12.7	9098.5
烧伤和腐蚀伤	116814	0.3	50.3	46.4	2.8	0.5	12.0	6020.3
药物、药剂和生物制品中毒	60374	0.2	36.5	59.0	3.5	1.0	3.7	2768.6
非药用物质的毒性效应	157902	0.4	34.3	58.8	5.1	1.7	5.7	3975.1
医疗并发症计	65703	0.2	64.5	33.2	2.0	0.2	12.3	7068.2
内：手术和操作并发症	33034	0.1	63.3	34.4	2.1	0.3	15.3	7167.9
假体装置、植入物和移植物并发症	18651	0.0	77.9	19.9	2.1	0.1	9.9	8120.7
20.其他接受医疗服务小计	2188089	5.6	70.8	28.1	0.9	0.2	9.7	7621.0

5-10-2 2011年城市和县级医院出院病人疾病转归情况

疾病名称 (ICD-10)	城市医院				县级医院			
	出院人数(人)	疾病构成(%)	病死率(%)	出院者平均住院日	出院人数(人)	疾病构成(%)	病死率(%)	出院者平均住院日
总　计	**27470706**	**100.0**	**0.8**	**10.3**	**11433544**	**100.0**	**0.5**	**8.2**
1.传染病和寄生虫病小计	889985	3.2	0.5	10.9	477209	4.2	0.3	8.4
其中：肠道传染病	55857	0.2	0.2	6.1	41963	0.4	0.1	5.3
内：霍乱								
伤寒和副伤寒	2714	0.0	0.1	10.2	2111	0.0	0.0	8.4
细菌性痢疾	6419	0.0	0.2	5.8	8619	0.1	0.2	5.7
结核病	172202	0.6	0.5	16.0	79768	0.7	0.5	13.1
内：肺结核	104261	0.4	0.7	16.0	57990	0.5	0.6	12.6
白喉								
百日咳	568	0.0	0.0	8.2	281	0.0		7.6
猩红热	4031	0.0	0.0	6.2	1575	0.0	0.1	6.0
性传播模式疾病	8870	0.0	0.1	9.6	2069	0.0	0.0	9.2
内：梅毒	4535	0.0	0.2	11.3	693	0.0	0.1	11.0
淋球菌感染	233	0.0	0.0	7.9	220	0.0		7.7
乙型脑炎	672	0.0	4.0	12.1	207	0.0	2.4	10.2
斑疹伤寒	4738	0.0	0.5	7.3	4190	0.0	0.1	6.8
病毒性肝炎	147580	0.5	0.5	18.2	46640	0.4	0.4	17.0
人类免疫缺陷病毒病（HIV）	7266	0.0	5.7	15.1	5957	0.1	3.2	18.9
血吸虫病	3103	0.0	0.1	13.2	253	0.0	0.4	8.8
丝虫病	42	0.0	0.0	8.6	22	0.0		5.0
钩虫病	467	0.0	0.0	8.2	434	0.0		7.6
2.肿瘤小计	2252672	8.2	2.7	13.7	440054	3.8	1.8	11.7
恶性肿瘤计	1534513	5.6	3.8	15.6	270110	2.4	2.8	13.5
其中：鼻咽恶性肿瘤	25354	0.1	2.6	23.1	3353	0.0	3.4	14.3
食管恶性肿瘤	87290	0.3	2.9	18.0	23714	0.2	2.0	14.5
胃恶性肿瘤	145455	0.5	3.6	15.0	34458	0.3	1.8	13.3
小肠恶性肿瘤	5999	0.0	4.6	17.4	733	0.0	3.1	16.3
结肠恶性肿瘤	71289	0.3	4.0	16.9	11338	0.1	1.9	14.9
直肠乙状结肠连接处、直肠、肛门和肛管恶性肿瘤	73653	0.3	2.6	17.2	14331	0.1	1.5	14.9
肝和肝内胆管恶性肿瘤	119488	0.4	7.0	13.6	28227	0.2	5.7	12.5
喉恶性肿瘤	11731	0.0	2.2	19.6	1030	0.0	3.2	16.4
气管、支气管、肺恶性肿瘤	267278	1.0	6.1	15.2	57342	0.5	3.6	13.5
骨、关节软骨恶性肿瘤	8351	0.0	2.8	15.5	1348	0.0	3.0	13.2
乳房恶性肿瘤	119746	0.4	1.3	15.5	16772	0.1	0.8	13.7
女性生殖器官恶性肿瘤	93946	0.3	1.6	16.5	14050	0.1	1.0	12.9
男性生殖器官恶性肿瘤	31202	0.1	2.3	14.7	3544	0.0	1.5	14.7
泌尿道恶性肿瘤	58117	0.2	2.2	16.1	7501	0.1	1.8	14.8
脑恶性肿瘤	16219	0.1	4.2	18.2	1931	0.0	5.9	14.5
白血病	80657	0.3	3.5	15.8	9392	0.1	3.6	10.0
原位癌计	19190	0.1	1.3	11.9	5946	0.1	1.6	11.6
其中：子宫颈原位癌	8653	0.0	0.1	9.5	626	0.0	0.6	10.2
良性肿瘤计	644604	2.3	0.1	9.3	153549	1.3	0.0	8.7
其中：皮肤良性肿瘤	19266	0.1	0.0	7.4	4728	0.0	0.0	6.9

注：①本表系卫生部门综合医院数字；②县级医院包括县和县级市医院。

5-10-2　续表1

疾病名称 (ICD-10)	城市医院				县级医院			
	出院人数(人)	疾病构成(%)	病死率(%)	出院者平均住院日	出院人数(人)	疾病构成(%)	病死率(%)	出院者平均住院日
乳房良性肿瘤	89290	0.3	0.0	5.4	7952	0.1		5.7
子宫平滑肌瘤	178476	0.6	0.0	9.8	60736	0.5	0.0	9.6
卵巢良性肿瘤	52720	0.2	0.0	9.1	11625	0.1	0.0	8.4
前列腺良性肿瘤	163	0.0	0.6	13.8	78	0.0		10.5
甲状腺良性肿瘤	42742	0.2	0.0	7.9	15725	0.1	0.0	8.5
交界恶性和动态未知的肿瘤	54089	0.2	1.3	12.5	10195	0.1	1.2	9.0
3.血液、造血器官及免疫疾病小计	239338	0.9	0.5	9.7	69935	0.6	0.3	6.7
其中：贫血	117939	0.4	0.6	8.9	44467	0.4	0.4	5.8
4.内分泌、营养和代谢疾病小计	942947	3.4	0.4	11.8	203245	1.8	0.5	9.9
其中：甲状腺机能亢进	59659	0.2	0.3	10.0	10120	0.1	0.4	9.5
糖尿病	634496	2.3	0.4	13.1	137253	1.2	0.4	10.9
5.精神和行为障碍小计	175253	0.6	0.2	19.6	62134	0.5	0.2	9.4
其中：依赖性物质引起的精神和行为障碍	19569	0.1	0.4	4.8	16990	0.1	0.4	2.7
酒精引起的精神和行为障碍	18204	0.1	0.4	4.5	16799	0.1	0.4	2.7
精神分裂症、分裂型和妄想性障碍	30385	0.1	0.1	50.9	4894	0.0	0.1	44.7
情感障碍	19968	0.1	0.1	24.1	2300	0.0	0.1	16.5
6.神经系统疾病小计	726782	2.6	0.5	10.7	205570	1.8	0.5	8.1
其中：中枢神经系统炎性疾病	35030	0.1	1.9	12.0	13155	0.1	1.0	7.4
帕金森病	21744	0.1	0.4	14.1	3884	0.0	0.4	11.0
癫痫	73286	0.3	0.6	7.6	22048	0.2	0.4	5.7
7.眼和附器疾病小计	627967	2.3	0.0	7.0	194745	1.7	0.0	6.1
其中：晶状体疾患	302557	1.1	0.0	5.2	107830	0.9	0.0	5.0
内：老年性白内障	204690	0.7	0.0	4.9	76823	0.7	0.0	5.1
视网膜脱离和断裂	32243	0.1	0.0	9.3	355	0.0		8.5
青光眼	63977	0.2	0.0	9.6	15504	0.1	0.0	8.3
8.耳和乳突疾病小计	169876	0.6	0.0	10.0	54363	0.5	0.0	7.8
其中：中耳和乳突疾病	52349	0.2	0.0	10.1	12817	0.1		8.0
9.循环系统疾病小计	4113187	15.0	1.6	11.9	1593061	13.9	1.1	10.3
其中：急性风湿热	6853	0.0	0.7	10.7	3915	0.0	0.2	10.0
慢性风湿性心脏病	57659	0.2	1.8	11.4	25899	0.2	1.3	8.8
高血压	549383	2.0	0.3	11.6	182063	1.6	0.3	9.6
内：高血压性心脏、肾脏病	42535	0.2	1.0	12.5	13359	0.1	0.6	10.1
缺血性心脏病	1193620	4.3	1.6	11.0	425301	3.7	1.1	9.4
内：心绞痛	184610	0.7	0.4	10.2	24066	0.2	0.5	9.3
急性心肌梗死	84025	0.3	7.9	10.1	23705	0.2	6.3	9.8
肺栓塞	8061	0.0	9.4	14.5	1417	0.0	11.5	11.6
心律失常	160802	0.6	0.4	8.2	38711	0.3	0.5	6.9
心力衰竭	58857	0.2	5.1	11.0	22548	0.2	3.9	9.1
脑血管病	1543557	5.6	2.1	13.7	700779	6.1	1.2	11.6
内：颅内出血	281480	1.0	6.4	14.9	153649	1.3	3.6	13.4
脑梗死	923787	3.4	1.1	13.3	427965	3.7	0.5	11.4
大脑动脉闭塞和狭窄	52001	0.2	2.0	12.5	19478	0.2	1.2	11.0

5-10-2 续表2

疾病名称 (ICD-10)	城市医院				县级医院			
	出院人数(人)	疾病构成(%)	病死率(%)	出院者平均住院日	出院人数(人)	疾病构成(%)	病死率(%)	出院者平均住院日
静脉炎和血栓形成	38179	0.1	0.2	13.3	6610	0.1	0.2	11.4
下肢静脉曲张	54930	0.2	0.0	10.2	20994	0.2	0.1	9.6
10.呼吸系统疾病小计	3533362	12.9	0.9	8.8	1991400	17.4	0.3	7.2
其中:急性上呼吸道感染	563077	2.0	0.0	5.4	430435	3.8	0.0	4.9
流行性感冒	1045	0.0	1.1	10.9	1501	0.0	0.1	5.2
内：人禽流感								
肺炎	1065228	3.9	0.9	8.7	644818	5.6	0.2	7.1
慢性鼻窦炎	82643	0.3	0.0	8.7	31157	0.3	0.0	7.7
慢性扁桃体和腺样体疾病	84308	0.3	0.0	7.1	20435	0.2	0.0	6.4
慢性下呼吸道疾病	789423	2.9	1.1	11.2	402649	3.5	0.5	9.2
内：哮喘	98129	0.4	0.3	8.7	34400	0.3	0.2	7.3
外部物质引起的肺病	20511	0.1	3.5	19.8	8332	0.1	0.6	10.8
11.消化系统疾病小计	2887651	10.5	0.5	9.1	1346706	11.8	0.2	7.6
其中：口腔疾病	81352	0.3	0.0	8.0	38562	0.3	0.0	6.4
胃及十二指肠溃疡	174574	0.6	0.4	9.4	70792	0.6	0.2	9.0
阑尾疾病	332921	1.2	0.0	7.2	206647	1.8	0.0	7.4
疝	244911	0.9	0.1	7.6	138969	1.2	0.0	7.5
内：腹股沟疝	227841	0.8	0.0	7.4	131829	1.2	0.0	7.4
肠梗阻	146177	0.5	0.7	8.1	62455	0.5	0.3	6.6
酒精性肝病	19905	0.1	2.0	13.2	7253	0.1	0.9	11.9
肝硬化	135130	0.5	2.2	14.5	42437	0.4	1.6	12.3
胆石病和胆囊炎	452968	1.6	0.1	10.0	178977	1.6	0.1	9.1
急性胰腺炎	99048	0.4	0.7	11.0	32930	0.3	0.4	9.3
12.皮肤和皮下组织疾病小计	226557	0.8	0.2	11.6	64648	0.6	0.1	8.4
其中：皮炎及湿疹	39930	0.1	0.1	10.9	8717	0.1	0.1	6.7
牛皮癣	11343	0.0	0.1	16.6	605	0.0		14.5
荨麻疹	19297	0.1	0.0	6.4	6604	0.1		4.6
13.肌肉骨骼系统和结缔组织疾病小计	795201	2.9	0.1	12.6	198330	1.7	0.1	10.2
其中：炎性多关节炎	100322	0.4	0.1	12.8	21583	0.2	0.1	10.3
内：类风湿性关节炎	48777	0.2	0.1	13.2	8070	0.1	0.2	10.7
痛风	26449	0.1	0.2	11.6	6824	0.1	0.1	9.7
其他关节病	42392	0.2	0.0	13.7	5676	0.0		11.3
系统性结缔组织病	88074	0.3	0.7	12.2	4769	0.0	1.4	9.4
内：系统性红斑狼疮	50061	0.2	0.8	11.7	2864	0.0	1.9	9.2
脊椎关节强硬	82529	0.3	0.0	11.8	23985	0.2	0.0	8.7
椎间盘疾病	206056	0.8	0.0	13.0	75671	0.7	0.0	10.5
骨密度和骨结构疾病	49049	0.2	0.2	14.7	9865	0.1	0.2	10.9
内：骨质疏松	30422	0.1	0.2	15.5	4554	0.0	0.3	11.0
骨髓炎	8289	0.0	0.1	20.4	2767	0.0	0.0	16.1
14.泌尿生殖系统疾病小计	1637971	6.0	0.3	10.6	521071	4.6	0.2	9.0
其中：肾小球疾病	144263	0.5	0.4	14.0	26569	0.2	0.3	11.6
肾盂肾炎	30047	0.1	0.1	11.1	6526	0.1	0.1	9.4
肾衰竭	184549	0.7	2.1	18.3	50109	0.4	1.4	17.7
尿石病	266694	1.0	0.0	9.0	127170	1.1	0.0	6.8
膀胱炎	18846	0.1	0.1	10.9	5207	0.0	0.0	8.6
尿道狭窄	9635	0.0	0.0	12.4	1608	0.0	0.1	10.9

5-10-2 续表3

疾病名称 (ICD-10)	城市医院				县级医院			
	出院人数(人)	疾病构成(%)	病死率(%)	出院者平均住院日	出院人数(人)	疾病构成(%)	病死率(%)	出院者平均住院日
男性生殖器官疾病	232986	0.8	0.1	10.3	94993	0.8	0.0	9.2
内：前列腺增生	116726	0.4	0.1	13.3	42430	0.4	0.1	11.4
乳房疾患	87772	0.3	0.0	6.8	14358	0.1	0.0	7.0
女性盆腔器官炎性疾病	124815	0.5	0.0	7.8	49470	0.4	0.0	7.6
子宫内膜异位	70968	0.3	0.0	9.2	17935	0.2	0.0	8.9
女性生殖器脱垂	23512	0.1	0.0	11.2	7807	0.1	0.0	9.8
15.妊娠、分娩和产褥期小计	2642741	9.6	0.0	5.6	1757624	15.4	0.1	5.0
其中：异位妊娠	170031	0.6	0.0	7.7	54078	0.5	0.0	7.2
医疗性流产	141146	0.5	0.0	3.8	49784	0.4	0.0	4.1
妊娠高血压	37790	0.1	0.1	7.3	13452	0.1	0.0	6.8
前置胎盘、胎盘早剥和产前出血	24989	0.1	0.0	9.1	8013	0.1	0.1	7.9
梗阻性分娩	123945	0.5	0.0	6.8	99540	0.9	0.0	6.8
分娩时会阴、阴道裂伤	48083	0.2	0.0	3.3	14099	0.1		3.6
产后出血	19802	0.1	0.3	6.1	7804	0.1	0.4	5.8
顺产	645243	2.3	0.0	4.1	782677	6.8	0.1	3.6
16.起源于围生期疾病小计	476184	1.7	0.5	7.4	262573	2.3	0.6	5.6
其中：产伤	3279	0.0	0.6	8.0	1812	0.0	0.6	6.3
出生窒息	61176	0.2	0.8	8.7	56700	0.5	0.9	6.7
新生儿吸入综合征	30562	0.1	0.4	7.0	17617	0.2	0.4	5.5
围生期的感染	19958	0.1	0.8	7.8	12195	0.1	0.5	5.0
胎儿和新生儿的溶血性疾病	8013	0.0	0.1	6.3	1365	0.0		5.2
新生儿硬化病	859	0.0	1.0	7.4	859	0.0	0.9	5.4
17.先天性畸形、变形和染色体异常小计	215746	0.8	0.5	10.4	28684	0.3	0.7	8.2
神经系统其他先天性畸形	6007	0.0	0.2	12.3	1355	0.0	0.5	8.3
循环系统先天性畸形	68688	0.3	1.2	11.8	5233	0.0	3.1	8.4
内：先天性心脏病	54792	0.2	1.3	12.3	4826	0.0	3.2	8.3
唇裂和腭裂	15620	0.1	0.0	10.6	374	0.0	0.3	7.4
消化系统先天性畸形	12898	0.0	0.5	10.7	1277	0.0	0.8	7.4
生殖泌尿系统先天性畸形	44635	0.2	0.1	10.1	8140	0.1	0.1	9.2
肌肉骨骼系统先天性畸形	21170	0.1	0.1	9.5	3720	0.0	0.1	7.3
18.症状、体征和检验异常小计	364897	1.3	2.7	7.6	164932	1.4	1.8	6.0
19.损伤、中毒小计	2631465	9.6	0.9	12.8	1530095	13.4	0.6	10.6
其中：骨折	399272	1.5	0.8	13.6	212097	1.9	0.6	11.3
内：颅骨和面骨骨折	87410	0.3	0.2	11.6	43566	0.4	0.2	10.4
股骨骨折	141052	0.5	0.3	18.7	67439	0.6	0.2	16.6
多部位骨折	7654	0.0	1.6	22.2	2565	0.0	1.2	19.0
颅内损伤	351500	1.3	4.0	13.4	208606	1.8	2.9	11.4
烧伤和腐蚀伤	86319	0.3	0.5	12.9	30495	0.3	0.3	9.4
药物、药剂和生物制品中毒	35723	0.1	1.2	3.9	24651	0.2	0.8	3.5
非药用物质的毒性效应	87126	0.3	2.0	6.5	70776	0.6	1.4	4.6
医疗并发症计	51995	0.2	0.3	13.0	13708	0.1	0.2	9.5
内：手术和操作并发症	26470	0.1	0.3	15.9	6564	0.1	0.2	13.2
假体装置、植入物和移植物并发症	15548	0.1	0.1	10.3	3103	0.0	0.1	8.1
20.其他接受医疗服务小计	1920924	7.0	0.2	9.8	267165	2.3	0.2	8.7

5-11-1　2011年医院出院病人年龄别疾病构成(%)(合计)

疾病名称 (ICD-10)	5岁以下	5～14岁	15～44岁	45～59岁	60岁及以上
总　　计	**12.0**	**4.0**	**32.3**	**20.6**	**31.1**
1.传染病和寄生虫病小计	39.6	10.5	22.9	12.9	14.1
其中：肠道传染病	58.9	7.7	13.5	8.3	11.5
内：霍乱					
伤寒和副伤寒	8.4	13.3	45.8	19.8	12.8
细菌性痢疾	39.6	12.6	17.5	11.4	18.9
结核病	0.9	1.4	42.0	23.4	32.4
内：肺结核	0.5	0.8	35.4	24.7	38.7
白喉					
百日咳	89.0	10.1	0.4	0.4	0.1
猩红热	25.6	70.5	3.4	0.3	0.2
性传播模式疾病	18.9	1.0	46.6	19.3	14.2
内：梅毒	37.4	0.6	31.8	17.6	12.6
淋球菌感染	11.5	4.9	49.4	19.4	14.8
乙型脑炎	40.4	47.8	7.3	2.7	1.8
斑疹伤寒	9.7	8.8	24.1	28.8	28.5
病毒性肝炎	0.8	1.6	54.9	29.2	13.5
人类免疫缺陷病毒病（HIV）	1.0	1.4	55.5	27.1	15.0
血吸虫病	0.1	0.7	21.1	35.5	42.6
丝虫病			20.3	26.6	53.1
钩虫病	0.3	0.6	10.1	25.0	64.0
2.肿瘤小计	1.0	1.2	24.9	34.4	38.5
恶性肿瘤计	0.6	0.8	14.7	33.6	50.3
其中：鼻咽恶性肿瘤	0.4	0.3	29.6	44.4	25.4
食管恶性肿瘤	0.3	0.0	2.1	30.0	67.5
胃恶性肿瘤	0.3	0.0	7.5	30.3	61.9
小肠恶性肿瘤	0.3	0.1	12.2	35.0	52.4
结肠恶性肿瘤	0.2	0.1	11.4	29.6	58.7
直肠乙状结肠连接处、直肠、肛门和肛管恶性肿瘤	0.3	0.0	10.4	32.2	57.1
肝和肝内胆管恶性肿瘤	0.3	0.1	15.3	39.3	45.0
喉恶性肿瘤	0.3	0.1	4.3	35.7	59.7
气管、支气管、肺恶性肿瘤	0.3	0.0	5.8	30.9	63.0
骨、关节软骨恶性肿瘤	0.9	7.3	33.8	24.2	33.8
乳房恶性肿瘤	0.2	0.0	28.1	50.2	21.5
女性生殖器官恶性肿瘤	0.2	0.1	25.6	48.6	25.4
男性生殖器官恶性肿瘤	0.5	0.2	5.8	9.8	83.7
泌尿道恶性肿瘤	0.8	0.3	8.2	26.6	64.0
脑恶性肿瘤	1.8	5.7	34.0	30.9	27.5
白血病	4.2	9.5	37.0	24.2	25.1
原位癌计	0.9	0.2	31.8	34.5	32.6
其中：子宫颈原位癌			62.5	32.2	5.2
良性肿瘤计	1.9	1.9	47.5	36.8	11.9
其中：皮肤良性肿瘤	7.3	8.5	38.3	25.6	20.3

注：本表系卫生部门综合医院数字。

5-11-1 续表1

疾病名称 (ICD-10)	5岁以下	5～14岁	15～44岁	45～59岁	60岁及以上
乳房良性肿瘤	0.1	0.7	76.6	19.8	2.8
子宫平滑肌瘤	0.2	0.0	48.0	49.9	1.9
卵巢良性肿瘤	0.2	1.0	69.8	19.8	9.2
前列腺良性肿瘤			2.9	12.9	84.2
甲状腺良性肿瘤	0.2	0.5	38.9	41.8	18.5
交界恶性和动态未知的肿瘤	1.3	2.7	28.3	26.5	41.2
3.血液、造血器官及免疫疾病小计	11.2	20.7	26.2	16.7	25.1
其中：贫血	10.9	10.1	26.6	18.3	34.0
4.内分泌、营养和代谢疾病小计	1.8	0.9	19.7	34.8	42.8
其中：甲状腺功能亢进	0.4	0.8	48.3	32.6	17.9
糖尿病	0.4	0.4	13.3	35.0	50.9
5.精神和行为障碍小计	3.8	2.6	47.2	26.7	19.6
其中：依赖性物质引起的精神和行为障碍	1.6	1.7	64.2	24.4	8.1
酒精引起的精神和行为障碍	1.6	1.8	63.5	24.9	8.2
精神分裂症、分裂型和妄想性障碍	0.3	1.1	69.2	21.4	7.9
情感障碍	0.2	1.0	47.3	28.5	22.9
6.神经系统疾病小计	5.6	3.9	18.3	26.4	45.8
其中：中枢神经系统炎性疾病	28.4	25.4	23.6	12.5	10.2
帕金森病	0.4	0.0	2.1	15.0	82.5
癫痫	13.4	12.2	30.8	18.5	25.1
7.眼和附器疾病小计	1.6	2.5	13.7	21.4	60.8
其中：晶状体疾患	0.5	0.5	3.7	13.6	81.7
内：老年性白内障			1.0	10.0	88.9
视网膜脱离和断裂	0.3	1.9	33.2	36.1	28.5
青光眼	0.5	0.8	9.3	23.7	65.7
8.耳和乳突疾病小计	3.3	5.4	34.9	29.8	26.6
其中：中耳和乳突疾病	7.5	12.2	47.0	22.4	10.8
9.循环系统疾病小计	0.9	0.6	8.7	23.8	66.0
其中：急性风湿热	0.5	4.7	18.4	25.8	50.5
慢性风湿性心脏病	0.4	0.1	13.3	36.5	49.7
高血压	0.3	0.1	7.7	25.7	66.3
内：高血压性心脏、肾脏病	0.1	0.0	5.0	17.3	77.5
缺血性心脏病	0.4	0.0	3.5	20.7	75.4
内：心绞痛	0.4	0.0	3.9	26.1	69.6
急性心肌梗死	0.2	0.1	6.8	24.9	67.9
肺栓塞	0.3	0.1	14.2	25.5	59.9
心律失常	0.7	1.5	19.7	28.4	49.7
心力衰竭	1.3	0.2	4.8	13.8	79.9
脑血管病	0.9	0.2	5.3	24.2	69.4
内：颅内出血	1.4	0.4	10.2	32.0	55.9
脑梗死	0.3	0.0	3.4	21.8	74.4
大脑动脉闭塞和狭窄	0.6	0.1	4.0	23.1	72.3

5-11-1 续表2

疾病名称 (ICD-10)	5岁以下	5～14岁	15～44岁	45～59岁	60岁及以上
静脉炎和血栓形成	0.3	0.3	20.7	30.5	48.1
下肢静脉曲张	0.3	0.1	19.8	45.8	33.9
10.呼吸系统疾病小计	42.1	10.0	11.4	9.7	26.8
其中：急性上呼吸道感染	57.9	21.7	9.9	4.8	5.7
流行性感冒	28.3	15.0	29.4	12.2	15.1
内：人禽流感					
肺炎	67.8	9.0	4.5	4.9	13.8
慢性鼻窦炎	1.7	9.5	50.4	25.5	12.8
慢性扁桃体和腺样体疾病	11.4	47.5	32.9	6.6	1.7
慢性下呼吸道疾病	13.0	3.1	5.3	12.8	65.9
内：哮喘	25.3	9.1	17.3	23.1	25.3
外部物质引起的肺病	22.9	1.1	7.8	14.6	53.5
11.消化系统疾病小计	10.2	4.6	27.2	25.4	32.7
其中：口腔疾病	26.1	12.5	29.1	16.6	15.7
胃及十二指肠溃疡	0.4	0.7	28.0	30.7	40.2
阑尾疾病	1.4	11.4	53.0	19.7	14.6
疝	24.5	12.2	13.3	16.4	33.6
内：腹股沟疝	25.7	12.8	13.3	15.9	32.2
肠梗阻	9.7	3.6	21.2	23.2	42.3
酒精性肝病	0.2	0.0	25.6	48.5	25.6
肝硬化	0.4	0.1	19.8	40.9	38.8
胆石病和胆囊炎	0.4	0.3	25.5	33.2	40.6
急性胰腺炎	0.5	1.2	36.1	30.0	32.1
12.皮肤和皮下组织疾病小计	11.5	8.6	34.0	20.8	25.1
其中：皮炎及湿疹	10.8	5.7	27.6	23.1	32.7
牛皮癣	1.3	5.5	44.0	28.6	20.5
荨麻疹	20.0	24.2	33.7	13.8	8.3
13.肌肉骨骼系统和结缔组织疾病小计	1.6	2.3	27.4	31.8	37.0
其中：炎性多关节炎	0.7	1.7	18.3	32.5	46.8
内：类风湿性关节炎	0.5	0.6	19.4	37.7	41.8
痛风	0.2	0.0	17.7	27.9	54.1
其他关节病	0.6	0.7	9.7	30.1	58.9
系统性结缔组织病	6.2	4.5	51.4	24.9	13.0
内：系统性红斑狼疮	0.3	4.6	67.9	21.1	6.1
脊椎关节强硬	0.1	0.1	18.4	36.7	44.7
椎间盘疾病	0.2	0.1	27.7	36.7	35.4
骨密度和骨结构疾病	0.7	2.3	13.8	16.8	66.5
内：骨质疏松	0.4	0.2	3.1	12.3	83.9
骨髓炎	2.5	7.7	36.5	29.2	24.0
14.泌尿生殖系统疾病小计	2.2	3.4	41.3	26.3	26.7
其中：肾小球疾病	3.7	8.8	43.4	23.5	20.6
肾盂肾炎	0.6	1.2	40.2	26.0	31.9
肾衰竭	0.5	0.3	26.0	29.8	43.4
尿石病	0.5	0.6	39.7	35.3	23.8
膀胱炎	0.7	1.0	26.8	30.8	40.8
尿道狭窄	1.4	2.9	27.3	25.3	43.1

5-11-1 续表3

疾病名称 (ICD-10)	5岁以下	5～14岁	15～44岁	45～59岁	60岁及以上
男性生殖器官疾病	8.8	13.5	15.7	10.4	51.6
内：前列腺增生			1.0	7.4	91.5
乳房疾患	0.3	0.4	65.2	28.5	5.5
女性盆腔器官炎性疾病	0.3	0.3	73.2	21.6	4.7
子宫内膜异位症			68.0	31.2	0.7
女性生殖器脱垂			10.9	31.5	57.5
15.妊娠、分娩和产褥期小计			99.6	0.3	0.1
其中：异位妊娠			99.0	0.8	0.1
医疗性流产			99.4	0.6	0.1
妊娠高血压			99.5	0.4	0.1
前置胎盘、胎盘早剥和产前出血			99.5	0.4	0.1
梗阻性分娩			99.7	0.2	0.1
分娩时会阴、阴道裂伤			99.7	0.2	0.1
产后出血			99.6	0.3	0.0
顺产			99.8	0.2	0.1
16.起源于围生期疾病小计	100.0				
其中：产伤	100.0				
出生窒息	100.0				
新生儿吸入综合征	100.0				
围生期的感染	100.0				
胎儿和新生儿的溶血性疾病	100.0				
新生儿硬化病	100.0				
17.先天性畸形、变形和染色体异常小计	32.9	19.7	29.9	11.0	6.6
神经系统其他先天性畸形	64.9	9.1	16.3	7.6	2.2
循环系统先天性畸形	26.2	16.7	31.2	14.8	11.1
内：先天性心脏病	28.3	17.1	28.3	14.8	11.5
唇裂和腭裂	71.4	14.2	13.8	0.4	0.2
消化系统先天性畸形	66.3	9.5	10.9	6.7	6.5
生殖泌尿系统先天性畸形	29.0	27.7	28.7	9.2	5.4
肌肉骨骼系统先天性畸形	48.0	21.6	19.4	6.6	4.4
18.症状、体征和检验异常小计	9.0	4.9	25.9	24.2	36.0
19.损伤、中毒小计	4.1	5.5	47.8	25.0	17.6
其中：骨折	3.4	6.9	46.5	23.7	19.5
内：颅骨和面骨骨折	5.8	7.8	57.6	20.7	8.0
股骨骨折	2.6	3.8	21.5	16.1	56.0
多部位骨折	0.9	2.5	46.3	29.5	20.8
颅内损伤	3.7	5.6	45.4	25.9	19.4
烧伤和腐蚀伤	32.5	8.1	35.8	15.6	8.1
药物、药剂和生物制品中毒	12.5	3.9	52.0	15.6	16.0
非药用物质的毒性效应	6.3	6.3	45.2	22.4	19.8
医疗并发症计	2.1	3.6	41.6	27.5	25.1
内：手术和操作并发症	1.9	4.0	41.6	26.2	26.2
假体装置、植入物和移植物并发症	0.8	2.8	41.1	29.8	25.5
20.其他接受医疗服务小计	1.9	1.7	31.0	35.4	30.0

5-11-2　2011年医院出院病人年龄别疾病构成(%)(男)

疾病名称 (ICD-10)	5岁以下	5～14岁	15～44岁	45～59岁	60岁及以上
总　　计	**15.5**	**5.4**	**22.9**	**21.5**	**34.7**
1.传染病和寄生虫病小计	39.0	10.6	23.6	12.9	13.9
其中：肠道传染病	64.5	8.1	11.4	6.6	9.3
内：霍乱					
伤寒和副伤寒	9.2	14.1	46.3	18.6	11.8
细菌性痢疾	46.2	14.0	15.5	8.6	15.6
结核病	0.8	1.2	39.0	24.2	34.7
内：肺结核	0.5	0.6	32.8	25.6	40.5
白喉					
百日咳	91.9	7.3	0.4	0.2	0.2
猩红热	25.3	70.4	3.7	0.4	0.1
性传播模式疾病	20.8	0.8	39.6	20.4	18.3
内：梅毒	39.3	0.6	22.9	20.7	16.4
淋球菌感染	10.8	2.6	58.9	14.7	13.0
乙型脑炎	37.2	53.0	6.3	2.2	1.4
斑疹伤寒	12.2	12.2	25.5	24.6	25.6
病毒性肝炎	0.8	1.5	57.8	27.8	12.2
人类免疫缺陷病毒病（HIV）	0.9	1.2	56.1	25.8	15.9
血吸虫病	0.0	0.6	23.9	35.9	39.6
丝虫病		0.0	20.6	23.5	55.9
钩虫病	0.5	1.2	8.2	18.4	71.7
2.肿瘤小计	1.1	1.4	14.1	31.0	52.4
恶性肿瘤计	0.6	0.8	10.9	31.0	56.6
其中：鼻咽恶性肿瘤	0.3	0.3	27.8	44.9	26.6
食管恶性肿瘤	0.3	0.0	2.2	32.6	64.9
胃恶性肿瘤	0.3	0.0	5.3	30.2	64.2
小肠恶性肿瘤	0.3	0.2	11.5	35.7	52.2
结肠恶性肿瘤	0.2	0.0	11.3	29.1	59.3
直肠乙状结肠连接处、直肠、肛门和肛管恶性肿瘤	0.2	0.0	8.9	31.6	59.1
肝和肝内胆管恶性肿瘤	0.3	0.1	16.3	41.2	42.1
喉恶性肿瘤	0.3	0.0	4.1	36.6	59.0
气管、支气管、肺恶性肿瘤	0.3	0.0	4.7	30.3	64.7
骨、关节软骨恶性肿瘤	0.8	7.5	34.6	22.7	34.5
乳房恶性肿瘤	1.5	1.0	17.3	36.3	44.0
女性生殖器官恶性肿瘤					
男性生殖器官恶性肿瘤	0.5	0.2	5.7	9.8	83.8
泌尿道恶性肿瘤	0.8	0.2	7.6	26.4	64.9
脑恶性肿瘤	1.9	6.0	33.4	30.9	27.8
白血病	4.2	10.2	36.4	22.9	26.4
原位癌计	1.7	0.5	7.5	30.8	59.5
其中：子宫颈原位癌					
良性肿瘤计	4.4	5.1	33.6	32.1	24.8
其中：皮肤良性肿瘤	7.2	8.7	35.6	25.8	22.8

注：本表系卫生部门综合医院数字。

5-11-2 续表1

疾病名称 (ICD-10)	5岁以下	5～14岁	15～44岁	45～59岁	60岁及以上
乳房良性肿瘤	0.8	2.2	49.7	28.3	19.0
子宫平滑肌瘤					
卵巢良性肿瘤					
前列腺良性肿瘤			2.5	13.0	84.5
甲状腺良性肿瘤	0.3	1.0	30.9	43.3	24.5
交界恶性和动态未知的肿瘤	1.5	3.2	21.5	25.3	48.4
3.血液、造血器官及免疫疾病小计	15.1	24.9	22.0	13.2	24.8
其中：贫血	16.1	12.8	20.6	14.9	35.7
4.内分泌、营养和代谢疾病小计	2.3	1.0	20.5	35.0	41.1
其中：甲状腺功能亢进	0.4	0.8	51.0	30.3	17.5
糖尿病	0.4	0.4	17.0	37.1	45.1
5.精神和行为障碍小计	4.9	3.2	50.0	23.6	18.3
其中：依赖性物质引起的精神和行为障碍	1.6	1.7	61.6	26.8	8.4
酒精引起的精神和行为障碍	1.6	1.7	60.7	27.4	8.6
精神分裂症、分裂型和妄想性障碍	0.3	1.1	72.4	19.2	7.0
情感障碍	0.2	1.5	52.6	25.1	20.6
6.神经系统疾病小计	6.8	4.7	19.6	24.1	44.8
其中：中枢神经系统炎性疾病	28.6	26.7	22.9	12.0	9.9
帕金森病	0.4	0.0	2.0	13.4	84.1
癫痫	12.5	11.9	30.1	19.7	25.8
7.眼和附器疾病小计	1.9	3.4	16.9	21.5	56.4
其中：晶状体疾患	0.6	0.8	5.3	15.1	78.1
内：老年性白内障			1.3	11.0	87.7
视网膜脱离和断裂	0.4	2.4	39.0	32.7	25.5
青光眼	0.7	1.3	14.8	24.2	59.1
8.耳和乳突疾病小计	4.1	7.3	36.4	27.0	25.2
其中：中耳和乳突疾病	8.3	14.9	47.0	19.7	10.0
9.循环系统疾病小计	1.0	0.7	9.8	24.3	64.2
其中：急性风湿热	0.7	6.7	17.7	22.8	52.2
慢性风湿性心脏病	0.4	0.2	13.8	35.4	50.1
高血压	0.3	0.1	10.1	25.1	64.3
内：高血压性心脏、肾脏病	0.1	0.0	6.6	18.6	74.7
缺血性心脏病	0.4	0.0	4.7	22.8	72.1
内：心绞痛	0.4	0.0	5.4	28.8	65.4
急性心肌梗死	0.3	0.1	8.7	30.5	60.5
肺栓塞	0.4	0.2	16.6	25.3	57.5
心律失常	0.8	1.7	20.1	27.1	50.4
心力衰竭	1.4	0.2	4.8	15.3	78.4
脑血管病	1.0	0.2	5.9	24.9	68.1
内：颅内出血	1.4	0.5	11.4	31.9	54.7
脑梗死	0.3	0.1	4.0	23.3	72.4
大脑动脉闭塞和狭窄	0.6	0.1	4.6	25.1	69.7

5-11-2　续表2

疾病名称 (ICD-10)	5岁以下	5～14岁	15～44岁	45～59岁	60岁及以上
静脉炎和血栓形成	0.3	0.3	20.0	30.5	48.8
下肢静脉曲张	0.4	0.1	20.0	43.0	36.5
10.呼吸系统疾病小计	43.8	10.2	10.5	8.5	26.9
其中：急性上呼吸道感染	60.3	23.2	7.8	3.7	4.9
流行性感冒	35.0	18.8	20.1	12.1	13.9
内：人禽流感					
肺炎	70.4	8.6	4.0	4.3	12.8
慢性鼻窦炎	1.8	10.8	54.2	22.1	11.1
慢性扁桃体和腺样体疾病	12.7	54.1	28.3	3.8	1.1
慢性下呼吸道疾病	13.7	3.1	4.0	10.9	68.3
内：哮喘	34.7	11.6	13.2	18.1	22.4
外部物质引起的肺病	18.6	0.9	7.8	16.1	56.6
11.消化系统疾病小计	12.2	5.3	27.4	24.3	30.8
其中：口腔疾病	27.9	14.0	27.6	15.5	14.9
胃及十二指肠溃疡	0.4	0.7	31.0	30.5	37.3
阑尾疾病	1.6	13.2	52.7	18.9	13.6
疝	25.8	11.1	13.1	16.3	33.7
内：腹股沟疝	26.2	11.3	13.0	16.1	33.4
肠梗阻	10.4	4.0	20.5	22.6	42.4
酒精性肝病	0.2	0.0	25.6	49.0	25.3
肝硬化	0.4	0.1	24.1	43.1	32.4
胆石病和胆囊炎	0.4	0.4	25.3	32.2	41.7
急性胰腺炎	0.5	1.3	42.8	30.1	25.3
12.皮肤和皮下组织疾病小计	12.2	9.1	32.1	20.3	26.4
其中：皮炎及湿疹	12.1	6.2	21.9	20.8	38.9
牛皮癣	1.3	4.1	42.9	29.7	22.0
荨麻疹	26.5	31.6	24.8	9.6	7.5
13.肌肉骨骼系统和结缔组织疾病小计	2.0	3.1	29.2	29.5	36.1
其中：炎性多关节炎	0.7	2.3	18.4	28.7	49.9
内：类风湿性关节炎	0.6	1.2	14.8	31.6	51.7
痛风	0.2	0.0	19.0	29.2	51.5
其他关节病	0.7	1.3	14.8	25.0	58.1
系统性结缔组织病	20.9	8.6	34.3	18.4	17.9
内：系统性红斑狼疮	0.4	8.8	61.4	18.9	10.4
脊椎关节强硬	0.1	0.2	18.7	33.7	47.3
椎间盘疾病	0.2	0.1	31.0	34.4	34.3
骨密度和骨结构疾病	1.0	4.3	24.1	19.7	50.9
内：骨质疏松	0.5	0.6	5.2	14.4	79.3
骨髓炎	2.2	7.8	38.9	28.9	22.2
14.泌尿生殖系统疾病小计	4.2	6.4	29.1	22.6	37.8
其中：肾小球疾病	4.7	11.1	42.9	20.6	20.7
肾盂肾炎	1.6	3.1	28.1	27.9	39.3
肾衰竭	0.5	0.3	28.3	28.7	42.3
尿石病	0.5	0.6	41.7	33.9	23.3
膀胱炎	1.2	1.5	24.7	26.3	46.2
尿道狭窄	1.3	3.0	27.5	24.9	43.3

5-11-2 续表3

疾病名称 (ICD-10)	5岁以下	5～14岁	15～44岁	45～59岁	60岁及以上
男性生殖器官疾病	8.8	13.5	15.6	10.4	51.6
内：前列腺增生			1.0	7.4	91.6
乳房疾患	1.3	2.3	53.1	21.5	21.9
15.妊娠、分娩和产褥期小计					
16.起源于围生期疾病小计	100.0				
其中：产伤	100.0				
出生窒息	100.0				
新生儿吸入综合征	100.0				
围生期的感染	100.0				
胎儿和新生儿的溶血性疾病	100.0				
新生儿硬化病	100.0				
17.先天性畸形、变形和染色体异常小计	39.7	24.1	23.1	7.7	5.3
神经系统其他先天性畸形	72.9	9.8	12.2	3.7	1.4
循环系统先天性畸形	30.6	17.4	28.4	13.4	10.2
内：先天性心脏病	34.3	18.3	24.5	12.6	10.3
唇裂和腭裂	73.0	13.3	13.0	0.4	0.2
消化系统先天性畸形	73.1	10.2	7.8	4.3	4.6
生殖泌尿系统先天性畸形	37.7	35.2	18.1	5.4	3.6
肌肉骨骼系统先天性畸形	48.6	24.1	20.1	4.3	3.0
18.症状、体征和检验异常小计	10.2	5.6	24.0	22.8	37.3
19.损伤、中毒小计	3.9	5.7	51.7	24.9	13.8
其中：骨折	3.2	7.4	52.2	23.7	13.6
内：颅骨和面骨骨折	4.9	7.0	59.8	21.0	7.3
股骨骨折	3.1	5.0	32.8	19.3	39.9
多部位骨折	0.9	2.3	52.0	30.5	14.4
颅内损伤	3.3	5.5	47.8	25.8	17.6
烧伤和腐蚀伤	29.4	7.7	39.9	16.3	6.7
药物、药剂和生物制品中毒	18.9	5.4	42.8	15.3	17.4
非药用物质的毒性效应	8.0	7.7	41.3	22.6	20.3
医疗并发症计	2.5	4.5	39.9	26.7	26.4
内：手术和操作并发症	2.2	4.8	38.0	25.6	29.4
假体装置、植入物和移植物并发症	1.0	4.1	41.7	28.4	24.8
20.其他接受医疗服务小计	2.3	2.4	23.0	34.1	38.3

5-11-3　2011年医院出院病人年龄别疾病构成(%)(女)

疾病名称 (ICD-10)	5岁以下	5～14岁	15～44岁	45～59岁	60岁及以上
总　　计	**8.7**	**2.8**	**41.3**	**19.7**	**27.6**
1.传染病和寄生虫病小计	40.4	10.3	21.9	13.0	14.4
其中：肠道传染病	51.1	7.2	16.4	10.6	14.6
内：霍乱					
伤寒和副伤寒	7.5	12.4	45.2	21.0	13.9
细菌性痢疾	32.0	11.0	19.8	14.5	22.7
结核病	0.9	1.8	47.8	21.8	27.7
内：肺结核	0.5	1.2	41.4	22.4	34.4
白喉					
百日咳	85.8	13.4	0.3	0.5	0.0
猩红热	26.0	70.5	2.9	0.2	0.3
性传播模式疾病	17.0	1.1	53.9	18.1	9.9
内：梅毒	35.2	0.5	42.1	14.0	8.2
淋球菌感染	12.2	7.2	39.6	24.3	16.7
乙型脑炎	44.8	40.8	8.6	3.5	2.4
斑疹伤寒	7.6	6.0	22.9	32.4	31.0
病毒性肝炎	1.0	2.0	47.5	32.8	16.7
人类免疫缺陷病毒病（HIV）	1.1	1.9	54.0	30.0	13.0
血吸虫病	0.4	0.9	13.8	34.4	50.5
丝虫病	0.0		20.0	30.0	50.0
钩虫病	0.2		11.7	30.5	57.6
2.肿瘤小计	0.9	1.0	34.1	37.2	26.8
恶性肿瘤计	0.6	0.7	19.8	37.1	41.8
其中：鼻咽恶性肿瘤	0.4	0.3	34.1	42.9	22.2
食管恶性肿瘤	0.3	0.0	1.8	22.0	75.9
胃恶性肿瘤	0.3	0.0	13.3	30.7	55.7
小肠恶性肿瘤	0.3	0.0	13.1	33.9	52.7
结肠恶性肿瘤	0.2	0.1	11.6	30.4	57.8
直肠乙状结肠连接处、直肠、肛门和肛管恶性肿瘤	0.3	0.0	12.6	33.1	54.1
肝和肝内胆管恶性肿瘤	0.4	0.2	11.8	31.5	56.1
喉恶性肿瘤	0.3	0.2	6.5	25.1	67.9
气管、支气管、肺恶性肿瘤	0.3	0.0	8.2	32.2	59.4
骨、关节软骨恶性肿瘤	0.9	7.1	32.6	26.6	32.9
乳房恶性肿瘤	0.1	0.0	28.3	50.4	21.1
女性生殖器官恶性肿瘤	0.2	0.1	25.7	48.6	25.4
男性生殖器官恶性肿瘤					
泌尿道恶性肿瘤	1.0	0.5	9.7	27.2	61.5
脑恶性肿瘤	1.8	5.3	34.9	30.9	27.0
白血病	4.2	8.6	37.9	25.8	23.5
原位癌计	0.5	0.1	43.1	36.2	20.2
其中：子宫颈原位癌			62.6	32.2	5.2
良性肿瘤计	1.3	1.2	50.9	37.9	8.7
其中：皮肤良性肿瘤	7.4	8.3	41.2	25.5	17.7

注：本表系卫生部门综合医院数字。

5-11-3　续表1

疾病名称 (ICD-10)	5岁以下	5～14岁	15～44岁	45～59岁	60岁及以上
乳房良性肿瘤	0.1	0.7	76.8	19.7	2.7
子宫平滑肌瘤	0.2	0.0	48.0	49.9	1.8
卵巢良性肿瘤	0.2	1.0	69.9	19.8	9.1
甲状腺良性肿瘤	0.2	0.4	40.8	41.5	17.1
交界恶性和动态未知的肿瘤	1.2	2.1	34.7	27.5	34.5
3.血液、造血器官及免疫疾病小计	7.6	16.8	30.2	20.0	25.4
其中：贫血	6.5	7.8	31.6	21.3	32.6
4.内分泌、营养和代谢疾病小计	1.3	0.9	19.1	34.6	44.2
其中：甲状腺功能亢进	0.4	0.8	47.1	33.7	18.0
糖尿病	0.4	0.5	9.4	32.9	56.8
5.精神和行为障碍小计	2.8	2.1	44.6	29.6	20.9
其中：依赖性物质引起的精神和行为障碍	1.8	1.9	72.9	16.2	7.3
酒精引起的精神和行为障碍	1.7	2.0	72.9	16.4	7.0
精神分裂症、分裂型和妄想性障碍	0.4	1.2	65.9	23.7	8.8
情感障碍	0.1	0.8	44.0	30.7	24.4
6.神经系统疾病小计	4.4	3.0	16.8	28.9	47.0
其中：中枢神经系统炎性疾病	28.0	23.3	24.7	13.4	10.7
帕金森病	0.4	0.0	2.3	17.2	80.1
癫痫	14.9	12.7	31.9	16.5	24.0
7.眼和附器疾病小计	1.3	1.8	11.0	21.4	64.5
其中：晶状体疾患	0.4	0.3	2.4	12.4	84.5
内：老年性白内障			0.9	9.3	89.8
视网膜脱离和断裂	0.2	1.1	25.6	40.5	32.6
青光眼	0.4	0.4	5.6	23.5	70.0
8.耳和乳突疾病小计	2.6	3.8	33.6	32.2	27.7
其中：中耳和乳突疾病	6.6	9.3	47.1	25.4	11.7
9.循环系统疾病小计	0.8	0.5	7.4	23.1	68.2
其中：急性风湿热	0.4	3.3	19.0	28.1	49.3
慢性风湿性心脏病	0.3	0.1	13.0	37.0	49.5
高血压	0.2	0.0	5.5	26.1	68.1
内：高血压性心脏、肾脏病	0.1	0.0	3.4	16.0	80.5
缺血性心脏病	0.4	0.0	2.2	18.2	79.2
内：心绞痛	0.3	0.0	2.2	23.2	74.2
急性心肌梗死	0.2	0.1	3.0	13.6	83.0
肺栓塞	0.2		11.8	25.7	62.3
心律失常	0.6	1.3	19.3	29.7	49.1
心力衰竭	1.2	0.2	4.8	12.3	81.5
脑血管病	0.8	0.1	4.6	23.4	71.1
内：颅内出血	1.3	0.4	8.4	32.1	57.7
脑梗死	0.4	0.0	2.7	19.7	77.2
大脑动脉闭塞和狭窄	0.6	0.0	3.3	20.5	75.6

5-11-3 续表2

疾病名称 (ICD-10)	5岁以下	5～14岁	15～44岁	45～59岁	60岁及以上
静脉炎和血栓形成	0.3	0.3	21.5	30.6	47.3
下肢静脉曲张	0.3	0.1	19.5	49.7	30.5
10.呼吸系统疾病小计	39.5	9.7	12.6	11.6	26.5
其中：急性上呼吸道感染	54.3	19.5	12.9	6.3	6.9
流行性感冒	20.2	10.6	40.4	12.2	16.5
内：人禽流感					
肺炎	63.8	9.7	5.3	5.8	15.4
慢性鼻窦炎	1.5	7.8	45.0	30.5	15.3
慢性扁桃体和腺样体疾病	9.4	37.6	39.7	10.7	2.5
慢性下呼吸道疾病	11.8	3.0	7.3	16.0	61.9
内：哮喘	15.5	6.4	21.6	28.3	28.3
外部物质引起的肺病	40.1	1.9	7.6	8.9	41.6
11.消化系统疾病小计	7.4	3.6	26.9	26.9	35.2
其中：口腔疾病	23.9	10.7	30.8	17.9	16.7
胃及十二指肠溃疡	0.5	0.6	19.9	31.0	48.0
阑尾疾病	1.1	9.2	53.4	20.7	15.7
疝	16.2	19.6	14.7	16.8	32.7
内：腹股沟疝	21.8	26.9	16.2	13.4	21.7
肠梗阻	8.6	2.9	22.3	24.1	42.1
酒精性肝病	0.1	0.5	27.4	38.0	34.1
肝硬化	0.4	0.1	11.1	36.4	52.0
胆石病和胆囊炎	0.4	0.3	25.6	33.8	40.0
急性胰腺炎	0.5	1.2	27.1	30.0	41.3
12.皮肤和皮下组织疾病小计	10.6	8.0	36.6	21.5	23.3
其中：皮炎及湿疹	9.0	5.1	35.1	26.1	24.6
牛皮癣	1.5	8.3	46.3	26.3	17.6
荨麻疹	13.9	17.4	42.0	17.7	9.0
13.肌肉骨骼系统和结缔组织疾病小计	1.2	1.6	25.9	33.6	37.7
其中：炎性多关节炎	0.6	1.2	18.2	36.0	44.1
内：类风湿性关节炎	0.5	0.4	21.1	40.0	38.1
痛风	0.2	0.1	6.1	16.4	77.2
其他关节病	0.5	0.3	7.3	32.6	59.3
系统性结缔组织病	2.9	3.6	55.3	26.4	11.8
内：系统性红斑狼疮	0.3	4.1	68.7	21.3	5.6
脊椎关节强硬	0.1	0.1	18.2	38.9	42.7
椎间盘疾病	0.2	0.1	24.4	38.9	36.4
骨密度和骨结构疾病	0.5	1.2	8.0	15.1	75.2
内：骨质疏松	0.3	0.1	2.4	11.6	85.6
骨髓炎	3.1	7.6	31.5	30.0	27.8
14.泌尿生殖系统疾病小计	0.7	1.0	51.2	29.3	17.7
其中：肾小球疾病	2.5	6.2	44.0	26.9	20.5
肾盂肾炎	0.4	0.7	43.3	25.6	30.0
肾衰竭	0.5	0.2	23.0	31.3	45.0
尿石病	0.4	0.5	36.2	38.0	24.8
膀胱炎	0.4	0.7	27.8	33.0	38.0
尿道狭窄	2.7	2.3	23.7	32.8	38.5

5-11-3 续表3

疾病名称 (ICD-10)	5岁以下	5～14岁	15～44岁	45～59岁	60岁及以上
乳房疾患	0.3	0.3	66.0	28.9	4.4
女性盆腔器官炎性疾病	0.2	0.3	73.2	21.6	4.6
子宫内膜异位症			68.0	31.2	0.7
女性生殖器脱垂			10.9	31.5	57.5
15.妊娠、分娩和产褥期小计			99.5	0.3	0.1
其中：异位妊娠			99.1	0.8	0.1
医疗性流产			99.4	0.6	0.1
妊娠高血压			99.5	0.4	0.1
前置胎盘、胎盘早剥和产前出血			99.5	0.4	0.1
梗阻性分娩			99.7	0.2	0.1
分娩时会阴、阴道裂伤			99.8	0.2	0.0
产后出血			99.6	0.3	0.0
顺产			99.8	0.1	0.1
16.起源于围生期疾病小计	100.0				
其中：产伤	100.0				
出生窒息	100.0				
新生儿吸入综合征	100.0				
围生期的感染	100.0				
胎儿和新生儿的溶血性疾病	100.0				
新生儿硬化病	100.0				
17.先天性畸形、变形和染色体异常小计	24.9	14.5	37.8	14.8	8.0
神经系统其他先天性畸形	53.4	8.0	22.1	13.0	3.4
循环系统先天性畸形	22.5	16.2	33.5	16.0	11.8
内：先天性心脏病	23.4	16.0	31.5	16.6	12.6
唇裂和腭裂	68.9	15.5	15.0	0.4	0.2
消化系统先天性畸形	56.0	8.6	15.6	10.4	9.4
生殖泌尿系统先天性畸形	4.9	6.6	58.5	19.8	10.2
肌肉骨骼系统先天性畸形	47.4	19.0	18.7	9.0	5.9
18.症状、体征和检验异常小计	7.4	4.0	28.2	25.9	34.5
19.损伤、中毒小计	4.6	5.0	39.7	25.1	25.6
其中：骨折	3.8	5.9	34.7	23.6	31.9
内：颅骨和面骨骨折	9.3	10.6	49.5	19.7	10.9
股骨骨折	1.9	2.5	8.8	12.6	74.2
多部位骨折	0.9	3.0	31.8	27.0	37.3
颅内损伤	4.5	5.9	40.0	26.0	23.5
烧伤和腐蚀伤	39.2	9.0	26.8	13.8	11.2
药物、药剂和生物制品中毒	8.3	2.9	58.0	15.7	15.1
非药用物质的毒性效应	4.7	4.9	48.8	22.3	19.3
医疗并发症计	1.7	2.4	43.9	28.5	23.4
内：手术和操作并发症	1.6	2.8	46.9	27.2	21.4
假体装置、植入物和移植物并发症	0.6	1.4	40.6	31.3	26.1
20.其他接受医疗服务小计	1.6	1.0	38.3	36.6	22.5

5-12-1　1993年调查地区居民两周就诊率(‰)

	合计	城市				农村				
		小计	大	中	小	小计	一类	二类	三类	四类
两周就诊率	169.5	198.8	209.0	186.1	201.9	159.7	152.7	177.0	149.4	156.5
男性	154.4	179.4	190.2	157.0	191.4	146.3	139.6	165.3	135.9	138.9
女性	184.9	217.7	227.0	214.0	212.4	173.6	166.2	189.1	163.5	174.4
年龄别两周就诊率										
0～4岁	309.6	343.6	342.5	306.5	378.9	302.9	312.7	383.6	258.5	222.9
5～14岁	155.9	206.0	204.6	191.1	220.1	144.8	162.6	166.0	134.2	98.6
15～24岁	83.4	103.3	104.3	98.5	107.1	78.8	85.9	84.6	70.2	74.8
25～34岁	97.3	101.7	85.4	118.8	96.1	96.0	90.9	102.1	86.4	112.7
35～44岁	149.1	134.6	118.7	139.1	147.9	155.5	131.6	166.2	163.9	158.0
45～54岁	194.7	215.8	202.7	213.0	231.6	186.6	163.4	195.1	189.1	208.5
55～64岁	249.9	288.6	324.5	255.6	288.6	230.2	215.6	244.0	214.6	263.1
65岁及以上	279.5	330.1	354.7	288.9	337.1	250.6	231.5	264.1	235.5	299.3
疾病别两周就诊率										
传染病计	8.0	6.8	4.7	8.1	7.5	8.4	5.4	8.2	8.4	14.0
寄生虫病计	0.4	0.4	0.5	0.3	0.5	0.4	0.3	0.5	0.2	0.6
恶性肿瘤计	0.8	1.8	2.0	2.1	1.3	0.4	0.5	0.6	0.3	0.1
良性肿瘤计	0.6	1.6	2.6	1.4	0.8	0.3	0.4	0.2	0.4	0.3
内分泌营养代谢病	1.4	3.1	4.3	3.1	2.0	0.8	0.8	0.9	0.7	0.7
其中：糖尿病	0.7	2.3	3.2	2.2	1.4	0.2	0.2	0.0	0.3	0.2
血液造血器官疾病	2.3	1.5	1.2	1.0	2.4	2.6	2.0	3.5	2.1	2.6
精神病小计	0.7	0.8	0.9	0.2	1.3	0.7	1.1	0.7	0.6	0.5
神经系病计	3.7	3.6	3.0	4.7	3.0	3.7	4.0	3.7	4.3	2.1
眼及附器疾病	1.9	2.8	4.2	2.3	2.0	1.6	1.8	1.4	1.4	2.1
耳和乳突疾病	1.0	1.6	1.6	1.7	1.5	0.8	0.6	1.2	0.7	0.7
循环系统疾病	11.7	24.1	30.6	22.4	19.6	7.5	6.6	7.4	7.2	10.0
其中：心脏病	5.4	12.2	15.0	11.9	9.7	3.1	2.9	2.7	2.7	5.6
高血压	3.7	7.9	10.6	7.0	6.3	2.3	2.0	2.6	2.0	3.2
脑血管病	1.4	2.7	3.4	2.4	2.3	1.0	0.8	1.1	1.3	0.4
呼吸系统疾病	79.0	81.6	83.4	65.7	96.0	78.1	82.2	91.2	68.2	64.5
其中：急上呼感染	66.0	68.0	67.9	55.9	80.1	65.4	71.9	77.2	55.8	50.3
肺炎	3.6	2.6	1.3	2.7	3.9	3.9	3.0	4.0	3.2	6.7
老慢支	5.5	5.5	7.6	3.0	6.1	5.5	3.9	6.6	6.0	4.3
消化系统疾病	27.3	28.6	29.4	30.5	26.1	26.8	22.6	28.9	27.5	27.7
其中：急性胃炎	13.1	10.5	9.7	10.6	11.1	14.0	10.4	15.8	16.1	11.0
肝硬化	0.8	0.7	0.8	0.6	0.7	0.8	0.9	0.6	1.1	0.7
胆囊疾病	2.6	4.1	4.0	6.1	2.1	2.0	2.3	1.6	2.0	2.9
泌尿生殖系病	6.2	7.3	6.5	9.2	6.3	5.8	5.0	6.5	5.3	6.5
妊娠、分娩病及产褥期并发症	0.3	0.4	0.2	0.4	0.5	0.3	0.3	0.1	0.4	0.5
皮肤皮下组织	5.0	7.1	6.5	9.1	5.6	4.2	3.9	4.1	4.2	5.3
肌肉骨骼结缔组织	9.9	14.5	15.1	14.1	14.2	8.4	6.7	8.3	8.9	10.3
其中：类关节炎	4.4	4.7	2.8	6.5	4.8	4.2	2.1	3.9	4.8	7.4
先天异常	0.1	0.1	0.1	0.1		0.1		0.1	0.1	0.2
围产期疾病	0.1					0.1	0.1	0.0	0.1	0.0
损伤和中毒	6.8	8.2	9.9	8.2	6.7	6.4	6.6	6.4	6.3	6.0
其他	0.2	0.2	0.3	0.1	0.3	0.2	0.1	0.2	0.2	0.4
不详	2.7	3.4	3.0	1.9	5.2	2.4	2.0	3.4	2.1	1.8

5-12-2 1998年调查地区居民两周就诊及未就诊率

	合计	城市				农村				
		小计	大	中	小	小计	一类	二类	三类	四类
调查人数	216101	54549	20775	15581	18193	161552	35983	47938	53815	23816
就诊人次数	35417	8831	3684	1942	3205	26586	5418	8209	9882	3077
两周就诊率(‰)	163.9	161.9	177.3	124.6	176.2	164.6	150.6	171.2	183.6	129.2
分性别两周就诊率(‰)										
男性	149.5	148.5	161.7	115.7	161.6	149.8	150.4	151.4	165.5	110.2
女性	179.1	175.1	192.6	133.6	190.4	180.5	163.2	184.1	202.8	149.1
年龄别两周就诊率 (‰)										
0～4岁	307.4	311.7	284.0	295.8	344.3	306.5	337.5	351.3	332.3	181.2
5～14岁	122.7	113.3	108.4	86.1	136.6	124.6	136.9	136.7	125.8	85.5
15～24岁	66.1	55.2	36.2	66.1	63.1	68.9	70.1	68.4	72.8	61.4
25～34岁	115.5	85.4	65.6	62.8	124.7	124.7	109.6	128.6	140.5	103.5
35～44岁	162.0	118.4	115.0	79.2	157.9	180.9	157.7	172.7	202.3	190.3
45～54岁	201.1	179.2	172.5	155.5	209.3	209.7	164.9	200.0	254.9	203.4
55～64岁	266.3	271.2	321.2	214.6	261.9	263.6	233.1	272.7	294.1	225.0
65岁及以上	299.3	320.5	383.2	202.7	327.5	286.4	265.5	272.7	342.3	210.3
文化程度别两周就诊率(‰)										
文盲、半文盲	237.1	250.1	323.9	151.9	261.6	234.9	213.0	242.0	290.9	181.1
小学	174.8	224.8	299.1	169.0	193.3	166.1	164.8	170.7	186.3	111.9
初中	126.3	143.1	152.3	117.3	156.0	120.3	107.7	122.4	135.7	77.3
高中、技校	119.4	115.5	133.1	81.7	127.2	124.7	116.2	115.8	139.2	123.5
中专	146.6	152.7	162.9	133.6	159.9	132.8	110.8	124.4	160.0	73.7
大专	144.9	136.0	134.0	143.8	129.5	201.5	135.1	190.5	233.2	181.8
大学及以上	176.1	182.8	196.5	127.7	228.9	79.3	60.0	54.1	106.7	
医疗保障形式别两周就诊率 (‰)										
公费	216.6	209.4	239.5	160.4	203.0	250.5	236.6	264.9	253.5	196.7
劳保	189.4	189.2	204.0	148.3	239.8	192.4	184.3	210.7	175.0	250.0
半劳保	163.8	163.3	181.0	100.9	229.4	169.3	106.5	250.0	394.7	272.7
医疗保险	117.3	104.8	158.2	93.3	120.6	127.2	123.4	117.1	143.8	107.1
统筹	145.7	151.6	160.6	117.6	173.9	83.3	80.0	62.5	200.0	
合作医疗	164.6	237.3	550.0	71.4	234.6	154.4	125.2	241.9	223.2	156.0
自费	160.0	130.5	114.4	104.8	155.2	165.1	165.8	163.9	181.8	122.8
就业状况别两周就诊率 (‰)										
在岗	149.1	115.2	112.3	86.4	141.6	156.5	138.7	155.3	179.2	134.2
下岗	127.0	98.9	100.8	84.6	111.5	233.5	182.2	285.7	218.6	234.4
离退休	307.0	304.2	352.9	229.0	305.2	325.4	334.5	326.1	306.0	367.3
学生	72.6	58.8	35.9	70.4	75.2	79.0	100.1	65.6	78.3	76.6
无业	241.0	172.0	170.7	90.3	218.3	291.6	231.2	308.3	361.8	218.1
两周未就诊率(%)	38.5	49.9	52.0	52.6	44.7	33.2	32.5	32.2	34.6	32.4
男性	38.2	49.6	51.7	52.1	44.3	33.3	32.0	32.2	34.9	33.0
女性	38.6	50.2	52.2	53.0	44.9	33.0	32.8	32.1	34.2	31.9

5-12-3 2003年调查地区居民两周就诊及未就诊率

	合计	城市				农村				
		小计	大	中	小	小计	一类	二类	三类	四类
调查人数	193689	49698	18746	14301	16651	143991	32064	42559	48311	21057
就诊人次数	25906	5869	2243	1324	2302	20037	3710	6202	7633	2492
两周就诊率 (‰)	133.8	118.1	119.7	92.6	138.2	139.2	115.7	145.7	158.0	118.3
分性别两周就诊率(‰)										
男性	121.5	102.6	104.3	81.6	118.7	127.8	109.5	136.6	143.2	102.4
女性	146.2	132.9	134.3	103.1	157.3	151.0	122.0	155.3	173.5	135.3
年龄别两周就诊率 (‰)										
0～4岁	202.4	156.2	184.9	122.4	163.1	212.8	200.7	244.5	230.6	144.9
5～14岁	77.4	55.1	49.5	49.2	63.3	82.0	66.1	99.6	90.6	51.6
15～24岁	47.0	31.8	33.2	24.2	35.8	51.1	51.2	52.6	47.6	54.7
25～34岁	78.3	47.8	30.8	34.0	75.4	88.9	67.7	87.7	98.4	100.0
35～44岁	112.6	75.0	47.2	51.4	124.9	126.6	99.8	123.8	141.0	145.5
45～54岁	176.2	125.2	95.2	101.7	184.7	196.0	140.8	204.1	223.7	213.3
55～64岁	227.5	191.1	191.6	158.6	222.4	243.6	172.2	244.0	303.8	226.2
65岁及以上	280.6	287.7	304.7	234.4	311.2	276.2	233.6	303.8	314.1	194.2
文化程度别两周就诊率 (‰)										
文盲、半文盲	237.6	276.2	279.5	203.7	307.4	232.1	200.3	248.6	270.3	190.1
小学	166.4	198.2	207.7	152.8	212.5	160.9	136.2	176.4	189.0	112.4
初中	100.0	106.5	107.8	100.3	110.1	98.0	78.0	99.7	113.6	85.6
高中、技校	86.9	83.5	86.2	71.8	92.2	91.0	76.7	89.0	102.6	104.7
中专	93.6	99.4	122.3	84.5	83.5	81.7	59.6	106.9	80.4	68.2
大专	86.5	92.7	101.8	69.9	112.7	56.7	53.3	64.7	53.0	50.0
大学及以上	78.7	77.2	98.6	52.5	49.9	93.6	154.9	76.3	85.9	
医疗保障形式别两周就诊率 (‰)										
城镇基本医疗保险	135.4	133.8	149.3	115.3	133.6	146.3	115.6	211.0	133.2	112.4
大病医疗保险	74.0	56.1	46.6	76.9	95.2	157.9	157.0	240.0	138.9	
公费医疗	180.3	167.5	195.0	108.3	155.6	255.2	120.7	349.4	352.5	
劳保医疗	220.3	226.8	262.5	119.7	294.9	134.5	94.6	149.3	206.9	
合作医疗	147.7	213.6	166.7		214.0	131.6	117.6	150.8	259.7	127.6
其他社会医疗保险	102.3	100.1	91.0	125.0	111.1	103.8	99.9	76.7	146.9	28.2
商业医疗保险	99.4	83.4	112.8	55.3	87.2	103.1	101.1	101.7	104.7	111.5
无医疗保险		85.8	70.9	71.8	106.5	144.5	118.2	150.8	162.6	116.1
就业状况别两周就诊率 (‰)										
在岗	137.5	78.1	52.6	55.3	122.8	148.7	117.9	153.9	168.8	140.4
离退休	255.7	246.5	272.8	190.1	269.6	335.0	274.1	375.8	399.4	285.7
学生	43.2	29.9	33.1	19.8	33.3	49.1	50.9	54.3	45.4	40.7
无业、失业、半失业	141.4	110.4	72.1	90.0	156.3	215.2	158.6	200.9	300.9	86.2
两周未就诊率(%)	48.9	57.0	57.7	63.8	48.9	45.8	49.8	43.0	46.7	43.0
男性	48.8	57.1	56.7	64.1	50.3	45.8	49.8	43.3	46.4	43.7
女性	49.0	56.8	58.4	63.4	47.9	45.8	49.7	42.7	47.0	42.3

5-12-4　2008年调查地区居民两周就诊及未就诊比例

	合计	城市				农村				
		小计	大	中	小	小计	一类	二类	三类	四类
调查人数	177501	46510	17536	13259	15715	130991	29695	39683	42610	19003
就诊人次数	25813	5914	2642	1178	2094	19899	3476	6786	7532	2105
两周就诊率 (‰)	145.4	127.2	150.7	88.8	133.2	151.9	117.1	171.0	176.8	110.8
分性别两周就诊率(‰)										
男性	131.3	113.0	136.4	73.7	120.5	137.6	107.5	156.5	161.7	90.0
女性	159.5	140.4	163.9	103.1	145.3	166.6	126.6	186.0	192.0	132.5
年龄别两周就诊率 (‰)										
0～4岁	248.1	191.4	122.9	156.9	263.4	259.8	246.3	313.4	278.6	127.1
5～14岁	90.6	68.1	60.2	57.8	79.3	95.6	89.8	120.5	105.6	46.0
15～24岁	46.6	32.4	21.5	36.4	40.8	50.5	38.1	57.2	59.4	38.8
25～34岁	61.1	45.0	28.9	44.4	62.1	67.4	46.4	78.6	69.1	70.6
35～44岁	113.6	69.6	61.3	54.0	90.0	128.4	82.5	134.7	155.6	132.7
45～54岁	159.9	109.1	100.7	81.8	142.6	181.2	118.3	195.8	211.4	199.2
55～64岁	216.0	183.9	215.4	118.0	205.3	228.6	172.7	246.3	262.4	200.1
65岁及以上	302.9	302.7	385.8	181.2	278.0	303.0	222.4	359.3	340.4	231.8
文化程度别两周就诊率 (‰)										
文盲、半文盲	256.0	252.8	362.8	155.4	243.2	256.5	183.7	306.2	306.8	193.1
小学	184.4	221.8	268.7	177.1	213.1	178.0	140.0	199.7	211.6	129.1
初中	106.9	120.1	163.1	77.6	112.2	102.9	83.4	115.2	118.0	56.2
高中、技校	92.1	91.3	114.6	70.6	80.5	92.8	60.4	109.2	109.1	77.6
中专	106.7	126.1	172.1	96.2	92.2	69.9	22.7	98.0	87.0	86.2
大专	80.1	87.6	112.4	62.6	61.5	50.2	41.6	58.1	64.8	0.0
大学及以上	82.1	84.1	104.9	50.0	62.3	68.1	51.4	86.4	58.5	114.3
医疗保障形式别两周就诊率 (‰)										
城镇职工医疗保险	145.7	145.2	186.1	87.3	138.0	150.8	124.0	185.9	177.3	136.4
公费医疗	187.3	190.3	246.4	163.4	73.9	176.6	38.8	126.0	347.8	0.0
城镇居民医疗保险	104.7	103.7	115.3	100.2	99.5	111.5	106.5	144.9	109.1	147.1
新型农村合作医疗	155.0	202.0	50.0	107.8	211.0	153.2	119.5	172.0	178.0	111.4
其他社会医疗保险	81.1	73.1	65.7	71.0	92.8	102.9	79.1	132.1	140.0	58.8
无社会医疗保险	107.8	82.5	70.1	76.9	93.9	141.7	98.5	160.7	162.5	92.0
就业状况别两周就诊率 (‰)										
在岗	133.1	68.5	53.1	45.7	105.6	146.4	96.5	158.8	177.6	129.0
离退休	242.6	239.2	307.5	146.5	203.9	265.7	231.9	251.9	315.3	227.6
学生	49.5	29.9	18.7	34.8	38.5	56.3	29.4	63.9	70.0	49.5
无业、失业、半失业	192.7	129.4	105.8	106.9	154.6	237.0	202.0	283.1	250.2	134.1
两周患病未就诊比例（%）	37.6	37.3	33.0	36.7	46.4	37.8	42.2	35.4	35.6	40.8
男性	37.7	37.1	32.1	37.8	46.0	37.9	42.6	35.4	35.3	42.2
女性	37.6	37.5	33.7	35.9	46.7	37.7	41.9	35.3	35.8	39.7

5-13-1 1998年调查地区居民疾病别两周就诊率(‰)

	合计	城市				农村				
		小计	大	中	小	小计	一类	二类	三类	四类
传染病计	4.5	2.8	2.2	1.3	4.9	5.1	4.6	4.1	5.1	8.0
寄生虫病计	0.2	0.1	0.2	0.1	0.1	0.2	0.2	0.2	0.2	0.3
恶性肿瘤计	0.8	1.4	2.3	1.5	0.2	0.6	0.5	0.5	0.9	0.1
良性肿瘤计	0.4	0.7	1.3	0.4	0.2	0.3	0.5	0.2	0.4	0.2
内分泌营养代谢病	2.1	4.4	7.1	2.7	2.7	1.3	1.0	1.7	1.4	0.8
其中：糖尿病	1.1	3.0	5.2	1.7	1.7	0.4	0.4	0.5	0.4	0.4
血液、造血器官疾病	1.9	1.0	0.8	0.6	1.7	2.2	2.3	2.6	2.2	1.0
精神病小计	0.7	0.8	0.5	0.6	1.2	0.7	0.4	0.6	1.0	0.4
神经系病计	3.0	2.2	2.8	1.4	2.1	3.3	3.4	3.2	4.0	1.7
眼及附器疾病	2.6	3.0	3.9	2.7	2.3	2.4	1.8	2.1	3.4	1.9
耳和乳突疾病	0.8	0.7	0.6	0.1	1.2	0.9	1.0	1.0	0.8	0.5
循环系统疾病	16.6	30.2	40.6	22.4	24.8	12.0	11.0	12.3	13.1	10.1
其中：心脏病	6.6	11.4	14.8	8.2	10.3	5.0	4.2	5.4	4.5	6.4
高血压	5.2	10.1	14.7	9.0	5.9	3.6	4.2	3.6	3.9	2.1
脑血管病	3.1	6.7	8.4	4.5	6.5	2.0	1.8	1.3	3.2	0.8
呼吸系统疾病	75.4	61.3	56.7	48.4	77.5	80.1	78.6	81.3	89.6	58.7
其中：急上呼感染	65.9	51.6	44.4	42.4	67.7	70.8	70.8	71.6	79.3	49.7
肺炎	2.4	1.7	2.0	0.7	2.1	2.6	2.0	3.0	2.0	4.2
老慢支	4.0	3.9	4.8	3.1	3.7	4.0	3.5	3.9	5.1	2.4
消化系统疾病	25.3	23.6	23.4	17.8	28.7	25.9	23.3	27.2	28.5	21.6
其中：急性胃炎	12.8	10.3	8.7	8.2	14.1	13.7	12.7	13.5	15.7	11.2
肝硬化	0.6	0.8	0.5	0.4	1.4	0.6	0.6	0.4	0.7	0.7
胆囊疾病	2.5	3.4	3.8	2.2	3.9	2.2	1.6	2.0	2.3	3.6
泌尿生殖系病	5.7	5.3	5.4	4.3	5.9	5.9	4.0	5.8	6.6	7.2
妊娠、分娩病及产褥期并发症	0.3	0.3	0.4	0.1	0.2	0.3	0.4	0.4	0.2	0.3
皮肤皮下组织	3.8	4.4	5.7	2.8	4.5	3.6	4.3	4.0	3.8	1.6
肌肉骨骼结缔组织	11.3	11.6	14.3	9.8	10.1	11.2	10.5	10.8	12.7	9.4
其中：类关节炎	5.4	3.6	3.1	2.4	5.2	6.0	4.4	5.3	6.8	8.0
先天异常	0.1	0.1	0.0		0.1	0.1	0.1	0.1	0.0	0.3
围产期疾病	0.0	0.1	0.1		0.1	0.0			0.0	
损伤和中毒	6.3	6.1	6.0	5.8	6.3	6.4	6.3	5.9	8.0	4.0
其他	0.6	0.4	0.6	0.1	0.5	0.6	0.4	1.0	0.3	0.8
不详	1.8	1.8	2.8	1.7	0.7	1.8	1.9	2.4	1.7	0.4

5-13-2 2003年调查地区居民疾病别两周就诊率(‰)

	合计	城市				农村				
		小计	大	中	小	小计	一类	二类	三类	四类
传染病计	2.9	1.8	0.8	0.4	4.1	3.3	1.5	2.4	3.9	6.5
寄生虫病计	0.2					0.2		0.1	0.6	
恶性肿瘤计	1.3	1.6	2.7	0.8	1.1	1.2	0.9	1.9	0.9	0.7
良性肿瘤计	0.4	0.4	0.6	0.4	0.3	0.4	0.4	0.6	0.4	0.3
内分泌、营养和代谢疾病计	2.2	4.6	7.1	4.5	1.9	1.3	1.3	1.5	1.5	0.5
其中：糖尿病	1.4	3.3	5.2	3.6	1.0	0.7	0.5	0.8	1.0	0.1
血液、造血器官疾病	1.4	1.1	0.5	0.8	2.0	1.5	1.3	1.8	1.1	2.2
精神病小计	0.5	0.5	0.3	0.7	0.5	0.5	0.7	0.4	0.7	0.1
神经系病计	2.9	1.8	1.7	0.6	3.1	3.2	3.0	3.2	4.0	1.9
眼及附器疾病	1.4	1.6	1.8	0.6	2.1	1.3	1.9	0.7	1.7	0.8
耳和乳突疾病	0.6	0.7	1.2	0.1	0.7	0.6	0.6	0.5	0.7	0.4
循环系统疾病	18.3	28.0	35.0	26.4	21.4	14.9	12.8	15.0	17.4	12.3
其中：心脏病	5.8	10.2	12.2	9.2	8.9	4.3	3.4	4.6	4.3	5.2
高血压	8.0	12.9	16.5	12.4	9.1	6.4	5.8	6.7	6.7	5.9
脑血管病	2.9	3.6	4.6	3.8	2.3	2.7	2.2	2.1	4.4	0.6
呼吸系统疾病	51.4	34.0	28.1	25.7	47.6	57.4	49.7	61.9	67.0	37.8
其中：急上呼感染	41.9	26.5	20.2	19.7	39.3	47.2	41.0	52.8	55.3	27.2
肺炎	1.8	1.0	0.7	0.6	1.7	2.1	1.8	1.3	2.1	4.6
老慢支	3.6	3.2	4.2	1.6	3.4	3.8	4.1	3.0	4.5	3.3
消化系统疾病	21.7	16.2	13.7	10.7	23.6	23.6	15.4	25.2	25.3	28.7
其中：急性胃炎	10.7	7.5	5.5	4.3	12.6	11.8	8.0	12.3	13.7	12.4
肝硬化	0.3	0.3	0.1	0.1	0.5	0.3	0.3	0.1	0.2	0.8
胆囊疾病	2.9	2.6	2.0	1.3	4.3	3.0	1.8	1.9	3.3	6.5
泌尿生殖系病	6.2	4.4	3.6	3.8	5.8	6.9	6.0	5.3	8.1	8.7
妊娠、分娩病及产褥期并发症	0.1	0.2	0.2	0.1	0.3	0.1	0.2	0.1		0.2
皮肤皮下组织	2.6	2.5	2.1	3.1	2.6	2.6	3.2	3.2	2.3	1.4
肌肉骨骼结缔组织	11.1	12.2	13.8	7.8	14.2	10.7	8.5	10.9	12.3	9.7
其中：类关节炎	3.8	2.9	1.7	1.0	5.7	4.1	2.2	3.6	4.9	6.4
先天异常	0.1	0.1	0.1		0.2	0.1			0.1	0.2
围产期疾病	0.0					0.0			0.0	
损伤和中毒	6.9	4.6	5.0	4.5	4.3	7.7	7.2	9.0	8.1	5.0
其他	0.6	0.4	0.5	0.6	0.2	0.6	0.5	0.7	0.6	0.7
不详	1.1	1.4	1.0	0.8	2.3	1.1	0.8	1.5	1.3	0.2

5-13-3　2008年调查地区居民疾病别两周就诊率(‰)

	合计	城市				农村				
		小计	大	中	小	小计	一类	二类	三类	四类
传染病计	1.9	1.2	0.6	1.3	1.9	2.1	1.1	2.2	2.8	1.9
寄生虫病计	0.0	0.0		0.1		0.0	0.1	0.1	0.0	0.1
恶性肿瘤计	1.7	1.9	2.6	1.0	2.0	1.6	1.4	1.6	2.2	0.5
良性肿瘤计	0.7	0.9	1.7	0.6	0.3	0.7	0.3	0.8	0.8	0.8
内分泌、营养和代谢疾病计	3.9	8.7	17.6	4.1	2.7	2.1	3.1	2.6	1.6	0.9
其中：糖尿病	2.9	7.6	15.5	3.7	2.2	1.3	1.6	1.6	1.0	0.5
血液、造血器官	1.3	0.8	0.7	0.5	1.2	1.5	0.9	2.0	1.2	1.9
精神病小计	0.8	0.9	1.4		1.0	0.8	0.5	0.6	0.9	1.1
神经系病计	2.2	1.8	1.6	0.8	2.9	2.4	1.7	2.0	3.1	2.4
眼及附器疾病	1.3	1.2	1.5	0.9	1.1	1.3	1.2	1.4	1.5	0.9
耳和乳突疾病	0.5	0.5	0.1	0.7	0.7	0.5	0.6	0.5	0.5	0.6
循环系统疾病	26.4	36.4	54.4	25.6	25.4	22.8	19.8	27.1	24.3	15.4
其中：心脏病	7.9	11.9	16.0	8.4	10.2	6.5	5.3	6.6	7.6	5.9
高血压	12.3	19.3	30.5	14.0	11.3	9.9	10.0	12.3	9.6	5.0
脑血管病	4.3	3.6	6.3	2.0	2.0	4.6	2.8	6.4	5.0	2.5
呼吸系统疾病	46.9	29.1	23.8	26.2	37.4	53.2	40.8	65.3	61.4	29.2
其中：急上呼感染	37.2	21.7	15.1	20.5	30.0	42.7	33.6	52.9	48.9	22.0
肺炎	2.0	1.0	0.7	0.5	1.7	2.4	1.1	2.9	2.5	2.7
老慢支	3.3	2.4	2.9	1.7	2.5	3.6	2.3	4.2	5.0	1.5
消化系统疾病	22.1	14.3	11.6	9.4	21.5	24.9	13.6	25.8	31.9	25.2
其中：急性胃炎	11.9	6.3	3.6	4.2	10.9	13.9	6.2	14.6	19.6	11.8
肝硬化	0.4	0.4	0.2	0.5	0.4	0.5	0.3	0.6	0.6	0.3
胆囊疾病	1.8	1.5	1.0	0.5	2.8	1.9	0.7	1.5	2.1	4.5
泌尿生殖系病	6.4	5.9	6.8	4.6	6.0	6.6	5.0	6.2	8.1	6.8
妊、分及产褥	0.1	0.1	0.2	0.1	0.1	0.1	0.2	0.1	0.2	0.1
皮肤皮下组织	3.4	2.8	4.4	0.9	2.5	3.7	2.5	4.6	4.4	2.0
肌肉、骨骼结缔	17.1	13.7	15.3	6.3	18.2	18.2	14.4	18.8	21.7	15.2
其中：类关节炎	5.3	2.2	1.5	1.8	3.4	6.4	3.7	6.4	6.9	9.3
先天异常	0.0					0.1		0.1	0.1	0.1
围产期疾病	0.0	0.0		0.1		0.0		0.0	0.0	0.1
损伤和中毒	6.2	4.9	4.8	3.5	6.3	6.6	7.5	6.0	7.4	4.9
其他	0.5	0.5	0.5	0.4	0.4	0.6	0.9	0.7	0.5	0.1
不详	1.8	1.5	1.2	1.8	1.5	2.0	1.4	2.7	2.2	0.7

5-14-1 1993年调查地区居民住院率(‰)

	合计	城市				农村				
		小计	大	中	小	小计	一类	二类	三类	四类
总住院率	35.6	50.4	49.0	50.9	51.2	30.6	32.8	29.6	28.8	33.1
男性	33.0	46.2	44.6	47.3	46.5	28.7	29.6	29.1	26.9	30.7
女性	38.2	54.5	53.3	54.2	55.9	32.5	36.1	30.2	30.8	35.4
年龄别住院率										
0～4岁	45.4	56.4	56.2	64.2	49.2	43.2	50.4	42.5	41.5	40.1
5～14岁	18.3	24.7	31.0	25.2	19.1	16.9	15.8	15.7	17.7	19.2
15～24岁	14.5	14.9	15.4	19.1	10.7	14.4	14.1	15.6	13.0	15.8
25～34岁	38.2	53.3	52.7	53.9	53.1	33.9	42.4	29.4	30.3	38.6
35～44岁	33.6	40.8	33.2	40.8	49.3	30.5	29.0	32.1	28.7	34.8
45～54岁	36.8	45.3	39.9	42.8	53.0	33.6	32.6	31.7	33.7	40.8
55～64岁	53.2	73.1	66.0	79.0	73.7	43.1	44.3	41.9	43.0	43.4
65岁及以上	61.0	86.9	82.9	83.5	95.9	46.2	47.7	47.8	41.7	51.3
疾病别住院率										
传染病计	2.8	2.2	1.2	2.9	2.5	2.9	2.0	2.9	3.1	4.4
寄生虫病计	0.1	0.1	0.2	0.1	0.2	0.1	0.0	0.2	0.1	
恶性肿瘤计	0.5	0.9	0.9	1.0	0.8	0.3	0.4	0.4	0.2	0.1
良性肿瘤计	0.7	1.2	1.6	1.5	0.4	0.5	0.4	0.5	0.8	0.2
内分泌营养代谢病	0.4	1.1	1.0	1.3	1.1	0.2	0.3	0.2	0.2	0.2
其中：糖尿病	0.2	0.7	0.5	0.9	0.7	0.0	0.1	0.0		0.0
血液造血器官疾病	0.5	0.4	0.2	0.4	0.5	0.5	0.4	0.6	0.5	0.5
精神病小计	0.3	0.3	0.5	0.1	0.3	0.3	0.3	0.3	0.3	0.1
神经系病计	0.6	0.7	0.5	0.6	1.0	0.6	0.5	0.5	0.6	0.8
眼及附器疾病	0.6	1.1	1.4	1.0	1.0	0.4	0.3	0.3	0.4	0.5
耳和乳突疾病	0.1	0.3	0.1	0.4	0.4	0.1	0.0	0.1	0.1	0.1
循环系统疾病	3.4	7.6	8.3	7.8	6.7	2.0	2.2	1.9	1.8	1.9
其中：心脏病	1.7	3.6	4.3	3.7	3.0	1.0	1.1	0.9	0.9	1.1
高血压	0.4	1.0	0.9	1.1	0.9	0.3	0.2	0.4	0.2	0.2
脑血管病	1.0	2.5	2.5	2.6	2.3	0.5	0.7	0.4	0.5	0.3
呼吸系统疾病	6.0	7.9	8.2	7.5	7.9	5.3	6.0	4.7	4.7	6.9
其中：急上呼感染	2.3	2.8	2.7	2.4	3.2	2.1	2.6	1.7	2.0	2.6
肺炎	1.9	2.2	1.6	2.6	2.3	1.8	1.9	1.8	1.6	2.4
老慢支	0.7	1.3	1.4	1.4	1.3	0.6	0.5	0.5	0.5	0.8
消化系统疾病	7.6	9.8	9.8	8.5	11.0	6.8	7.9	6.8	6.3	6.6
其中：急性胃炎	2.3	2.1	1.6	1.7	3.0	2.4	1.8	2.5	2.8	2.1
肝硬化	0.3	0.4	0.3	0.3	0.6	0.3	0.4	0.3	0.4	0.1
胆囊疾病	1.2	2.2	1.6	2.5	2.4	0.8	1.0	0.8	0.8	0.8
泌尿生殖系病	1.9	2.4	2.8	2.1	2.3	1.7	1.4	1.5	1.6	2.5
妊娠、分娩病及产褥期并发症	4.2	6.5	5.7	7.1	6.6	3.4	5.6	2.8	2.8	2.7
皮肤皮下组织	0.5	0.6	0.5	1.0	0.4	0.5	0.2	0.4	0.6	0.7
肌肉骨骼结缔组织	1.2	2.2	1.5	2.2	2.9	0.8	0.6	0.8	0.8	1.1
其中：类关节炎	0.4	0.6	0.1	1.0	0.5	0.3	0.3	0.2	0.3	0.6
先天异常	0.1	0.2	0.2	0.1	0.2	0.1		0.1	0.0	0.1
围产期疾病	0.1	0.2	0.1	0.2	0.2	0.0	0.0		0.0	
损伤和中毒	3.7	3.5	2.7	3.9	3.9	3.7	3.7	3.9	3.7	3.3
其他	0.1	0.1	0.2	0.1	0.1	0.1	0.1	0.1	0.0	0.1
不详	0.7	1.3	1.8	0.9	1.1	0.5	0.4	0.9	0.3	0.4

5-14-2　1998年调查地区居民住院率(‰)

	合计	城市				农村				
		小计	大	中	小	小计	一类	二类	三类	四类
住院人次数	7647	2634	1054	836	744	5013	1258	1382	1564	809
住院率	35.4	48.3	50.7	53.7	40.9	31.0	34.8	28.9	29.1	34.0
分性别住院										
男性	32.6	47.1	48.7	52.7	40.7	27.9	29.2	27.3	26.9	29.3
女性	38.3	49.4	52.5	54.7	41.1	34.4	40.7	30.7	31.3	39.0
年龄别住院率										
0～4岁	40.1	33.2	18.5	41.5	38.1	41.5	44.3	44.2	44.0	31.7
5～14岁	12.4	12.2	10.8	15.8	10.9	12.5	15.5	9.2	12.9	14.4
15～24岁	23.1	19.4	15.9	21.9	20.5	24.0	32.0	22.5	20.1	24.6
25～34岁	35.3	40.3	34.3	45.9	41.1	33.8	39.3	32.2	30.3	37.0
35～44岁	32.1	32.4	31.3	32.1	34.3	32.0	32.1	29.7	30.4	42.5
45～54岁	42.6	48.8	45.0	61.3	41.6	40.2	37.4	39.5	35.1	61.9
55～64岁	57.2	74.1	74.9	87.5	59.7	48.1	48.4	46.6	50.4	44.6
65岁及以上	79.6	125.7	133.3	126.4	110.1	51.5	53.8	47.0	48.1	69.5
文化程度别住院率										
文盲、半文盲	46.2	69.8	85.0	74.0	58.0	42.2	48.4	42.7	38.1	41.5
小学	40.5	68.5	85.5	80.1	46.4	35.6	36.5	35.6	31.4	44.2
初中	35.2	48.1	46.2	54.3	44.7	30.6	35.2	28.4	28.9	32.1
高中、技校	35.8	39.7	42.3	40.5	35.4	30.4	32.4	28.1	29.1	43.2
中专	53.6	57.0	54.3	66.4	49.9	46.0	55.4	35.9	51.2	21.1
大专	60.1	63.3	57.3	77.4	57.6	39.6	27.0	31.8	45.9	90.9
大学及以上	64.9	65.2	68.3	63.1	57.9	61.0	40.0	54.1	80.0	
医疗保障形式别住院率										
公费	91.8	90.0	92.0	84.1	93.4	100.1	78.0	97.3	107.0	131.2
劳保	60.7	60.3	55.4	63.8	69.9	67.0	31.8	92.0	125.0	750.0
半劳保	44.4	42.5	30.7	62.4	45.9	63.9	46.3	62.5	184.2	
医疗保险	36.2	48.2	50.6	47.9	48.3	26.7	33.8	23.8	19.2	
统筹	58.1	55.7	55.3	64.7		83.3	120.0			
合作医疗	39.5	27.4			28.0	41.3	37.6	51.9	18.4	105.5
自费	29.4	29.5	24.7	33.3	30.5	29.4	33.2	27.0	27.4	34.9
就业状况别住院率										
在岗	34.94	38.92	37.76	43.02	36.84	34.07	35.61	33.75	30.05	41.64
下岗	36.5	30.94	22.32	32.99	38.63	57.59	55.76	52.48	68.1	46.88
离退休	106.91	108.08	109.37	112.15	98.94	99.15	84.05	86.39	122	132.65
学生	11.04	11.69	12.25	12.69	10.16	10.73	12.09	7.18	15.65	2.95
无业	52.56	48.13	46.66	55.11	45.27	55.81	67.39	46.53	54.99	45.2

5-14-3 2003年调查地区居民住院率(‰)

	合计	城市				农村				
		小计	大	中	小	小计	一类	二类	三类	四类
住院人次数	6981	2107	756	658	693	4874	1097	1283	1725	769
住院率	36.0	42.4	40.3	46.0	41.6	33.8	34.2	30.1	35.7	36.5
分性别住院										
男性	31.7	41.1	37.5	46.3	40.8	28.6	28.7	25.6	30.2	31.1
女性	40.4	43.6	43.1	45.7	42.4	39.3	39.8	34.9	41.5	42.3
年龄别住院率										
0～4岁	33.3	25.7	25.8	20.4	29.8	35.0	34.5	31.8	41.3	28.7
5～14岁	11.7	9.4	6.4	14.0	8.4	12.2	11.5	12.3	12.4	12.2
15～24岁	28.1	15.7	7.6	14.8	24.5	31.5	36.4	32.7	30.3	26.3
25～34岁	39.5	35.1	21.5	40.0	43.0	41.0	39.8	37.1	41.3	48.7
35～44岁	25.9	20.9	14.2	18.4	30.1	27.8	24.7	22.5	31.1	37.3
45～54岁	36.6	31.6	22.9	42.0	33.3	38.6	33.0	34.3	42.6	51.0
55～64岁	53.3	59.5	53.0	63.7	63.9	50.6	46.1	45.9	56.6	54.3
65岁及以上	84.1	126.8	124.5	138.9	118.1	57.7	63.7	43.9	57.4	78.9
文化程度别住院率										
文盲、半文盲	49.6	80.4	113.0	71.2	66.5	45.3	46.3	38.4	49.6	45.9
小学	45.7	67.9	80.7	86.2	49.8	41.9	39.7	36.8	45.7	45.9
初中	35.2	42.0	38.0	43.9	44.7	33.0	33.2	30.0	33.7	42.0
高中、技校	32.5	33.8	23.1	46.5	34.9	31.0	32.8	32.2	28.7	27.9
中专	49.9	48.9	43.1	56.4	47.9	52.1	55.0	56.6	49.0	37.9
大专	33.6	33.9	31.9	30.4	45.3	32.4	44.4	32.4	28.0	
大学及以上	44.6	45.5	37.7	51.5	61.0	35.1	28.2	15.3	62.5	
医疗保障形式别住院率										
城镇基本医疗保险	59.0	58.0	53.1	57.6	74.6	66.4	87.1	65.6	55.2	52.2
大病医疗保险	43.5	44.9	36.4	76.9	71.4	36.8	49.6	40.0		
公费医疗	99.0	98.7	88.7	117.4	111.1	100.9	34.5	168.7	90.2	312.5
劳保医疗	63.9	62.5	59.8	56.3	73.7	81.9	81.1	74.6	69.0	1000.0
合作医疗	33.9	37.0			37.2	33.2	44.2	26.2	77.9	20.9
其他社会医疗保险	26.8	23.0	15.9	22.1	42.1	29.2	32.2	27.9	23.2	28.2
商业医疗保险	22.0	20.2	17.1	20.4	23.3	22.4	27.1	18.9	19.9	41.2
无医疗保险	33.6	29.5	23.2	31.8	33.0	34.4	31.0	31.1	36.4	41.6
就业状况别住院率										
在岗	37.1	29.3	19.1	32.8	36.7	38.6	37.0	34.2	40.8	45.0
离退休	100.6	99.9	95.4	103.7	105.3	106.8	83.0	154.4	74.7	254.0
学生	10.5	4.9	3.1	2.6	9.1	13.0	11.0	15.3	11.1	14.8
无业、失业、半失业	45.0	37.4	28.2	38.0	45.0	63.1	64.0	43.8	77.1	51.7

5-14-4　2008年调查地区居民住院率(‰)

	合计	城市				农村				
		小计	大	中	小	小计	一类	二类	三类	四类
住院人次数	12139	3293	1373	934	986	8846	1753	2731	3053	1309
住院率	68.4	70.8	78.3	70.4	62.7	67.5	59.0	68.8	71.6	68.9
分性别住院										
男性	60.4	65.8	72.9	62.5	60.6	58.5	55.1	60.0	60.0	57.5
女性	76.4	75.6	83.3	78.1	64.8	76.7	62.9	78.0	83.4	80.8
年龄别住院率										
0～4岁	80.8	33.2	28.4	26.7	41.7	90.7	75.8	109.3	86.0	82.1
5～14岁	21.1	12.1	8.7	11.7	14.4	23.0	18.1	20.8	28.0	21.8
15～24岁	46.2	19.8	16.0	14.9	27.0	53.5	57.9	50.0	56.8	49.3
25～34岁	69.1	56.1	52.3	69.6	47.3	74.2	70.1	77.2	78.8	66.6
35～44岁	46.8	32.8	24.2	35.2	38.6	51.6	35.0	52.2	52.5	77.1
45～54岁	61.6	52.0	49.1	47.5	59.5	65.7	52.4	72.6	65.9	77.2
55～64岁	93.0	96.7	101.7	90.6	96.0	91.6	77.2	83.0	99.3	127.6
65岁及以上	153.2	193.6	203.6	195.7	172.4	129.4	108.2	135.1	140.5	131.9
文化程度别住院率										
文盲、半文盲	100.0	144.7	177.0	145.8	128.9	93.9	73.4	95.1	108.7	90.5
小学	87.5	123.4	159.3	134.4	95.4	81.3	69.6	80.8	87.1	87.1
初中	65.3	70.9	89.1	70.2	53.3	63.6	59.7	64.8	65.7	62.5
高中、技校	49.1	51.8	60.0	53.1	39.7	46.4	41.6	54.3	44.7	35.3
中专	75.9	78.4	80.6	86.1	64.0	71.1	71.8	72.0	68.1	77.6
大专	68.0	69.0	60.5	64.9	98.7	63.8	58.2	90.3	44.4	56.3
大学及以上	54.9	58.0	54.4	71.2	47.2	33.1	34.3	30.9	29.2	57.1
医疗保障形式别住院率										
城镇职工基本医保	91.8	92.2	97.8	86.1	86.6	88.3	88.1	70.4	104.6	56.8
公费医疗	139.1	140.2	131.8	194.4	95.1	135.1	97.1	78.7	210.1	176.5
城镇居民基本医保	51.0	49.2	48.6	47.3	51.3	62.8	56.6	173.9	54.5	0.0
新型农村合作医疗	69.0	78.3	85.7	125.7	76.1	68.6	59.3	70.7	72.5	69.5
其他社会医疗保险	51.3	43.9	37.3	35.5	68.7	71.4	63.2	56.6	120.0	0.0
无社会医疗保险	43.0	39.5	34.2	38.3	43.8	47.6	43.4	43.3	52.6	54.2
就业状况别住院率										
在岗	64.8	39.1	33.5	39.1	45.3	70.1	52.6	69.9	76.6	83.3
离退休	148.1	147.6	157.3	144.9	125.8	151.7	148.1	157.1	156.1	130.1
学生	14.3	6.4	6.9	1.4	9.6	17.0	19.0	18.5	12.5	20.8
无业、失业、半失业	99.4	78.4	62.6	80.6	86.7	114.0	113.9	120.3	117.2	72.5

5-15-1　1998年调查地区居民疾病别住院率(‰)

	合计	城市				农村				
		小计	大	中	小	小计	一类	二类	三类	四类
传染病计	1.6	1.3	0.9	1.0	2.0	1.7	1.2	1.3	1.4	4.0
寄生虫病计	0.1	0.1		0.1	0.1	0.1	0.1	0.1	0.0	0.0
恶性肿瘤计	0.8	1.5	2.0	2.0	0.5	0.5	0.8	0.7	0.2	0.2
良性肿瘤计	0.8	1.5	2.0	1.2	1.3	0.6	0.7	0.5	0.7	0.1
内分泌营养代谢病	0.7	1.8	2.2	2.2	0.9	0.3	0.6	0.3	0.2	0.1
其中：糖尿病	0.4	1.2	1.5	1.5	0.6	0.1	0.2	0.1	0.1	
血液、造血器官疾病	0.5	0.3	0.2	0.2	0.5	0.6	0.6	0.6	0.5	0.7
精神病小计	0.3	0.4	0.4	0.5	0.4	0.2	0.3	0.1	0.2	0.1
神经系病计	0.7	0.9	0.8	1.3	0.8	0.6	0.6	0.4	0.7	0.7
眼及附器疾病	0.7	1.2	1.3	1.6	0.7	0.6	0.6	0.6	0.5	0.8
耳和乳突疾病	0.1	0.2	0.1	0.2	0.3	0.1	0.2	0.0	0.1	
循环系统疾病	5.2	11.8	12.5	14.1	9.0	3.0	3.5	2.4	2.9	3.3
其中：心脏病	2.3	5.0	6.3	5.6	3.0	1.4	1.5	1.0	1.3	2.5
高血压	0.7	1.8	1.4	2.6	1.6	0.4	0.5	0.3	0.4	0.3
脑血管病	1.7	4.2	3.6	5.0	4.2	0.9	1.2	0.8	0.9	0.4
呼吸系统疾病	5.3	6.3	6.4	6.9	5.7	5.0	5.6	4.3	4.8	6.0
其中：急上呼感染	1.8	1.7	0.9	2.5	1.8	1.9	2.2	1.6	1.9	1.8
肺炎	1.5	1.5	1.6	1.5	1.3	1.4	1.4	1.0	1.1	3.1
老慢支	1.0	1.4	1.4	1.2	1.6	0.8	1.0	0.7	1.0	0.3
消化系统疾病	6.2	7.2	7.5	7.7	6.3	5.9	6.1	5.7	5.4	6.7
其中：急性胃炎	1.6	1.0	1.1	1.0	1.1	1.7	1.6	1.5	1.9	1.9
肝硬化	0.3	0.4	0.5	0.3	0.3	0.3	0.3	0.3	0.2	0.4
胆囊疾病	1.4	2.3	3.0	2.4	1.4	1.1	1.2	1.1	0.8	1.6
泌尿生殖系病	1.9	2.3	3.0	2.2	1.6	1.8	1.7	1.5	1.6	2.7
妊娠、分娩病及产褥期并发症	4.5	5.2	4.4	5.9	5.6	4.3	6.3	4.3	3.7	2.5
皮肤皮下组织	0.4	0.6	0.6	0.8	0.2	0.3	0.3	0.4	0.2	0.3
肌肉骨骼结缔组织	1.2	1.4	1.2	1.7	1.4	1.1	0.7	1.0	1.2	1.9
其中：类关节炎	0.4	0.1	0.1	0.1	0.2	0.5	0.1	0.3	0.5	1.4
先天异常	0.0	0.1	0.0		0.1	0.0		0.1		0.0
围产期疾病	0.1	0.0	0.0			0.1	0.1	0.1	0.1	
损伤和中毒	3.3	2.9	3.2	2.4	2.9	3.5	3.6	3.7	3.7	2.5
其他	0.2	0.2	0.3	0.2		0.3	0.3	0.2	0.3	0.3
不详	0.8	1.2	1.6	1.3	0.4	0.7	1.0	0.5	0.6	0.9

5-15-2　2003年调查地区居民疾病别住院率(‰)

	合计	城市				农村				
		小计	大	中	小	小计	一类	二类	三类	四类
传染病计	1.1	0.7	0.3	0.6	1.2	1.2	0.9	0.8	1.0	2.9
寄生虫病计	0.1	0.1		0.2	0.1	0.0		0.0	0.1	0.0
恶性肿瘤计	1.1	2.3	3.4	1.1	2.1	0.7	1.6	0.5	0.4	0.4
良性肿瘤计	1.0	1.2	1.3	1.0	1.3	0.9	1.1	0.9	1.0	0.6
内分泌、营养和代谢疾病计	0.9	2.1	2.5	2.6	1.3	0.5	0.7	0.4	0.6	0.2
其中：糖尿病	0.6	1.6	2.2	1.9	0.8	0.2	0.4	0.1	0.2	0.1
血液、造血器官疾病	0.3	0.2	0.2	0.1	0.3	0.3	0.2	0.4	0.4	0.5
精神病小计	0.3	0.3	0.1	0.6	0.2	0.3	0.4	0.2	0.2	0.6
神经系病计	0.6	0.5	0.3	0.6	0.5	0.6	0.6	0.5	0.9	0.3
眼及附器疾病	0.6	0.7	0.4	0.5	1.1	0.6	0.5	0.7	0.6	0.3
耳和乳突疾病	0.1	0.1	0.1	0.3	0.1	0.0	0.1	0.1	0.0	
循环系统疾病	6.2	11.9	11.5	14.1	10.6	4.3	4.2	3.6	5.1	3.7
其中：心脏病	2.8	5.8	6.2	6.7	4.4	1.8	2.1	1.3	1.9	2.1
高血压	1.2	2.0	2.0	2.2	1.9	1.0	0.8	0.8	1.0	1.3
脑血管病	1.8	3.3	2.7	4.1	3.2	1.3	1.0	1.3	1.9	0.3
呼吸系统疾病	4.2	4.5	5.0	4.8	3.7	4.1	4.2	3.5	4.1	5.0
其中：急上呼感染	1.5	1.2	1.4	1.2	1.0	1.6	1.8	1.6	1.5	1.3
肺炎	1.0	0.9	1.1	0.6	1.0	1.0	0.8	0.8	1.1	1.6
老慢支	0.6	0.9	1.3	0.8	0.4	0.5	0.6	0.5	0.5	0.5
消化系统疾病	5.7	5.6	5.3	5.5	6.1	5.8	5.8	4.4	5.8	8.5
其中：急性胃炎	0.9	0.6	0.5	0.6	0.8	1.1	0.5	0.8	1.2	2.1
肝硬化	0.2	0.3	0.2	0.4	0.4	0.2	0.3	0.2	0.1	0.4
胆囊疾病	1.2	1.8	2.1	1.5	1.6	1.1	0.9	0.9	1.0	1.8
泌尿生殖系病	2.3	2.4	2.4	2.5	2.2	2.3	1.8	1.8	2.5	3.7
妊娠、分娩病及产褥期并发症	5.6	4.7	2.7	6.2	5.8	5.9	6.8	6.6	5.9	3.6
皮肤皮下组织	0.4	0.4	0.4	0.6	0.4	0.3	0.5	0.3	0.3	0.2
肌肉、骨骼结缔组织	1.1	1.4	1.8	1.0	1.3	1.0	0.6	0.7	1.4	1.6
其中：类关节炎	0.2	0.2	0.2	0.1	0.2	0.3	0.1	0.2	0.3	0.5
先天异常	0.0	0.0	0.1		0.1	0.0			0.1	0.1
围产期疾病	0.0	0.0			0.1	0.0	0.0	0.0	0.0	0.0
损伤和中毒	3.8	2.5	2.1	3.1	2.5	4.2	3.9	4.3	4.8	3.2
其他	0.3	0.4	0.3	0.3	0.5	0.3	0.2	0.2	0.4	0.5
不详	0.3	0.3	0.4	0.3	0.3	0.3	0.2	0.2	0.3	0.3

5-15-3　2008年调查地区居民疾病别住院率(‰)

	合计	城市				农村				
		小计	大	中	小	小计	一类	二类	三类	四类
传染病计	1.1	0.6	0.7	0.3	0.8	1.3	0.9	1.5	1.1	1.8
寄生虫病计	0.1	0.0		0.1	0.1	0.1	0.0	0.1	0.1	0.1
恶性肿瘤计	2.9	4.4	5.9	4.7	2.6	2.3	2.8	2.6	2.3	1.0
良性肿瘤计	1.7	1.8	2.1	1.5	1.6	1.7	1.3	1.5	2.0	2.0
内分泌、营养、代谢及免疫疾病计	2.0	4.5	5.3	5.4	2.8	1.1	1.4	1.4	0.8	0.8
其中：糖尿病	1.6	3.9	4.6	4.7	2.5	0.7	0.9	1.0	0.5	0.5
血液,造血器官	0.5	0.3	0.4	0.2	0.1	0.6	0.4	0.6	0.6	0.8
精神病小计	0.5	0.5	0.6	0.5	0.3	0.5	0.3	0.6	0.5	0.4
神经系病计	1.1	1.2	1.4	1.1	1.0	1.0	0.7	1.0	1.3	0.8
眼及附器疾病	1.2	1.5	2.1	1.2	1.3	1.0	0.9	1.2	1.0	0.7
耳和乳突疾病	0.1	0.1	0.1	0.3		0.1	0.2	0.2	0.1	0.1
循环系统疾病	13.7	21.7	24.5	22.4	17.9	10.8	10.3	11.4	11.9	7.9
其中：心脏病	5.5	9.6	11.3	10.0	7.4	4.0	4.0	3.2	4.8	3.6
高血压	3.2	4.6	4.8	5.9	3.4	2.7	1.8	3.6	2.8	1.9
脑血管病	4.1	5.9	6.4	5.5	5.7	3.4	3.4	3.8	3.8	1.7
呼吸系统疾病	10.2	6.1	7.8	4.1	5.9	11.7	7.4	12.2	12.8	14.8
其中：急上呼感染	3.8	1.4	1.0	1.0	2.0	4.7	2.6	4.6	5.8	5.7
肺　炎	2.6	1.4	2.0	1.5	0.6	3.0	1.5	3.7	2.9	4.1
老慢支	1.6	1.5	2.3	0.6	1.5	1.6	1.1	1.4	2.1	1.5
消化系统疾病	9.1	8.1	8.4	7.6	8.2	9.5	8.9	8.8	9.9	11.2
其中：急性胃炎	1.9	1.1	0.5	0.8	1.9	2.2	1.2	2.4	2.7	2.4
肝硬化	0.4	0.2	0.1	0.7		0.5	0.7	0.3	0.4	0.8
胆囊疾病	1.9	2.4	3.0	1.9	2.2	1.8	1.3	2.0	1.8	2.0
泌尿生殖系病	3.9	3.5	3.6	3.4	3.4	4.0	2.6	3.7	4.2	6.4
妊、分及产褥	9.0	6.3	4.8	9.0	5.7	9.9	9.9	10.0	10.6	7.9
皮肤皮下组织	0.6	0.6	0.9	0.4	0.6	0.6	0.4	0.6	0.7	0.6
肌肉、骨骼结缔	2.7	3.0	3.8	2.2	2.9	2.6	1.1	2.7	2.9	3.6
其中：类关节炎	0.6	0.5	0.5	0.3	0.6	0.6	0.0	0.5	0.8	1.3
先天异常	0.1	0.0	0.1			0.1	0.0	0.1	0.0	0.2
围产期疾病	0.2	0.1	0.1		0.1	0.2	0.2	0.3	0.2	0.1
损伤和中毒	6.2	4.4	3.7	3.6	5.8	6.8	7.4	6.4	6.9	6.4
其他	0.6	0.5	0.4	0.6	0.6	0.6	0.8	0.5	0.6	0.3
不详	1.2	1.5	1.7	1.9	1.0	1.1	0.9	1.4	1.1	0.9

5-16 1998、2003、2008年调查地区居民经常就诊单位及原因构成(%)

	合计	城市				农村				
		小计	大	中	小	小计	一类	二类	三类	四类
1998										
患者经常就诊单位										
私人开业	9.5	10.0	3.6	6.4	20.3	9.4	3.0	13.6	10.3	8.7
卫生室	49.7	18.1	12.1	15.4	27.2	60.4	71.7	64.9	60.5	34.4
门诊部所	2.4	5.0	3.0	5.6	6.9	1.5	1.7	1.9	1.5	0.3
乡镇卫生院	19.1	7.1	10.6	2.0	7.4	23.2	16.0	16.6	22.2	49.6
县(市、区)医院	5.4	9.3	12.3	6.7	8.1	4.0	5.5	1.9	3.9	6.3
地市级医院	8.5	32.3	29.3	54.3	16.9	0.5	0.6	0.2	0.6	0.2
省级医院	3.5	13.6	23.1	5.6	9.5	0.0	0.1	0.0	0.1	0.0
其他医院	1.9	4.7	6.0	4.2	3.7	1.0	1.5	0.9	0.9	0.6
选择就诊单位原因										
距离近	66.9	46.1	44.5	41.8	51.5	74.0	75.8	78.1	71.7	67.9
价格低	4.7	5.5	2.5	6.1	8.4	4.4	4.9	4.7	4.2	3.4
质量好	14.4	13.5	9.7	12.1	18.9	14.7	11.2	12.2	18.1	17.4
定点医院	9.7	30.8	39.8	34.8	17.1	2.6	5.0	0.7	1.1	6.2
有熟人	2.8	2.2	1.4	2.9	2.4	3.0	2.0	3.4	3.4	2.8
其他原因	1.6	2.0	2.1	2.3	1.7	1.4	1.1	1.0	1.6	2.3
2003										
患者两周就诊单位										
门诊部、卫生室	47.1	25.7	13.1	19.7	44.5	53.5	51.8	59.6	55.1	38.2
卫生院、社区中心	22.4	10.9	13.0	6.9	11.5	25.8	25.2	22.8	23.8	38.9
县市区医院	11.3	13.3	11.1	12.0	16.5	10.7	13.8	8.8	10.0	12.8
地市医院	8.1	28.4	29.8	46.4	13.9	2.0	2.5	1.9	1.8	2.2
省医院	3.8	13.4	24.7	10.8	2.5	0.9	1.0	0.6	0.8	1.6
其他医院	7.3	8.2	8.4	4.1	11.1	7.0	5.6	6.4	8.5	6.3
选择就诊单位原因										
距离近	47.2	40.0	38.4	44.4	38.7	49.4	53.1	50.0	47.9	47.3
价格低	7.3	7.6	6.7	4.6	10.8	7.2	6.9	7.0	6.5	10.4
质量好	17.1	15.8	13.4	16.6	17.8	17.5	19.7	16.6	17.4	16.6
定点单位	5.4	17.6	24.4	17.1	10.2	1.7	1.6	1.6	0.7	4.9
有熟人	4.3	3.7	2.7	3.5	4.9	4.5	3.3	4.5	5.4	3.8
信赖医生	13.1	10.4	8.0	9.6	13.6	14.0	10.7	14.8	16.8	8.7
态度好	2.1	1.8	1.9	1.8	1.7	2.2	1.9	2.2	2.0	3.2
其他	3.4	3.1	4.3	2.3	2.3	3.5	2.8	3.3	3.3	5.2
2008										
患者两周首诊单位										
私人诊所	16.5	12.5	2.8	11.8	27.4	17.8	11.5	20.2	20.3	12.2
卫生室（站）	33.0	12.3	8.2	9.3	20.6	39.5	36.7	43.7	41.2	26.2
卫生院、社区中心	24.2	23.5	25.5	26.7	18.2	24.4	26.1	19.5	24.1	36.8
县市区医院	17.3	23.7	28.2	22.3	18.0	15.3	21.4	13.8	11.8	21.6
地市医院	4.7	15.4	15.9	20.7	10.9	1.3	2.3	1.2	1.2	0.8
省医院	3.2	11.2	18.3	7.8	3.0	0.7	0.6	0.8	0.6	1.4
其他医院	1.0	1.4	1.2	1.2	1.8	0.9	1.3	0.7	0.9	1.1
选择首诊单位原因										
距离近	56.0	50.4	48.1	54.5	50.9	57.8	57.8	59.0	56.4	59.0
收费合理	4.9	6.1	3.3	6.9	9.7	4.5	2.8	4.7	5.2	4.4
技术高	16.0	17.9	17.1	20.0	17.7	15.4	17.0	15.5	15.1	13.2
设备好	3.6	3.8	3.2	5.2	3.7	3.5	4.4	3.8	3.0	3.1
药品丰富	0.7	1.5	2.5	0.7	0.6	0.5	0.3	0.5	0.5	0.8
态度好	1.2	1.0	0.7	1.3	1.2	1.3	0.9	1.2	1.4	1.4
定点单位	3.7	7.5	12.3	2.4	3.9	2.5	3.1	2.2	1.6	5.6
有熟人	3.0	3.0	2.8	2.3	3.8	3.0	3.7	3.1	2.9	1.8
有信赖医生	9.0	7.0	7.9	5.3	6.8	9.6	8.1	8.5	11.7	8.7
其他	1.8	1.8	2.2	1.3	1.7	1.8	1.9	1.4	2.0	2.1

5-17 1998、2003、2008年调查地区住户距最近医疗单位距离和时间构成（%）

	合计	城市				农村				
		小计	大	中	小	小计	一类	二类	三类	四类
1998										
到最近医疗点距离										
不足1公里	70.7	77.5	80.2	74.4	77.0	67.9	72.6	79.5	62.9	43.2
1公里	14.2	14.1	12.2	17.3	13.7	14.2	14.1	10.7	16.9	15.4
2公里	7.4	5.2	5.0	5.9	4.7	8.4	8.6	4.5	9.5	14.5
3公里	3.2	1.7	1.1	1.0	3.3	3.8	3.1	2.6	3.9	7.5
4公里	1.3	0.7	0.6	0.6	0.9	1.6	0.8	1.2	1.6	4.1
5公里及以上	3.2	0.8	1.1	0.9	0.4	4.2	0.7	1.4	5.2	15.2
到最近医疗点所需时间										
10分钟以内	68.8	72.4	72.4	70.7	73.8	67.4	73.6	76.8	63.3	42.9
10～19分钟	18.8	22.1	22.6	24.9	18.9	17.5	17.2	14.8	18.9	20.7
20～29分钟	6.4	3.8	3.1	2.7	5.5	7.5	7.0	4.7	8.8	11.8
30分钟以上	6.0	1.8	1.9	1.6	1.8	7.7	2.3	3.7	9.0	24.6
2003										
到最近医疗点距离										
不足1公里	67.2	81.8	86.3	84.8	73.7	61.1	67.6	69.0	57.7	37.9
1公里	15.9	10.4	9.1	9.7	12.6	18.2	19.3	17.2	18.7	17.0
2公里	7.7	4.2	2.5	3.1	7.3	9.2	7.6	7.0	11.2	12.0
3公里	3.7	2.4	0.9	1.3	5.3	4.2	3.2	2.5	5.1	7.7
4公里	2.0	0.7	0.6	0.6	0.8	2.5	0.6	1.3	3.2	7.4
5公里及以上	3.5	0.4	0.6	0.4	0.3	4.8	1.6	3.0	4.0	18.0
到最近医疗点所需时间										
10分钟以内	71.2	81.6	78.5	85.0	82.3	66.9	76.8	74.0	63.1	40.6
10～19分钟	17.4	14.8	17.6	13.7	12.4	18.5	17.6	16.6	20.4	19.6
20～29分钟	6.3	2.6	3.2	1.2	3.3	7.8	3.7	6.5	9.2	15.2
30分钟以上	5.1	1.0	0.7	0.2	2.0	6.8	1.9	2.9	7.3	24.5
2008										
到最近医疗点距离										
不足1公里	65.6	83.5	87.5	87.2	75.3	58.0	58.8	64.9	58.8	37.4
1公里	15.5	10.0	7.4	8.0	14.8	17.9	19.8	18.8	16.9	14.6
2公里	8.4	4.3	3.5	3.2	6.2	10.1	12.6	8.6	10.0	9.5
3公里	3.9	1.3	1.0	0.8	2.2	5.0	4.7	3.2	5.2	9.7
4公里	2.0	0.5	0.3	0.5	0.7	2.6	1.8	1.3	3.3	5.8
5公里及以上	4.5	0.5	0.3	0.3	0.8	6.3	2.3	3.2	5.9	22.9
到最近医疗点所需时间										
10分钟以内	69.9	80.2	84.5	80.7	74.4	65.6	73.3	71.0	64.0	40.9
10～19分钟	19.0	16.9	12.7	17.7	21.4	19.8	19.3	19.1	20.0	22.2
20～29分钟	6.9	2.3	2.6	1.6	2.6	8.8	5.6	6.7	9.6	18.4
30分钟以上	4.2	0.7	0.3	0.1	1.6	5.7	1.8	3.1	6.4	18.5

5-18 1998、2003、2008年调查地区居民医疗保障制度构成(%)

	合计	城市				农村				
		小计	大	中	小	小计	一类	二类	三类	四类
1998										
公费医疗	4.9	16.0	21.7	16.4	9.2	1.2	1.1	0.8	2.0	0.3
劳保医疗	6.2	22.9	30.6	28.4	9.4	0.5	1.3	0.5	0.2	0.0
半劳保医疗	1.6	5.8	8.5	6.2	2.4	0.2	0.6	0.1	0.1	0.1
医疗保险	1.9	3.3	0.8	8.1	2.1	1.4	2.3	1.6	1.2	0.1
统筹医疗	0.4	1.4	2.8	1.1	0.1	0.0	0.1	0.0	0.0	0.0
合作医疗	5.6	2.7	0.1	0.1	8.0	6.6	20.8	3.8	1.6	1.8
自费医疗	76.4	44.1	34.3	38.8	60.0	87.3	73.4	92.3	94.8	81.5
其他形式	3.0	3.7	1.3	1.1	8.8	2.8	0.4	0.9	0.2	16.2
2003										
城镇基本医疗保险	8.9	30.4	37.6	41.1	13.2	1.5	1.9	1.3	1.5	1.2
大病医疗保险	0.6	1.8	3.6	0.6	0.8	0.1	0.4	0.1	0.1	0.0
公费医疗	1.2	4.0	6.7	3.9	1.1	0.2	0.4	0.2	0.2	0.1
劳保医疗	1.3	4.6	5.0	5.0	3.8	0.1	0.2	0.2	0.1	0.0
合作医疗	8.8	6.6	0.1	0.0	19.6	9.5	17.6	6.1	0.7	24.3
其他社会医疗保险	1.4	2.2	3.7	1.0	1.6	1.2	2.9	0.6	0.8	0.3
商业医疗保险	7.6	5.6	4.8	7.3	5.0	8.3	8.9	10.9	7.9	3.2
无医疗保险	70.3	44.8	38.5	41.2	55.0	79.0	67.8	80.7	88.6	70.8
2008										
城镇职工基本医保	12.7	44.2	60.0	53.3	18.8	1.5	3.3	0.9	1.3	0.5
公费医疗	1.0	3.0	4.3	2.7	1.8	0.3	0.3	0.3	0.3	0.1
城镇居民基本医保	3.8	12.5	8.2	16.4	13.9	0.7	2.0	0.2	0.5	0.2
新型农村合作医疗	68.7	9.5	0.8	1.3	26.2	89.7	85.4	90.8	88.8	96.0
其他社会医疗保险	1.0	2.8	3.8	2.5	1.9	0.4	0.9	0.3	0.2	0.1
无社会医疗保险	12.9	28.1	22.9	23.8	37.5	7.5	8.1	7.6	8.8	3.2

六、基层医疗卫生服务

简要说明

一、本章主要介绍全国及31个省、自治区、直辖市基层医疗卫生机构门诊、住院和床位利用情况，包括诊疗人次、住院人数、病床使用率、平均住院日、医生人均工作量等。

二、本章数据来源于卫生资源与医疗服务统计年报。

三、本章及其他有关社区卫生服务中心（站）数据按发放的《医疗机构许可证》统计，不包括医疗机构下设的、未注册的社区卫生服务站数。

主要指标解释

家庭卫生服务人次数　是指医生赴病人家中提供医疗、预防和保健服务的人次数。

6-1-1　基层医疗卫生机构医疗服务量

医疗卫生机构分类	诊疗人次数(万人次)				入院人数(万人)			
	2008	2009	2010	2011	2008	2009	2010	2011
总计	**296276.6**	**339236.5**	**361155.6**	**380559.8**	**3507.7**	**4111.3**	**3949.9**	**3774.7**
按主办单位分								
政府办	117641.7	131235.4	144122.6	148483.7	3403.4	3950.6	3836.9	3656.1
非政府办	178634.9	208001.1	217033.0	232076.1	104.3	160.7	113.0	118.6
按机构类别分								
社区卫生服务中心	17247.3	26080.2	34740.4	40950.0	103.3	164.2	218.1	247.3
其中：政府办	14954.9	20464.7	32200.0	37108.6	80.9	126.1	182.7	204.2
社区卫生服务站	8425.1	11617.3	13711.1	13703.8	38.0	60.5	43.5	42.2
其中：政府办	1989.2	2638.3	4266.6	4634.5	14.8	15.9	11.9	10.0
街道卫生院	3490.0	4285.1	2698.7	1103.8	41.9	62.4	46.6	23.4
乡镇卫生院	82680.1	87660.8	87420.1	86649.8	3312.7	3807.7	3630.4	3448.8
其中：政府办	80966.4	85885.6	86208.6	85622.3	3264.4	3746.4	3595.4	3416.8
村卫生室	136891.2	155170.1	165702.3	179206.5				
门诊部	5140.1	6086.5	6561.3	7084.2	11.8	16.4	11.3	12.9
诊所(医务室)	42402.8	48336.5	50321.7	51861.6				
构成（%）	**100.0**	**100.0**	**100.0**	**100.0**	**100.0**	**100.0**	**100.0**	**100.0**
按主办单位分								
政府办	39.7	38.7	39.9	39.0	97.0	96.1	97.1	96.9
非政府办	60.3	61.3	60.1	61.0	3.0	3.9	2.9	3.1
按机构类别分								
社区卫生服务中心	5.8	7.7	9.6	10.8	2.9	4.0	5.5	6.6
社区卫生服务站	2.8	3.4	3.8	3.6	1.1	1.5	1.1	1.1
街道卫生院	1.2	1.3	0.7	0.3	1.2	1.5	1.2	0.6
乡镇卫生院	27.9	25.8	24.2	22.8	94.4	92.6	91.9	91.4
村卫生室	46.2	45.7	45.9	47.1				
门诊部	1.7	1.8	1.8	1.9	0.3	0.4	0.3	0.3
诊所(医务室)	14.3	14.2	13.9	13.6				

6-1-2 2011年各地区基层医疗卫生机构工作情况

	机构数	床位数（张）	人员数（人）	诊疗人次（万人次）	入院人数（万人）
总 计	**918003**	**1233721**	**3374993**	**380559.8**	**3774.7**
东 部	328600	429039	1354502	175371.1	1076.3
中 部	304039	416608	1105335	109470.2	1323.5
西 部	285364	388074	915156	95718.5	1374.9
北 京	8718	4423	54468	5258.5	3.7
天 津	3981	6883	21690	3253.4	11.1
河 北	78246	67942	190213	24484.6	166.2
山 西	38587	40348	108266	6975.0	61.4
内蒙古	21905	23992	66747	5364.3	45.2
辽 宁	33712	34236	97272	8110.1	66.3
吉 林	18882	21040	65190	4974.1	31.4
黑龙江	20142	27081	83111	5494.7	52.8
上 海	4289	17955	46122	9265.9	11.1
江 苏	29659	68097	192143	23055.4	168.7
浙 江	29207	23967	121834	20990.2	27.7
安 徽	21434	56291	133737	13524.6	142.5
福 建	26287	27626	87868	9436.8	112.2
江 西	38063	38211	111183	12538.7	217.9
山 东	65954	112951	313328	36813.3	302.6
河 南	74208	94056	282443	33981.4	310.1
湖 北	34509	62330	154855	17444.4	191.7
湖 南	58214	77251	166550	14537.3	315.7
广 东	44034	59128	210938	32462.2	196.3
广 西	33132	46534	121940	12793.3	215.8
海 南	4513	5831	18626	2240.8	10.6
重 庆	17037	37196	77760	8263.9	145.1
四 川	73646	113909	228917	26801.7	436.3
贵 州	24957	34259	73043	7663.3	184.6
云 南	21800	40488	84633	11178.3	120.9
西 藏	6356	2861	13051	627.5	3.2
陕 西	35033	31260	102082	9021.4	62.4
甘 肃	25884	25154	67831	7679.8	58.6
青 海	5608	4325	15610	1171.5	16.4
宁 夏	3886	2781	11660	1457.6	6.5
新 疆	16120	25315	51882	3696.1	79.9

6-2 社区卫生服务机构、床位、人员数

	2005	2006	2007	2008	2009	2010	2011
机构合计(个)	**17128**	**22656**	**27069**	**24260**	**27308**	**32739**	**32860**
社区卫生服务中心	1382	2077	3160	4036	5216	6903	7861
社区卫生服务站	15746	20579	23909	20224	22092	25836	24999
按主办单位分							
政府办			9650	8598	10029	18390	19821
非政府办			17419	15662	17279	14349	13039
按床位分							
无床			23361	19233	20936	25285	25352
1～9张			1983	2637	3158	3211	2761
10～49张			1301	1840	2425	3210	3574
50～99张			298	399	584	797	905
100张及以上			126	151	205	236	268
床位数合计(张)	**25018**	**41194**	**76588**	**98036**	**131259**	**168814**	**187132**
社区卫生服务中心	25018	41194	56298	76317	101448	137628	157322
社区卫生服务站			20290	21719	29811	31186	29810
人员数合计(人)	**103564**	**142932**	**176672**	**218929**	**295125**	**389516**	**432923**
卫生技术人员	95868	131535	149747	185080	250435	331322	367972
#执业（助理）医师	39964	53970	66836	82424	109734	144225	158554
注册护士	23545	32593	42805	56293	79711	106528	119834
其他技术人员	1842	2540	6738	8482	11359	14879	16840
管理人员	2511	4097	9048	11244	14644	18652	19558
工勤技能人员	3343	4760	11139	14123	18687	24663	28553

6-3 2011年社区卫生服务中心分科床位、门急诊人次、出院人数及构成

科室分类	床位		门急诊		出院	
	数(张)	构成(%)	人次数	构成(%)	人数	构成(%)
总计	**157322**	**100.0**	**388285446**	**100.0**	**2489449**	**100.0**
预防保健科	1653	1.1	20449945	5.3	17396	0.7
全科医疗科	41092	26.1	160314243	41.3	590929	23.7
内科	49999	31.8	93958456	24.2	970172	39.0
外科	21268	13.5	21406006	5.5	327749	13.2
儿科	5097	3.2	12113004	3.1	95954	3.9
妇产科	13557	8.6	15996812	4.1	282633	11.4
中医科	3455	2.2	26422481	6.8	40852	1.6
其他	21201	13.5	37624499	9.7	163764	6.6

6-4 社区卫生服务中心门诊和住院病人人均医药费用

年份	门诊病人次均医药费(元)	药费	门诊药费占医药费用%	住院病人人均医药费(元)	药费	住院药费占住院医药费%
2007	86.9	61.3	70.5	2454.7	1160.0	47.3
2008	87.2	63.0	72.2	2514.2	1204.5	47.9
2009	84.0	60.0	71.5	2317.4	1136.2	49.0
2010	82.8	58.7	70.8	2357.6	1162.4	49.3
2011	81.5	54.9	67.4	2315.1	1061.4	45.8

6-5 各地区社区卫生服务中心(站)医疗服务情况

地区	社区卫生服务中心						社区卫生服务站	
	诊疗人次	入院人数	病床使用率(%)	平均住院日(日)	医师日均担负诊疗人次	医师日均担负住院床日	诊疗人次	医师日均担负诊疗人次
2005	59385194	266215	60.7	17.2	13.7	0.8	62814512	11.0
2006	82854794	436288	57.9	15.5	13.0	0.8	93789368	13.1
2007	127124460	743186	59.6	13.1	13.1	0.8	98749683	14.6
2008	172473026	1032788	58.7	13.4	12.9	0.8	84250889	12.5
2009	260802371	1642427	59.8	10.6	14.0	0.7	116172536	13.7
2010	347404131	2180577	56.1	10.4	13.6	0.7	137111392	13.6
2011	409499505	2473426	54.4	10.2	14.0	0.7	137037903	13.7
东　部	328850654	1070030	55.5	13.0	18.1	0.6	78196102	17.6
中　部	44172712	715455	51.3	8.9	6.8	0.8	32651479	10.8
西　部	36476139	687941	55.7	6.9	8.1	0.8	26190322	10.4
北　京	31196355	36832	34.2	12.3	13.7	0.2	3676705	16.9
天　津	13134291	11219	19.9	13.3	25.2	0.3	85995	68.5
河　北	4677540	65723	52.9	7.6	7.0	0.8	8691764	10.2
山　西	3232727	38706	46.5	13.0	4.7	0.6	3785544	7.6
内蒙古	3146825	47603	45.1	6.8	4.7	0.5	4394054	8.4
辽　宁	5472059	58532	48.1	10.6	7.2	0.7	4466068	10.1
吉　林	2160732	30035	36.5	8.4	4.8	0.5	867213	13.3
黑龙江	4755409	57807	47.3	13.2	4.2	0.5	1987209	7.4
上　海	74494037	110764	86.5	48.3	26.1	1.3		
江　苏	42572476	268399	49.9	9.4	16.1	0.7	11922960	23.3
浙　江	72226368	102019	40.0	11.9	21.5	0.3	6431982	18.4
安　徽	7181265	97404	39.8	7.4	8.5	0.7	8235639	10.9
福　建	8950655	67844	46.3	5.2	14.0	0.4	2809979	13.8
江　西	2790399	36365	42.4	6.0	7.5	0.6	3471827	11.4
山　东	11524640	190483	50.5	8.2	7.7	0.8	11911221	12.3
河　南	6271688	105581	47.2	9.1	6.7	0.9	6542573	12.8
湖　北	12647113	210064	68.9	8.8	10.4	1.2	5843191	16.7
湖　南	5133379	139493	59.4	8.4	6.1	0.9	1918283	7.2
广　东	64410788	155802	50.7	7.5	21.8	0.3	26849785	33.9
广　西	3609915	13201	52.7	10.5	9.5	0.3	1410666	10.1
海　南	191445	2413	85.0	8.4	9.0	1.0	1349643	14.0
重　庆	4621650	141637	66.0	6.5	8.2	1.3	1076552	14.9
四　川	11627854	195842	60.7	8.2	9.9	1.0	3888585	10.9
贵　州	1206432	108273	56.2	2.5	6.5	1.2	2200073	9.6
云　南	2479092	57647	58.5	7.4	9.5	1.3	2177339	11.5
西　藏	220				0.2		34976	8.7
陕　西	3693116	45257	38.1	9.4	7.5	0.6	2413750	11.6
甘　肃	2023260	28581	57.4	6.1	6.3	0.6	3175476	10.5
青　海	690391	5957	60.7	10.0	14.6	1.1	1249302	12.8
宁　夏	138121	235	41.2	9.6	8.1	0.2	656713	11.1
新　疆	3239263	43708	53.5	9.8	9.1	0.9	3512836	10.6

6-6　2011年各地区家庭卫生服务人次数

地区	合计	医院	社区卫生服务中心(站)	街道卫生院	其他医疗机构
总　计	**21317987**	**5067064**	**12335253**	**112765**	**3802905**
东　部	11009731	2484280	6847003	85415	1593033
中　部	6383365	1808042	3487849	26246	1061228
西　部	3924891	774742	2000401	1104	1148644
北　京	985671	461947	504976		18748
天　津	507232	12526	490745		3961
河　北	1044440	173634	631017		239789
山　西	740648	278494	377013	7107	78034
内蒙古	480928	182581	201145		97202
辽　宁	508142	177888	306561		23693
吉　林	214140	115255	82032		16853
黑龙江	618883	260016	327813	65	30989
上　海	1055820	62886	992904		30
江　苏	2103244	572302	1086689	2880	441373
浙　江	1516534	201812	905660	776	408286
安　徽	552738	77310	359418		116010
福　建	553953	82631	420819		50503
江　西	362800	89339	109199	240	164022
山　东	1888391	600749	991255		296387
河　南	1565767	487131	746706		331930
湖　北	1462631	318556	918764	18834	206477
湖　南	865758	181941	566904		116913
广　东	811663	133795	500668	81759	95441
广　西	367037	53764	149520		163753
海　南	34641	4110	15709		14822
重　庆	210150	19328	157988		32834
四　川	1022988	66376	585229		371383
贵　州	203784	25542	67798	680	109764
云　南	233810	71520	146009		16281
西　藏	81043	12983			68060
陕　西	157312	52324	79510		25478
甘　肃	400359	81073	203099	99	116088
青　海	311355	1361	261231		48763
宁　夏	125155	33203	70299		21653
新　疆	330970	174687	78573	325	77385

6-7 乡镇卫生院机构、床位、人员数

	2005	2006	2007	2008	2009	2010	2011
机构数合计(个)	**40907**	**39975**	**39876**	**39080**	**38475**	**37836**	**37295**
中心卫生院	10025	10178	10396	10400	10397	10373	10590
乡镇卫生院	30882	29797	29480	28680	28078	27463	26705
按主办单位分							
政府办	40003	38699	38532	37887	37333	37217	36850
非政府办	904	1276	1344	1193	1142	619	445
按床位分							
无床	2295	1900	3519	1899	1691	1482	1469
1～9张	14272	13095	10524	9366	7863	7075	6447
10～49张	22073	22570	22943	23990	24043	23701	23362
50～99张	1897	2029	2435	3215	4111	4637	4913
100张及以上	370	381	455	610	767	941	1104
床位数合计(张)	**678240**	**696231**	**747156**	**846856**	**933424**	**994329**	**1026251**
中心卫生院	281456	296189	317022	356601	392214	421441	444726
乡镇卫生院	396784	400042	430134	490255	541210	572888	581525
人员数合计(人)	**1012006**	**1000112**	**1032921**	**1074900**	**1131052**	**1151349**	**1165996**
卫生技术人员	870500	859945	863662	903725	949955	973059	981227
#执业（助理）医师	398848	393251	396181	405023	418943	422648	408587
注册护士	164412	165729	175713	187544	202663	217693	230339
其他技术人员	38862	40513	48098	49994	56450	53508	53166
管理人员	47178	46557	50958	48363	45889	43983	43775
工勤技能人员	55466	53097	70203	72818	78758	80799	87828

6-8 2011年乡镇卫生院分科床位、门急诊人次、出院人数及构成

科室分类	床位		门急诊		出院	
	数(张)	构成(%)	人次数	构成(%)	人数	构成(%)
总计	**1026251**	**100.0**	**840236642**	**100.0**	**34374137**	**100.0**
预防保健科	8475	0.8	17999315	2.1	157585	0.5
全科医疗科	226184	22.0	198905437	23.7	8097337	23.6
内科	335026	32.6	325263774	38.7	13290964	38.7
外科	180382	17.6	89102224	10.6	4920302	14.3
儿科	79747	7.8	69592533	8.3	2902695	8.4
妇产科	131430	12.8	61582672	7.3	3829239	11.1
中医科	18467	1.8	34736707	4.1	441015	1.3
其他	46540	4.5	43053980	5.1	735000	2.1

6-9 乡镇卫生院门诊和住院病人人均医药费用

年份	门诊病人次均医药费(元)	药费	门诊药费占医药费用%	住院病人人均医药费(元)	药费	住院药费占住院医药费%
2007	39.5	23.7	60.0	691.6	328.9	47.6
2008	42.5	25.8	60.7	790.8	403.9	51.1
2009	46.2	28.8	62.3	897.2	479.6	53.5
2010	47.5	28.7	60.4	1004.6	531.1	52.9
2011	47.5	25.3	53.2	1051.3	492.3	46.8

6-10-1 乡镇卫生院医疗服务情况

年份	诊疗人次数（亿次）	入院人数（万人）	病床周转次数（次）	病床使用率（%）	平均住院日（日）
1981	14.38	2123	29.5	53.5	6.3
1982	14.19	2228	31.0	54.2	6.0
1983	13.65	2373	33.4	56.6	5.9
1984	12.65	1893	27.9	49.1	6.0
1985	11.00	1771	26.4	46.0	5.9
1986	11.18	1782	26.9	46.0	5.9
1987	11.30	1959	28.5	47.4	5.6
1988	11.36	2031	29.2	47.3	5.6
1989	10.60	1935	28.3	44.6	5.4
1990	10.65	1958	28.6	43.4	5.2
1991	10.82	2016	29.1	43.5	5.1
1992	10.34	1960	28.7	42.9	5.1
1993	8.98	1855	27.9	38.4	4.6
1994	9.73	1913	29.4	40.5	4.6
1995	9.38	1960	29.9	40.2	4.6
1996	9.44	1916	28.6	37.0	4.4
1997	9.16	1918	26.0	34.5	4.5
1998	8.74	1751	24.4	33.3	4.6
1999	8.38	1688	24.2	32.8	4.6
2000	8.24	1708	24.8	33.2	4.6
2001	8.24	1700	23.7	31.3	4.5
2002	7.10	1625	28.0	34.7	4.0
2003	6.91	1608	28.1	36.2	4.2
2004	6.81	1599	27.0	37.1	4.4
2005	6.79	1622	25.8	37.7	4.6
2006	7.01	1836	28.8	39.4	4.6
2007	7.59	2662	36.7	48.4	4.8
2008	8.27	3313	42.0	55.8	4.4
2009	8.77	3808	42.9	60.7	4.8
2010	8.74	3630	38.4	59.0	5.2
2011	8.66	3449	35.2	58.1	5.6
中心卫生院	3.56	1571	36.7	60.8	5.6
乡卫生院	5.10	1878	34.1	56.1	5.5

注：1993年以前的诊疗人次及入院人数系推算数字。

6-10-2　2011年各地区乡镇卫生院医疗服务情况

地区	诊疗人次数		入院人数	出院人数	病床使用率(%)	平均住院日(日)	医师日均担负	
		门急诊人次					诊疗人次	住院床日
总　计	**866498460**	**840236642**	**34487819**	**34374137**	**58.1**	**5.6**	**8.5**	**1.4**
东　部	358957740	350374221	9463660	9466685	53.0	6.0	9.6	1.1
中　部	245334950	235529407	12266223	12170239	60.8	5.6	6.9	1.4
西　部	262205770	254333014	12757936	12737213	60.3	5.2	8.9	1.7
北　京								
天　津	5381097	5121952	99159	113374	46.4	5.1	8.4	0.7
河　北	37561799	36066855	1553902	1564851	55.4	6.5	6.6	1.3
山　西	13410175	12788445	474711	490575	45.2	6.9	5.0	1.0
内蒙古	11830538	11333868	380390	381603	39.8	4.5	5.2	0.7
辽　宁	14043555	13706944	578499	580770	44.8	6.2	6.3	1.3
吉　林	9642309	9214003	280532	278611	33.4	5.5	4.6	0.7
黑龙江	8482620	8120392	458273	454270	46.4	5.3	4.2	1.0
上　海								
江　苏	70258808	68155387	1410277	1399662	58.7	7.1	11.6	1.2
浙　江	64261568	62830962	166231	168722	30.4	7.7	16.4	0.3
安　徽	35203332	34516443	1306834	1274125	51.1	6.0	8.0	1.3
福　建	18911608	18416519	1047189	1055352	58.7	4.8	8.3	1.6
江　西	24093400	22515335	2103584	2121821	73.6	4.0	6.6	1.6
山　东	72175835	70954938	2775385	2752793	54.2	6.1	7.9	1.4
河　南	68626543	65630708	2977216	2954715	62.6	6.0	8.6	1.6
湖　北	46420616	45059364	1662820	1678570	68.5	6.7	8.5	1.5
湖　南	39455955	37684717	3002253	2917552	69.7	5.4	5.4	1.6
广　东	66993437	65789506	1731512	1730236	52.6	5.0	9.7	0.9
广　西	37194698	36166425	2142801	2140526	61.3	4.4	9.3	1.7
海　南	9370033	9331158	101506	100925	30.1	5.4	16.9	0.7
重　庆	24669187	24136799	1289581	1306699	74.1	6.1	8.4	1.9
四　川	78657113	75980480	4086947	4065473	65.4	5.5	9.1	1.9
贵　州	18611628	17602410	1617501	1604715	64.0	3.7	8.0	1.9
云　南	32488619	31925161	1142325	1128568	54.6	5.7	12.2	1.8
西　藏	3009073	2894630	32302	32497	22.7	3.9	28.5	1.1
陕　西	18143108	17935407	567318	562580	42.8	6.8	8.0	1.3
甘　肃	19078820	18492826	541845	542731	53.9	6.5	10.2	1.5
青　海	2901257	2730283	152470	161530	58.0	3.7	8.2	1.3
宁　夏	5041264	4960039	62955	63102	53.0	6.1	11.7	0.7
新　疆	10580465	10174686	741501	747189	67.3	5.8	7.3	2.3

6-11　2011年各地区村卫生室机构、人员、诊疗人次数

地区	机构数	执业（助理）医师	注册护士	乡村医生和卫生员	诊疗人次数	门急诊人次
总　计	**662894**	**193277**	**30502**	**1126443**	**1792064901**	**1592305845**
东　部	226097	69049	12758	390374	720109639	636226709
中　部	235218	75382	11592	418367	640156599	561698039
西　部	201579	48846	6152	317702	431798663	394381097
北　京	2968	535	115	3692	4088645	3740328
天　津	2157	817	71	4759	8773536	6925114
河　北	65375	17566	1270	85639	164943007	132089406
山　西	28471	5916	597	43354	33883827	27264661
内蒙古	14433	3420	627	20061	22168438	17601071
辽　宁	21031	4687	1194	27045	36427013	27477158
吉　林	11612	2985	274	19411	25681183	18588411
黑龙江	13107	5399	239	26299	31418576	21091197
上　海	1384	3673	44	982	8517950	8435332
江　苏	16694	5003	1190	54999	73768981	68042778
浙　江	13851	9070	1158	10833	35762269	34590975
安　徽	15321	13075	2069	55284	74071651	66133195
福　建	19862	4787	534	28574	44366733	40287596
江　西	32040	5473	1075	48417	84595392	77707474
山　东	51277	12992	3588	135861	234146575	210787862
河　南	64074	23766	5182	132205	229410361	206301117
湖　北	25204	7786	1551	44098	85072588	78362911
湖　南	45389	10982	605	49299	76023021	66249073
广　东	28971	9186	3265	35194	103355342	97986061
广　西	23381	5210	567	37436	57924280	54661056
海　南	2527	733	329	2796	5959588	5864099
重　庆	10577	4668	265	24179	36060156	31719536
四　川	54015	19853	892	75626	121582965	112523265
贵　州	20260	2479	497	34587	41058796	38104438
云　南	13292	2143	621	35672	53068257	50742233
西　藏	5232	84	69	9125	1539657	1330685
陕　西	27174	4762	775	38817	46779651	41972569
甘　肃	16574	2337	526	21043	33894662	29240591
青　海	4289	1625	372	6369	4846844	4323503
宁　夏	2527	370	39	3910	5228864	5005747
新　疆	9825	1895	902	10877	7646093	7156403

注：本表包括乡镇卫生院在村卫生室工作的执业(助理)医师和注册护士数。

6-12 各地区县及县级市医院工作情况

地区	县医院					县级市医院				
	个数	床位数（张）	人员数（人）	诊疗人次	入院人数	个数	床位数（张）	人员数（人）	诊疗人次	入院人数
2005	5536	572746	760617	283542951	14273181	2961	371682	479095	187370646	8556131
2006	5673	599181	783018	299284112	15785258	3074	388647	497377	197437654	9155682
2007	5879	631291	817009	331615126	18904300	3082	384455	499043	211451264	10108720
2008	5868	691781	856861	364596967	22225270	3006	413477	521488	225406522	11304660
2009	6111	765510	912765	398581659	26228716	3127	447101	555053	247059157	12962905
2010	6400	845737	976030	421371135	29450186	3221	483284	590804	263983433	14513846
2011	6973	946973	1059365	465888834	33610236	3364	537858	637844	293584397	16342682
东　部	1937	274943	324732	159352034	9944762	1488	272003	328124	184345573	8636224
中　部	2178	313853	375308	136604238	11231868	950	143502	176270	60015819	4247236
西　部	2858	358177	359325	169932562	12433606	926	122353	133450	49223005	3459222
北　京	17	1929	3230	2527024	39430					
天　津	15	2416	4487	2686078	108745					
河　北	527	69386	75881	30610018	2589120	234	28393	36070	15646360	955520
山　西	422	34175	39814	10338820	800368	166	11462	14494	3482524	237737
内蒙古	204	21355	26292	11265700	635207	70	8906	11634	3233448	169618
辽　宁	98	15264	18966	5326159	439478	129	26395	27266	8277222	627880
吉　林	88	14051	17865	5086015	379893	155	24119	30463	9132894	528119
黑龙江	201	22347	31495	8067827	591016	163	17134	22787	6319861	391995
上　海	8	1880	2467	1354790	61371					
江　苏	384	37799	41269	22745809	1287040	293	55147	63638	46287521	1801683
浙　江	167	29634	41577	32765420	1001862	198	41247	57419	47609447	1298889
安　徽	355	45376	52582	20955002	1741306	50	9133	9397	3349678	273237
福　建	147	21707	25335	15662750	917595	103	16891	18642	11746492	618875
江　西	275	34258	43392	20152860	1484582	56	8802	10448	4479477	316531
山　东	334	65970	73489	27382958	2534359	334	68725	82269	30431887	2152924
河　南	405	78190	94956	38620642	2934672	157	29269	36120	12976733	949694
湖　北	127	26774	31273	13142401	1031598	100	22612	28379	12213622	817298
湖　南	305	58682	63931	20240671	2268433	103	20971	24182	8061030	732625
广　东	159	23705	30588	15173536	822198	140	29790	35110	21551716	1001858
广　西	199	34422	46128	22127778	1467557	29	5641	7861	3473602	202695
海　南	81	5253	7443	3117492	143564	57	5415	7710	2794928	178595
重　庆	106	21616	21852	9589615	747584					
四　川	525	69214	72154	37089046	2438147	208	26109	29701	13133969	783112
贵　州	304	33918	29909	12144541	1284464	121	14886	16395	5371601	443100
云　南	452	60094	47041	29566328	2077576	138	22347	19429	8090433	521372
西　藏	93	4079	4491	2563593	74727	3	564	527	215018	10591
陕　西	346	43147	52661	18564558	1396821	38	3477	4397	1048629	64088
甘　肃	169	25840	20333	11742489	771363	15	3105	2604	1377982	74187
青　海	90	8271	7003	3221235	214985	6	664	1043	296456	14650
宁　夏	31	4690	4051	2638036	172770	13	1344	1749	803969	39863
新　疆	339	31531	27410	9419643	1152405	285	35310	38110	12177898	1135946

6-13 各地区县及县级市妇幼保健院(所、站)工作情况

地区	县妇幼保健院(所、站)					县级市妇幼保健院(所、站)				
	个数	床位数(张)	人员数(人)	诊疗人次	入院人数	个数	床位数(张)	人员数(人)	诊疗人次	入院人数
2005	1584	35377	68400	26322965	1206147	430	16116	32131	15798353	636598
2006	1584	38211	70690	30193871	1400179	424	17175	33177	17251252	714836
2007	1612	40694	73862	33639372	1631358	410	17041	33341	18257982	808159
2008	1590	46018	77686	37796142	1916908	395	18832	35732	20254484	874493
2009	1590	50652	82351	41737284	2138266	397	20016	37815	22526864	968650
2010	1586	53826	86307	44757476	2319121	397	22506	40406	25101250	1037614
2011	1594	57679	91738	49160246	2526980	400	23910	43681	28687040	1164979
东部	362	14018	24915	15298622	633214	167	12381	21805	17470655	614345
中部	485	21336	33174	14505958	986886	134	7676	14396	6733052	380380
西部	747	22325	33649	19355666	906880	99	3853	7480	4483333	170254
北京	2	140	435	233027	5229					
天津	3	40	151	142037	2034					
河北	114	4601	7292	2888564	200819	24	1206	2733	1222696	63442
山西	84	1875	3417	889072	42454	11	411	753	170156	11287
内蒙古	71	1515	2674	995140	31168	14	140	474	305597	2304
辽宁	28	495	1446	342104	12426	18	366	1033	376844	12284
吉林	21	526	1383	177011	11842	21	808	2365	926446	31790
黑龙江	54	1343	2493	675112	35440	28	829	1644	427831	21821
上海	1	0	49	6621						
江苏	25	284	927	865209	9390	28	440	1748	2124337	22879
浙江	34	962	2588	2838811	44596	22	2505	4802	5285312	135186
安徽	57	1023	1920	1251747	35182	6	238	297	399067	5203
福建	44	974	1798	1607502	34960	14	927	1595	1879181	49080
江西	70	3048	4052	2342805	160116	9	509	748	417517	21361
山东	59	3733	4933	2873174	180960	32	3939	4757	2367188	147018
河南	87	7064	10054	4258777	376293	19	2006	3194	1824712	116481
湖北	40	2675	3934	2287862	132806	22	1372	2795	1574873	81012
湖南	72	3782	5921	2623572	192753	18	1503	2600	992450	91425
广东	42	2669	4961	3241599	140258	22	2701	4674	3908039	172282
广西	68	4588	7967	5012072	278442	7	581	1149	797505	32692
海南	10	120	335	259974	2542	7	297	463	307058	12174
重庆	21	1180	1541	1243731	58140					
四川	122	4050	6002	3670066	171568	15	932	1939	1165405	49964
贵州	65	1725	1824	852708	62837	13	410	727	232027	19278
云南	111	3384	3852	3494445	114216	14	748	913	996914	32407
西藏	55	317	375	135456	6577	1	30	39	5052	515
陕西	79	2855	5139	1443164	103007	3	257	497	97107	7576
甘肃	65	1129	1905	856848	34560	6	92	225	72081	1118
青海	14	113	292	94659	4167	1	20	22	6400	0
宁夏	11	299	376	307953	10765	2	68	91	46966	2339
新疆	65	1170	1702	1249424	31433	23	575	1404	758279	22061

6-14 各地区县及县级市专科疾病防治院(所、站)工作情况

地区	县专科疾病防治院(所、站)					县级市专科疾病防治院(所、站)				
	个数	床位数(张)	人员数(人)	诊疗人次	入院人数	个数	床位数(张)	人员数(人)	诊疗人次	入院人数
2005	621	9204	16062	4212440	53582	318	4400	9401	3531938	32901
2006	581	7364	14548	4271429	52198	301	4017	8963	3419889	27645
2007	551	6524	13518	4073074	61677	291	3890	8690	3369420	38119
2008	535	6387	13081	3972296	72633	268	3784	8385	3476020	46821
2009	520	6685	12963	4145277	81033	270	4239	8490	3612747	57495
2010	517	8081	13061	4169366	89564	263	4468	8347	3511977	59013
2011	526	7673	13301	4259702	113076	278	5448	8910	3587943	69580
东　部	181	2686	4645	2063395	20274	140	3180	4876	2734766	26466
中　部	238	4036	6511	1405324	83527	112	1867	3279	703620	42252
西　部	107	951	2145	790983	9275	26	401	755	149557	862
北　京	3	116	86	21224	141					
天　津	3	77	88	37958	649					
河　北	2	65	94	36910	25	1		24	768	
山　西	5		33	12616		1	8	17	261	
内蒙古	26	50	422	44633	268	6	5	125	23538	
辽　宁	31	220	691	41119	1873	20	275	644	63610	2941
吉　林	17	132	410	45006	1742	21	301	665	74763	2672
黑龙江	39	76	722	78405	333	24	81	524	93495	844
上　海	10	101	117	120633	521	20	160	515	587358	1366
江　苏	7	50	72	80189	14	10	560	558	467565	2544
浙　江	27	764	1045	96817	5739	6	270	162	18000	
安　徽	12	297	200	143288	922	2	45	50	46251	
福　建	84	1441	1969	728526	42753	13	211	409	147830	7009
江　西	55	950	1539	636740	10972	51	1345	1782	758298	12928
山　东										
	5	131	175	29463	2551	3	230	257	98990	5687
河　南	13	204	342	87986	1950	26	274	666	128131	5379
湖　北	48	1288	1815	326505	28459	18	492	579	142150	20661
湖　南	51	810	1666	887128	5157	27	795	1113	745625	6687
广　东	27	196	523	377427	692	2	10	37	26543	
广　西	7		92	58206		9		190	65291	
海　南										
	7	84	160	66896	400					
重　庆	14	337	349	156934	6479	8	9	206	56110	9
四　川	4	30	57	4484	172	4	200	160	24326	493
贵　州	24	211	530	131484	1264	5	172	205	5671	360
云　南										
西　藏										
	1		37							
陕　西	3	8	34	9125						
甘　肃	1	35	33							
青　海										
宁　夏						1	5	22	13369	
新　疆										

七、妇幼保健

简要说明

一、本章主要介绍全国及31个省、自治区、直辖市孕产妇保健、儿童保健、妇科病查治、婚前医学检查、计划生育手术及其质量等情况。主要包括5岁以下儿童死亡率、孕产妇死亡率、产前检查及产后访视率、新法接生率、住院分娩率、儿童保健系统管理率，查出各种妇科病及治疗情况，男女婚前医学检查及查出疾病情况，人工流产及结扎等。

二、除新生儿死亡率、婴儿死亡率、5岁以下儿童死亡率、孕产妇死亡率系妇幼卫生监测地区数字外，其他数据来源于妇幼卫生统计年报。

三、妇幼卫生监测网：1990～1995年，卫生部在30个省、自治区、直辖市建立两个妇幼卫生监测网（孕产妇死亡监测网，247个监测点；5岁以下儿童死亡监测网，81个监测点），动态监测全国孕产妇死亡和5岁以下儿童死亡情况。1996年起实行孕产妇死亡监测、5岁以下儿童死亡监测和出生缺陷监测三网合一，抽取116个监测点建立全国妇幼卫生监测网，2007年起全国妇幼卫生监测点扩大到336个。

四、因缺个别地区数字，部分历史年份计划生育手术数字变动较大。

主要指标解释

活产数 指年内妊娠满28周及以上（如孕周不清楚，可参考出生体重达1000克及以上），娩出后有心跳、呼吸、脐带搏动、随意肌收缩四项生命体征之一的新生儿数。

新生儿死亡率 指年内新生儿死亡数与活产数之比，一般以千分率表示。新生儿死亡指出生至28天以内（即0～27天）死亡人数。

5岁以下儿童死亡率 指年内未满5岁儿童死亡人数与活产数之比，一般以‰表示。

孕产妇死亡率 指年内每10万名孕产妇的死亡人数。孕产妇死亡指从妊娠期至产后42天内，由于任何妊娠或妊娠处理有关的原因导致的死亡，但不包括意外原因死亡者。按国际通用计算方法，“孕产妇总数”以“活产数”代替计算。

高危产妇比重 指高危产妇人数与活产数之比，一般用%表示。高危产妇是指在妊娠期有某种病理因素可能危害孕妇、胎儿、新生儿或导致难产的产妇人数。

孕产妇建卡率 指年内孕产妇中由保健人员建立的保健卡（册）人数与活产数之比，一般用%表示。

孕产妇系统管理率 指年内孕产妇系统管理人数与活产数之比，一般用%表示。孕产妇系统管理人数指按系统管理程序要求，妊娠至产后28天内接受过早孕检查、至少5次产前检查、新法接生和产后访视的产妇人数。

产前检查率 指年内产前接受过一次及以上产前检查的产妇人数与活产数之比，一般用%表示。

产后访视率 指年内产后接受过一次及以上产后访视的产妇人数与活产数之比，一般用%表示。

住院分娩率 指年内在取得助产技术资质乡的机构分娩的活产数与所有活产数之比，一般用%表示。

新法接生率 指年内住院分娩和非住院分娩新法接生人数之和与活产数之比，一般用%表示。新法接生指产包、接生者的手、产妇的外阴部、脐带四消毒，并由医生、助产士和受过培训并取得“家庭接生人员合格证”的初级卫生人员和接生员接生。

出生体重<2500克婴儿比重 指年内出生体重低于2500克的婴儿数与活产数之比。

围产儿死亡率 指孕满28周或出生体重≥1000克的胎儿（含死胎、死产）至产后7天内新生儿死亡数与活产数（孕产妇）之比。一般以‰表示。

新生儿破伤风发病率 指年内新生儿破伤风发病数与活产数之比。一般以1/万表示。新生儿破伤风指：①活产，生后2天内正常吸吮、哭叫；②出生后第3~28天内发病；③发病后不能吸吮，进食困难，强直，抽搐。必须符合上述三项标准者才可诊断为新生儿破伤风。

新生儿破伤风死亡率 指年内新生儿破伤风死亡数与活产数之比。一般以1/万表示。

新生儿访视率 指接受1次及以上访视的新生儿人数与活产数之比。一般以%表示。

3岁以下儿童系统管理率 指年内3岁以下儿童系统管理人数与当地3岁儿童数之比，一般以%表示。3岁以下儿童系统管理是指3岁以下儿童按年龄接受生长监测或4:2:1（城市）或3:2:1（农村）体检检查（身高和体重）的人数。新生儿访视时的体检次数不包括在内。

7岁以下儿童保健管理率 指7岁以下儿童保健覆盖人数与7岁以下儿童数之比，一般以%表示。7岁以下儿童保健覆盖人数指7岁以下儿童中当年实际接受1次及以上体格检查（身高和体重）的人数。

5岁以下儿童中重度营养不良比重 包括低体重患病率和发育迟缓患病率两个指标。本资料指低体重患病率，即对照世界卫生组织各年龄段体重标准，5岁以下儿童体重低于同龄标准人群中位数减2个标准差的人数占5岁以下体检儿童总数的百分比。

节育手术总例数 指年内放（取）宫内节育器、输卵（精）管绝育术、人工流产和放（取）皮下埋植的例数之和。

人工流产例数 包括药物流产、负压吸引术、钳刮术和中期引产例数。

节育手术并发症例数 指节育手术中因各种原因造成的术中和术后生殖器官的损伤、感染等病症的例数。两种及以上并发症，只统计一种主要的疾病，如子宫穿孔后感染，只统计为子宫穿孔。

子宫穿孔例数 计划生育手术中将子宫壁损伤、穿破，含单纯子宫壁损伤及合并内脏如肠管、网膜等损伤的例数。

节育手术感染例数 指术前无生殖器炎症，术后2周内出现与手术有关的生殖器（绝育术后腹壁）感染。

妇女病应查人数 指年内常住人口中20~64岁妇女数。

妇女病检查率 指年内实际进行妇女病普查人数与20~64岁妇女数之比，一般用%表示。

查出妇女病率 指年内查出进行妇科病普查时查出的妇科病患病人数与实查人数之比，一般用%表示。

某种妇女病患病率 指查出某种妇女病病人数与实查人数之比。一般用%表示。

某种妇女病治疗率 指接受某种妇女病治疗人数与查出同种妇科病病人数之比，一般用%表示。

婚前检查率 指年内进行婚前医学检查人数与应查人数之比，一般用%表示。

指定传染病 是指《中华人民共和国传染病防治法》中规定的医学上认为影响结婚和生育的传染病。

严重遗传疾病 是指由于遗传因素先天形成，患者全部或部分丧失自主生活能力，后代再现风险高，医学上认为不宜生育的遗传性疾病。

影响婚育疾病医学指导意见“合计” 是指检出疾病的人群中，医学上认为应暂缓结婚、不宜结婚等人数之和。

7-1 监测地区5岁以下儿童和孕产妇死亡率

年份	新生儿死亡率(‰)			婴儿死亡率(‰)			5岁以下儿童死亡率(‰)			孕产妇死亡率(1/10万)		
	合计	城市	农村	合计	城市	农村	合计	城市	农村	合计	城市	农村
1991	33.1	12.5	37.9	50.2	17.3	58.0	61.0	20.9	71.1	80.0	46.3	100.0
1992	32.5	13.9	36.8	46.7	18.4	53.2	57.4	20.7	65.6	76.5	42.7	97.9
1993	31.2	12.9	35.4	43.6	15.9	50.0	53.1	18.3	61.6	67.3	38.5	85.1
1994	28.5	12.2	32.3	39.9	15.5	45.6	49.6	18.0	56.9	64.8	44.1	77.5
1995	27.3	10.6	31.1	36.4	14.2	41.6	44.5	16.4	51.1	61.9	39.2	76.0
1996	24.0	12.2	26.7	36.0	14.8	40.9	45.0	16.9	51.4	63.9	29.2	86.4
1997	24.2	10.3	27.5	33.1	13.1	37.7	42.3	15.5	48.5	63.6	38.3	80.4
1998	22.3	10.0	25.1	33.2	13.5	37.7	42.0	16.2	47.9	56.2	28.6	74.1
1999	22.2	9.5	25.1	33.3	11.9	38.2	41.4	14.3	47.7	58.7	26.2	79.7
2000	22.8	9.5	25.8	32.2	11.8	37.0	39.7	13.8	45.7	53.0	29.3	69.6
2001	21.4	10.6	23.9	30.0	13.6	33.8	35.9	16.3	40.4	50.2	33.1	61.9
2002	20.7	9.7	23.2	29.2	12.2	33.1	34.9	14.6	39.6	43.2	22.3	58.2
2003	18.0	8.9	20.1	25.5	11.3	28.7	29.9	14.8	33.4	51.3	27.6	65.4
2004	15.4	8.4	17.3	21.5	10.1	24.5	25.0	12.0	28.5	48.3	26.1	63.0
2005	13.2	7.5	14.7	19.0	9.1	21.6	22.5	10.7	25.7	47.7	25.0	53.8
2006	12.0	6.8	13.4	17.2	8.0	19.7	20.6	9.6	23.6	41.1	24.8	45.5
2007	10.7	5.5	12.8	15.3	7.7	18.6	18.1	9.0	21.8	36.6	25.2	41.3
2008	10.2	5.0	12.3	14.9	6.5	18.4	18.5	7.9	22.7	34.2	29.2	36.1
2009	9.0	4.5	10.8	13.8	6.2	17.0	17.2	7.6	21.1	31.9	26.6	34.0
2010	8.3	4.1	10.0	13.1	5.8	16.1	16.4	7.3	20.1	30.0	29.7	30.1
2011	7.8	4	9.4	12.1	5.8	14.7	15.6	7.1	19.1	26.1	25.2	26.5

7-2 监测地区孕产妇主要疾病死亡率及死因构成

	主要疾病死亡率（1/10万）						占死亡总数的%					
	产科出血	妊高症	心脏病	羊水栓塞	产褥感染	肝病	产科出血	妊高症	心脏病	羊水栓塞	产褥感染	肝病
合计												
2000	20.8	7.6	4.3	5.6	2.6	2.6	40.5	14.9	8.5	10.8	5.1	5.1
2005	22.0	4.2	4.6	4.3	1.5	0.2	44.7	9.3	10.2	8.9	3.3	0.8
2010	8.3	3.7	3.3	2.8	0.4	0.9	27.8	12.3	10.9	9.2	1.2	3.1
2011	7.5	2.9	2.7	3.0	0.2	1.3	28.6	11.1	10.2	11.4	0.6	5.1
城市												
2000	5.6	3.0	3.0	4.7	1.3	2.2	19.4	10.5	10.5	16.4	4.4	7.5
2005	6.6	2.8	3.3	1.9	0.9	0.9	27.5	11.8	13.7	7.8	3.9	3.9
2010	8.0	1.9	2.8	2.5	0.3	0.9	27.1	6.3	9.4	8.3	1.0	3.1
2011	5.0	2.0	2.0	3.6	0.0	1.3	19.7	7.9	7.9	14.5	0.0	5.3
农村												
2000	31.4	10.9	5.3	6.2	3.5	2.9	46.7	16.2	7.9	9.2	5.2	4.4
2005	26.2	4.6	4.9	4.9	1.6	0.0	49.2	8.7	9.2	9.2	3.1	0.0
2010	8.4	4.3	3.4	2.8	0.4	0.9	28.0	14.2	11.3	9.4	1.3	3.1
2011	8.3	3.2	2.9	2.8	0.2	1.3	31.1	12.1	10.9	10.5	0.8	5.1

7-3 儿童保健情况

年份 地区	出生体重<2500克婴儿比重(%)	围产儿死亡率(‰)	新生儿破伤风		5岁以下儿童中重度营养不良比重(%)	新生儿访视率(%)	3岁以下儿童系统管理率(%)	7岁以下儿童保健管理率(%)
			发病率(1/万)	死亡率(1/万)				
1990	3.74	16.11	2.70	…	…	…	46.3	…
1995	2.01	13.64	…	2.90	…	82.3	53.3	…
2000	2.40	13.99	1.88	1.16	3.09	85.8	73.8	73.4
2001	2.35	13.28	1.41	0.84	3.01	86.7	74.7	74.5
2002	2.39	12.47	1.33	0.73	2.83	86.1	73.9	74.0
2003	2.26	12.24	1.40	0.83	2.70	84.7	72.8	72.7
2004	2.20	11.08	0.98	0.51	2.56	85.0	73.7	74.4
2005	2.21	10.27	0.77	0.39	2.34	85.0	73.9	74.8
2006	2.22	9.68	0.64	0.32	2.10	84.7	73.9	75.0
2007	2.26	8.71	0.47	0.20	2.02	85.6	74.4	75.9
2008	2.35	8.74	0.34	0.15	1.92	85.4	75.0	77.4
2009	2.40	7.70	0.27	0.11	1.71	87.1	77.2	80.0
2010	2.34	7.02	0.17	0.08	1.55	89.6	81.5	83.4
2011	2.33	6.32	0.14	0.05	1.51	90.6	84.6	85.8
北　京	3.44	4.34	0.00	0.00	0.14	95.5	98.1	98.4
天　津	3.44	8.52	0.00	0.00	0.21	97.5	77.7	93.0
河　北	3.07	5.83	0.03	0.02	2.68	91.4	88.4	91.7
山　西	1.93	9.01	0.00	0.00	1.22	88.0	83.6	81.7
内蒙古	1.93	8.00	0.05	0.05	0.66	92.5	91.1	90.3
辽　宁	2.57	9.61	0.00	0.00	0.85	96.8	95.4	95.8
吉　林	1.66	9.85	0.00	0.00	0.27	92.0	88.8	86.2
黑龙江	2.47	7.66	0.00	0.00	1.66	94.1	90.4	92.2
上　海	3.75	2.78	0.00	0.00	0.06	81.9	97.4	99.5
江　苏	2.34	3.90	0.01	0.01	0.52	100.0	97.4	98.7
浙　江	2.71	5.49	0.00	0.00	0.65	98.5	94.9	96.2
安　徽	1.16	5.25	0.11	0.01	0.82	61.5	57.7	65.5
福　建	2.92	6.26	0.05	0.02	1.27	92.9	90.1	94.0
江　西	2.32	4.14	0.03	0.02	2.27	93.1	80.7	84.1
山　东	1.19	4.84	0.00	0.00	0.58	95.3	93.7	93.4
河　南	1.98	4.22	0.00	0.00	1.98	80.6	76.6	78.4
湖　北	1.62	5.14	0.05	0.00	1.24	94.8	87.9	87.4
湖　南	2.34	6.54	0.10	0.09	2.16	91.1	74.7	72.5
广　东	3.30	5.96	0.44	0.03	0.98	95.7	91.5	94.0
广　西	4.44	8.28	0.46	0.09	2.75	97.1	82.3	82.7
海　南	2.67	6.74	0.26	0.09	3.42	76.4	61.8	82.0
重　庆	1.28	4.56	0.10	0.03	1.00	88.4	87.5	87.6
四　川	1.46	5.85	0.12	0.08	1.20	90.1	85.9	83.7
贵　州	1.02	5.37	0.82	0.53	1.91	91.9	75.8	73.2
云　南	3.55	9.64	0.36	0.24	3.34	95.4	87.2	86.2
西　藏	1.62	20.27	0.00	0.00	2.60	53.1	53.4	50.5
陕　西	1.46	6.17	0.00	0.00	1.16	96.0	94.2	93.9
甘　肃	2.14	9.54	0.03	0.03	1.56	93.8	88.2	87.8
青　海	2.87	10.72	0.15	0.15	2.42	87.3	82.1	75.8
宁　夏	2.58	11.39	0.00	0.00	0.49	98.2	91.4	92.8
新　疆	2.27	16.31	0.24	0.06	2.26	88.2	78.3	80.4

7-4-1 孕产妇保健情况

年份	活产数	高危产妇比重(%)	建卡率(%)	系统管理率(%)	产前检查率(%)	产后访视率(%)	住院分娩率(%)			新法接生率(%)		
							合计	市	县	合计	市	县
1980	…	…	…	…	…	…	…	…	…	91.4	98.7	90.3
1985	…	…	…	…	…	…	43.7	73.6	36.4	94.5	98.7	93.5
1990	14517207	…	…	…	…	…	50.6	74.2	45.1	94.0	98.6	93.9
1991	15293237	…	…	…	…	…	50.6	72.8	45.5	93.7	98.1	93.2
1992	11746275	…	76.6	…	69.7	69.7	52.7	71.7	41.2	84.1	91.2	82.0
1993	10170690	…	75.7	…	72.2	71.0	56.5	68.3	51.0	83.6	81.1	84.7
1994	11044607	…	79.1	…	76.3	74.5	65.6	76.4	50.4	…	…	87.4
1995	11539613	…	81.4	…	78.7	78.8	58.0	70.7	50.2	…	…	87.6
1996	11412028	7.3	82.4	65.5	83.7	80.1	60.7	76.5	51.7	…	…	95.5
1997	11286021	8.1	84.5	68.3	85.9	82.3	61.7	76.4	53.0	…	…	91.8
1998	10961516	8.6	86.2	72.3	87.1	83.9	66.2	79.0	58.1	…	…	92.6
1999	10698467	9.2	87.9	75.4	89.3	85.9	70.0	83.3	61.5	96.8	98.9	95.4
2000	10987691	10.0	88.6	77.2	89.4	86.2	72.9	84.9	65.2	96.6	98.8	95.2
2001	10690630	11.1	89.4	78.6	90.3	87.2	76.0	87.0	69.0	97.3	99.0	96.1
2002	10591949	11.9	89.2	78.2	90.1	86.7	78.7	89.4	71.6	96.7	98.6	95.4
2003	10188005	11.8	87.6	75.5	88.9	85.4	79.4	89.9	72.6	95.9	98.5	94.1
2004	10892614	12.4	88.3	76.4	89.7	85.9	82.8	91.4	77.1	97.3	98.9	96.2
2005	11415809	12.8	88.5	76.7	89.8	86.0	85.9	93.2	81.0	97.5	98.7	96.7
2006	11770056	13.0	88.2	76.5	89.7	85.7	88.4	94.1	84.6	97.8	98.7	97.2
2007	12506498	13.7	89.3	77.3	90.9	86.7	91.7	95.8	88.8	98.4	99.1	97.9
2008	13307045	15.7	89.3	78.1	91.0	87.0	94.5	97.5	92.3	99.1	99.6	98.7
2009	13825431	16.4	90.9	80.9	92.2	88.7	96.3	98.5	94.7	99.3	99.8	99.0
2010	14218657	17.1	92.9	84.1	94.1	90.8	97.8	99.2	96.7	99.6	99.9	99.4
2011	14507141	17.7	93.8	85.2	93.7	91.0	98.7	99.6	98.1	99.7	99.9	99.6

7-4-2 2011年各地区孕产妇保健情况

地区	活产数	高危产妇比重(%)	建卡率(%)	系统管理率(%)	产前检查率(%)	产后访视率(%)	住院分娩率(%)		
							合计	市	县
总计	**14507141**	**17.7**	**93.8**	**85.2**	**93.7**	**91.0**	**98.7**	**99.6**	**98.1**
北京	100619	34.5	99.2	96.9	99.1	97.3	100.0	100.0	100.0
天津	88521	37.5	97.8	85.8	97.3	93.6	100.0	100.0	100.0
河北	1004393	11.5	94.6	88.2	95.3	91.7	99.6	99.8	99.6
山西	338039	13.5	93.3	82.2	89.6	87.4	99.4	99.7	99.2
内蒙古	192037	21.9	96.2	91.0	95.9	93.7	99.7	99.9	99.6
辽宁	280082	20.8	98.9	93.4	91.6	95.8	100.0	100.0	100.0
吉林	181971	14.9	95.3	89.1	94.1	92.5	100.0	100.0	100.0
黑龙江	232241	12.7	96.4	90.1	96.5	94.7	100.0	100.0	99.9
上海	81781	17.3	83.7	78.8	82.1	81.9	100.0	100.0	100.0
江苏	742607	29.8	99.6	99.9	100.0	100.0	100.0	100.0	100.0
浙江	393684	42.5	99.2	96.0	98.5	97.9	100.0	100.0	100.0
安徽	700494	13.3	76.0	37.5	76.3	60.0	99.2	99.0	99.3
福建	421314	27.7	95.1	88.1	96.5	93.0	100.0	100.0	100.0
江西	609602	14.6	94.8	82.8	94.6	91.5	99.5	99.6	99.5
山东	945599	11.4	96.9	93.2	95.0	95.8	100.0	100.0	100.0
河南	1502155	13.8	84.4	74.9	90.0	82.1	99.3	99.5	99.3
湖北	614325	19.5	97.7	90.5	97.6	96.2	99.9	99.9	99.9
湖南	805360	21.6	95.0	86.8	94.6	92.2	99.7	99.8	99.6
广东	1209687	17.5	96.3	89.7	96.7	95.8	98.7	99.3	97.2
广西	782716	16.8	98.9	93.5	94.4	97.2	99.4	99.8	99.1
海南	117575	10.3	85.7	53.3	91.1	76.7	99.6	99.8	99.2
重庆	296093	13.2	95.6	86.5	95.4	91.5	96.7	98.8	95.0
四川	740916	13.9	92.0	86.5	91.8	90.5	94.7	99.2	92.2
贵州	448944	10.7	94.9	87.7	94.5	93.5	96.3	96.8	96.1
云南	501257	21.1	97.5	90.7	96.7	95.8	93.8	97.5	92.7
西藏	41495	5.9	65.0	30.7	66.7	50.9	62.5	58.1	62.7
陕西	361529	19.4	97.8	93.4	96.3	96.1	99.5	99.9	99.3
甘肃	293006	11.1	95.7	91.1	96.2	94.8	96.7	98.5	96.0
青海	65025	9.9	87.2	81.2	87.4	87.6	93.1	99.7	92.2
宁夏	79015	26.3	99.7	95.4	96.9	96.1	99.5	99.8	99.2
新疆	335059	22.1	94.1	80.0	92.6	88.2	98.3	99.0	98.1

7-4-2 续表1

新法接生率(%)			孕产妇死亡率(1/10万)			孕产妇死因构成(%)					
合计	市	县	合计	市	县	产科出血	妊高症	产褥感染	内 科合并症	羊水栓塞	其他
99.7	**99.9**	**99.6**									
100.0	100.0	100.0	9.9	11.9	6.0	20.0	10.0	0.0	40.0	0.0	30.0
100.0	100.0	100.0	6.8	7.7	5.5	33.3	0.0	0.0	33.3	0.0	33.3
100.0	100.0	100.0	9.4	9.8	9.1	11.7	9.6	1.1	24.5	24.5	28.7
100.0	100.0	100.0	16.6	17.0	16.3	21.4	8.9	0.0	21.4	35.7	12.5
99.9	100.0	99.9	16.7	19.8	14.6	12.5	15.6	0.0	31.3	9.4	31.3
100.0	100.0	100.0	10.7	10.9	10.1	16.7	6.7	0.0	40.0	16.7	20.0
100.0	100.0	100.0	16.5	15.7	18.1	13.3	3.3	0.0	43.3	3.3	36.7
100.0	100.0	100.0	16.8	20.7	11.3	7.7	20.5	0.0	30.8	18.0	23.1
100.0	100.0	100.0	3.7	3.8	0.0	0.0	0.0	0.0	33.3	33.3	33.3
100.0	100.0	100.0	1.2	1.1	1.5	33.3	11.1	0.0	33.3	22.2	0.0
100.0	100.0	100.0	6.4	6.1	6.8	12.0	8.0	0.0	44.0	12.0	24.0
99.9	99.8	100.0	15.7	17.5	14.9	34.6	6.4	0.9	22.7	13.6	21.8
100.0	100.0	100.0	14.2	10.0	18.4	18.3	3.3	1.7	36.7	21.7	18.3
100.0	100.0	100.0	12.6	15.4	11.4	23.4	7.8	1.3	31.2	20.8	15.6
100.0	100.0	100.0	9.7	10.1	9.4	19.6	8.7	0.0	40.2	12.0	19.6
99.9	99.8	99.9	10.2	9.6	10.5	29.4	12.4	0.7	28.1	20.3	9.2
100.0	100.0	100.0	10.6	10.2	11.2	24.6	6.2	1.5	29.2	13.9	24.6
100.0	100.0	99.9	18.8	15.3	20.5	29.1	8.6	0.7	24.5	11.3	25.8
99.9	99.9	100.0	11.4	11.4	11.5	19.6	4.4	2.2	31.2	23.2	19.6
99.9	100.0	99.9	18.7	20.4	17.6	21.2	7.5	0.0	41.8	18.5	11.0
99.8	99.9	99.7	13.6	10.4	17.9	12.5	18.8	0.0	56.3	12.5	0.0
99.5	99.6	99.4	21.6	17.7	24.9	31.3	6.3	4.7	25.0	12.5	20.3
98.3	99.8	97.5	23.1	17.5	26.1	44.4	9.9	1.8	18.1	10.5	15.2
99.6	99.7	99.6	24.3	30.2	22.5	43.1	7.3	1.8	15.6	16.5	15.6
98.9	99.5	98.7	34.7	29.0	36.3	46.0	6.9	0.6	23.6	8.1	14.9
83.2	97.2	82.6	180.7	56.6	186.3	36.0	24.0	1.3	20.0	4.0	14.7
100.0	100.0	100.0	13.3	13.8	13.0	31.3	4.2	0.0	33.3	22.9	8.3
99.7	100.0	99.5	30.7	25.1	33.1	38.9	7.8	1.1	24.4	16.7	11.1
96.1	100.0	95.5	46.1	37.5	47.3	43.3	20.0	6.7	13.3	3.3	13.3
100.0	100.0	100.0	22.8	17.9	26.4	16.7	5.6	0.0	38.9	22.2	16.7
98.8	99.2	98.6	39.1	30.7	42.4	23.7	23.7	0.8	29.0	10.7	12.2

7-5 妇女病查治情况

年份 地区	应查 人数	实查 人数	检查率 (%)	查出妇 女病率 (%)	滴虫性阴道炎 患病率 (%)	宫颈糜烂 患病率(%)	尖锐湿疣 患病率 (1/10万)	宫颈癌 患病率 (1/10万)	乳腺癌 患病率 (1/10万)	卵巢癌 患病率 (1/10万)
2000	136454033	52655977	38.6	26.5	8.1	11.2	86.5	9.6	7.9	
2001	141232360	55400424	39.2	26.3	8.2	11.3	63.6	8.9	7.8	
2002	144400354	56314620	38.9	27.1	8.1	11.5	57.3	9.2	8.3	
2003	183435904	57682814	38.9	26.1	7.8	11.0	60.5	9.9	8.4	
2004	157462944	58884227	37.3	27.2	7.7	11.4	51.1	10.9	9.3	
2005	177856788	60628112	34.2	27.5	7.7	11.7	49.1	10.4	9.1	
2006	169073443	62955941	37.6	28.0	7.7	12.0	48.6	11.5	9.3	3.2
2007	180101171	68565204	38.5	28.4	7.4	12.2	38.3	13.0	9.2	3.5
2008	161899823	73557216	45.4	29.4	12.4	12.6	41.5	14.9	11.1	3.7
2009	146297011	80557572	55.1	28.6	13.0	12.1	41.8	14.1	10.2	3.5
2010	138883231	84946929	61.2	28.8	13.2	12.1	33.8	15.1	10.1	3.4
2011	146505542	95879515	65.4	28.3	13.6	11.7	33.4	15.3	10.4	3.2
北　京	2259012	757129	33.5	44.6	8.5	11.1	15.3	2.0	13.2	0.5
天　津	1551087	678190	43.7	52.1	9.4	24.5	3.2	11.4	7.4	1.8
河　北	11320195	8317376	73.5	23.5	11.2	9.1	20.0	17.6	14.7	4.5
山　西	2914726	2381760	81.7	29.6	16.5	11.6	59.2	31.5	14.6	6.6
内蒙古	1860014	1748939	94.0	31.5	18.1	11.5	42.0	15.0	16.3	3.5
辽　宁	3899310	3091865	79.3	26.2	14.0	10.2	27.8	26.2	16.7	7.7
吉　林	2697739	533627	19.8	23.7	13.4	7.0	19.5	11.6	9.2	0.9
黑龙江	2936065	2929424	99.8	26.9	14.3	10.2	71.6	10.3	10.8	3.1
上　海	1302242	777698	59.7	32.9	2.3	3.5	6.3	13.5	18.8	2.4
江　苏	4249091	7712763	100.0	15.7	8.8	6.8	11.4	10.6	8.4	0.6
浙　江	6294009	3810709	60.5	29.9	10.8	10.1	7.0	12.1	4.2	0.8
安　徽	5696545	2501833	43.9	32.0	17.1	14.6	26.0	15.0	9.7	3.4
福　建	5516259	868073	15.7	34.4	15.7	18.0	31.9	18.1	8.9	0.6
江　西	5410382	2792313	51.6	40.3	18.9	21.1	34.6	14.5	8.5	1.8
山　东	10244360	12346646	100.0	22.0	10.0	9.4	8.6	7.7	8.0	2.0
河　南	6284933	5887930	93.7	28.1	14.5	11.3	44.9	20.3	13.7	5.0
湖　北	4100000	5507956	100.0	38.3	19.3	15.4	31.5	17.3	11.7	3.6
湖　南	5575248	4482009	80.4	40.8	19.2	19.5	29.9	16.3	7.1	2.4
广　东	15754832	6172327	39.2	24.0	9.3	11.1	79.4	10.2	8.6	1.2
广　西	13205441	1306575	9.9	35.9	17.6	16.3	52.8	18.8	10.1	1.4
海　南	2189608	212470	9.7	27.8	12.6	15.3	57.9	24.0	5.7	1.4
重　庆	3820460	2284582	59.8	25.7	13.2	11.8	24.7	10.4	3.5	2.1
四　川	7172522	7278489	100.0	22.1	11.6	8.8	39.4	14.4	9.6	4.3
贵　州	8974727	2940185	32.8	32.7	17.1	13.2	70.5	9.0	1.4	4.5
云　南	3651946	957688	26.2	38.1	20.1	16.2	35.5	40.7	15.0	2.2
西　藏	481459	90502	18.8	27.2	18.2	8.8	179.0	22.3	15.6	0.0
陕　西	2709018	3224108	100.0	30.2	16.3	11.6	22.1	15.7	8.8	2.2
甘　肃	1995878	2381130	100.0	41.0	21.1	16.9	40.1	22.5	12.8	4.6
青　海	417554	395350	94.7	46.8	22.1	16.4	55.3	147.6	46.5	33.1
宁　夏	460920	495510	100.0	48.1	27.5	20.8	148.1	8.1	8.9	0.8
新　疆	1559963	1014359	65.0	40.6	19.1	18.0	78.6	27.8	30.9	8.6

注：①2002年以前的妇女病查治包括艾滋病和HIV感染者、Ⅱ度以上子宫脱垂。②2008年起，滴虫性阴道炎调整为阴道炎，宫颈糜烂调整为宫颈炎。③2008～2010年妇女病检查率根据各省（区、市）妇女病筛查频率进行了调整。④妇女常见病筛查率超过100%的省（区、市）均视为100%。

7-6-1　计划生育手术情况

年份	节育手术总例数	其中									
		放置节育器		取出节育器		输精管结扎		输卵管结扎		人工流产	
		例数	%	例数	%	人数	%	人数	%	人数	%
1971	13051123	6172889	47.3	…	…	1223480	9.4	1744644	13.4	3910110	30.0
1972	18690446	9220297	49.3	853625	4.6	1715822	9.2	2087160	11.2	4813542	25.8
1973	25075557	13949569	55.6	1126756	4.5	1933210	7.7	2955617	11.8	5110405	20.4
1974	22638229	12579886	55.6	1352787	6.0	1445251	6.4	2275741	10.1	4984564	22.0
1975	29462861	16743693	56.8	1702213	5.8	2652653	9.0	3280042	11.1	5084260	17.3
1976	22385435	11626510	51.9	1812590	8.1	1495540	6.7	2707849	12.1	4742946	21.2
1977	25539086	12974313	50.8	1941880	7.6	2616876	10.2	2776448	10.9	5229569	20.5
1978	21720096	10962517	50.5	2087420	9.6	767542	3.5	2511413	11.6	5391204	24.8
1979	30581114	13472392	44.1	2288670	7.5	1673947	5.5	5289518	17.3	7856587	25.7
1980	28628437	11491871	40.1	2403408	8.4	1363508	4.8	3842006	13.4	9527644	33.3
1981	22760305	10344537	45.4	1513376	6.6	649476	2.9	1555971	6.8	8696945	38.2
1982	33702389	14069161	41.7	2056671	6.1	1230967	3.7	3925927	11.6	12419663	36.9
1983	58205572	17755736	30.5	5323354	9.1	4259261	7.3	16398378	28.2	14371843	24.7
1984	31734864	11751146	37.0	4383129	13.8	1293286	4.1	5417163	17.1	8890140	28.0
1985	25646972	9576980	37.3	2278892	8.9	575564	2.2	2283971	8.9	10931565	42.6
1986	28475506	10637909	37.4	2313157	8.1	1030827	3.6	2914900	10.2	11578713	40.7
1987	34597082	13448332	38.9	2411389	7.0	1752598	5.1	4407755	12.7	10489412	30.3
1988	31820664	12227219	38.4	2264969	7.1	1062161	3.3	3590469	11.3	12675839	39.8
1989	29031912	10854752	37.4	2066723	7.1	1509294	5.2	4221717	14.5	10379426	35.8
1990	34982328	12352110	35.3	2355128	6.7	1466442	4.2	5314722	15.2	13493926	38.6
1991	38135578	12289953	32.2	2623304	6.9	2382670	6.2	6753338	17.7	14086313	36.9
1992	28017605	10091391	36.0	2151223	7.7	858675	3.1	4500029	16.1	10416287	37.2
1993	25114685	9366096	37.3	2030421	8.1	641705	2.6	3580344	14.3	9496119	37.8
1994	27967575	10353790	37.0	2322221	8.3	671890	2.4	3726861	13.3	9467064	33.9
1995	22236012	8368242	37.6	1841903	8.3	464387	2.1	2315472	10.4	7476482	33.6
1996	22953599	8807090	38.4	2029474	8.8	546425	2.4	2736415	11.9	8834195	38.5
1997	20418688	7947709	38.9	1868727	9.2	436656	2.1	2340303	11.5	6589869	32.3
1998	19458072	7663447	39.4	2088129	10.7	329080	1.7	1993126	10.2	7384290	37.9
1999	18209721	7159823	39.3	2138951	11.7	318858	1.8	1827732	10.0	6764357	37.1
2000	17720620	6833181	38.6	2235434	12.6	312538	1.8	1680917	9.5	6658550	37.6
2001	17070650	6627130	38.8	2354747	13.8	254229	1.5	1549700	9.1	6284844	36.8
2002	17671279	6539550	37.0	2395709	13.6	209006	1.2	1372535	7.8	6812317	38.6
2003	18644537	6808186	36.5	2607231	14.0	272608	1.5	1478979	7.9	7215440	38.8
2004	18524918	6661851	36.0	2807888	15.2	192751	1.0	1466742	7.9	7140588	38.5
2005	19388510	6803959	35.1	2788035	14.4	199372	1.0	1418789	7.3	7105995	36.7
2006	19010352	6955904	36.6	2786171	14.7	259433	1.4	1422983	7.5	7308615	38.4
2007	19682051	7242095	36.8	2784691	14.2	206103	1.1	1576399	8.0	7632539	38.8
2008	22965823	7680893	33.4	2928735	12.8	214514	0.9	1606313	7.0	9173101	40.0
2009	22768853	7818040	34.3	3084561	13.6	219284	1.0	1775706	7.8	6111375	26.8
2010	22157408	7543621	34.0	2817209	12.7	218306	1.0	1699379	7.7	6361539	28.7
2011	21948224	7296642	33.2	2818858	12.8	196064	0.9	1595105	7.3	6631310	30.2

7-6-2　2011年各地区计划生育手术情况

地区	节育手术总例数	放置节育器例数	子宫穿孔	感染	取出节育器例数	子宫穿孔	感染	输精管结扎人数	阴囊脓肿	感染	输卵管结扎人数
总　计	**21948224**	**7296642**	**567**	**2916**	**2818858**	**114**	**678**	**196064**	**53**	**150**	**1595105**
北　京	365107	32682			57377	2		3			2214
天　津	189848	23098			31508						462
河　北	1012477	562270	1	139	115776	28	158	13852		1	51353
山　西	405741	151647	1	6	60630		1	979			27280
内蒙古	320207	145089		4	58201	4	3	145			9269
辽　宁	641740	181250	12	12	152827	1	7	32			456
吉　林	342338	102641			69050	1		36			787
黑龙江	467041	181162	11	64	93095	1	27	51			1244
上　海	453637	61604	2		122730	4					3953
江　苏	1533640	338937			290339	2		237			10657
浙　江	1457733	262257	3	13	209706	1	3	591			39004
安　徽	970042	444088	23	223	88632	11	12	9054			151985
福　建	772030	332881		19	65934	1	3	14485			113122
江　西	693357	264548	3	282	45533	22	25	512			159902
山　东	1663607	748616	5	269	193845	1	3	44248	20	8	116655
河　南	1104981	501488	123	76	118879	7	59	23128	1		126539
湖　北	720651	242183		33	93080	1		2341			51164
湖　南	1087958	498087	61	129	85959	6	100	5154	4	108	172459
广　东	2246585	416350	3	96	140679	2	21	31657	5	4	196469
广　西	774039	208082	2	2	67933	1		7306		5	43714
海　南	162625	49757	39	3	12955	6		163			8267
重　庆	439614	92708	1	46	62271	1	3	142			661
四　川	1296556	318743	6	647	166559	5	23	1982	1		9057
贵　州	478097	199696	12	153	48402		12	31521	4	8	127360
云　南	959615	346632	6	36	157517	3	27	7070	18	1	61111
西　藏	51113	14209	122	18	3083		3	10			1625
陕　西	381345	165229	48	22	49236	3	25	1128			24681
甘　肃	290526	124435	83	78	30104		8	158		14	56078
青　海	90954	37892		2	12082			7			11500
宁　夏	177706	53183		2	24230		1	1			13087
新　疆	397314	195198		542	90706		154	71		1	2990

7-6-2 续表1

肠管损伤	膀胱损伤	感染	人工流产例数	子宫穿孔	人流不全	感染	节育手术构成(%) 放置节育器	取出节育器	输精管结扎	输卵管结扎	人工流产
131	20	543	6631310	168	8806	829	33.24	12.84	0.89	7.27	30.21
			207557				8.95	15.72	0.00	0.61	56.85
			115234		1		12.17	16.60	0.00	0.24	60.70
		8	130555		174	6	55.53	11.43	1.37	5.07	12.89
3		1	98210	8	14	2	37.38	14.94	0.24	6.72	24.21
			55467	1	5		45.31	18.18	0.05	2.89	17.32
			207693	1	218	18	28.24	23.81	0.00	0.07	32.36
			102510		12		29.98	20.17	0.01	0.23	29.94
			107295	4	54	32	38.79	19.93	0.01	0.27	22.97
			208346	1	71		13.58	27.05	0.00	0.87	45.93
			550138	8	93	9	22.10	18.93	0.02	0.69	35.87
			642819	19	326	68	17.99	14.39	0.04	2.68	44.10
67		322	185035	17	196	48	45.78	9.14	0.93	15.67	19.07
3		9	167078	4	228	22	43.12	8.54	1.88	14.65	21.64
10	11	43	128369	4	465	80	38.15	6.57	0.07	23.06	18.51
1	1	44	338146	4	160	51	45.00	11.65	2.66	7.01	20.33
	1	9	213352	5	262	82	45.38	10.76	2.09	11.45	19.31
		1	239284	6	278	6	33.61	12.92	0.32	7.10	33.20
		55	212919	2	389	64	45.78	7.90	0.47	15.85	19.57
11	2	11	1078720	12	1930	91	18.53	6.26	1.41	8.75	48.02
		2	284428	20	261	15	26.88	8.78	0.94	5.65	36.75
	2	5	67582		67	7	30.60	7.97	0.10	5.08	41.56
			216277	5	288	58	21.09	14.16	0.03	0.15	49.20
		3	573461	28	1438	86	24.58	12.85	0.15	0.70	44.23
1	2	9	37097	4	202	1	41.77	10.12	6.59	26.64	7.76
	1	4	203108	8	633	59	36.12	16.41	0.74	6.37	21.17
35		2	1735	3			27.80	6.03	0.02	3.18	3.39
		5	92324		304	1	43.33	12.91	0.30	6.47	24.21
		10	49267	1	129	12	42.83	10.36	0.05	19.30	16.96
			12660		7		41.66	13.28	0.01	12.64	13.92
			46911	3	67	4	29.93	13.63	0.00	7.36	26.40
			57733		534	7	49.13	22.83	0.02	0.75	14.53

7-7-1 婚前检查保健情况（合计）

年份 地区	应查人数 (结婚登记)	实查人数 (婚前医学检查)	检查率 (%)	检出疾病人数	指定传染病		严重遗传病	精神病	生殖系统疾病	内科系统疾病	影响婚育疾病医学指导意见		
					小计	其中:性病					合计	暂缓结婚	不宜结婚
2000	13461618	8688964	64.6	706160	133841	19154	6232	1403	307966	170363	95449	91330	2922
2005	14060637	382461	2.9	38958	6518	937	1122	159	17656	8832	3896	3561	273
2006	15394865	619580	4.4	70021	10822	1696	1978	134	32877	16317	5486	5066	361
2007	16795129	1129963	7.7	129009	18321	3207	2752	191	59045	35752	10054	9217	735
2008	18455396	2099081	11.8	250308	30966	5789	3750	480	120674	69804	102714	15785	352
2009	19663206	3330345	17.1	372447	57079	9488	5632	637	163603	110422	135398	21783	810
2010	20373786	6257617	31.0	629925	134015	17736	8099	1050	229697	200628	209098	32704	1495
2011	21932212	8888531	41.0	798513	180016	25975	6140	1579	289461	257802	262529	42616	1467
北　京	330636	21579	6.5	2879	66	13	371	18	1606	623	335	51	
天　津	194764	5063	2.6	179	14	10			112	53	179	1	
河　北	1361872	124808	9.2	3494	955	163	11	4	1698	656	1003	173	2
山　西	511121	34918	8.1	1858	398	29	6	5	984	343	508	188	108
内蒙古	307864	215827	70.1	14707	2788	265	18	21	6534	4341	1460	530	92
辽　宁	593708	241202	40.6	13437	2889	242	76	23	5773	2921	3145	311	10
吉　林	411432	124819	30.3	5878	1291	191	5	4	1470	3035	974	125	7
黑龙江	537181	91533	17.0	3395	1168	202	8	6	790	583	1326	139	9
上　海	273106	87235	31.9	5683	395	138	157	14	2903	1398	436	214	
江　苏	1203226	634272	52.7	64494	8305	1516	1560	101	29095	21046	19155	3203	16
浙　江	717350	634842	88.5	111027	8174	2333	142	88	37358	57770	21594	4893	27
安　徽	1263198	981108	77.7	82590	24400	1624	265	425	25624	23315	35115	1814	255
福　建	623870	604352	96.9	79610	6095	1747	237	92	32820	32198	63054	6387	24
江　西	776421	287505	37.0	40312	11686	587	95	48	12832	13833	10635	634	52
山　东	1764388	922016	52.3	55079	14881	676	255	136	25409	14513	8898	2377	54
河　南	1715770	176189	10.3	10456	3006	173	34	43	3164	2982	1948	373	13
湖　北	915773	196534	21.5	10453	3816	425	46	53	4011	2440	3659	1437	166
湖　南	1196252	845289	70.7	53395	21583	2410	162	155	12100	12383	18246	4430	141
广　东	1834346	318952	17.6	50455	5908	573	1139	38	22943	10023	10560	1815	9
广　西	942548	876806	93.0	76199	18824	6239	1271	188	28490	22034	23414	7017	91
海　南	207066	107350	51.8	13061	7406	194	2	7	2772	3315	3713	434	3
重　庆	528064	57931	11.4	7821	2450	192	1	2	2042	3268	200	105	12
四　川	1294041	513736	39.7	35959	12693	1898	77	47	7989	11626	9854	1621	210
贵　州	274674	25654	10.1	1656	597	118	16	2	554	443	268	129	5
云　南	642023	120625	19.7	10218	2495	379	54	14	5847	1712	2626	216	35
西　藏	24228	588	2.8	2						2			
陕　西	533693	69788	13.5	1017	116	58	2	1	259	651	158	54	
甘　肃	332122	257704	77.6	19271	6770	281	93	33	7178	4465	8773	1361	48
青　海	44653	225	5.1	11	2	2			9				
宁　夏	106942	97014	90.7	12808	2913	77	16	8	5257	4838	4741	365	24
新　疆	469880	213067	45.5	11109	7932	3220	21	3	1838	992	6552	2219	54

7-7-2 婚前检查保健情况（男）

年份 地区	应查人数 (结婚登记)	实查人数 (婚前医学检查)	检查率 (%)	检出疾病人数	指定传染病		严重遗传病	精神病	生殖系统疾病	内科系统疾病	影响婚育疾病医学指导意见		
					小计	其中:性病					合计	暂缓结婚	不宜结婚
2000	6731483	4342752	64.5	382679	…	8758	3246	302	167072	91369	50235	48425	911
2005	7049799	190289	2.9	18323	3753	458	545	46	7488	4788	2198	2037	109
2006	7693210	307726	4.4	32901	6375	789	963	34	13229	9300	3243	3028	161
2007	8405845	560580	7.6	60365	10906	1550	1339	44	24198	18397	5754	5338	343
2008	9060153	1041650	12.0	119486	18742	2940	1777	89	50041	37229	54772	9535	172
2009	9827797	1652061	17.0	180861	33805	4719	2801	121	69909	58231	75962	13037	376
2010	10201759	3122118	30.9	309820	77570	8186	3967	173	94596	106967	115790	18722	676
2011	10978175	4442169	40.9	397077	103128	12335	2679	333	116785	141648	144057	23964	693
北　京	165318	11205	6.8	1460	38	7	198	5	720	406	219	34	
天　津	97382	2532	2.6	29	7	5			9	13	29	1	
河　北	680936	62027	9.1	1963	495	83	4		1094	232	653	105	1
山　西	255541	17391	8.1	979	297	20	2	1	562	86	286	117	48
内蒙古	153942	107937	70.1	7008	1543	120	7	6	3048	2023	843	311	62
辽　宁	297056	120913	40.7	6232	1606	85	42	6	2404	1314	1576	144	7
吉　林	205738	62575	30.4	3044	727	70	3	1	468	1808	354	43	4
黑龙江	265904	45798	17.2	1970	657	91	5	2	443	362	692	67	3
上　海	136553	43876	32.1	2517	232	69	67	4	1019	1183	245	120	
江　苏	601606	316815	52.7	33716	4829	685	754	35	14029	11592	10667	1678	10
浙　江	359177	316815	88.2	58682	5370	1035	44	11	12987	36652	13129	3103	9
安　徽	631599	490504	77.7	38125	13637	695	86	125	10468	10420	19229	920	105
福　建	311929	302286	96.9	39859	4097	854	71	13	14308	17604	35693	4399	13
江　西	388291	143741	37.0	21654	6701	260	40	16	5581	7242	6219	398	22
山　东	882397	460646	52.2	27639	8297	248	111	16	11535	7738	4463	1117	30
河　南	859034	88026	10.2	5514	1780	95	9	5	1745	1523	971	206	5
湖　北	457875	98297	21.5	4302	1967	175	21	13	935	1411	1900	674	75
湖　南	598109	421839	70.5	27885	12279	1094	56	38	5114	6589	9658	2186	69
广　东	917529	159815	17.6	23711	3717	307	518	4	8921	5512	5839	1341	
广　西	471278	438512	93.0	35213	10621	3059	557	8	9083	11531	12125	3511	39
海　南	103533	53653	51.8	6960	4220	69			1276	1672	2060	254	
重　庆	264032	28883	11.3	4263	1093	104			1081	2054	103	56	6
四　川	647274	255526	39.5	18195	6987	880	15	8	2989	5989	5029	810	108
贵　州	140783	12801	9.8	770	315	33	8		202	237	128	68	1
云　南	328901	60692	19.3	4391	1496	207	21	4	1949	916	1288	127	12
西　藏	12114	294	2.8	2						2			
陕　西	267500	34845	13.5	441	49	23	1	1	20	349	78	22	
甘　肃	166061	128855	77.6	8689	3725	175	28	9	2347	2196	4368	704	18
青　海	22327	113	5.1	6	2	2			5				
宁　夏	53516	48432	90.5	5766	1712	44	6	1	1616	2513	2404	210	13
新　疆	234940	106525	45.5	6092	4632	1741	5	1	827	479	3809	1238	33

7-7-3 婚前检查保健情况（女）

年份 地区	应查人数 (结婚登记)	实查人数 (婚前医学检查)	检查率 (%)	检出疾病人数	指定传染病		严重遗传病	精神病	生殖系统疾病	内科系统疾病	影响婚育疾病医学指导意见		
					小计	其中：性病					合计	暂缓结婚	不宜结婚
2000	6730135	4346212	64.6	323481	58397	10396	2986	1101	140894	78994	45214	42905	2011
2005	7010838	192172	2.9	20635	2765	479	577	113	10168	4044	1698	1524	164
2006	7701655	311854	4.4	37120	4447	907	1015	100	19648	7017	2243	2038	200
2007	8389284	569383	7.7	68644	7415	1657	1413	147	34847	17355	4300	3879	392
2008	9395243	1057431	11.7	130822	12224	2849	1973	391	70633	32575	47942	6250	180
2009	9835409	1678284	17.3	191586	23274	4769	2831	516	93694	52191	59436	8746	434
2010	10172027	3135499	31.1	320105	56445	9550	4132	877	135101	93661	93308	13982	819
2011	10954037	4446362	41.0	401436	76888	13640	3461	1246	172676	116154	118472	18652	774
北　京	165318	10374	6.3	1419	28	6	173	13	886	217	116	17	
天　津	97382	2531	2.6	150	7	5			103	40	150		
河　北	680936	62781	9.2	1531	460	80	7	4	604	424	350	68	1
山　西	255580	17527	8.2	879	101	9	4	4	422	257	222	71	60
内蒙古	153922	107890	70.1	7699	1245	145	11	15	3486	2318	617	219	30
辽　宁	296652	120289	40.5	7205	1283	157	34	17	3369	1607	1569	167	3
吉　林	205694	62244	30.3	2834	564	121	2	3	1002	1227	620	82	3
黑龙江	271277	45735	16.9	1425	511	111	3	4	347	221	634	72	6
上　海	136553	43359	31.8	3166	163	69	90	10	1884	215	191	94	
江　苏	601620	317457	52.8	30778	3476	831	806	66	15066	9454	8488	1525	6
浙　江	358173	318027	88.8	52345	2804	1298	98	77	24371	21118	8465	1790	18
安　徽	631599	490604	77.7	44465	10763	929	179	300	15156	12895	15886	894	150
福　建	311941	302066	96.8	39751	1998	893	166	79	18512	14594	27361	1988	11
江　西	388130	143764	37.0	18658	4985	327	55	32	7251	6591	4416	236	30
山　东	881991	461370	52.3	27440	6584	428	144	120	13874	6775	4435	1260	24
河　南	856736	88163	10.3	4942	1226	78	25	38	1419	1459	977	167	8
湖　北	457898	98237	21.5	6151	1849	250	25	40	3076	1029	1759	763	91
湖　南	598143	423450	70.8	25510	9304	1316	106	117	6986	5794	8588	2244	72
广　东	916817	159137	17.6	26744	2191	266	621	34	14022	4511	4721	474	9
广　西	471270	438294	93.0	40986	8203	3180	714	180	19407	10503	11289	3506	52
海　南	103533	53697	51.9	6101	3186	125	2	7	1496	1643	1653	180	3
重　庆	264032	29048	11.4	3558	1357	88	1	2	961	1214	97	49	6
四　川	646767	258210	39.9	17764	5706	1018	62	39	5000	5637	4825	811	102
贵　州	133891	12853	10.4	886	282	85	8	2	352	206	140	61	4
云　南	313122	59933	20.1	5827	999	172	33	10	3898	796	1338	89	23
西　藏	12114	294	2.8										
陕　西	266193	34943	13.6	576	67	35	1		239	302	80	32	
甘　肃	166061	128849	77.6	10582	3045	106	65	24	4831	2269	4405	657	30
青　海	22326	112	5.1	5					4				
宁　夏	53426	48582	90.9	7042	1201	33	10	7	3641	2325	2337	155	11
新　疆	234940	106542	45.5	5017	3300	1479	16	2	1011	513	2743	981	21

7-8　2011年健康教育专业机构服务情况

地区	健康教育服务形式				传播材料制作				主办网站(个)	健康教育培训人次数
	健康咨询(次)	健康讲座(次)	播放音像资料(小时)	更换宣传栏(次)	平面材料(万份)	音像制品(万份)	手机短信(万条)	实物(万个)		
总计	**45455**	**68371**	**328874**	**150282**	**36043.5**	**231.1**	**16355.5**	**2425.1**	**656**	**1142982**
北京	906	5682	3570	5006	592.8	0.9	306.7	134.7	11	12952
天津	367	211	4211	687	113.9	0.3	2.0	32.3	5	8169
河北	1539	1943	1667	4725	273.1	0.6	431.7	141.5	7	19406
山西	3295	5619	17726	18896	2312.0	10.9	89.1	173.9	12	70944
内蒙古	1259	1086	9495	1607	551.9	11.5	162.3	40.4	16	33829
辽宁	1354	2723	16453	3308	1203.3	4.6	5.0	81.5	23	42745
吉林	724	637	1146	579	471.8	0.2	23.0	26.6	8	14141
黑龙江	2153	1609	1922	3699	1349.6	1.5	98.5	66.9	10	67069
上海	818	1211	4869	2273	780.4	1.5	158.1	109.3	17	45606
江苏	2132	3291	27968	3657	5439.7	4.7	1116.5	297.9	41	36602
浙江	1406	4632	16165	7783	1783.1	1.7	1240.5	100.1	54	17956
安徽	1098	1210	8975	6565	680.7	0.4	242.6	90.3	39	15552
福建	1032	761	9974	1013	612.1	1.5	177.4	57.8	17	11930
江西	1101	898	2633	859	937.8	1.0	1170.5	21.6	18	34148
山东	2856	3764	15055	4526	574.0	5.2	264.4	90.0	58	41992
河南	2433	4279	16618	13698	1439.5	2.6	413.2	23.3	38	93183
湖北	1537	1902	26376	2716	3446.0	4.0	331.2	54.4	57	42107
湖南	1872	1807	9412	6939	1896.1	0.5	7708.6	83.4	34	66294
广东	2189	2893	22787	12094	2434.5	3.2	807.6	56.0	41	83367
广西	676	1333	7826	870	1372.4	1.6	299.8	58.5	4	43727
海南	484	587	10648	1007	433.0	1.0	0.9	9.4	2	17305
重庆	1458	3115	8054	9192	1926.1	4.1	103.1	59.2	19	19521
四川	3735	4647	15172	11594	2357.3	153.7	410.9	175.8	41	101924
贵州	509	276	8775	797	0.8	0.1	10.1	38.8	6	8239
云南	2882	7141	38711	11659	89.1	0.1	226.5	32.0	18	35614
西藏	45	39	346	9	8.0	0.0	0.5	0.0	0	817
陕西	1755	1721	13720	7170	1290.4	1.1	130.0	96.9	33	53246
甘肃	2373	1832	4621	4494	1019.1	2.3	162.2	63.2	21	73671
青海	652	408	296	629	190.9	0.0	26.8	42.9	2	15098
宁夏	750	1054	3571	2144	339.1	0.1	35.8	165.3	4	13978
新疆	65	60	112	87	125.0	10.0	200.0	1.0	0	1850

注：平面材料包括传单/折页、小册子/书籍、宣传画。

八、人民健康水平

简要说明

一、本章主要介绍全国人民健康水平和营养状况。包括人口出生率、死亡率、期望寿命、患病率、居民长期失能和残障情况、城乡青少年和儿童身体发育情况、居民营养状况等。

二、出生率、死亡率和期望寿命数据摘自《中国统计年鉴》；居民患病率、长期失能和残障情况数据来源于1993、1998、2003、2008年国家卫生服务调查（调查情况介绍见第五部分医疗服务）；城乡性别年龄别平均身高和体重数据来源于2002年居民营养与健康状况调查；居民营养状况数据来源于1982、1992、2002年全国营养调查。

主要指标解释

出生率　又称粗出生率。指年内一定地区出生人数与同期平均人数之比，一般用‰表示。出生人数指活产数，年平均人数指年初和年底人口数的平均数，也可用年中人口数代替。

死亡率　又称粗死亡率。指年内一定地区的死亡人数与同期平均人数之比，一般用‰表示。

人口自然增长率　指年内一定地区的人口自然增加数（出生人数减死亡人数）与同期平均人数之比（或者人口自然增长率=出生率-死亡率），一般用‰表示。

婴儿死亡率　指年内一定地区未满1岁婴儿死亡人数与同年出生的活产数之比，一般用‰表示。

期望寿命　又称平均期望寿命。指0岁时的预期寿命。一般用“岁”表示。即在某一死亡水平下，已经活到X岁年龄的人们平均还有可能继续存活的年岁数。

两周患病率　即调查前两周内患病人数（或例数）/调查人数×1000。

慢性病患病率　两种定义：按人数计算的慢性病患病率，是指调查前半年内慢性病患病人数与调查人数之比；按例数计算的慢性病患病率，是指调查前半年内慢性病患病例数（含一人多次得病）与调查人数之比。“慢性病患病”是指：①调查前半年内经过医生诊断明确有慢性病（包括慢性感染性疾病如结核等和慢性非感染性疾病如冠心病和高血压等）；②半年以前经医生诊断有慢性病，在调查前半年内时有发作，并采取了治疗措施如服药、理疗等。二者有其一者，即认为患慢性病。

每千人患病天数　即调查前两周内病人患病天数之和/调查人数×1000。

每千人休工天数　即调查前两周内病人因病休工天数之和/调查人数×1000。

每千人休学天数　即调查前两周内学生因病休学天数之和/调查人数×1000。

每千人卧床天数　即调查前两周内病人因病卧床天数之和/调查人数×1000。

8-1-1 人口出生率、死亡率与自然增长率

	出生率（‰）	死亡率（‰）	自然增长率（‰）
1952	37.00	17.00	20.00
1955	32.60	12.28	20.32
1960	20.86	25.43	-4.57
1965	37.88	9.50	28.38
1970	33.43	7.60	25.83
1975	23.01	7.32	15.69
1976	19.91	7.25	12.66
1977	18.93	6.87	12.06
1978	18.25	6.25	12.00
1979	17.82	6.21	11.61
1980	18.21	6.34	11.87
1981	20.91	6.36	14.55
1982	22.28	6.60	15.68
1983	20.19	6.90	13.29
1984	19.90	6.82	13.08
1985	21.04	6.78	14.26
1986	22.43	6.86	15.57
1987	23.33	6.72	16.61
1988	22.37	6.64	15.73
1989	21.58	6.54	15.04
1990	21.06	6.67	14.39
1991	19.68	6.70	12.98
1992	18.24	6.64	11.60
1993	18.09	6.64	11.45
1994	17.70	6.49	11.21
1995	17.12	6.57	10.55
1996	16.98	6.56	10.42
1997	16.57	6.51	10.06
1998	15.64	6.50	9.14
1999	14.64	6.46	7.58
2000	14.03	6.45	7.58
2001	13.38	6.43	6.95
2002	12.86	6.41	6.45
2003	12.41	6.40	6.01
2004	12.29	6.42	5.87
2005	12.40	6.51	5.89
2006	12.09	6.81	5.28
2007	12.10	6.93	5.17
2008	12.14	7.06	5.08
2009	11.95	7.08	4.87
2010	11.90	7.11	4.79
2011	11.93	7.14	4.79

资料来源：有关年份《中国统计年鉴》。

8-1-2 各地区人口出生率和死亡率

地区	出生率(‰)						死亡率(‰)					
	1981	1990	2000	2005	2009	2010	1981	1990	2000	2005	2009	2010
总　计	**20.91**	**21.06**	**14.03**	**12.40**	**12.13**	**11.90**	**6.36**	**6.67**	**6.45**	**6.51**	**7.08**	**7.11**
北　京	17.65	13.01	8.39	6.29	8.06	7.48	6.02	5.81	6.99	5.20	4.56	4.41
天　津	17.84	15.61	7.50	7.44	8.30	8.18	5.98	5.78	6.67	6.01	5.70	5.58
河　北	19.74	20.46	13.86	12.84	12.93	13.22	6.32	6.82	6.65	6.75	6.43	6.41
山　西	16.96	22.54	21.36	12.02	10.87	10.68	6.54	6.56	7.32	6.00	5.98	5.38
内蒙古	17.27	21.19	12.65	10.08	9.57	9.30	4.90	7.21	6.84	5.46	5.61	5.54
辽　宁	16.59	16.30	10.67	7.01	6.06	6.68	5.26	6.59	6.74	6.04	5.09	6.26
吉　林	15.67	19.49	10.31	7.89	6.69	7.91	5.87	6.56	5.85	5.32	4.74	5.88
黑龙江	13.07	18.11	10.54	7.87	7.48	7.35	4.83	6.35	5.48	5.20	5.42	5.03
上　海	16.79	10.31	6.02	7.04	8.64	7.05	6.45	6.64	7.17	6.08	5.94	5.07
江　苏	15.38	20.54	11.83	9.24	9.55	9.73	5.85	6.53	6.68	7.03	6.99	6.88
浙　江	16.60	15.33	13.90	11.10	10.22	10.27	6.06	6.31	6.61	6.08	5.59	5.54
安　徽	14.18	24.47	13.06	12.43	13.07	12.70	4.81	6.25	5.53	6.23	6.60	5.95
福　建	21.09	24.44	16.96	11.60	12.20	11.27	5.91	6.71	6.08	5.62	6.00	5.16
江　西	15.88	24.59	16.85	13.79	13.87	13.72	6.33	7.54	5.29	5.96	5.98	6.06
山　东	16.48	18.21	11.38	12.14	11.70	11.65	6.41	6.96	6.70	6.31	6.08	6.26
河　南	18.52	24.92	11.60	11.55	11.45	11.52	6.57	6.52	5.58	6.30	6.46	6.57
湖　北	16.33	21.60	8.55	8.74	9.48	10.36	7.07	7.30	5.75	5.69	6.00	6.02
湖　南	18.01	23.93	10.40	11.90	13.05	13.10	6.62	7.23	5.94	6.75	6.94	6.70
广　东	21.77	22.26	18.20	11.70	11.78	11.18	5.46	5.76	5.43	4.68	4.52	4.21
广　西	22.52	20.20	16.47	14.26	14.17	14.13	5.55	6.60	5.06	6.09	5.64	5.48
海　南		24.86	26.12	14.65	14.66	14.71		6.26	4.74	5.72	5.70	5.73
重　庆	}15.93	}19.11	11.43	9.40	9.90	9.17	}6.77	}7.66	7.98	6.40	6.20	6.40
四　川			10.16	9.70	9.15	8.93			6.73	6.80	6.43	6.62
贵　州	22.39	23.09	20.30	14.59	13.65	13.96	7.43	7.90	6.29	7.21	6.69	6.55
云　南	20.23	23.60	17.06	14.72	12.53	13.10	7.30	7.92	6.60	6.75	6.45	6.56
西　藏	24.37	23.98	17.70	17.94	15.31	15.80	8.76	7.55	6.60	7.15	5.07	5.55
陕　西	17.40	23.48	11.00	10.02	10.24	9.73	6.78	6.52	5.92	6.01	6.24	6.01
甘　肃	16.56	20.68	13.23	12.59	13.32	12.05	5.34	6.20	5.92	6.57	6.71	6.02
青　海	20.86	24.34	19.85	15.70	14.51	14.94	5.70	7.47	7.35	6.21	6.19	6.31
宁　夏	24.67	24.34	15.42	15.93	14.38	14.14	4.85	5.52	4.92	4.95	4.70	5.10
新　疆	21.09	26.44	14.50	16.42	15.99	15.99	7.46	7.82	5.17	5.04	5.43	5.43

注：1981年广东省出生率和死亡率包括海南数据。

资料来源：有关年份《中国统计年鉴》。

8-2-1　婴儿死亡率与期望寿命

年份	婴儿死亡率(‰)	期望寿命(岁)		
		合计	男	女
解放前	200左右	35.0	…	…
1973～1975	47.0	…	63.6	66.3
1981	34.7	67.9	66.4	69.3
1990	…	68.6	66.9	70.5
2000	32.2	71.4	69.6	73.3
2005	19.0	73.0	70.0	74.0

资料来源：①1973～1975年系全国三年肿瘤死亡回顾调查数字；②1981、1990、2000年期望寿命系人口普查数，2005年系1%人口抽样调查数；③2000、2005年婴儿死亡率系妇幼卫生监测地区数字。

8-2-2　年龄别男女期望寿命

年龄	1973～1975		1981		1990		2000	
	男	女	男	女	男	女	男	女
0岁	63.62	66.31	66.43	69.35	66.85	70.49	69.63	73.33
1岁	65.88	68.26	67.87	70.75	68.06	71.86	…	…
5岁	64.22	66.75	64.94	68.01	64.85	68.73	…	…
10岁	59.94	62.43	60.36	63.36	60.15	63.97	…	…
15岁	55.23	57.69	55.58	58.57	55.36	59.14	…	…
20岁	50.52	52.95	50.87	53.83	50.63	54.39	…	…
30岁	41.22	43.71	41.54	44.52	41.29	44.98	…	…
40岁	32.1	34.66	32.3	35.28	32.05	35.6	…	…
50岁	23.51	25.99	23.52	26.36	23.27	26.56	…	…
60岁	15.93	18.07	15.72	18.19	15.49	18.31	…	…
70岁	9.88	11.52	9.56	11.34	9.27	11.42	…	…

资料来源：1973～1975年系全国三年肿瘤死亡回顾调查数字，1981、1990、2000年人口普查数。

8-2-3 各地区期望寿命

地区	1990年期望寿命(岁) 合计	男	女	2000年期望寿命(岁) 合计	男	女
总 计	68.55	66.84	70.47	71.40	69.63	73.33
北 京	72.86	71.07	74.93	76.10	74.33	78.01
天 津	72.32	71.03	73.73	74.91	73.31	76.63
河 北	70.35	68.47	72.53	72.54	70.68	74.57
山 西	68.97	67.33	70.93	71.65	69.96	73.57
内蒙古	65.68	64.47	67.22	69.87	68.29	71.79
辽 宁	70.22	68.72	71.94	73.34	71.51	75.36
吉 林	67.95	66.65	69.49	73.10	71.38	75.04
黑龙江	66.97	65.50	68.73	72.37	70.39	74.66
上 海	74.90	72.77	77.02	78.14	76.22	80.04
江 苏	71.37	69.26	73.57	73.91	71.69	76.23
浙 江	71.38	69.66	74.24	74.70	72.5	77.21
安 徽	69.48	67.75	71.36	71.85	70.18	73.59
福 建	68.57	66.49	70.93	72.55	70.3	75.07
江 西	66.11	64.87	67.49	68.95	68.37	69.32
山 东	70.57	68.64	72.67	73.92	71.7	76.26
河 南	70.15	67.96	72.55	71.54	69.67	73.41
湖 北	67.25	65.51	69.23	71.08	69.31	73.02
湖 南	66.93	65.41	68.70	70.66	69.05	72.47
广 东	72.52	69.71	75.43	73.27	70.79	75.93
广 西	68.72	67.17	70.34	71.29	69.07	73.75
海 南	70.01	66.93	73.28	72.92	70.66	75.26
重 庆	}66.33	}65.06	}67.70	71.73	69.84	73.89
四 川				71.20	69.25	73.39
贵 州	64.29	63.04	65.63	65.96	64.54	67.57
云 南	63.49	62.08	64.98	65.49	64.24	66.89
西 藏	59.64	57.64	61.57	64.37	62.52	66.15
陕 西	67.40	66.23	68.79	70.07	68.92	71.3
甘 肃	67.24	66.35	68.25	67.47	66.77	68.26
青 海	60.57	59.29	61.96	66.03	64.55	67.7
宁 夏	66.94	65.95	68.05	70.17	68.71	71.84
新 疆	63.59	61.95	63.26	67.41	65.98	69.14

资料来源：1990和2000年人口普查数字。

8-3-1　1993年调查地区居民两周患病率(‰)

指标名称	合计	城市				农村				
		小计	大	中	小	小计	一类	二类	三类	四类
两周患病率	140.1	175.2	200.9	187.3	138.8	128.2	124.4	138.1	122.0	127.1
男性	128.4	158.0	181.0	165.2	129.9	118.7	112.5	131.0	113.3	114.1
女性	151.9	191.8	220.0	208.5	147.7	138.1	136.7	145.3	131.0	140.4
年龄别两周患病率										
0～4岁	200.3	216.9	220.9	233.7	198.4	197.0	193.0	232.7	180.9	163.7
5～14岁	118.7	157.9	167.4	167.6	141.6	109.9	115.9	122.4	101.2	93.9
15～24岁	74.2	104.0	113.8	124.8	77.9	67.2	72.5	71.8	59.6	66.5
25～34岁	82.2	86.2	87.2	110.5	62.0	81.0	77.7	85.1	75.3	90.7
35～44岁	128.5	126.0	122.3	145.0	110.2	129.6	113.8	137.8	134.6	130.1
45～54岁	164.5	188.5	193.9	206.9	163.9	155.3	137.2	164.3	155.8	169.5
55～64岁	218.3	263.6	302.7	283.2	202.7	195.3	190.4	204.1	188.9	200.1
65岁及以上	250.0	309.5	361.5	298.3	247.4	216.0	209.0	224.7	202.4	245.7
疾病别两周患病率										
传染病计	5.4	4.6	3.2	5.6	4.9	5.7	3.9	6.3	5.0	8.8
寄生虫病计	0.3	0.2	0.2	0.2	0.3	0.4	0.3	0.6	0.3	0.3
恶性肿瘤计	0.5	1.1	1.6	0.9	0.7	0.4	0.5	0.5	0.3	0.1
良性肿瘤计	0.4	0.8	1.2	0.7	0.5	0.3	0.3	0.2	0.3	0.3
内分泌、营养和代谢疾病计	1.3	3.4	4.8	3.8	1.7	0.6	0.8	0.8	0.5	0.5
其中：糖尿病	0.8	2.5	3.7	2.8	1.3	0.2	0.3	0.1	0.1	0.1
血液、造血器官疾病	1.6	1.3	1.4	1.3	1.1	1.7	1.5	2.4	1.4	1.3
精神病小计	0.7	0.8	0.7	0.5	1.3	0.7	1.0	0.5	0.6	0.6
神经系病计	3.4	3.8	3.5	5.4	2.4	3.3	4.2	3.5	3.2	1.5
眼及附器疾病	1.8	2.3	3.3	2.2	1.3	1.6	2.0	1.5	1.2	2.1
耳和乳突疾病	0.7	1.0	1.2	0.8	1.0	0.6	0.5	0.8	0.4	0.4
循环系统疾病	11.1	25.9	36.7	26.5	15.1	6.1	7.3	5.4	5.7	6.3
其中：心脏病	4.7	11.5	16.1	12.8	5.9	2.4	3.0	1.9	2.0	3.2
高血压	3.9	9.5	14.0	9.0	5.9	2.0	2.3	1.9	1.7	2.0
脑血管病	1.5	3.3	4.4	3.2	2.3	0.9	1.1	0.9	0.9	0.4
呼吸系统疾病	64.9	72.0	79.1	71.9	65.5	62.4	61.2	68.4	58.3	60.5
其中：急上呼感染	56.1	62.3	66.2	64.4	56.5	54.0	54.0	59.0	49.9	52.0
肺炎	1.5	1.0	0.6	1.1	1.3	1.7	1.2	1.7	1.5	2.7
老慢支	4.3	4.6	6.6	2.9	4.3	4.3	3.3	5.1	4.5	3.6
消化系统疾病	23.3	27.7	30.4	32.6	20.4	21.9	19.8	23.6	21.8	21.5
其中：急性胃炎	11.7	11.2	11.2	13.3	9.2	11.9	9.1	13.6	12.9	10.6
肝硬化	0.7	0.9	0.6	1.0	1.0	0.6	0.7	0.4	0.8	0.5
胆囊疾病	1.9	3.5	3.7	5.3	1.5	1.3	1.7	1.1	1.1	1.5
泌尿生殖系病	4.4	5.3	5.7	6.6	3.7	4.1	3.7	4.3	4.0	4.5
妊娠、分娩病及产褥期并发症	0.2	0.2	0.2	0.2	0.1	0.2	0.2	0.1	0.2	0.4
皮肤皮下组织	3.6	5.0	4.9	6.8	3.3	3.1	3.0	3.2	3.1	3.4
肌肉、骨骼结缔组织	9.5	12.5	14.4	14.1	9.1	8.5	6.9	8.8	9.5	8.2
其中：类关节炎	4.2	4.1	3.5	5.4	3.3	4.2	2.3	4.2	5.1	5.4
先天异常	0.1	0.2	0.2	0.3		0.1		0.1	0.0	0.3
围产期疾病	0.0					0.0	0.1	0.0	0.0	0.0
损伤和中毒	4.3	4.7	5.9	5.4	2.9	4.2	4.5	4.0	4.1	4.3
其他	0.2	0.2	0.1	0.2	0.2	0.2	0.1	0.2	0.2	0.3
不详	2.7	2.9	3.2	2.0	3.7	2.6	3.1	3.2	2.1	1.9

资料来源：1993年国家卫生服务调查。

8-3-2　1998年调查地区居民两周患病率

指标名称	合计	城市				农村				
		小计	大	中	小	小计	一类	二类	三类	四类
调查人数	216101	54549	20775	15581	18193	161552	36136	47785	53815	23816
患病人数	31244	9551	4236	2358	2957	21693	4658	6223	8086	2726
患病人次数	32364	10213	4648	2477	3088	22151	4788	6357	8274	2732
两周患病率(‰)	149.8	187.2	223.7	159.0	169.7	137.1	132.5	133.0	153.8	114.7
分性别两周患病率(‰)										
男性	136.19	170.74	204.34	145.97	154.66	125.05	123.66	122.84	138.48	101.24
女性	164.07	203.54	242.74	171.79	184.82	150.12	142.11	144.07	170.03	129.56
年龄别两周患病率(‰)										
0～4岁	201.6	221.4	215.1	242.2	210.9	197.5	207.4	199.1	218.4	154.0
5～14岁	100.6	116.2	126.2	114.2	108.6	97.4	103.0	96.4	103.6	80.7
15～24岁	64.7	79.6	83.8	97.3	64.2	60.8	59.3	58.5	64.7	59.3
25～34岁	106.8	93.3	91.4	81.6	105.5	110.9	101.1	114.2	120.6	96.6
35～44岁	154.3	156.2	159.9	134.3	170.7	153.5	137.8	142.8	178.4	142.0
45～54岁	196.0	217.3	237.7	207.4	202.8	187.6	159.1	179.3	217.7	185.2
55～64岁	259.1	312.1	373.9	254.8	288.2	230.5	214.3	221.4	264.4	196.4
65岁及以上	294.1	379.4	470.9	238.9	354.9	242.0	227.1	229.0	281.2	199.5
文化程度别两周患病率(‰)										
文盲、半文盲	214.9	286.0	409.6	222.1	246.7	203.1	189.8	204.2	252.4	155.6
小学	161.5	248.3	357.2	218.9	170.3	146.3	142.9	150.4	163.8	102.9
初中	125.0	180.9	210.2	161.3	165.1	104.9	101.8	103.9	114.2	73.9
高中、技校	132.0	148.8	173.2	116.3	150.0	109.1	107.2	96.2	121.9	101.9
中专	167.7	188.8	219.3	152.1	184.8	120.1	108.0	114.8	139.2	63.2
大专	165.2	168.1	180.1	155.8	156.8	146.9	135.1	79.4	180.2	181.8
大学及以上	212.5	219.2	246.8	143.1	252.6	115.9	100.0	108.1	133.3	
医疗保障形式别两周患病率(‰)										
公费	234.4	240.2	276.9	174.9	240.7	207.7	190.9	197.3	220.7	147.5
劳保	228.4	231.5	258.2	199.0	216.0	181.5	182.2	183.9	150.0	375.0
半劳保	170.8	170.6	197.5	125.9	160.6	172.5	106.5	312.5	342.1	272.7
医疗保险	115.1	122.1	189.9	116.4	112.6	109.4	101.5	105.3	126.2	107.1
统筹	212.1	218.9	247.0	117.7	260.9	138.9	100.0	187.5	400.0	
合作医疗	156.0	140.4	350.0	71.4	138.2	158.2	129.6	287.7	150.8	128.4
自费	138.9	159.5	165.7	140.8	165.7	135.4	133.4	126.2	152.5	113.7
就业状况别两周患病率(‰)										
在岗	136.9	138.6	152.0	126.8	133.8	136.5	124.6	133.1	155.3	118.7
下岗	166.6	155.2	167.1	126.9	171.2	209.4	141.3	221.6	254.5	234.4
离退休	344.4	353.1	418.0	260.5	342.8	286.5	281.3	267.8	308.0	295.9
学生	71.8	84.8	88.4	92.3	74.2	65.8	82.6	50.7	69.1	64.8
无业	234.7	205.8	248.1	148.7	207.9	255.9	221.8	276.8	293.6	193.2

资料来源：1998年国家卫生服务调查。

8-3-3　2003年调查地区居民两周患病率

指标名称	合计	城市				农村				
		小计	大	中	小	小计	一类	二类	三类	四类
调查人数	193689	49698	18746	14301	16651	143991	32064	42559	48311	21057
患病人数	26600	7050	2804	2085	2161	19550	3964	5522	7500	2564
患病人次数	27696	7614	3085	2301	2228	20082	4103	5642	7734	2603
两周患病率(‰)	143.0	153.2	164.6	160.9	133.8	139.5	128.0	132.6	160.1	123.6
分性别两周患病率(‰)										
男性	130.4	135.5	145.4	144.6	116.6	128.7	118.6	126.2	145.0	111.7
女性	155.8	170.2	182.9	176.2	150.5	150.6	137.5	139.2	175.8	136.3
年龄别两周患病率(‰)										
0～4岁	133.0	104.2	94.6	103.9	110.6	139.5	112.2	136.3	176.0	103.6
5～14岁	72.2	60.9	59.1	67.2	57.7	74.5	66.1	79.1	84.1	57.1
15～24岁	49.8	40.4	38.9	37.0	44.3	52.4	53.2	50.1	52.1	56.1
25～34岁	82.5	59.5	44.3	55.9	76.5	90.4	70.9	83.4	99.0	111.4
35～44岁	126.2	100.0	81.5	90.6	127.9	135.9	105.4	131.2	156.9	148.9
45～54岁	191.5	163.1	139.5	192.7	166.6	202.6	172.6	193.8	231.2	206.5
55～64岁	251.8	258.1	269.1	292.1	210.7	249.0	207.8	243.7	289.4	236.6
65岁及以上	338.3	396.9	420.0	424.9	320.0	302.1	289.8	267.2	349.6	271.4
文化程度别两周患病率(‰)										
文盲、半文盲	248.8	327.1	366.3	368.1	286.8	237.7	235.1	222.3	278.7	199.8
小学	179.4	251.1	312.5	289.2	187.5	166.9	156.1	172.8	192.0	121.7
初中	116.8	151.0	164.9	169.0	120.5	106.1	90.2	101.1	124.1	97.2
高中、技校	106.3	111.3	114.1	116.3	102.2	100.4	95.1	90.9	112.7	104.7
中专	141.0	162.1	181.8	188.2	95.8	97.7	91.7	102.7	102.0	83.3
大专	114.6	122.5	127.0	129.4	98.4	76.4	66.7	79.1	84.1	50.0
大学及以上	116.6	120.7	134.7	122.9	68.4	76.0	84.5	76.3	78.1	
医疗保障形式别两周患病率(‰)										
城镇基本医疗保险	178.4	181.7	209.9	165.7	134.5	155.1	147.4	163.1	153.4	160.6
大病医疗保险	147.1	140.3	125.2	166.7	206.3	178.9	190.1	320.0	83.3	
公费医疗	236.5	235.3	222.2	284.4	177.8	243.3	163.8	265.1	327.9	62.5
劳保医疗	277.2	284.5	256.1	380.3	217.9	181.3	148.6	179.1	275.9	
合作医疗	138.0	150.9	83.3		151.3	134.8	132.2	179.0	220.8	108.5
其他社会医疗保险	101.6	95.5	91.0	73.5	118.8	105.5	94.5	111.5	131.4	84.5
商业医疗保险	98.3	93.6	99.1	83.4	100.7	99.4	104.2	90.6	104.4	111.5
无医疗保险	141.6	125.1	120.1	134.3	123.1	144.8	130.9	134.3	165.2	130.3
就业状况别两周患病率(‰)										
在岗	144.7	97.6	77.3	102.8	113.5	153.6	133.8	147.1	174.1	150.2
离退休	334.3	335.8	358.5	347.8	257.7	321.9	299.2	305.4	373.6	301.6
学生	45.8	41.0	40.0	31.7	49.5	47.9	54.4	46.4	47.1	43.2
无业、失业、半失业	195.0	154.7	140.6	154.0	167.3	291.2	241.5	257.5	387.4	112.1

资料来源：2003年国家卫生服务调查。

8-3-4　2008年调查地区居民两周患病率

指标名称	合计	城市				农村				
		小计	大	中	小	小计	一类	二类	三类	四类
调查人数	177501	46510	17536	13259	15715	130991	29695	39683	42610	19003
患病人次数	33473	10326	5202	2474	2650	23147	5600	6616	8089	2842
两周患病率(‰)	188.6	222.0	296.6	186.6	168.6	176.7	188.6	166.7	189.8	149.6
分性别两周患病率(‰)										
男性	170.4	202.6	267.9	174.7	154.1	159.4	172.1	152.9	171.3	127.2
女性	206.8	240.4	323.4	198.1	182.4	194.3	204.9	181.0	208.7	173.0
年龄别两周患病率(‰)										
0～4岁	174.2	146.7	104.0	131.9	186.0	179.8	160.4	198.4	198.6	123.9
5～14岁	76.9	63.9	74.8	64.1	57.4	79.8	83.0	93.4	79.7	56.7
15～24岁	49.7	50.6	58.9	43.8	46.9	49.5	40.6	57.2	48.2	48.4
25～34岁	74.9	63.2	63.2	58.9	67.1	79.6	71.4	76.1	83.2	88.7
35～44岁	136.0	101.6	121.8	81.5	100.1	147.6	123.8	143.1	159.1	172.9
45～54岁	227.2	213.8	234.4	191.7	204.4	232.8	217.6	215.7	252.1	263.1
55～64岁	322.7	355.1	420.8	324.9	301.3	310.0	331.4	269.0	329.7	317.1
65岁及以上	465.9	580.9	741.5	465.0	404.1	398.2	452.6	348.9	404.3	366.9
文化程度别两周患病率(‰)										
文盲、半文盲	337.7	426.5	700.6	427.9	295.7	325.4	356.6	296.3	361.2	273.8
小学	245.6	369.0	543.9	366.8	259.2	224.3	254.4	210.1	244.1	169.8
初中	154.7	239.8	341.2	201.6	169.7	128.9	135.1	130.8	134.8	87.3
高中、技校	142.9	175.7	239.1	144.1	121.9	109.5	106.1	107.2	115.3	107.6
中专	178.6	221.0	309.3	179.5	133.2	98.6	81.3	94.0	109.6	146.6
大专	160.8	180.7	228.2	141.6	116.7	81.2	91.4	71.0	92.2	28.2
大学及以上	143.4	155.4	195.2	106.8	81.1	58.9	85.7	37.0	46.8	85.7
医疗保障形式别两周患病率(‰)										
城镇职工基本医保	284.2	286.0	355.1	225.7	184.0	265.8	321.7	180.3	232.3	204.5
公费医疗	411.7	452.1	557.3	428.2	200.7	264.9	213.6	181.1	391.3	176.5
城镇居民基本医保	145.6	142.3	212.5	142.0	96.2	166.7	143.1	159.4	222.7	235.3
新型农村合作医疗	178.4	212.0	150.0	143.7	216.9	177.2	189.6	168.1	191.3	148.6
其他社会医疗保险	138.6	140.9	156.7	150.9	92.8	132.4	122.5	113.2	170.0	176.5
无社会医疗保险	147.6	143.7	152.6	108.9	156.2	152.8	141.5	150.1	160.4	164.2
就业状况别两周患病率(‰)										
在岗	167.9	114.7	124.5	89.7	125.9	178.8	165.6	170.3	198.5	173.6
离退休	462.6	471.8	583.0	385.7	310.6	399.3	533.0	289.3	332.8	422.8
学生	47.5	46.6	57.2	39.1	40.6	47.8	36.7	56.0	45.5	50.5
无业、失业、半失业	289.1	222.0	245.9	198.1	219.8	336.0	390.7	275.5	358.6	262.6

资料来源：2008年国家卫生服务调查。

8-4-1　1998年调查地区居民疾病别两周患病率(‰)

指标名称	合计	城市				农村				
		小计	大	中	小	小计	一类	二类	三类	四类
传染病计	3.5	3.2	2.7	2.3	4.4	3.7	2.9	3.0	3.4	6.8
寄生虫病计	0.2	0.1	0.1	0.1	0.1	0.2	0.2	0.3	0.1	0.3
恶性肿瘤计	0.6	1.0	1.8	0.7	0.4	0.4	0.6	0.4	0.5	0.1
良性肿瘤计	0.4	0.6	0.9	0.6	0.3	0.3	0.4	0.2	0.4	0.1
内分泌、营养和代谢疾病计	2.1	5.4	8.7	3.1	3.5	1.0	1.1	1.4	1.0	0.3
其中：糖尿病	1.3	3.9	6.5	2.0	2.5	0.4	0.6	0.5	0.3	0.1
血液、造血器官疾病	1.4	1.0	1.0	0.5	1.4	1.5	1.7	1.6	1.7	0.8
精神病小计	0.8	1.0	1.0	1.2	0.9	0.7	0.5	0.7	1.0	0.4
神经系病计	3.2	3.1	3.1	2.7	3.4	3.2	3.6	3.1	3.5	1.9
眼及附器疾病	2.5	3.1	4.3	2.7	2.1	2.3	1.7	1.8	3.4	1.8
耳和乳突疾病	0.6	0.6	0.7	0.4	0.5	0.6	0.7	0.7	0.6	0.4
循环系统疾病	17.1	38.1	55.7	27.0	27.4	10.1	11.5	10.0	10.6	7.1
其中：心脏病	6.3	14.1	20.5	10.2	10.1	3.7	3.8	3.4	3.6	4.0
高血压	6.6	15.6	24.1	11.9	8.9	3.6	4.7	3.7	3.6	1.9
脑血管病	2.7	5.9	7.2	3.1	6.6	1.7	2.2	1.4	2.0	0.5
呼吸系统疾病	69.4	74.7	80.8	66.7	74.7	67.6	63.8	65.2	76.8	57.6
其中：急上呼感染	61.8	65.4	68.1	61.1	65.9	60.7	57.8	58.5	68.6	51.4
肺炎	1.0	0.8	0.9	0.4	1.0	1.1	0.9	1.0	0.8	2.3
老慢支	3.7	3.8	5.1	1.9	4.0	3.6	3.0	3.5	4.8	2.2
消化系统疾病	22.6	25.8	29.6	23.2	23.6	21.5	21.5	21.1	22.9	19.0
其中：急性胃炎	11.5	11.2	11.0	10.7	11.9	11.7	12.2	10.8	12.8	9.9
肝硬化	0.6	0.7	0.6	0.4	1.2	0.5	0.5	0.4	0.6	0.5
胆囊疾病	2.1	3.4	4.7	2.6	2.6	1.7	1.4	1.2	1.7	2.8
泌尿生殖系病	4.2	4.7	5.2	3.6	5.2	4.0	2.7	4.1	4.6	4.5
妊娠、分娩病及产褥期并发症	0.2	0.2	0.2	0.3	0.2	0.2	0.3	0.2	0.2	0.3
皮肤皮下组织	2.9	3.3	4.2	2.7	2.8	2.8	2.8	2.9	3.2	1.4
肌肉、骨骼结缔组织	10.9	13.2	14.3	12.1	12.9	10.1	10.2	9.6	11.9	7.2
其中：类关节炎	5.0	4.2	4.2	2.9	5.4	5.2	4.1	5.1	5.9	5.8
先天异常	0.1	0.1	0.2	0.0	0.1	0.1	0.1	0.3	0.1	0.3
围产期疾病	0.0	0.0	0.0	0.0	0.1	0.0	0.0	0.0	0.1	0.0
损伤和中毒	4.5	4.5	4.7	4.6	4.1	4.6	4.4	4.1	5.7	3.0
其他	0.5	0.5	0.9	0.3	0.3	0.5	0.4	0.5	0.4	0.9
不详	2.2	3.4	4.3	4.5	1.4	1.7	1.8	2.0	1.8	0.9

资料来源：1998年国家卫生服务调查。

8-4-2　2003年调查地区居民疾病别两周患病率(‰)

指标名称	合计	城市				农村				
		小计	大	中	小	小计	一类	二类	三类	四类
传染病计	2.5	1.8	1.3	0.8	3.3	2.7	1.3	1.7	3.4	5.3
寄生虫病计	0.1	0.0	0.1	0.1		0.1	0.0	0.1	0.3	0.0
恶性肿瘤计	0.9	1.3	2.0	1.0	0.7	0.8	1.0	1.1	0.7	0.4
良性肿瘤计	0.4	0.4	0.5	0.3	0.4	0.4	0.3	0.4	0.4	0.3
内分泌营养和代谢疾病	3.1	7.7	11.7	9.2	1.9	1.6	2.2	1.6	1.6	0.6
其中：糖尿病	2.2	6.3	9.5	7.9	1.4	0.8	1.3	0.7	0.9	0.2
血液、造血器官疾病	1.3	0.9	0.8	0.6	1.3	1.4	1.3	1.8	0.9	1.7
精神病小计	0.8	0.9	1.1	1.0	0.6	0.8	0.7	0.7	1.1	0.5
神经系病计	3.5	3.4	2.8	2.7	4.7	3.5	3.4	3.0	4.5	2.3
眼及附器疾病	1.6	2.0	2.5	1.4	1.8	1.5	1.5	1.2	1.9	1.4
耳和乳突疾病	0.5	0.4	0.4	0.2	0.5	0.5	0.4	0.5	0.6	0.4
循环系统疾病	24.4	45.2	55.7	54.5	25.3	17.2	20.9	15.5	18.5	12.1
其中：心脏病	7.2	14.6	17.2	16.9	9.8	4.6	5.1	3.6	4.8	5.1
高血压	11.9	21.9	28.8	27.1	9.6	8.4	11.3	8.4	7.8	5.7
脑血管病	3.7	6.4	7.0	7.6	4.5	2.7	2.9	2.2	3.8	0.8
呼吸系统疾病	52.6	42.4	40.4	42.2	44.8	56.1	51.6	55.5	65.7	42.6
其中：急上呼感染	44.1	34.1	31.0	34.1	37.7	47.5	43.3	48.3	55.3	34.2
肺炎	0.9	0.4	0.4	0.1	0.8	1.1	0.8	0.5	1.0	2.9
老慢支	3.8	3.6	4.9	2.5	3.0	3.8	4.1	3.2	4.7	2.7
消化系统疾病	21.1	17.7	15.6	15.4	22.1	22.3	16.9	21.5	24.7	26.5
其中：急性胃炎	10.5	8.3	7.4	7.0	10.5	11.3	8.8	11.0	12.6	12.5
肝硬化	0.4	0.4	0.3	0.4	0.5	0.4	0.2	0.4	0.4	0.6
胆囊疾病	2.5	2.8	2.1	1.8	4.5	2.4	1.5	1.3	2.5	5.2
泌尿生殖系病	5.2	4.4	4.5	4.2	4.5	5.5	3.8	3.9	7.2	7.4
妊娠、分娩病及产褥期并发症	0.1	0.2	0.2	0.1	0.1	0.1	0.1	0.1	0.1	0.5
皮肤皮下组织	1.9	1.7	1.5	2.0	1.6	2.0	2.1	2.0	2.3	0.9
肌肉、骨骼结缔组织	14.7	16.3	16.7	18.7	13.6	14.2	12.1	13.7	16.6	12.9
其中：类关节炎	5.1	4.2	3.0	3.9	5.7	5.4	3.1	4.8	6.5	7.9
先天异常	0.2	0.1	0.1	0.1	0.2	0.2	0.1	0.1	0.1	0.4
围产期疾病	0.0					0.0		0.0	0.0	0.0
损伤和中毒	5.7	4.0	3.6	4.8	3.7	6.3	6.5	5.8	6.7	5.6
其他	0.7	0.5	0.6	0.6	0.3	0.8	0.7	0.8	0.7	0.7
不详	1.7	2.0	2.4	0.9	2.4	1.6	0.9	1.7	2.2	1.0

资料来源：2003年国家卫生服务调查。

8-4-3　2008年调查地区居民疾病别两周患病率(‰)

指标名称	合计	城市				农村				
		小计	大	中	小	小计	一类	二类	三类	四类
传染病计	2.1	1.7	1.5	1.9	1.6	2.2	1.8	2.2	2.3	2.6
寄生虫病计	0.1	0.0		0.1		0.1	0.0	0.1	0.0	0.2
恶性肿瘤计	1.4	2.2	3.8	1.2	1.1	1.1	1.2	1.3	1.2	0.4
良性肿瘤计	0.8	1.0	1.5	1.1	0.4	0.7	0.8	0.5	0.8	0.6
内分泌、营养、代谢及免疫疾病计	7.4	17.8	31.1	13.8	6.4	3.7	7.1	3.4	2.7	1.3
其中：糖尿病	6.0	15.5	26.4	13.0	5.5	2.6	5.1	2.4	1.8	0.9
血液、造血器官疾病计	1.4	1.0	1.4	0.6	0.9	1.6	1.1	1.8	1.4	2.3
精神病小计	1.3	1.7	2.5	1.4	1.1	1.2	1.7	1.4	0.9	0.6
神经系病计	3.4	3.1	4.0	2.0	2.9	3.5	3.5	2.5	4.5	3.4
眼及附器疾病	1.6	2.0	2.7	1.4	1.6	1.4	1.7	1.2	1.3	1.6
耳和乳突疾病	0.5	0.6	0.6	0.8	0.4	0.5	0.7	0.4	0.6	0.4
循环系统疾病	50.3	91.7	132.7	87.6	49.4	35.6	59.7	29.1	33.0	17.3
其中：心脏病	10.7	20.4	29.3	16.6	13.6	7.2	8.8	6.4	7.6	5.8
高血压	31.4	60.8	90.2	62.2	26.9	20.9	42.0	15.6	17.0	7.9
脑血管病	5.8	7.7	9.5	6.3	6.7	5.2	5.9	5.4	6.1	1.5
呼吸系统疾病	47.8	40.5	45.0	34.2	40.9	50.4	43.8	54.1	55.0	42.6
其中：急上呼感染	38.0	30.8	32.0	27.1	32.6	40.6	35.4	44.8	43.9	32.6
肺　炎	1.1	0.8	0.7	0.5	1.1	1.2	0.5	1.1	1.2	2.2
老慢支	4.1	3.3	4.7	1.7	3.1	4.4	4.2	3.9	5.0	4.4
消化系统疾病	26.4	20.6	21.8	13.8	24.8	28.5	22.3	27.4	31.9	32.6
其中：急性胃炎	13.6	8.6	8.0	5.7	11.6	15.4	10.2	15.7	18.3	16.1
肝硬化	0.6	0.8	0.8	0.5	0.9	0.6	0.6	0.5	0.5	0.8
胆囊疾病	2.8	2.4	2.3	1.7	3.1	3.0	2.6	2.2	2.7	5.7
泌尿生殖系病	6.6	5.7	8.4	3.5	4.5	6.9	5.7	6.3	7.3	9.4
妊、分及产褥	0.1	0.1	0.2	0.1	0.1	0.1	0.1	0.1	0.1	0.1
皮肤皮下组织	3.0	2.7	3.4	1.9	2.5	3.1	2.0	4.1	3.1	2.5
肌肉、骨骼结缔组织	25.0	21.1	25.1	14.6	22.1	26.4	26.0	21.1	32.2	25.2
其中：类关节炎	7.6	4.8	4.8	3.4	5.9	8.6	6.6	6.7	10.1	12.4
先天异常	0.1	0.2	0.2	0.2		0.1	0.2	0.2	0.1	0.1
围产期疾病	0.0	0.0		0.1		0.0		0.1	0.0	0.1
损伤和中毒	5.6	4.4	5.4	3.4	4.2	6.0	6.5	5.3	6.6	5.4
其他	0.6	0.6	0.7	0.7	0.6	0.6	0.7	0.8	0.7	0.3
不详	3.1	3.5	4.6	2.3	3.2	2.9	2.0	3.5	4.1	0.5

资料来源：2008年国家卫生服务调查。

8-5　1998、2003、2008年调查地区居民两周患疾病严重程度

		合计	城市				农村				
			小计	大	中	小	小计	一类	二类	三类	四类
1998	每千人患病天数	1257	1646	2044	1351	1444	1125	1052	1081	1293	947
	每千人休工天数	308	153	153	132	170	347	267	331	404	375
	每千人休学天数	89	68	81	42	74	95	98	81	104	101
	每千人卧床天数	113	95	117	64	96	119	110	116	115	147
2003	每千人患病天数	1093	1238	1345	1366	1009	1043	941	995	1200	936
	每千人休工天数	194	84	67	70	114	218	194	192	235	265
	每千人休学天数	50	35	35	31	39	54	39	45	68	60
	每千人卧床天数	170	175	163	181	182	169	154	150	184	195
2008	每千人患病天数	1537	1842	2472	1630	1318	1428	1652	1280	1488	1256
	每千人休工天数	90	59	64	62	52	97	108	71	123	76
	每千人休学天数	44	29	17	55	21	48	50	42	56	40
	每千人卧床天数	185	164	168	159	164	193	189	193	216	146

资料来源：1998、2003、2008年国家卫生服务调查。

8-6-1　1993年调查地区居民慢性病患病率(‰)

指标名称	合计	城市				农村				
		小计	大	中	小	小计	一类	二类	三类	四类
慢性病患病率	169.8	285.8	323.0	277.6	258.9	130.7	128.6	118.0	134.5	153.9
男性	152.3	254.4	291.7	244.2	229.9	119.0	114.4	108.7	121.6	143.9
女性	187.6	316.2	352.6	309.6	287.8	142.9	143.4	127.7	147.9	164.2
年龄别慢性病患病率										
0～4岁	19.2	23.5	35.3	19.2	19.7	18.3	12.6	19.0	18.9	21.7
5～14岁	19.2	26.3	30.1	23.5	25.7	17.6	10.9	16.4	21.1	21.5
15～24岁	26.0	35.0	42.9	34.6	29.9	23.9	19.0	21.4	26.1	31.8
25～34岁	66.4	64.0	65.5	71.0	56.1	67.1	53.1	65.4	67.7	90.9
35～44岁	162.0	167.2	146.2	173.3	184.8	159.7	138.3	142.3	173.1	218.4
45～54岁	263.4	358.1	336.6	370.9	365.7	227.2	204.1	216.7	223.3	318.1
55～64岁	430.5	618.7	616.1	632.7	605.9	335.0	305.3	298.2	349.3	437.4
65岁及以上	540.3	789.3	821.6	775.5	757.6	398.2	399.5	366.4	398.9	470.9
疾病别慢性病患病率										
传染病计	5.3	5.2	3.2	6.1	6.1	5.4	3.3	5.1	5.4	9.5
寄生虫病计	0.4	0.3	0.3	0.1	0.5	0.5	0.5	0.9	0.2	0.1
恶性肿瘤计	1.0	2.1	3.2	1.6	1.6	0.7	1.0	0.7	0.5	0.2
良性肿瘤计	0.9	1.9	2.5	2.0	1.2	0.5	0.6	0.4	0.7	0.4
内分泌、营养和代谢疾病计	3.1	8.7	12.2	9.3	4.7	1.3	1.6	1.3	1.3	0.5
其中：糖尿病	1.9	6.4	9.2	7.1	3.2	0.4	0.7	0.3	0.3	0.2
血液、造血器官疾病	3.1	3.4	3.5	3.4	3.3	3.0	2.6	3.6	2.8	2.5
精神病小计	1.8	2.1	2.5	1.4	2.3	1.7	2.0	1.7	1.7	1.2
神经系病计	5.5	6.4	6.0	7.1	6.0	5.3	6.9	5.2	5.2	2.7
眼及附器疾病	3.4	6.7	8.9	6.5	4.8	2.3	2.4	2.3	2.2	2.6
耳和乳突疾病	1.0	107.0	1.7	2.1	1.4	0.7	0.6	0.9	0.6	0.7
循环系统疾病	31.4	78.6	99.0	84.1	53.7	15.5	19.2	13.1	14.7	16.5
其中：心脏病	13.1	33.8	42.0	37.5	22.6	6.1	7.0	4.8	5.7	8.4
高血压	11.9	29.8	40.1	31.7	18.3	5.9	7.6	5.5	4.9	6.2
脑血管病	4.0	9.8	10.1	10.3	8.9	2.0	2.7	1.8	2.2	0.9
呼吸系统疾病	22.7	31.3	42.0	26.6	25.9	19.8	19.9	19.0	19.7	21.6
其中：老慢支	13.8	15.9	19.4	13.3	15.2	13.0	12.8	11.8	14.0	14.1
消化系统疾病	36.5	49.0	54.2	56.1	37.0	32.3	36.2	29.2	31.1	36.0
其中：急性胃炎	16.2	16.1	15.6	16.2	16.5	16.2	12.9	16.6	17.6	17.6
肝硬化	2.1	2.7	2.6	2.2	3.2	1.9	1.8	0.9	2.6	2.3
胆囊疾病	5.6	12.8	14.4	17.9	6.1	3.2	4.8	2.3	2.7	3.6
泌尿生殖系病	8.3	12.9	13.3	16.0	9.5	6.8	5.6	6.6	7.4	7.8
皮肤皮下组织	2.7	3.4	4.1	3.8	2.2	2.4	2.3	2.4	2.8	1.8
肌肉、骨骼结缔组织	25.5	38.4	40.6	43.4	31.3	21.2	17.4	18.3	23.8	27.8
其中：类关节炎	13.5	14.6	10.8	21.7	11.1	13.1	7.3	11.4	15.5	21.4
先天异常	0.3	0.7	1.0	0.7	0.3	0.2	0.1	0.3	0.1	0.3
损伤和中毒	1.3	2.0	3.1	1.6	1.4	1.1	1.1	1.1	1.0	1.0
其他	0.1	0.0		0.1	0.1	0.1		0.1	0.1	
不详	14.7	30.4	20.5	5.1	65.0	9.4	4.6	5.3	12.4	19.6

资料来源：1993年国家卫生服务调查。

8-6-2 1998年调查地区居民慢性病患病率（‰）

指标名称	合计	城市				农村				
		小计	大	中	小	小计	一类	二类	三类	四类
慢性病患病率										
按人数计算	128.2	200.9	236.6	199.0	161.7	103.6	109.4	95.1	113.7	89.4
按例数计算	157.5	273.3	327.7	277.8	207.3	118.4	128.6	106.2	130.3	100.4
分性别慢性病患病率										
男性	141.6	251.1	305.9	257.0	185.7	106.3	116.3	98.5	116.5	84.0
女性	173.9	294.9	348.3	298.2	228.9	131.1	141.4	114.3	145.0	117.6
年龄别慢性病患病率										
0～4岁	13.4	8.0	0.0	17.0	7.2	14.4	13.5	17.8	15.4	8.8
5～14岁	18.6	22.1	27.4	19.7	19.1	17.9	18.1	18.7	18.2	15.5
15～24岁	25.8	25.6	23.2	33.2	22.6	25.9	25.8	24.1	27.5	25.9
25～34岁	72.5	69.0	62.7	75.7	69.4	73.5	71.9	72.5	77.1	69.8
35～44岁	142.2	174.9	185.5	161.3	173.1	128.2	119.5	112.2	139.8	152.7
45～54岁	232.0	327.3	339.4	358.7	284.4	195.2	180.3	187.0	218.0	183.5
55～64岁	386.5	573.4	647.8	607.2	445.4	296.4	311.0	251.8	345.8	239.0
65岁及以上	517.9	793.1	893.0	768.2	637.2	355.1	381.6	323.6	390.3	288.5
疾病别慢性病患病率										
传染病计	4.8	5.8	4.6	4.2	8.6	4.5	3.4	4.8	3.8	7.3
寄生虫病计	0.5	0.3	0.1	1.1	0.0	0.6	0.2	1.6	0.1	0.3
恶性肿瘤计	1.2	2.3	3.3	2.4	1.0	0.8	1.1	0.8	0.8	0.1
良性肿瘤计	0.9	1.9	2.3	2.5	1.0	0.6	0.8	0.5	0.8	0.2
内分泌、营养和代谢疾病计	4.7	13.1	18.1	14.3	6.4	1.8	3.0	1.6	1.8	0.6
其中：糖尿病	3.2	9.8	13.2	10.6	5.3	0.9	1.7	0.8	0.7	0.3
血液、造血器官疾病	2.9	3.3	3.3	3.6	3.0	2.7	2.7	3.1	2.8	1.7
精神病小计	1.9	2.4	2.7	2.6	1.8	1.8	2.2	1.7	1.8	1.4
神经系病计	5.0	5.8	5.7	5.8	5.8	4.8	5.6	4.4	5.5	2.7
眼及附器疾病	4.3	9.4	13.2	9.7	4.9	2.5	2.6	2.2	2.8	2.5
耳和乳突疾病	0.9	1.5	1.5	1.7	1.4	0.7	0.9	0.7	0.7	0.5
循环系统疾病	38.8	93.6	122.9	92.9	60.7	20.3	26.7	18.3	20.4	14.5
其中：心脏病	14.2	34.5	45.3	33.5	23.1	7.4	8.7	6.4	6.9	8.5
高血压	15.8	39.3	52.9	42.8	20.7	7.9	11.4	7.5	7.5	4.4
脑血管病	5.9	13.1	15.1	10.9	12.8	3.4	5.0	2.9	3.8	1.1
呼吸系统疾病	19.8	30.7	39.0	26.9	24.5	16.1	16.8	13.6	20.1	11.3
其中：老慢支	12.9	18.7	22.0	16.1	17.3	10.9	11.4	9.2	13.6	7.9
消化系统疾病	32.5	46.4	48.8	47.4	42.7	27.9	30.7	24.0	29.7	27.4
其中：急性胃炎	14.3	16.2	14.5	17.5	17.1	13.6	14.1	11.6	16.1	11.5
肝硬化	1.7	2.7	2.3	2.1	3.8	1.4	1.5	1.0	1.5	1.7
胆囊疾病	6.4	12.8	16.2	11.6	10.0	4.2	4.4	3.1	3.8	7.3
泌尿生殖系病	8.3	11.8	13.7	10.8	10.4	7.2	6.4	6.6	7.5	8.9
妊娠、分娩病及产褥期并发症	0.1	0.2	0.1	0.2	0.2	0.1	0.2	0.1	0.2	0.1
皮肤皮下组织	2.5	3.6	3.8	4.9	2.1	2.1	2.1	1.9	2.8	1.2
肌肉、骨骼结缔组织	23.4	35.2	37.5	39.9	28.6	19.4	19.4	16.2	23.8	16.3
其中：类关节炎	11.5	12.8	13.0	11.0	14.1	11.1	8.4	9.3	13.2	14.1
先天异常	0.6	0.6	0.5	0.7	0.7	0.6	0.4	0.5	0.5	1.1
围产期疾病	0.1	0.1	0.0	0.2	0.1	0.1	0.0	0.0	0.1	0.0
损伤和中毒	2.9	3.2	3.6	3.6	2.6	2.7	2.5	2.5	3.5	1.9
其他	0.4	0.5	0.9	0.3	0.3	0.4	0.3	0.5	0.3	0.5

资料来源：1998年国家卫生服务调查。

8-6-3 2003年调查地区居民慢性病患病率（‰）

指标名称	合计	城市				农村				
		小计	大	中	小	小计	一类	二类	三类	四类
慢性病患病率										
按人数计算	123.3	177.3	207.7	161.8	156.4	104.7	109.7	100.4	107.7	99.0
按例数计算	151.1	239.6	293.0	220.1	196.2	120.5	127.6	113.6	126.1	111.1
分性别慢性病患病率										
男性	133.5	215.4	261.8	200.2	176.5	106.4	112.0	103.2	109.9	96.5
女性	169.0	262.7	322.7	238.8	215.3	135.3	143.5	124.4	143.1	126.6
年龄别慢性病患病率										
0～4岁	6.3	5.3	8.6	3.7	4.3	6.5	9.4	3.8	7.2	6.3
5～14岁	9.6	8.7	6.4	8.0	10.8	9.7	10.2	9.8	10.0	8.6
15～24岁	18.0	14.5	10.4	14.8	18.4	18.9	18.0	17.4	19.6	21.2
25～34岁	58.3	48.9	33.7	35.3	74.6	61.6	41.9	55.4	63.3	94.6
35～44岁	117.1	118.6	104.6	88.6	159.0	116.5	90.5	109.2	127.0	156.5
45～54岁	219.5	261.7	248.6	262.7	277.7	203.1	187.0	192.0	219.9	218.8
55～64岁	362.1	497.1	550.3	497.5	428.7	302.6	283.1	308.0	311.2	305.8
65岁及以上	538.8	777.1	874.9	733.9	626.5	391.7	428.7	367.2	386.4	373.2
疾病别慢性病患病率										
传染病计	2.7	2.4	2.0	1.6	3.5	2.8	1.7	2.6	3.0	4.3
寄生虫病计	0.1	0.2	0.2	0.3	0.1	0.1	0.0	0.2	0.1	0.2
恶性肿瘤计	1.3	2.5	4.1	1.6	1.3	0.8	1.4	1.0	0.6	0.4
良性肿瘤计	0.8	1.1	1.6	0.9	0.8	0.6	0.5	0.7	0.7	0.6
内分泌、营养和代谢疾病计	7.5	20.3	28.4	21.4	10.3	3.1	5.1	2.5	2.9	1.6
其中：糖尿病	5.6	16.3	22.5	17.6	8.3	1.9	3.4	1.5	1.7	1.0
血液、造血器官疾病	1.9	1.6	1.5	0.8	2.3	2.0	1.4	2.8	1.5	2.1
精神病小计	1.9	2.4	3.1	1.6	2.3	1.8	2.3	1.7	1.8	1.0
神经系病计	3.9	4.6	4.7	3.9	5.0	3.7	3.5	3.5	4.6	2.6
眼及附器疾病	2.8	4.6	6.9	3.8	2.7	2.1	2.1	2.1	2.1	2.4
耳和乳突疾病	0.6	0.9	1.1	0.8	0.8	0.5	0.5	0.5	0.4	0.5
循环系统疾病	50.0	105.8	139.0	104.7	69.2	30.8	40.9	28.3	30.1	21.8
其中：心脏病	14.3	32.8	43.9	29.6	23.1	7.9	9.4	6.6	8.1	8.0
高血压	26.2	54.7	74.5	57.0	30.3	16.4	24.5	15.5	13.8	11.8
脑血管病	6.6	13.0	14.0	13.1	11.8	4.4	4.6	4.6	5.6	1.2
呼吸系统疾病	15.5	19.1	23.4	15.3	17.5	14.2	14.8	13.1	15.5	12.5
其中：老慢支	7.5	8.2	12.0	4.8	7.0	7.3	8.3	6.1	8.4	5.5
消化系统疾病	25.5	28.2	27.6	21.2	34.8	24.6	22.7	21.8	26.2	29.2
其中：急性胃炎	10.3	9.8	8.4	7.4	13.3	10.5	9.1	9.2	12.6	10.4
肝硬化	1.2	1.4	1.2	1.3	1.8	1.1	1.4	0.9	0.6	1.9
胆囊疾病	5.7	8.5	8.4	6.6	10.1	4.7	4.1	2.9	4.6	9.7
泌尿生殖系病	8.4	10.1	11.5	8.7	9.8	7.8	6.3	6.8	8.7	10.4
妊娠、分娩病及产褥期并发症	0.1	0.1	0.2		0.1	0.1	0.1	0.1	0.1	0.3
皮肤皮下组织	1.3	1.8	2.0	1.5	1.7	1.2	1.2	1.4	1.2	0.4
肌肉、骨骼结缔组织	23.1	29.8	30.9	28.3	29.8	20.8	19.1	21.3	22.9	17.4
其中：类关节炎	8.6	8.4	7.3	6.2	11.6	8.7	5.3	8.5	10.1	11.3
先天异常	0.4	0.4	0.6	0.1	0.5	0.5	0.4	0.4	0.6	0.4
围产期疾病	0.0	0.0			0.1	0.0			0.0	0.0
损伤和中毒	2.1	2.4	2.7	2.4	2.0	2.0	2.4	1.9	2.3	0.9
其他	0.3	0.2	0.3	0.3	0.1	0.3	0.3	0.5	0.1	0.2

资料来源：2003年国家卫生服务调查。

8-6-4　2008年调查地区居民慢性病患病率（‰）

指标名称	合计	城市				农村				
		小计	大	中	小	小计	一类	二类	三类	四类
慢性病患病率										
按人数计算	157.4	205.3	246.7	194.9	167.8	140.4	167.8	129.8	147.0	105.1
按例数计算	199.9	282.8	361.8	258.6	215.0	170.5	211.2	155.3	179.0	119.6
分性别慢性病患病率										
男性	177.3	266.2	338.0	248.3	202.1	147.0	186.4	137.9	151.7	95.5
女性	222.5	298.6	384.0	268.9	227.2	194.4	235.8	173.3	206.6	144.7
年龄别慢性病患病率										
0～4岁	6.4	7.9	4.7	3.6	13.4	6.1	3.4	6.5	6.7	7.2
5～14岁	8.7	7.0	7.8	8.1	5.7	9.0	8.7	7.9	10.8	7.9
15～24岁	20.2	15.1	18.7	9.1	15.5	21.7	17.9	21.3	23.3	23.6
25～34岁	51.3	35.6	33.4	25.2	47.8	57.5	55.7	52.0	59.7	64.8
35～44岁	121.7	105.0	113.8	88.4	110.9	127.3	118.9	116.8	139.0	137.8
45～54岁	259.5	272.7	282.7	263.6	266.8	254.0	264.3	234.4	269.2	240.7
55～64岁	419.9	522.5	582.9	491.1	476.5	379.7	437.9	337.3	389.1	335.2
65岁及以上	645.4	851.8	975.8	813.4	659.5	523.9	632.8	486.2	507.6	386.9
疾病别慢性病患病率										
传染病计	2.7	1.7	1.4	0.9	2.7	3.1	2.2	3.1	3.4	4.0
寄生虫病计	0.1	0.1	0.1	0.2		0.1	0.1	0.1	0.0	0.2
恶性肿瘤计	2.0	3.3	5.3	2.6	1.7	1.5	1.9	1.7	1.7	0.4
良性肿瘤计	1.2	1.8	2.2	1.5	1.5	1.0	1.2	0.8	1.2	0.8
内分泌、营养、代谢及免疫疾病计	12.9	31.4	47.4	30.5	14.3	6.3	10.3	6.7	5.3	1.7
其中：糖尿病	10.7	27.5	40.4	28.2	12.4	4.8	8.2	4.9	3.8	1.4
血液、造血器官疾病计	2.0	1.6	2.1	1.3	1.3	2.2	1.8	2.0	2.3	2.8
精神病小计	2.1	2.3	3.3	2.0	1.5	2.0	2.8	2.2	1.9	0.9
神经系病计	4.2	4.0	4.7	3.7	3.5	4.2	4.7	3.3	5.5	2.7
眼及附器疾病	2.7	4.0	4.9	3.8	3.3	2.2	2.3	2.0	2.5	1.8
耳和乳突疾病	0.5	0.5	0.5	0.4	0.6	0.5	0.5	0.4	0.6	0.3
循环系统疾病	85.5	153.3	195.9	154.9	104.5	61.5	96.5	55.8	57.4	27.7
其中：心脏病	17.6	34.4	44.3	32.6	24.9	11.7	16.6	10.5	11.1	7.5
高血压	54.9	100.8	132.0	106.9	61.0	38.5	65.2	34.4	34.1	15.7
脑血管病	9.7	13.6	14.1	12.4	14.1	8.3	10.1	8.5	9.6	2.1
呼吸系统疾病	14.7	15.7	20.5	11.6	13.8	14.3	13.3	14.4	16.1	11.9
其中：老慢支	6.9	6.6	8.6	4.4	6.2	7.1	6.9	6.6	8.0	6.1
消化系统疾病	24.5	21.9	24.6	15.8	23.9	25.5	26.5	23.0	27.4	24.8
其中：急性胃炎	10.7	7.9	7.2	5.4	10.7	11.7	10.9	11.5	13.2	10.2
肝硬化	1.2	1.5	1.5	1.4	1.7	1.0	1.1	1.0	1.0	1.2
胆囊疾病	5.1	5.0	5.6	4.1	5.0	5.2	5.7	3.8	5.2	7.3
泌尿生殖系病	9.3	9.4	12.0	6.6	8.9	9.3	8.3	8.3	10.1	11.1
妊娠、分娩病及产褥期并发症	0.0	0.0	0.1		0.1	0.0	0.0	0.1	0.0	0.1
皮肤皮下组织	1.3	1.3	1.5	1.4	1.1	1.3	1.1	1.2	1.7	0.8
肌肉、骨骼结缔	31.0	27.4	31.6	19.6	29.3	32.3	34.4	27.3	38.5	25.4
其中：类关节炎	10.2	7.2	6.3	6.0	9.1	11.3	9.7	9.4	13.0	13.6
先天异常	0.4	0.5	0.5	0.3	0.6	0.4	0.4	0.3	0.5	0.3
围产期疾病	0.0					0.1		0.1	0.0	0.3
损伤和中毒	1.4	1.4	1.9	0.8	1.3	1.4	1.7	1.3	1.5	1.0
其他	0.3	0.2	0.1	0.4	0.1	0.3	0.3	0.5	0.2	0.1

资料来源：2008年国家卫生服务调查。

8-7-1 城市七岁以下儿童身体发育情况

年龄	男性				女性			
	体重(公斤)		身高(厘米)		体重(公斤)		身高(厘米)	
	平均值	标准差	平均值	标准差	平均值	标准差	平均值	标准差
0～3天	3.33	0.39	50.4	1.7	3.24	0.39	49.7	1.7
1月	5.11	0.65	56.8	2.4	4.73	0.58	55.6	2.2
2月	6.27	0.73	60.5	2.3	5.75	0.68	59.1	2.3
3月	7.17	0.78	63.3	2.2	6.56	0.73	62.0	2.1
4月	7.76	0.86	65.7	2.3	7.16	0.78	64.2	2.2
5月	8.32	0.95	67.8	2.4	7.65	0.84	66.1	2.3
6月	8.75	1.03	69.8	2.6	8.13	0.93	68.1	2.4
8月	9.35	1.04	72.6	2.6	8.74	0.99	71.1	2.6
10月	9.92	1.09	75.5	2.6	9.28	1.01	73.8	2.7
12月	10.49	1.15	78.3	2.9	9.80	1.05	76.8	2.8
15月	11.04	1.23	81.4	3.1	10.43	1.14	80.2	3.0
18月	11.65	1.31	84.0	3.2	11.01	1.18	82.9	3.1
21月	12.39	1.39	87.3	3.4	11.77	1.30	86.0	3.3
2岁	13.19	1.48	91.2	3.8	12.60	1.48	89.9	3.8
2.5岁	14.28	1.64	95.4	3.9	13.73	1.63	94.3	3.8
3岁	15.31	1.75	98.9	3.8	14.80	1.69	97.6	3.8
3.5岁	16.33	1.97	102.4	4.0	15.83	1.86	101.3	3.8
4岁	17.37	2.03	106.0	4.1	16.84	2.02	104.9	4.1
4.5岁	18.55	2.27	109.5	4.4	18.01	2.22	108.7	4.3
5岁	19.90	2.61	113.1	4.4	18.93	2.45	111.7	4.4
5.5岁	21.16	2.82	116.4	4.5	20.27	2.73	115.4	4.5
6～7岁	22.51	3.21	120.0	4.8	21.55	2.94	118.9	4.6

资料来源：《2005年中国九市七岁以下儿童体格发育调查研究资料》。

8-7-2　农村七岁以下儿童身体发育情况

年龄	男性				女性			
	体重(公斤)		身高(厘米)		体重(公斤)		身高(厘米)	
	平均值	标准差	平均值	标准差	平均值	标准差	平均值	标准差
0～3天	3.32	0.40	50.4	1.7	3.19	0.39	49.8	1.7
1月	5.12	0.73	56.6	2.5	4.79	0.61	55.6	2.2
2月	6.29	0.75	60.5	2.4	5.75	0.72	59.0	2.4
3月	7.08	0.82	63.0	2.3	6.51	0.76	61.7	2.2
4月	7.63	0.89	65.0	2.2	7.08	0.83	63.6	2.3
5月	8.15	0.93	67.0	2.2	7.54	0.91	65.5	2.4
6月	8.57	1.01	69.2	2.5	7.98	0.94	67.6	2.5
8月	9.18	1.07	72.1	2.6	8.54	1.05	70.5	2.7
10月	9.65	1.10	74.7	2.8	9.00	1.04	73.2	2.7
12月	10.11	1.15	77.5	2.8	9.44	1.12	75.8	2.8
15月	10.59	1.20	80.2	3.1	9.97	1.13	78.9	3.1
18月	11.21	1.25	82.8	3.2	10.63	1.20	81.7	3.3
21月	11.82	1.36	85.8	3.4	11.21	1.27	84.4	3.3
2岁	12.65	1.43	89.5	3.8	12.04	1.38	88.2	3.7
2.5岁	13.81	1.60	93.7	3.8	13.18	1.52	92.4	3.7
3岁	14.65	1.65	97.2	3.9	14.22	1.66	96.2	3.9
3.5岁	15.51	1.77	100.5	4.0	15.09	1.82	99.5	4.2
4岁	16.49	1.95	103.9	4.4	15.99	1.89	103.1	4.1
4.5岁	17.47	2.18	107.4	4.3	16.84	2.07	106.2	4.5
5岁	18.46	2.32	110.7	4.5	17.85	2.35	109.7	4.6
5.5岁	19.58	2.72	113.6	4.7	18.83	2.49	112.7	4.7
6～7岁	20.79	2.89	117.4	5.0	20.11	2.87	116.5	5.0

资料来源:《2005年中国九市七岁以下儿童体格发育调查研究资料》。

8-7-3 青少年身体发育情况

年龄（岁）	男性				女性			
	平均体重（千克）		平均身高（厘米）		平均体重（千克）		平均身高（厘米）	
	1992	2002	1992	2002	1992	2002	1992	2002
城市								
7	23.1	24.8	120.8	124.0	22.0	23.2	118.7	122.6
8	26.0	27.2	125.7	129.0	24.9	26.0	124.9	128.3
9	29.3	30.4	130.7	134.4	28.3	28.6	130.7	133.5
10	31.5	33.8	136.5	139.6	31.0	32.8	135.7	139.9
11	34.8	37.4	141.3	144.9	34.2	36.7	141.9	145.8
12	38.0	40.5	146.1	149.5	40.5	40.5	147.9	150.5
13	44.1	44.9	154.3	156.6	43.2	44.5	152.0	154.5
14	49.3	49.4	158.7	162.0	46.4	47.2	154.9	157.2
15	52.8	55.2	164.1	167.6	48.3	50.8	156.5	158.3
16	54.8	57.2	166.6	168.4	49.8	52.2	156.7	158.8
17	56.1	58.7	167.6	170.2	50.1	51.9	157.2	158.6
18	57.1	60.9	168.2	170.8	50.0	51.9	157.6	158.8
19	57.7	61.2	168.7	170.4	51.3	51.8	157.6	159.6
农村								
7	21.1	21.7	116.1	119.6	20.2	20.6	114.7	118.2
8	23.1	23.9	121.3	124.6	22.3	22.9	120.1	123.8
9	25.3	26.1	126.0	129.1	24.6	25.4	125.5	128.8
10	27.6	28.6	130.9	134.2	27.1	28.2	130.3	134.3
11	30.1	31.9	135.1	139.2	30.0	31.8	135.5	140.0
12	33.2	35.4	140.4	144.5	34.1	35.8	141.3	145.4
13	38.7	39.3	147.6	149.9	39.1	40.5	146.7	150.1
14	42.4	45.1	152.9	157.2	43.2	44.1	150.6	153.2
15	47.5	48.6	158.1	161.4	45.2	46.7	151.9	154.8
16	51.3	53.0	161.4	165.2	48.6	49.2	154.4	156.0
17	52.9	54.9	163.4	166.3	49.3	51.2	154.5	157.0
18	54.7	56.8	163.8	167.2	50.8	51.7	154.9	157.5
19	56.2	58.8	165.0	168.3	51.4	52.3	155.1	157.0

资料来源：1992、2002年全国营养抽样调查。

8-8-1 城乡居民每人每日营养素摄入量

营养素名称	合计			城市			农村		
	1982	1992	2002	1982	1992	2002	1982	1992	2002
能量(卡)	2491.3	2328.3	2250.5	2450.0	2394.6	2134.0	2509.0	2294.0	2295.5
蛋白质(克)	66.7	68.0	65.9	66.8	75.1	69.0	66.6	64.3	64.6
脂肪(克)	48.1	58.3	76.2	68.3	77.7	85.5	39.6	48.3	72.7
碳水化合物			321.2			268.3			341.6
糖(克)	443.4	378.4		101.0	340.5		489.7	397.9	
膳食纤维(克)	8.1	13.3	12.0	6.8	11.6	11.1	8.7	14.1	12.4
视黄醇(微克)	53.8	156.5	151.1	103.9	277.0	223.6	32.7	94.2	123.1
视黄醇当量(微克)	119.5	476.0	469.2	147.3	605.5	547.2	107.8	409.0	439.1
硫胺素(毫克)	2.5	1.2	1.0	2.1	1.1	1.0	2.6	1.2	1.0
核黄素(毫克)	0.9	0.8	0.8	0.8	0.9	0.9	0.9	0.7	0.7
维生素E(毫克)			35.6			37.3			35.0
钾(毫克)			1700.1			1722.4			1691.5
钠(毫克)			6268.2			6007.7			6368.8
钙(毫克)	694.5	405.4	388.8	563.0	457.9	438.6	750.0	378.2	369.6
铁(毫克)	37.3	23.4	23.2	34.2	25.5	23.7	38.6	22.4	23.1
锌(毫克)			11.3			11.5			11.2
铜(毫克)			2.2			2.3			2.2
硒(毫克)			39.9			46.5			37.4
磷(毫克)	1623.2	1057.8	978.8	1574.0	1077.4	973.2	1644.0	1047.6	981.0

资料来源：1982、1992、2002年全国营养调查。

8-8-2 城乡居民膳食结构（%）

食物分类	合计		城市		农村	
	1992	2002	1992	2002	1992	2002
能量的食物来源						
谷类	66.8	57.9	57.4	48.5	71.7	61.5
豆类	1.8	2.6	2.1	2.7	1.7	2.6
薯类	3.1	2.0	1.7	1.4	3.9	2.2
动物性食物	9.3	12.6	15.2	17.6	6.2	10.7
纯热能食物	11.6	17.3	14.3	19.3	10.2	16.5
其他	7.4	7.6	9.4	10.5	6.4	6.5
能量的营养素来源						
蛋白质	11.8	11.8	12.7	13.1	11.3	11.3
脂肪	22.0	29.6	28.4	35.0	18.6	27.5
蛋白质的食物来源						
谷类	61.6	52.0	48.8	40.7	68.3	56.5
豆类	5.1	7.5	5.8	7.3	4.8	7.6
动物性食物	18.9	25.1	31.5	35.8	12.4	21.0
其他	14.4	15.3	14.0	16.3	14.6	15.0
脂肪的食物来源						
动物性食物	37.2	39.2	38.7	36.2	36.3	40.4
植物性食物	62.8	60.8	61.3	63.8	63.7	59.6

资料来源：1992、2002年全国营养调查。

8-8-3　城乡居民每人每日食物摄入量（克）

食物分类	合计			城市			农村		
	1982	1992	2002	1982	1992	2002	1982	1992	2002
米及其制品	217.0	226.7	238.3	217.0	223.1	217.8	217.0	255.8	246.2
面及其制品	189.2	178.7	140.2	218.0	165.3	131.9	177.0	189.1	143.5
其他谷类	103.5	34.5	23.6	24.0	17.0	16.3	137.0	40.9	26.4
薯类	179.9	86.6	49.1	66.0	46.0	31.9	228.0	108.0	55.7
干豆类	8.9	3.3	4.2	6.1	2.3	2.6	10.1	4.0	4.8
豆制品	4.5	7.9	11.8	8.2	11.0	12.9	2.9	6.2	11.4
深色蔬菜	79.3	102.0	90.8	68.0	98.1	88.1	84.0	107.1	91.8
浅色蔬菜	236.8	208.3	185.4	234.0	221.2	163.8	238.0	199.6	193.8
腌菜	14.0	9.7	10.2	12.1	8.0	8.4	14.8	10.8	10.9
水果	37.4	49.2	45.0	68.3	80.1	69.4	24.4	32.0	35.6
坚果	2.2	3.1	3.8	3.5	3.4	5.4	1.7	.3.0	3.2
奶及其制品	8.1	14.9	26.5	9.9	36.1	65.8	7.3	3.8	11.4
蛋及其制品	7.3	16.0	23.7	15.5	29.4	33.2	3.8	8.8	20.0
畜禽类	34.2	58.9	78.6	62.0	100.5	104.5	22.5	37.6	68.7
鱼虾类	11.1	27.5	29.6	21.6	44.2	44.9	6.6	19.2	23.7
植物油	12.9	22.4	32.9	21.2	32.4	40.2	9.3	17.1	30.1
动物油	5.3	7.1	8.7	4.6	4.5	3.8	5.6	8.5	10.6
糕点类			9.2			17.2			6.2
淀粉及糖	5.4	4.7	4.4	10.7	7.7	5.2	3.1	3.0	4.1
食盐	12.7	13.9	12.0	11.4	13.3	10.9	13.2	13.9	12.4
酱油	14.2	12.6	8.9	32.5	15.9	10.6	6.5	10.6	8.2
酒类	3.2	2.2		4.4	2.9		3.6	1.8	
其他	9.2	11.5		11.0	20.6		9.8	6.6	

资料来源：1982、1992、2002年全国营养调查。

九、疾病控制与公共卫生

简要说明

一、本章主要介绍全国及31个省、自治区、直辖市疾病控制与公共卫生情况，包括法定报告传染病发病及死亡率，高血压病患病率和治疗率，恶性肿瘤死亡率，血吸虫病、寄生虫病和地方病防治情况，农村改水和改厕进展情况等。

二、传染病发病率、死亡率、病死率数据来源于法定报告传染病统计年报资料；血吸虫病、寄生虫和地方病防治情况来源于寄生虫和地方病统计年报资料；农村改水和改厕情况来源于爱卫会农村改水、改厕统计年报资料。高血压病患病率和治疗率来源于2002年《中国居民营养与健康状况调查报告》；恶性肿瘤死亡率来源于1973～1975年、1990～1992年、2004～2005年《中国恶性肿瘤死亡抽样回顾调查》。

三、随着新的传染性疾病的出现和流行，甲、乙类法定报告传染病病种有所调整。1989年及以前法定报告传染病包括鼠疫、副霍乱、白喉、流脑、百日咳、猩红热、麻疹、流感、痢疾、伤寒和副伤寒、病毒性肝炎、脊髓灰质炎、乙脑、疟疾、黑热病、森林脑炎、恙虫病、出血热和钩端螺旋体病19种。根据1989年颁布的《中华人民共和国传染病防治法》，1990～1995年甲、乙类法定报告传染病包括鼠疫、霍乱、病毒性肝炎、痢疾、伤寒和副伤寒、艾滋病、淋病、梅毒、脊髓灰质炎、麻疹、百日咳、白喉、流脑、猩红热、流行性出血热、狂犬病、钩端螺旋体病、布鲁氏菌病、炭疽、流行性和地方性斑疹伤寒、流行性乙型脑炎、黑热病、疟疾、登革热25种。1996年乙类传染病增加新生儿破伤风和肺结核；2002年增加HIV感染者；2003年增加传染性非典型肺炎；2005年增加血吸虫病和人禽流感；2009年增加甲型H1N1流感。

四、建国初期及20世纪60年代末至70年代初期，各地疫情报告系统不够健全，传染病发病和死亡漏报情况比较严重。

五、本章“农村总户数”仅用于计算农村卫生厕所普及率。

主要指标解释

甲乙类法定报告传染病发病率　是指某年某地区每10万人口中甲、乙类法定报告传染病发病数。即法定报告传染病发病率＝甲、乙类法定报告传染病发病数/人口数×100000。

甲乙类法定报告传染病死亡率　是指某年某地区每10万人口中甲、乙类法定报告传染病死亡数。即法定报告传染病死亡率＝甲、乙类法定报告传染病死亡数/人口数×100000。

甲乙类法定报告传染病病死率　是指某年某地区甲、乙类法定报告传染病死亡数与发病数之比。即法定报告传染病病死率＝甲、乙类法定报告传染病死亡数/发病数×100%。

1岁儿童免疫接种率　是指按照儿童免疫程序进行合格接种的人数占全部应接种人数的百分比。

大骨节病临床　Ⅰ°以上病人数　是指年底实有Ⅰ°以上病人总数及病人总数中12岁以下病人数。

碘缺乏病消除县数　是指通过国家评估组评估达到消除标准的县数。

地方性砷中毒（水型）轻病区　水砷含量大于0.05mg/L小于等于0.2mg/L，患病率＜10%的病区村。

地方性砷中毒（水型）中病区　水砷含量大于0.2mg/L小于等于0.5mg/L，患病率在10%～30%的病区村。

地方性砷中毒（水型）重病区　水砷含量大于0.5mg/L以上，患病率＞30%的病区村。

农村自来水普及率　是指农村饮用自来水人口数占当地农村人口总数的百分比。

卫生厕所普及率　是指符合农村户厕卫生标准的累计卫生厕所数占当地农村总户数的百分比。卫生厕所的标准是：厕所有墙、有顶，厕坑及贮粪池不渗漏，厕内清洁，无蝇蛆，基本无臭，贮粪池密闭有盖，粪便及时清除并进行无害化处理。

无害化卫生厕所普及率　即累计卫生厕所户数（“合计”-“其他”）/农村总户数×100%。

9-1-1　2011年甲乙类法定报告传染病发病数及死亡数排序

顺位	发病		死亡	
	疾病名称	发病人数	疾病名称	死亡人数
1	病毒性肝炎	1372344	艾滋病	9224
2	肺结核	953275	肺结核	2840
3	梅毒	395182	狂犬病	1879
4	细菌性和阿米巴性痢疾	237930	病毒性肝炎	830
5	淋病	97954	流行性出血热	119
6	猩红热	63878	梅毒	75
7	布鲁氏菌病	38151	甲型H1N1流感	75
8	艾滋病	20450	乙脑	63
9	伤寒和副伤寒	11798	新生儿破伤风	52
10	流行性出血热	10779	疟疾	30
11	麻疹	9943	流脑	25
12	甲型H1N1流感	9360	细菌性和阿米巴性痢疾	24
13	血吸虫病	4483	麻疹	10
14	疟疾	4088	钩端螺旋体病	5
15	百日咳	2517	炭疽	3
16	狂犬病	1917	百日咳	2
17	乙脑	1625	血吸虫病	2
18	新生儿破伤风	785	鼠疫	1
19	钩端螺旋体病	396	淋病	1
20	炭疽	309	脊髓灰质炎	1
21	流脑	228	猩红热	1
22	登革热	120	人感染高致病性禽流感	1
23	霍乱	24	伤寒和副伤寒	1
24	脊髓灰质炎	20	霍乱	
25	鼠疫	1	布鲁氏菌病	
26	人感染高致病性禽流感	1	登革热	
27	传染性非典型肺炎		传染性非典型肺炎	
28	白喉		白喉	

注：空格系无报告发病或死亡病例。

9-1-2 2011年甲乙类法定报告传染病发病率、死亡率及病死率排序

顺位	发病		死亡		病死	
	疾病名称	发病率(1/10万)	疾病名称	死亡率(1/10万)	疾病名称	病死率(%)
1	病毒性肝炎	102.34	艾滋病	0.69	鼠疫	100.00
2	肺结核	71.09	新生儿破伤风	0.00	人感染高致病性禽流感	100.00
3	梅毒	29.47	肺结核	0.21	狂犬病	98.02
4	细菌性和阿米巴性痢疾	17.74	狂犬病	0.14	艾滋病	45.11
5	淋病	7.31	病毒性肝炎	0.06	流脑	10.96
6	猩红热	4.76	流行性出血热	0.01	新生儿破伤风	6.62
7	新生儿破伤风	0.05	梅毒	0.01	脊髓灰质炎	5.00
8	布鲁氏菌病	2.85	甲型H1N1流感	0.01	流行性乙型脑炎	3.88
9	艾滋病	1.53	流行性乙型脑炎	0.00	钩端螺旋体病	1.26
10	伤寒和副伤寒	0.88	疟疾	0.00	流行性出血热	1.10
11	流行性出血热	0.80	流脑	0.00	炭疽	0.97
12	麻疹	0.74	细菌性和阿米巴性痢疾	0.00	甲型H1N1流感	0.80
13	甲型H1N1流感	0.70	麻疹	0.00	疟疾	0.73
14	血吸虫病	0.33	钩端螺旋体病	0.00	病毒性肝炎	0.34
15	疟疾	0.30	炭疽	0.00	肺结核	0.30
16	百日咳	0.19	百日咳	0.00	麻疹	0.10
17	狂犬病	0.14	血吸虫病	0.00	百日咳	0.08
18	流行性乙型脑炎	0.12	鼠疫	0.00	血吸虫病	0.04
19	钩端螺旋体病	0.03	淋病	0.00	梅毒	0.02
20	炭疽	0.02	脊髓灰质炎	0.00	细菌性和阿米巴性痢疾	0.01
21	流脑	0.02	猩红热	0.00	伤寒和副伤寒	0.01
22	登革热	0.01	人感染高致病性禽流感	0.00	猩红热	0.00
23	霍乱	0.00	伤寒和副伤寒	0.00	淋病	0.00
24	脊髓灰质炎	0.00	霍乱		霍乱	
25	鼠疫	0.00	布鲁氏菌病		布鲁氏菌病	
26	人感染高致病性禽流感	0.00	登革热		登革热	
27	传染性非典型肺炎		传染性非典型肺炎		传染性非典	
28	白喉		白喉		白喉	

注：新生儿破伤风发病率和死亡率单位为‰。

9-1-3 甲乙类法定报告传染病发病率、死亡率及病死率

年份	总计			鼠疫			霍乱			病毒性肝炎		
	发病率 1/10万	死亡率 1/10万	病死率 %	发病率 1/10万	死亡率 1/10万	病死率 %	发病率 1/10万	死亡率 1/10万	病死率 %	发病率 1/10万	死亡率 1/10万	病死率 %
1950	163.37	6.70	4.09	0.68	0.25	35.65						
1955	2139.69	18.43	0.86	0.01		47.83						
1960	2448.35	7.47	0.31	0.01	0.01	54.39					0.16	0.33
1965	3501.36	18.71	0.53			64.71	0.01		2.25	61.84	0.23	0.38
1970	7061.86	7.73	0.11	0.01		9.62				32.23	0.15	0.45
1975	5070.27	7.40	0.15				0.07		0.15	85.15	0.22	0.26
1976	3254.00	6.29	0.19			100.00	0.02		0.45	72.20	0.19	0.27
1977	3816.78	6.51	0.17			71.43	0.26	0.02	0.89	103.20	0.19	0.19
1978	2373.07	4.86	0.20			50.00	1.60	0.02	1.38	92.39	0.18	0.20
1979	2067.38	4.39	0.21			75.00	3.55	0.04	1.09	103.54	0.19	0.18
1980	2079.79	3.76	0.18			66.67	4.16	0.03	0.66	111.47	0.18	0.18
1981	1884.43	3.51	0.19				3.84	0.04	0.96	106.01	0.21	0.19
1982	1532.85	3.16	0.21			66.67	1.40	0.01	0.69	91.57	0.21	0.22
1983	1302.95	2.68	0.21			60.00	1.78	0.01	0.64	72.44	0.18	0.25
1984	1043.22	2.59	0.25				1.63	0.01	0.57	67.87	0.20	0.29
1985	874.82	2.41	0.28			33.33	0.63	0.01	1.13	76.68	0.22	0.29
1986	725.91	1.97	0.27			37.50	1.04	0.01	0.76	97.27	0.20	0.21
1987	558.74	1.83	0.33			33.33	0.52		0.62	108.23	0.23	0.21
1988	465.89	1.49	0.32			66.67	0.67	0.01	1.23	132.47	0.19	0.14
1989	339.26	1.26	0.37			50.00	0.51		1.03	113.11	0.15	0.13
1990	297.24	1.17	0.40	0.01		2.70	0.06		0.78	117.57	0.16	0.14
1991	284.50	0.87	0.29			33.30	0.02			116.87	0.14	0.12
1992	235.91	0.55	0.23			13.89	0.04		0.47	109.12	0.11	0.11
1993	189.49	0.47	0.25			16.67	0.95	0.01	1.28	88.77	0.10	0.12
1994	196.12	0.46	0.24			50.00	2.96	0.03	0.92	73.52	0.09	0.12
1995	176.37	0.34	0.19				0.95	0.01	0.93	63.63	0.09	0.14
1996	166.10	0.33	0.20	0.01		4.20	0.31		0.99	63.41	0.08	0.13
1997	199.29	0.43	0.21				0.10		2.54	66.05	0.09	0.14
1998	204.39	0.41	0.20			19.05	0.97	0.02	2.12	65.78	0.07	0.11
1999	204.44	0.41	0.18			38.46	0.42		1.08	71.68	0.06	0.09
2000	192.59	0.36	0.19	0.02		0.79	0.15		0.60	64.91	0.07	0.10
2001	191.09	0.36	0.19	0.01		5.56	0.22		0.53	65.46	0.06	0.09
2002	182.25	0.39	0.21	0.01			0.05	0.00	0.75	66.10	0.08	0.12
2003	192.18	0.48	0.25			7.69	0.02		0.41	68.55	0.08	0.12
2004	244.66	0.55	0.22	0.00	0.00	40.91	0.02	0.00	0.41	88.69	0.08	0.09
2005	268.31	0.76	0.28	0.00	0.00	30.00	0.07	0.00	0.41	91.42	0.09	0.10
2006	266.83	0.81	0.30	0.00			0.01	0.00	1.26	102.09	0.10	0.10
2007	272.39	0.99	0.36	0.00		50.00	0.01			108.44	0.09	0.08
2008	268.01	0.94	0.35	0.00	0.00	100.00	0.01			106.54	0.08	0.07
2009	263.52	1.12	0.42	0.00	0.00	25.00	0.01			107.30	0.08	0.07
2010	238.69	1.07	0.45	0.00	0.00	28.57	0.01			98.74	0.07	0.07
2011	241.44	1.14	0.47	0.00	0.00	100.00	0.00			102.34	0.06	0.06

注：①2005年起，流行性和地方性斑疹伤寒、黑热病调整为丙类传染病；②2009年甲型H1N1流感纳入乙类传染病。

9-1-3 续表1

年份	细菌性和阿米巴性痢疾			伤寒副伤寒			艾滋病			HIV感染者		
	发病率 1/10万	死亡率 1/10万	病死率 %	发病率 1/10万	死亡率 1/10万	病死率 %	发病率 1/10万	死亡率 1/10万	病死率 %	发病率 1/10万	死亡率 1/10万	病死率 %
1950	46.37	1.96	4.22	8.17	0.78	9.54						
1955	319.42	1.91	0.60	8.69	0.19	2.19						
1960	438.88	1.88	0.43	37.75	0.55	1.45						
1965	424.89	0.96	0.23	16.06	0.09	0.56						
1970	352.15	0.48	0.14	9.96	0.03	0.30						
1975	1000.70	1.44	0.14	9.61	0.03	0.32						
1976	712.90	0.91	0.13	7.68	0.03	0.35						
1977	729.11	0.83	0.11	12.82	0.04	0.29						
1978	676.06	0.82	0.12	15.58	0.05	0.29						
1979	589.62	0.78	0.13	10.53	0.04	0.34						
1980	568.99	0.52	0.09	11.94	0.04	0.33						
1981	671.37	0.56	0.08	12.72	0.04	0.32						
1982	617.23	0.36	0.06	14.25	0.04	0.25						
1983	482.80	0.30	0.06	11.24	0.03	0.27						
1984	376.75	0.21	0.05	9.75	0.25	0.25						
1985	316.72	0.23	0.07	8.35	0.02	0.29						
1986	299.84	0.25	0.08	9.76	0.04	0.40						
1987	230.67	0.24	0.11	13.02	0.04	0.34						
1988	190.06	0.21	0.11	14.01	0.03	0.22						
1989	132.47	0.14	0.10	10.83	0.04	0.32						
1990	127.44	0.17	0.13	10.32	0.02	0.24						
1991	115.58	0.10	0.09	10.45	0.03	0.29						
1992	79.55	0.06	0.08	7.91	0.01	0.16			66.67			
1993	54.50	0.04	0.07	7.51	0.01	0.17			45.00			
1994	74.84	0.02	0.06	7.75		0.17			84.62			
1995	73.30	0.04	0.05	6.10	0.01	0.17			69.70			
1996	66.31	0.03	0.05	5.61	0.01	0.17			46.67			
1997	59.65	0.03	0.05	4.83	0.01	0.15	0.01	0.01	65.04	0.15		
1998	55.34	0.03	0.05	4.80	0.01	0.20			17.33	0.10		
1999	48.30	0.02	0.10	4.08		70.59	0.02	0.01	0.00	0.18		
2000	40.79	0.01	0.03	4.19		0.09	0.02	0.01	57.82	0.20		
2001	39.86	0.01	0.03	5.07		0.06	0.04	0.02	56.18	0.30		
2002	36.23	0.02	0.05	4.47	0.00	0.07	0.06	0.02	38.25	0.33		
2003	34.52	0.02	0.05	4.17		0.06	0.08	0.03	33.10			
2004	38.30	0.01	0.03	3.80	0.00	0.04	0.23	0.06	24.26	1.02	0.00	0.02
2005	34.92	0.01	0.03	2.65	0.00	0.04	0.43	0.10	23.41			
2006	32.36	0.01	0.03	1.99	0.00	0.07	0.51	0.10	19.95	2.42	0.03	1.24
2007	27.99	0.01	0.02	1.55		0.03	0.74	0.30	40.14			
2008	23.43	0.00	0.02	1.18	0.00	0.04	0.76	0.41	53.57	3.14	0.24	7.75
2009	20.45	0.00	0.01	1.28	0.00	0.05	1.00	0.50	49.66	3.33	0.39	11.64
2010	18.90	0.00	0.01	1.05	0.00	0.02	1.20	0.58	48.45	3.42	0.49	14.47
2011	17.74	0.00	0.01	0.88	0.00	0.01	1.53	0.69	45.11	3.93	0.64	16.34

9-1-3　续表2

年份	淋病			梅毒			脊髓灰质炎			麻疹		
	发病率 1/10万	死亡率 1/10万	病死率 %	发病率 1/10万	死亡率 1/10万	病死率 %	发病率 1/10万	死亡率 1/10万	病死率 %	发病率 1/10万	死亡率 1/10万	病死率 %
1950										44.08	2.85	6.46
1955								0.02	6.09	701.23	12.24	1.75
1960							2.40	0.09	3.64	157.51	1.60	1.01
1965							4.06	0.08	2.06	1265.74	9.19	0.73
1970							2.56	0.03	1.35	450.47	1.83	0.41
1975							0.84	0.02	1.94	277.57	1.63	0.59
1976							0.50	0.01	2.62	273.56	1.20	0.44
1977							0.79	0.02	2.86	278.26	1.24	0.45
1978							1.09	0.03	2.49	249.44	1.01	0.40
1979							0.57	0.01	2.63	178.31	0.79	0.44
1980							0.76	0.02	2.31	114.88	0.50	0.44
1981							0.97	0.02	2.59	101.46	0.42	0.42
1982							0.77	0.02	2.03	88.96	0.51	0.58
1983							0.32	0.01	1.73	76.92	0.40	0.51
1984							0.16		3.08	60.42	0.28	0.47
1985							0.15	0.01	6.18	40.37	0.26	0.63
1986							0.17	0.02	11.00	18.97	0.08	0.42
1987							0.09		4.23	9.88	0.02	0.21
1988							0.06		0.45	8.90	0.05	0.55
1989							0.42	0.01	2.64	7.77	0.03	0.42
1990	6.95			0.09			0.46	0.01	2.03	7.71	0.02	0.22
1991	7.28			0.07			0.17	0.01	3.17	10.78	0.03	0.29
1992	7.77			0.09		0.19	0.10		2.69	12.10	0.03	0.29
1993	9.17			0.11		0.08	0.05		4.83	10.16	0.03	0.32
1994	10.78			0.19			0.02		2.30	7.33	0.02	0.29
1995	11.66			0.54			0.01		4.84	4.83	0.01	0.19
1996	11.50			1.00						6.27	0.01	0.21
1997	13.77			1.77		0.03				6.86	0.02	0.30
1998	19.12			3.07		0.01				4.54	0.01	0.23
1999	22.78			4.90						4.98	0.01	0.25
2000	18.64		0.02	5.08						5.93	0.01	0.22
2001	14.80			4.80		0.01				7.15	0.01	0.18
2002	13.28	0.00	0.01	4.67		0.03				4.76	0.01	0.22
2003	14.09		0.00	4.50		0.05	5.55	0.01	0.11	0.00		
2004	17.34	0.00	0.00	7.12	0.00	0.04				5.43	0.00	0.04
2005	13.79	0.00	0.00	9.67	0.01	0.06				9.42	0.00	0.04
2006	12.14	0.00	0.00	12.80	0.01	0.05				7.62	0.00	0.04
2007	11.08			15.88		0.03				8.29	0.01	0.06
2008	9.90	0.00	0.00	19.49	0.00	0.02				9.95	0.01	0.08
2009	9.02			23.07	0.00	0.02				3.95	0.00	0.07
2010	7.91	0.00	0.00	26.86	0.01	0.02				2.86	0.00	0.07
2011	7.31	0.00	0.00	29.47	0.01	0.02	0.00	0.00	5.00	0.74	0.00	0.10

9-1-3 续表3

年份	百日咳			白喉			流行性脑脊髓膜炎			猩红热		
	发病率 1/10万	死亡率 1/10万	病死率 %	发病率 1/10万	死亡率 1/10万	病死率 %	发病率 1/10万	死亡率 1/10万	病死率 %	发病率 1/10万	死亡率 1/10万	病死率 %
1950				3.97	0.41	10.40	1.94	0.32	16.54	0.59	0.05	8.34
1955	133.82	0.99	0.74	9.74	1.25	12.78	1.94	0.37	19.07	8.72	0.24	2.75
1960	87.77	0.36	0.42	23.09	1.62	7.00	6.91	0.65	9.35	6.38	0.02	0.37
1965	188.79	0.51	0.27	13.69	1.35	9.87	71.59	4.33	6.04	13.75	0.02	0.11
1970	152.23	0.25	0.17	3.34	0.28	8.53	20.97	1.59	7.59	7.22		0.05
1975	196.56	0.22	0.11	4.16	0.34	8.11	25.11	1.34	5.32	8.99	0.01	0.15
1976	143.36	0.13	0.09	2.56	0.23	8.84	40.44	2.08	5.14	7.41	0.01	0.15
1977	152.98	0.13	0.09	3.26	0.25	7.74	59.44	2.46	4.14	9.48	0.01	0.10
1978	125.95	0.14	0.11	2.11	0.18	8.45	32.18	1.34	4.17	14.69	0.01	0.08
1979	76.24	0.09	0.12	1.75	0.13	7.64	27.97	1.08	3.85	15.30	0.01	0.07
1980	62.82	0.05	0.08	1.00	0.09	9.38	23.44	0.91	3.89	10.95	0.01	0.06
1981	51.25	0.06	0.12	0.85	0.08	9.88	13.21	0.54	4.08	8.65	0.06	0.05
1982	42.07	0.05	0.11	0.65	0.07	11.40	8.65	0.43	4.97	6.68		0.06
1983	32.62	0.03	0.09	0.71	0.07	10.24	7.81	0.39	4.98	5.14		0.06
1984	21.06	0.03	0.15	0.33	0.04	10.88	11.69	0.58	4.95	5.76		0.08
1985	14.22	0.02	0.16	0.14	0.08	12.93	10.73	0.59	5.50	5.95		0.03
1986	8.02	0.01	0.12	0.08	0.01	13.09	7.56	0.44	5.87	4.84		0.03
1987	5.61	0.01	0.18	0.04		17.33	3.21	0.21	6.64	4.36		0.03
1988	3.06	0.01	0.24	0.03		12.36	2.00	0.15	7.80	3.98		0.02
1989	2.46		0.18	0.03	0.01	16.91	1.33	0.10	7.19	4.14		0.02
1990	1.80		0.17	0.04	0.01	15.91	0.89	0.07	7.68	2.70		0.00
1991	0.93		0.20	0.02		21.21	0.69	0.05	6.91	2.78		0.04
1992	0.97		0.16	0.01		13.70	0.61	0.04	7.07	3.62		0.01
1993	0.79		0.12	0.01		19.36	0.48	0.03	5.92	3.38		0.03
1994	0.67		0.59	0.01		10.62	0.55	0.03	5.77	2.07		0.02
1995	0.50		0.15	0.01		15.85	0.52	0.03	6.02	1.35		0.01
1996	0.43		0.18			23.53	0.52	0.03	5.58	1.11		0.01
1997	0.75		0.20			15.15	0.41	0.02	5.85	1.22		0.02
1998	0.59		0.11			10.00	0.31	0.02	6.32	1.24		0.01
1999	0.50		0.15			6.25	0.24	0.01	5.71	1.23		0.03
2000	0.46		0.14				0.19	0.01	5.67	1.08		0.02
2001	0.51		0.08				0.18	0.01	5.02	0.94		0.03
2002	0.49	0.00	0.08	0.00	0.00	22.22	0.19	0.01	5.02	1.14	0.00	0.01
2003	0.41		0.05			33.33	0.19	0.01	5.48	0.75		0.01
2004	0.36	0.00	0.19	0.00			0.21	0.01	6.12	1.46	0.00	0.01
2005	0.29	0.00	0.05				0.18	0.02	8.89	1.92	0.00	0.01
2006	0.19	0.00	0.16				0.13	0.01	9.35	2.11		
2007	0.22						0.09	0.01	10.35	2.55		
2008	0.18	0.00	0.04				0.07	0.01	11.93	2.10		
2009	0.12	0.00	0.06				0.05	0.01	11.68	1.66		
2010	0.13	0.00	0.06				0.02	0.00	10.15	1.56		
2011	0.19	0.00	0.08				0.02	0.00	10.96	4.76	0.00	0.00

9-1-3 续表4

年份	流行性出血热			狂犬病			钩端螺旋体病			布鲁氏菌病		
	发病率 1/10万	死亡率 1/10万	病死率 %	发病率 1/10万	死亡率 1/10万	病死率 %	发病率 1/10万	死亡率 1/10万	病死率 %	发病率 1/10万	死亡率 1/10万	病死率 %
1950												
1955				0.32	0.07	26.79				0.23		0.12
1960	0.10	0.01	6.12	0.03	0.02	46.61				0.33		0.55
1965	0.43	0.05	11.02	0.14	0.10	73.79	19.73	0.08	0.41	0.66		0.06
1970	0.41	0.05	11.46	0.18	0.13	72.05	11.14	0.09	0.85	0.99		0.02
1975	2.02	0.16	8.11	0.25	0.20	79.10	17.77	0.13	0.69			
1976	1.67	0.14	8.27	0.20	0.16	81.42	3.34	0.07	2.18			
1977	1.80	0.15	8.11	0.22	0.21	95.53	4.53	0.08	1.84			
1978	1.58	0.10	6.63	0.25	0.25	98.90	2.14	0.06	2.67	0.24		0.04
1979	2.19	0.15	6.87	0.45	0.44	98.05	2.84	0.08	2.93	0.10		
1980	3.12	0.20	6.43	0.69	0.68	99.66	3.67	0.09	2.35	0.17		
1981	4.26	0.24	5.64	0.71	0.71	99.87	4.33	0.10	2.36	0.11		0.09
1982	6.15	0.30	4.91	0.61	0.61	99.67	6.55	0.12	1.78	0.08		0.26
1983	8.40	0.30	3.55	0.53	0.52	99.72	6.33	0.12	1.93	0.11		
1984	8.87	0.29	3.22	0.59	0.59	99.98	3.62	0.07	2.01	0.20		0.40
1985	10.02	0.30	3.00	0.40	0.40	99.98	2.57	0.05	2.04	0.09		
1986	11.06	0.25	2.22	0.41	0.41	99.95	4.28	0.07	1.61	0.03		0.00
1987	6.14	0.14	2.28	0.54	0.54	100.00	12.69	0.12	0.96	0.07		0.53
1988	4.78	0.12	2.44	0.45	0.45	99.88	3.22	0.06	1.90	0.05		0.41
1989	3.66	0.10	2.65	0.47	0.47	99.98	3.09	0.06	1.94	0.09		0.10
1990	3.66	0.10	2.73	0.32	0.32	99.94	2.59	0.05	1.90	0.07		0.13
1991	4.32	0.12	2.68	0.18	0.18	99.81	2.57	0.05	2.06	0.07		0.49
1992	4.03	0.07	1.86	0.09	0.09	99.71	1.23	0.03	2.58	0.04		0.23
1993	3.94	0.06	1.57	0.04	0.04	99.80	2.53	0.07	2.61	0.03		
1994	5.14	0.07	1.39	0.03	0.03	97.02	1.84	0.06	3.36	0.05		0.33
1995	5.30	0.05	1.00	0.02	0.02	97.42	1.10	0.03	2.93	0.07		
1996	3.65	0.03	0.95	0.01	0.01	99.37	1.15	0.03	2.83	0.21		0.24
1997	3.60	0.04	1.00	0.02	0.02	98.20	0.87	0.03	3.96	0.11		0.08
1998	3.77	0.04	0.98	0.02	0.02	99.56	0.94	0.03	2.88	0.09		
1999	3.93	0.04	1.00	0.03	0.03	98.54	0.94	0.02	2.92	0.14		
2000	3.05	0.03	0.94	0.04	0.04	98.61	0.32	0.01	3.46	0.17		0.05
2001	2.83	0.02	0.79	0.07	0.07	99.21	0.30	0.01	3.03	0.23		0.03
2002	2.46	0.02	0.71	0.09	0.09	97.31	0.19	0.01	3.30	0.41		
2003	1.68	0.01	0.76	0.15	0.15	97.20	0.13		3.33	0.48		
2004	1.93	0.02	1.01	0.20	0.20	100.00	0.11	0.00	3.96	0.88	0.00	0.03
2005	1.60	0.02	1.30	0.19	0.19	100.00	0.11	0.00	3.18	1.41	0.00	0.02
2006	1.15	0.01	1.15	0.25	0.25	98.05	0.05	0.00	2.55	1.45		
2007	0.84	0.01	1.31	0.25	0.25	100.00	0.07		3.80	1.50		0.01
2008	0.68	0.01	1.14	0.19	0.18	96.23	0.07	0.00	2.09	2.10		
2009	0.66	0.01	1.19	0.17	0.16	96.29	0.04	0.00	1.96	2.70		
2010	0.71	0.01	1.24	0.15	0.15	98.34	0.05	0.00	1.62	2.53	0.00	0.00
2011	0.80	0.01	1.10	0.14	0.14	98.02	0.03	0.00	1.26	2.85		

9-1-3 续表5

年份	炭疽			斑疹伤寒			流行性乙型脑炎			黑热病		
	发病率 1/10万	死亡率 1/10万	病死率 %	发病率 1/10万	死亡率 1/10万	病死率 %	发病率 1/10万	死亡率 1/10万	病死率 %	发病率 1/10万	死亡率 1/10万	病死率 %
1950					0.11	9.26					0.01	2.03
1955	0.46	0.02	4.07	0.45	0.03	5.63	2.30	0.63	27.35	9.46	0.03	0.30
1960	0.21	0.02	7.65	2.08	0.02	0.85	2.18	0.36	16.44	0.23		0.27
1965	0.39	0.02	4.93	2.91	0.02	0.78	13.36	1.79	13.38	0.40		0.92
1970	0.23	0.01	3.27	0.50		0.95	18.02	2.15	11.94	0.30		0.41
1975	0.46	0.01	2.45	0.58		0.52	9.67	1.11	11.52	0.11		0.59
1976	0.36	0.01	1.83	0.48		0.68	7.50	0.79	10.55	0.05		0.20
1977	0.54	0.01	1.57	0.77	0.01	0.79	6.97	0.73	10.54	0.02		0.43
1978	0.54	0.01	1.58	0.83	0.01	1.02	5.39	0.59	11.01	0.01		1.01
1979	0.41	0.01	1.47	0.84	0.01	0.66	5.08	0.48	9.52	0.01		
1980	0.43	0.01	1.84	2.17		0.14	3.31	0.32	9.66			
1981	0.34	0.01	2.87	1.24		0.28	4.01	0.42	10.45	0.01		
1982	0.37	0.01	2.40	1.09		0.37	3.18	0.39	12.34			
1983	0.31	0.01	2.64	1.40		0.23	2.39	0.24	10.25	0.01		2.02
1984	0.30	0.01	2.96	1.28		0.08	2.56	0.23	9.01	0.01		2.65
1985	0.23	0.01	3.52	1.17		0.06	2.81	0.24	8.37	0.01		0.69
1986	0.23	0.01	3.85	0.90		0.15	1.73	0.15	8.68	0.02		0.79
1987	0.17	0.01	4.11	0.35			2.30	0.21	9.35	0.03		
1988	0.22	0.01	4.40	0.54		0.11	2.33	0.20	8.38			2.59
1989	0.22	0.03	12.97	0.45			1.64	0.12	7.48	0.02		0.41
1990	0.21	0.01	4.86	0.31		0.17	3.43	0.24	6.90	0.02		1.56
1991	0.24	0.01	3.74	0.38		0.05	2.13	0.10	4.92	0.03		0.31
1992	0.15	0.01	5.30	0.33		0.03	1.73	0.06	3.72	0.02		0.78
1993	0.15		2.64	0.27		0.45	1.54	0.06	3.92	0.02		0.57
1994	0.11		2.69	0.33		0.10	1.59	0.07	4.17	0.01		
1995	0.09		3.81	0.29			1.32	0.05	3.53	0.01		1.71
1996	0.09		5.44	0.25		0.00	0.87	0.03	3.68	0.01		
1997	0.10		3.42	0.33		0.03	0.83	0.03	3.68	0.01		
1998	0.10		3.92	0.45		0.07	1.00	0.04	4.08	0.01		
1999	0.05		1.60	0.48		0.03	0.69	0.03	4.07	0.01		0.62
2000	0.05		2.19	0.49		0.02	0.95	0.03	3.18	0.01		
2001	0.06		2.43	0.48		0.18	0.77	0.02	2.51	0.01		
2002	0.06	0.00	2.81	0.39	0.00	0.06	0.65	0.02	2.61	0.01	0.00	1.27
2003	0.04		1.66	0.30		0.05	0.58	0.03	4.66	0.01		
2004	0.05	0.00	1.15	0.32	0.00	0.02	0.42	0.02	3.69	0.02		
2005	0.04	0.00	2.26				0.39	0.02	4.20			
2006	0.03	0.00	2.66				0.58	0.04	6.06			
2007	0.03		0.24				0.33	0.02	5.24			
2008	0.03	0.00	0.30				0.23	0.01	4.77			
2009	0.03	0.00	0.85				0.29	0.01	4.40			
2010	0.02	0.00	2.08				0.19	0.01	3.62			
2011	0.02	0.00	0.97				0.12	0.00	3.88			

9-1-3 续表6

年份	疟疾			登革热			新生儿破伤风			肺结核		
	发病率 1/10万	死亡率 1/10万	病死率 %	发病率 1/10万	死亡率 1/10万	病死率 %	发病率 ‰	死亡率 ‰	病死率 %	发病率 1/10万	死亡率 1/10万	病死率 %
1950		0.63	0.49									
1955	1027.73	0.95	0.09									
1960	1553.85	0.06	0.00									
1965	905.24	0.03	0.00									
1970	2961.10	0.03	0.00									
1975	763.14	0.02	0.00									
1976	454.70	0.01	2.18									
1977	443.69	0.01										
1978	325.37	0.01										
1979	246.43	0.01										
1980	337.83	0.01	0.02									
1981	307.13	0.01										
1982	203.38	0.01										
1983	135.60											
1984	88.12											
1985	54.39		0.01									
1986	34.69		0.01									
1987	19.84		0.02									
1988	12.44	0.01	0.04									
1989	12.56	0.01	0.04									
1990	10.56		0.03	0.03								
1991	8.88		0.04	0.08		0.33						
1992	6.40		0.07	0.00								
1993	5.05		0.03	0.03		0.25						
1994	5.29		0.07									
1995	4.19		0.07	0.58								
1996	3.08		0.07				25.16	3.19	12.69			
1997	2.87		0.13	0.05			21.56	2.89	13.41	39.21	0.07	0.20
1998	2.67		0.11	0.04			18.76	2.48	13.25	34.69	0.07	0.19
1999	2.39	0.01	0.23	0.15			20.79	4.09	19.66	41.72	0.07	0.17
2000	2.02		0.16	0.03			19.82	3.76	18.95	43.75	0.03	0.16
2001	2.15		0.11	0.03		0.27	16.65	2.60	15.61	44.89	0.03	0.17
2002	2.65	0.00	0.14	0.12			0.19	0.03	14.35	43.58	0.08	0.18
2003	3.00		0.14	0.01			0.18	0.03	14.51	52.36	0.08	0.16
2004	2.89	0.00	0.09	0.02			2.46	0.25	10.16	74.64	0.11	0.15
2005	3.03	0.00	0.11	0.00	0.00	2.50	0.19	0.02	11.08	96.31	0.26	0.27
2006	4.60	0.00	0.06	0.08			0.15	0.02	10.44	86.23	0.26	0.30
2007	3.55		0.03	0.04			0.13	0.01	9.80	88.55	0.28	0.32
2008	1.99	0.00	0.08	0.02			0.10	0.01	10.69	88.52	0.21	0.24
2009	1.06	0.00	0.07	0.02			0.08	0.01	9.70	81.09	0.28	0.35
2010	0.55	0.00	0.19	0.02			0.06	0.00	8.14	74.27	0.22	0.30
2011	0.30	0.00	0.73	0.01			0.05	0.00	6.62	71.09	0.21	0.30

9-1-3 续表7

年份	甲型H1N1流感			血吸虫病			人禽流感			传染性非典型肺炎		
	发病率 1/10万	死亡率 1/10万	病死率 %	发病率 1/10万	死亡率 1/10万	病死率 %	发病率 1/10万	死亡率 1/10万	病死率 %	发病率 1/10万	死亡率 1/10万	病死率 %
1950												
1955												
1960												
1965												
1970												
1975												
1976												
1977												
1978												
1979												
1980												
1981												
1982												
1983												
1984												
1985												
1986												
1987												
1988												
1989												
1990												
1991												
1992												
1993												
1994												
1995												
1996												
1997												
1998												
1999												
2000												
2001												
2002												
2003										0.40	0.03	6.55
2004												10.00
2005				0.24		0.06			71.43			
2006				0.23		0.10			66.67			
2007				0.21		0.04			50.00			
2008				0.22					100.00			
2009	9.17	0.05	0.54	0.27		0.06			57.14			
2010	0.53	0.01	2.06	0.32			0.00	0.00	100.00			
2011	0.70	0.01	0.80	0.33	0.00	0.04	0.00	0.00	100.00			

9-1-3 续表8

年份	天花			流行性感冒			回归热			森林脑炎			恙虫病		
	发病率 1/10万	死亡率 1/10万	病死率 %	发病率 1/10万	死亡率 1/10万	病死率 %	发病率 1/10万	死亡率 1/10万	病死率 %	发病率 1/10万	死亡率 1/10万	病死率 %	发病率 1/10万	死亡率 1/10万	病死率 %
1950	11.22	2.37	21.15				2.11	0.05	2.44						
1955	0.43	0.07	16.96				0.16	0.01	3.60						
1960	0.01		15.91	91.02	0.04	0.04	0.02		3.11	0.23		0.27	0.02		15.63
1965			66.67	559.59	0.19	0.03	0.02			0.40		0.92	0.01		5.56
1970				3133.35	0.71	0.02	0.01			0.30		0.41			7.69
1975				2689.53	0.54	0.02	0.06		2.79	0.10		0.63	0.01		14.95
1976				1552.72	0.31	0.02	0.09		1.26	0.05		0.21	0.01		5.36
1977				1937.28	0.14	0.01	0.21		0.05	0.02		0.43			16.67
1978				824.44	0.06	0.01	0.28		0.30	0.01		0.01	0.02		7.87
1979				799.01	0.04	0.01	0.17		0.43				0.06	0.01	9.74
1980				817.74	0.07	0.01	0.15		0.56	0.01		11.43	0.07		0.14
1981				591.74	0.04	0.01	0.17		1.37	0.02		6.74	0.09		0.23
1982				438.96	0.03	0.01	0.14		0.15	0.01		10.08	0.10		0.41
1983				455.88	0.05	0.01	0.10		0.21	0.02		10.99	0.10		0.41
1984				382.03	0.02	0.01	0.09			0.03		5.80	0.15		0.17
1985				328.96	0.03	0.01	0.05			0.03		5.55	0.15		0.37
1986				224.78	0.01	0.00	0.03			0.03		10.81	0.15		0.20
1987				140.49	0.02	0.02	0.01		0.81	0.02		8.33	0.21		0.13
1988				86.60		0.00	0.01			0.02		10.65	0.24		0.04
1989				43.74		0.01				0.01		9.68	0.23		0.12
1990															
1991															
1992															
1993															
1994															
1995															
1996															
1997															
1998															
1999															
2000															
2001															
2002															
2003															
2004															
2005															
2006															
2007															
2008															
2009															
2010															
2011															

9-1-4 2011年各地区甲乙类法定报告传染病发病率、死亡率及病死率

地区	总计			鼠疫			霍乱			病毒性肝炎合计		
	发病率 1/10万	死亡率 1/10万	病死率 %	发病率 1/10万	死亡率 1/10万	病死率 %	发病率 1/10万	死亡率 1/10万	病死率 %	发病率 1/10万	死亡率 1/10万	病死率 %
总 计	**241.44**	**1.14**	**0.47**	**0.00**	**0.00**	**100.00**	**0.00**			**102.34**	**0.06**	**0.06**
北 京	226.76	1.20	0.53				0.04			25.78	0.85	3.28
天 津	155.40	0.49	0.31				0.01			21.90	0.02	0.07
河 北	181.18	0.27	0.15							83.80	0.03	0.03
山 西	280.12	0.57	0.20							146.28	0.04	0.03
内蒙古	332.58	0.26	0.08							132.75	0.02	0.02
辽 宁	233.59	0.39	0.17							86.17	0.03	0.03
吉 林	259.50	0.61	0.23							102.75	0.07	0.07
黑龙江	230.88	0.75	0.32							63.08	0.05	0.08
上 海	166.90	0.63	0.38				0.00			26.75	0.06	0.21
江 苏	131.51	0.48	0.36				0.00			29.52	0.03	0.09
浙 江	261.76	0.55	0.21				0.01			72.28	0.01	0.02
安 徽	189.74	0.59	0.31				0.00			71.64	0.02	0.03
福 建	276.11	0.59	0.21				0.00			151.97	0.07	0.05
江 西	207.60	0.67	0.32							87.28	0.06	0.07
山 东	107.02	0.33	0.31				0.00			38.41	0.04	0.10
河 南	314.62	1.74	0.55							198.24	0.05	0.02
湖 北	280.36	0.82	0.29							139.36	0.08	0.06
湖 南	222.13	1.24	0.56				0.00			82.71	0.05	0.06
广 东	312.24	1.08	0.35				0.00			156.31	0.09	0.06
广 西	356.13	5.52	1.55							127.91	0.09	0.07
海 南	262.51	1.42	0.54							108.31	0.06	0.05
重 庆	245.23	1.73	0.71							79.37	0.08	0.10
四 川	223.19	1.73	0.78				0.00			87.31	0.07	0.08
贵 州	263.05	2.15	0.82							77.44	0.05	0.06
云 南	179.52	3.39	1.89				0.00			67.70	0.04	0.06
西 藏	232.82	1.20	0.52	0.21	0.03	16.67				33.44		0.00
陕 西	217.05	0.39	0.18							88.63	0.02	0.03
甘 肃	422.83	0.47	0.11	0.00	0.00	100.00				258.63	0.06	0.02
青 海	431.37	0.39	0.09							277.92	0.12	0.04
宁 夏	262.10	0.29	0.11							110.04	0.02	0.01
新 疆	590.92	2.85	0.48							276.33	0.09	0.03

9-1-4 续表1

地区	其											
	甲型肝炎			乙型肝炎			丙型肝炎			戊型肝炎		
	发病率 1/10万	死亡率 1/10万	病死率 %	发病率 1/10万	死亡率 1/10万	病死率 %	发病率 1/10万	死亡率 1/10万	病死率 %	发病率 1/10万	死亡率 1/10万	病死率 %
总计	**2.35**	**0.00**	**0.04**	**81.54**	**0.05**	**0.06**	**12.97**	**0.01**	**0.07**	**2.18**	**0.00**	**0.13**
北京	0.59			15.89	0.63	3.95	6.52	0.14	2.11	2.36	0.06	2.59
天津	0.09			16.04			3.23			1.34	0.02	1.15
河北	0.80			73.13	0.02	0.03	7.22	0.00	0.02	1.47		
山西	2.32	0.01	0.24	122.68	0.03	0.03	17.08			1.15		
内蒙古	1.22			108.85	0.01	0.01	21.58	0.01	0.04	0.48		
辽宁	2.32			61.15	0.02	0.03	14.65	0.00	0.02	3.44	0.00	0.07
吉林	0.92	0.00	0.39	65.59	0.04	0.07	33.06	0.02	0.07	1.16	0.00	0.31
黑龙江	0.87			43.20	0.04	0.09	14.63	0.01	0.07	1.46		
上海	0.82			20.25	0.03	0.17	1.69	0.00	0.25	2.70	0.01	0.48
江苏	1.18	0.00	0.21	16.61	0.02	0.12	2.62			5.20	0.00	0.07
浙江	1.39			55.95	0.01	0.02	4.45			4.81	0.00	0.04
安徽	1.80	0.00	0.09	56.10	0.02	0.04	5.55	0.00	0.03	3.59		
福建	1.99			126.10	0.06	0.05	6.05	0.00	0.04	3.27	0.01	0.17
江西	1.43			75.90	0.06	0.07	4.30	0.00	0.10	1.52		
山东	0.44			32.39	0.03	0.08	2.20	0.00	0.05	1.49	0.01	0.49
河南	2.62			159.36	0.04	0.02	34.49	0.01	0.02	0.73	0.00	0.15
湖北	2.27			117.51	0.08	0.06	10.64	0.01	0.05	3.66		
湖南	1.48			65.76	0.04	0.06	11.31	0.01	0.05	1.54		
广东	1.35	0.00	0.07	131.43	0.08	0.06	16.57	0.01	0.05	2.99	0.00	0.06
广西	2.29	0.00	0.10	95.81	0.05	0.06	21.84	0.03	0.15	2.44	0.00	0.18
海南	2.46			84.71	0.05	0.05	12.88	0.01	0.09	0.91		
重庆	4.04			61.44	0.08	0.12	8.82	0.01	0.08	2.12		
四川	4.42	0.00	0.03	68.78	0.06	0.08	9.50	0.01	0.09	1.41	0.00	0.08
贵州	2.99	0.00	0.10	62.20	0.03	0.05	8.88	0.01	0.13	1.40	0.00	0.21
云南	3.90	0.00	0.11	48.82	0.02	0.04	12.86	0.02	0.12	1.44		
西藏	2.70			29.07			0.90			0.10		
陕西	1.58			71.15	0.02	0.03	12.92	0.01	0.04	0.90		
甘肃	13.88			207.62	0.03	0.02	33.02	0.02	0.07	0.50		
青海	13.13			233.14	0.07	0.03	27.69	0.05	0.19	1.12		
宁夏	4.59			94.03			9.35	0.02	0.17	0.62		
新疆	14.10	0.00	0.03	206.92	0.06	0.03	50.48	0.03	0.06	1.13		

9-1-4 续表2

地区	中 未分型肝炎			痢疾			伤寒副伤寒			艾滋病		
	发病率 1/10万	死亡率 1/10万	病死率 %	发病率 1/10万	死亡率 1/10万	病死率 %	发病率 1/10万	死亡率 1/10万	病死率 %	发病率 1/10万	死亡率 1/10万	病死率 %
总计	**3.32**	**0.00**	**0.04**	**17.74**	**0.00**	**0.01**	**0.88**	**0.00**	**0.01**	**1.53**	**0.69**	**45.11**
北京	0.43	0.02	4.76	94.45	0.01	0.01	0.10			1.18	0.11	9.53
天津	1.20			65.50			0.03			0.88	0.19	21.93
河北	1.18			23.06			0.28			0.21	0.08	38.31
山西	3.05	0.00	0.09	17.41			0.82			0.55	0.20	35.71
内蒙古	0.62			11.31			0.08			0.13	0.05	36.38
辽宁	4.61			16.29	0.00	0.01	0.24			0.42	0.14	34.24
吉林	2.02			14.71	0.00	0.02	0.04			0.67	0.20	29.34
黑龙江	2.93			14.26	0.01	0.04	0.07			0.41	0.16	37.97
上海	1.29	0.00	0.33	5.88			0.16			1.55	0.13	8.15
江苏	3.91			9.41	0.00	0.01	0.34			0.59	0.16	27.70
浙江	5.67	0.00	0.03	10.63			1.23			0.94	0.22	23.14
安徽	4.60			25.16			0.32			0.76	0.31	40.27
福建	14.55	0.00	0.02	2.84			0.86			0.71	0.31	43.35
江西	4.13	0.00	0.05	16.01	0.00	0.01	0.77			0.71	0.33	46.22
山东	1.89	0.00	0.16	12.70	0.00	0.01	0.06			0.13	0.05	36.89
河南	1.04			18.35			0.18			1.86	1.44	77.40
湖北	5.29			19.92	0.00	0.01	0.41			0.78	0.41	51.78
湖南	2.64			13.91	0.00	0.02	1.31			1.41	0.68	48.43
广东	3.96	0.00	0.03	4.81	0.00	0.02	1.40			1.41	0.60	42.34
广西	5.52			11.75			2.07			10.88	4.35	40.01
海南	7.35			6.87			0.22			0.68	0.53	77.97
重庆	2.95			30.21	0.00	0.01	0.26			2.54	1.00	39.24
四川	3.19	0.00	0.04	16.31	0.01	0.03	0.28			2.68	1.26	46.94
贵州	1.99	0.00	0.15	20.97	0.00	0.01	2.63			1.36	0.85	62.29
云南	0.67			15.22	0.01	0.04	8.59	0.00	0.03	5.92	2.74	46.38
西藏	0.67			41.74						0.17	0.03	19.98
陕西	2.08			25.61	0.00	0.01	0.09			0.45	0.13	27.80
甘肃	3.61	0.00	0.11	42.94	0.00	0.01	0.21			0.25	0.11	43.76
青海	2.84			16.92			0.34			0.53	0.04	6.66
宁夏	1.46			34.63			0.24			0.19	0.13	66.70
新疆	3.69			41.28			1.16			3.18	2.05	64.65

9-1-4 续表3

地区	淋病			梅毒			脊髓灰质炎			麻疹		
	发病率 1/10万	死亡率 1/10万	病死率 %	发病率 1/10万	死亡率 1/10万	病死率 %	发病率 1/10万	死亡率 1/10万	病死率 %	发病率 1/10万	死亡率 1/10万	病死率 %
总 计	**7.31**	**0.00**	**0.00**	**29.47**	**0.01**	**0.02**	0.00	0.00	**6.67**	**0.74**	**0.00**	**0.09**
北 京	6.31			23.82						0.49		
天 津	3.62			22.81						0.29		
河 北	1.28			6.42						0.11		
山 西	3.20			22.72	0.01	0.05				0.16		
内蒙古	8.06			28.83						0.44		
辽 宁	5.17			36.39	0.00	0.01				0.15		
吉 林	6.73			29.43	0.01	0.04				0.08		
黑龙江	3.74			22.94	0.01	0.02				0.15		
上 海	21.93			61.41	0.01	0.01				0.36		
江 苏	8.28			30.05	0.01	0.02				0.45		
浙 江	28.74			79.95	0.00	0.00				1.72		
安 徽	4.87			20.56	0.01	0.02				0.59	0.00	0.29
福 建	13.88			49.96	0.01	0.01				0.24		
江 西	6.63			14.31						0.07		
山 东	2.70			7.98	0.00	0.03				0.50	0.00	0.20
河 南	2.14			19.60	0.00	0.01				0.18		
湖 北	4.22			16.28	0.00	0.02				0.68		
湖 南	3.75			28.31	0.01	0.03				0.15		
广 东	16.52	0.00	0.01	44.81	0.01	0.03				0.30	0.00	0.34
广 西	13.17			87.05						0.06		
海 南	8.93			27.85						0.05		
重 庆	6.90			33.65	0.01	0.03				0.30		
四 川	4.96			26.71	0.01	0.03				1.51	0.00	0.25
贵 州	4.38			17.92	0.03	0.16				0.13		
云 南	3.74			13.10	0.00	0.03				0.25		
西 藏	1.77			6.90	0.03	0.48				22.91	0.07	0.29
陕 西	3.89			14.92	0.00	0.02				2.39	0.00	0.11
甘 肃	6.13			19.37						3.11	0.00	0.13
青 海	2.11			28.76						5.35		
宁 夏	6.33			35.93						1.14		
新 疆	9.75			70.28	0.02	0.03	0.09	0.00	5.02	8.69		

9-1-4 续表4

地区	百日咳			白喉			流行性脑脊髓膜炎			猩红热		
	发病率 1/10万	死亡率 1/10万	病死率 %	发病率 1/10万	死亡率 1/10万	病死率 %	发病率 1/10万	死亡率 1/10万	病死率 %	发病率 1/10万	死亡率 1/10万	病死率 %
总计	**0.19**	**0.00**	**0.05**				**0.02**	**0.00**	**11.18**	**4.76**	**0.00**	**0.00**
北京	0.04						0.01	0.01	100.00	31.37		
天津	0.57						0.01			10.59		
河北	0.24						0.02	0.00	21.54	6.16		
山西	0.14						0.02	0.00	16.67	8.57		
内蒙古	0.01						0.02			13.58		
辽宁	0.01						0.01			15.38		
吉林	0.02						0.05	0.01	21.37	16.46		
黑龙江	0.07						0.01	0.00	25.00	19.00	0.00	0.01
上海	0.01						0.02	0.00	24.71	14.85		
江苏	0.09						0.01	0.00	10.24	2.60		
浙江	0.22						0.01	0.00	16.36	3.57		
安徽	0.16						0.04	0.00	4.05	0.88		
福建	0.00						0.01			1.12		
江西	0.02						0.03	0.00	8.18	0.12		
山东	0.29	0.00	0.34				0.01	0.00	15.87	3.99		
河南	0.13						0.01			1.75		
湖北	0.06						0.02	0.01	21.22	1.16		
湖南	0.10						0.01			1.08		
广东	0.11						0.00			1.32		
广西	0.01						0.02			1.06		
海南	0.02									0.05		
重庆	0.07						0.01			1.58		
四川	0.48						0.02			2.48		
贵州	0.19						0.03	0.01	29.86	1.88		
云南	0.11						0.02			2.30		
西藏	0.10									2.17		
陕西	0.28						0.01			3.17		
甘肃	0.18						0.01	0.00	33.33	2.78		
青海	0.04						0.04	0.02	50.14	4.78		
宁夏							0.05			14.55		
新疆	2.66	0.00	0.17				0.11	0.01	8.36	11.82		

9-1-4　续表5

地　区	流行性出血热			狂犬病			钩端螺旋体病			布鲁氏菌病		
	发病率 1/10万	死亡率 1/10万	病死率 %	发病率 1/10万	死亡率 1/10万	病死率 %	发病率 1/10万	死亡率 1/10万	病死率 %	发病率 1/10万	死亡率 1/10万	病死率 %
总　计	**0.80**	**0.01**	**1.11**	**0.14**	**0.14**	**97.97**	**0.03**	**0.00**	**1.36**	**2.85**		
北　京	0.11			0.03	0.03	100.00				0.20		
天　津	0.10			0.06	0.06	100.00				0.75		
河　北	0.71	0.00	0.20	0.13	0.10	79.15	0.00			4.38		
山　西	0.11	0.01	5.13	0.25	0.24	95.45				14.38		
内蒙古	0.32			0.05	0.04	91.56	0.01			70.10		
辽　宁	2.24	0.01	0.41	0.00	0.00	100.00				1.95		
吉　林	2.47	0.01	0.59				0.01			7.51		
黑龙江	4.11	0.03	0.76							13.52		
上　海	0.02			0.03	0.03	100.00				0.02		
江　苏	0.29	0.01	4.36	0.11	0.11	101.18	0.01			0.02		
浙　江	0.99			0.03	0.03	100.00	0.01			0.11		
安　徽	0.23	0.00	1.51	0.08	0.08	100.00	0.03			0.03		
福　建	0.70			0.01	0.01	100.00	0.11			0.04		
江　西	1.23	0.03	2.56	0.10	0.10	100.00	0.06			0.00		
山　东	1.00	0.02	2.40	0.10	0.09	98.95	0.00			0.47		
河　南	0.16	0.00	1.33	0.11	0.10	98.01				1.30		
湖　北	0.49	0.01	2.84	0.15	0.15	100.00	0.02			0.02		
湖　南	0.97	0.02	2.05	0.25	0.24	98.78	0.04	0.00	3.65	0.00		
广　东	0.32	0.00	0.90	0.19	0.19	100.00	0.05	0.00	1.90	0.05		
广　西	0.02			0.63	0.63	100.00	0.05					
海　南	0.01			0.51	0.51	100.00	0.05					
重　庆	0.05	0.00	7.76	0.30	0.29	96.55	0.02			0.00		
四　川	0.07	0.00	3.41	0.09	0.09	95.98	0.09	0.00	2.91	0.01		
贵　州	0.27	0.00	1.07	0.60	0.59	99.53	0.03	0.00	8.41	0.02		
云　南	0.04			0.26	0.25	98.32	0.17			0.03		
西　藏												
陕　西	6.98	0.05	0.65	0.11	0.11	100.00				1.49		
甘　肃	0.02									0.20		
青　海										0.69		
宁　夏				0.03	0.02	50.16				7.47		
新　疆	0.00			0.01	0.01	100.00				6.02		

9-1-4 续表6

地区	炭疽			流行性乙型脑炎			肺结核			疟疾		
	发病率 1/10万	死亡率 1/10万	病死率 %	发病率 1/10万	死亡率 1/10万	病死率 %	发病率 1/10万	死亡率 1/10万	病死率 %	发病率 1/10万	死亡率 1/10万	病死率 %
总计	**0.02**	**0.00**	**0.87**	**0.12**	**0.00**	**3.88**	**71.09**	**0.21**	**0.30**	**0.30**	**0.00**	**0.72**
北京							41.29	0.16	0.38	0.19		
天津							26.69	0.18	0.67	0.11		
河北				0.00	0.00	33.33	53.92	0.04	0.08	0.07	0.00	2.01
山西	0.02			0.04	0.01	20.00	64.82	0.06	0.10	0.03		
内蒙古	0.17	0.00	2.41				66.55	0.13	0.20	0.03	0.00	14.13
辽宁	0.08						68.89	0.20	0.29	0.11	0.00	2.19
吉林	0.00			0.00			77.94	0.29	0.38	0.04	0.00	8.24
黑龙江	0.01						89.20	0.50	0.56	0.04		
上海				0.05			30.38	0.40	1.32	0.17	0.00	2.60
江苏				0.02			48.69	0.14	0.29	0.47	0.01	1.08
浙江				0.11	0.00	3.30	59.56	0.22	0.38	0.21	0.00	0.85
安徽				0.08			62.71	0.16	0.26	1.08	0.00	0.31
福建				0.08			52.58	0.19	0.37	0.18		
江西				0.05			79.68	0.13	0.17	0.09		
山东				0.03			38.16	0.12	0.31	0.12	0.00	2.52
河南				0.14	0.01	5.92	69.91	0.14	0.19	0.33	0.00	0.63
湖北				0.02			88.11	0.15	0.17	0.29	0.00	1.20
湖南				0.25	0.01	4.80	86.76	0.21	0.24	0.23	0.01	2.64
广东				0.06			83.33	0.17	0.20	0.09	0.00	2.07
广西	0.00			0.11			98.91	0.44	0.44	0.25		
海南				0.13			107.07	0.32	0.30	0.10		
重庆				0.34	0.01	2.01	88.82	0.33	0.37	0.11	0.00	3.16
四川	0.11			0.40	0.02	4.10	78.84	0.27	0.34	0.25	0.01	2.04
贵州	0.01			0.62	0.03	4.61	133.48	0.56	0.42	0.44		
云南	0.01			0.57	0.03	5.35	58.01	0.30	0.51	2.60		
西藏	0.47	0.03	7.13				123.03	1.00	0.81	0.10		
陕西	0.00			0.08	0.01	6.95	67.81	0.07	0.10	0.09		
甘肃	0.15	0.00	2.56	0.08			88.09	0.29	0.32	0.08		
青海	0.41						92.99	0.18	0.19	0.07		
宁夏							48.23	0.10	0.20	0.05		
新疆	0.21						157.83	0.65	0.41	0.02		

9-1-4　续表7

地区	登革热			血吸虫			新生儿破伤风			人禽流感			甲型H1N1流感		
	发病率 1/10万	死亡率 1/10万	病死率 %	发病率 1/10万	死亡率 1/10万	病死率 %	发病率 ‰	死亡率 ‰	病死率 %	发病率 1/10万	死亡率 1/10万	病死率 %	发病率 1/10万	死亡率 1/10万	病死率 %
总 计	**0.01**			**0.33**	**0.00**	**0.03**	**0.05**	**0.00**	**6.64**	**0.00**	**0.00**	**100.00**	**0.70**	**0.01**	**0.80**
北 京	0.02			0.01			0.02						1.32	0.04	3.09
天 津	0.01												1.47	0.04	2.63
河 北	0.00			0.00			0.01						0.36	0.01	1.92
山 西							0.01						0.60	0.01	1.40
内蒙古							0.01	0.00	50.00				0.13		
辽 宁							0.00						0.08	0.00	6.10
吉 林							0.00						0.56		
黑龙江	0.00												0.27		
上 海	0.00			0.01			0.04						3.28	0.00	0.13
江 苏	0.01						0.02	0.00	11.11				0.52	0.00	0.48
浙 江	0.02			0.01			0.17	0.03	18.32				1.28	0.02	1.71
安 徽	0.00			0.10			0.01						0.38		
福 建	0.03			0.00			0.07	0.00	6.71				0.70		
江 西	0.00			0.07			0.03	0.00	14.89				0.32	0.00	1.42
山 东							0.00	0.00	17.02				0.35	0.00	0.59
河 南							0.01	0.00	6.52				0.21		
湖 北	0.01			7.09	0.00	0.05	0.01			0.00	0.00	100.00	1.24	0.00	0.14
湖 南	0.01			0.31			0.01						0.55	0.02	2.79
广 东	0.05			0.04			0.18	0.00	2.01				0.87	0.01	0.67
广 西	0.01						0.13	0.00	1.79				1.93	0.01	0.56
海 南	0.03						0.20						1.35		
重 庆				0.01			0.02						0.65	0.01	1.06
四 川	0.00			0.04			0.03	0.01	17.31				0.53	0.00	0.48
贵 州							0.09	0.02	18.90				0.50		
云 南	0.03			0.08			0.08	0.00	5.66				0.67	0.01	0.97
西 藏							0.02	0.02	100.00						
陕 西	0.00			0.00			0.00						1.04		
甘 肃	0.01			0.00			0.06						0.51	0.00	0.76
青 海							0.03	0.01	50.19				0.37		
宁 夏							0.07						3.13	0.03	1.01
新 疆				0.01			0.14	0.00	2.24				1.26	0.00	0.37

9-2-1　2002年我国居民高血压患病率（%）

分组	合计	城市			农村				
		小计	大	中小	小计	一类	二类	三类	四类
合计	**18.8**	**19.3**	**20.4**	**18.8**	**18.6**	**21.0**	**19.0**	**20.2**	**12.6**
男性	20.2	21.8	23.4	21.1	19.6	21.9	20.5	19.9	13.1
女性	18.0	17.9	18.9	17.5	18.0	20.7	18.0	20.8	12.4
18～44岁小计	9.1	9.4	10.2	9.0	9.0	9.7	9.7	10.5	4.8
男性	12.7	14.5	16.2	13.7	12.0	13.2	13.1	12.7	6.4
女性	6.7	6.1	6.2	6.0	6.9	7.4	7.3	9.0	3.6
45～59岁小计	29.3	32.8	33.3	32.6	28.0	31.4	27.7	32.1	21.0
男性	28.6	33.1	34.4	32.6	26.9	29.9	27.0	29.0	20.3
女性	30.0	32.6	32.5	32.6	29.1	32.8	28.4	34.8	21.6
60岁及以上小计	49.1	54.4	57.1	53.2	47.2	52.4	47.0	49.8	37.7
男性	48.1	54.0	56.6	52.8	46.0	49.9	47.0	44.6	37.2
女性	50.2	54.9	57.6	53.6	48.4	55.0	47.0	55.4	38.1

9-2-2　2002年我国居民高血压治疗率（%）

分组	合计	城市			农村				
		小计	大	中小	小计	一类	二类	三类	四类
合计	**24.7**	**35.1**	**39.9**	**28.2**	**17.4**	**19.9**	**14.7**	**21.5**	**9.3**
男性	21.6	31.2	35.9	24.6	14.7	17.8	11.7	17.3	9.6
女性	27.7	38.8	43.7	31.7	19.8	21.9	17.7	25.0	9.0
18～44岁小计	9.1	11.8	14.3	9.3	7.9	6.3	6.6	12.0	4.1
男性	6.9	9.7	12.2	7.2	5.4	4.5	4.8	8.2	2.8
女性	12.0	15.0	18.0	12.3	10.8	8.6	8.9	15.8	5.8
45～59岁小计	25.0	34.1	38.4	28.7	19.4	20.9	17.1	24.3	10.7
男性	20.6	28.6	31.9	24.4	15.7	17.5	13.6	18.3	10.9
女性	28.5	38.5	43.7	32.0	22.3	23.8	20.2	28.6	10.5
60岁及以上小计	32.2	43.1	47.1	36.2	21.3	26.0	18.1	25.5	10.5
男性	31.0	41.5	45.9	34.0	20.7	26.2	15.6	24.1	12.4
女性	33.3	44.7	48.1	38.3	21.9	25.7	20.7	26.8	8.8

9-3-1　前十位恶性肿瘤死亡率（合计）

顺位	2004～2005		1990～1992		1973～1975	
	疾病名称	死亡率(1/10万)	疾病名称	死亡率(1/10万)	疾病名称	死亡率(1/10万)
1	肺癌	30.83	胃癌	25.16	胃癌	19.54
2	肝癌	26.26	肝癌	20.37	食管癌	18.83
3	胃癌	24.71	肺癌	17.54	肝癌	12.54
4	食管癌	15.21	食管癌	17.38	肺癌	7.09
5	结直肠癌	7.25	结直肠癌	5.30	子宫颈癌	5.23
6	白血病	3.84	白血病	3.64	结直肠癌	4.60
7	脑瘤	3.13	子宫颈癌	1.89	白血病	2.72
8	女性乳腺癌	2.90	鼻咽癌	1.74	鼻咽癌	2.32
9	胰腺癌	2.62	女性乳腺癌	1.72	女性乳腺癌	1.65
10	骨癌	1.70				
	恶性肿瘤总计	134.80	恶性肿瘤总计	108.26	恶性肿瘤总计	83.65

资料来源：1973～1975、1990～1992、2004～2005年中国恶性肿瘤死亡抽样回顾调查。以下4表同。

9-3-2　前十位恶性肿瘤死亡率（男）

顺位	2004～2005		1990～1992		1973～1975	
	疾病名称	死亡率(1/10万)	疾病名称	死亡率(1/10万)	疾病名称	死亡率(1/10万)
1	肺癌	41.34	胃癌	32.84	胃癌	25.12
2	肝癌	37.54	肝癌	29.01	食管癌	23.34
3	胃癌	32.46	肺癌	24.03	肝癌	17.60
4	食管癌	20.65	食管癌	22.14	肺癌	9.28
5	结直肠癌	8.19	结直肠癌	5.76	结直肠癌	4.85
6	白血病	4.27	白血病	3.96	白血病	3.00
7	脑瘤	3.50	鼻咽癌	2.34	鼻咽癌	2.94
8	胰腺癌	2.94				
9	膀胱癌	2.13				
10	鼻咽癌	2.05				
	恶性肿瘤总计	169.19	恶性肿瘤总计	134.91	恶性肿瘤总计	96.31

9-3-3　前十位恶性肿瘤死亡率（女）

顺位	2004～2005		1990～1992		1973～1975	
	疾病名称	死亡率(1/10万)	疾病名称	死亡率(1/10万)	疾病名称	死亡率(1/10万)
1	肺癌	19.84	胃癌	17.02	食管癌	14.11
2	胃癌	16.59	食管癌	12.34	胃癌	13.72
3	肝癌	14.44	肝癌	11.21	子宫颈癌	10.70
4	食管癌	9.51	肺癌	10.66	肝癌	7.26
5	结直肠癌	6.26	结直肠癌	4.82	肺癌	4.79
6	女性乳腺癌	5.90	子宫颈癌	3.89	结直肠癌	4.33
7	白血病	3.41	女性乳腺癌	3.53	女性乳腺癌	3.37
8	宫颈癌	2.86	白血病	3.30	白血病	2.42
9	脑瘤	2.74	鼻咽癌	1.10	鼻咽癌	1.67
10	子宫癌	2.71				
	恶性肿瘤总计	98.97	恶性肿瘤总计	80.04	恶性肿瘤总计	70.43

9-3-4 前十位恶性肿瘤死亡率（城市）

顺位	2004～2005		1990～1992		1973～1975	
	疾病名称	死亡率(1/10万)	疾病名称	死亡率(1/10万)	疾病名称	死亡率(1/10万)
1	肺癌	40.98	肺癌	27.50	胃癌	20.19
2	肝癌	24.93	肝癌	19.50	肝癌	14.05
3	胃癌	22.97	胃癌	19.44	食管癌	13.59
4	食管癌	10.97	食管癌	9.62	肺癌	12.61
5	结直肠癌	9.78	结直肠癌	6.98	子宫颈癌	5.81
6	胰腺癌	4.44	白血病	3.66	结直肠癌	5.29
7	白血病	4.17	女性乳腺癌	2.56	白血病	3.17
8	女性乳腺癌	3.98	鼻咽癌	1.93	鼻咽癌	2.60
9	脑瘤	3.27	子宫颈癌	1.58	女性乳腺癌	2.17
10	胆囊癌	2.13				
	恶性肿瘤总计	146.57	恶性肿瘤总计		恶性肿瘤总计	91.80

9-3-5 前十位恶性肿瘤死亡率（农村）

顺位	2004～2005		1990～1992		1973～1975	
	疾病名称	死亡率(1/10万)	疾病名称	死亡率(1/10万)	疾病名称	死亡率(1/10万)
1	肝癌	26.93	胃癌	27.16	食管癌	20.81
2	肺癌	25.71	肝癌	20.67	胃癌	19.18
3	胃癌	25.58	食管癌	20.10	肝癌	12.02
4	食管癌	17.34	肺癌	14.05	肺癌	5.13
5	结直肠癌	5.96	结直肠癌	4.72	子宫颈癌	5.05
6	白血病	3.68	白血病	3.63	结直肠癌	4.35
7	脑瘤	2.80	子宫颈癌	2.00	白血病	2.55
8	女性乳腺癌	2.35	鼻咽癌	1.67	鼻咽癌	2.22
9	胰腺癌	1.70	女性乳腺癌	1.42	女性乳腺癌	1.45
10	骨癌	1.61				
	恶性肿瘤总计	128.63	恶性肿瘤总计	106.76	恶性肿瘤总计	80.79

9-4-1 2011年血吸虫病防治情况

地区	流行县数(个)	流行乡数(个)	流行村人口数(万人)	达到传播控制标准县数(个)	达到传播阻断标准县数(个)	未达控制标准县数(个)	现有病人数(人)	其中晚期病人数(人)	急性血吸虫病感染人数(人)	治疗及扩大化疗人数(万人)
总计	**454**	**3499**	**6853.2**	**103**	**274**	**77**	**284938**	**30028**	**3**	**267.6**
上海	8	80	285.6		8				1	0.0
江苏	71	489	1342.3	18	53		2597	2586		0.6
浙江	55	466	947.4		55		1076	1076	2	0.1
安徽	50	361	696.7	6	17	27	30571	6036		17.1
福建	16	76	79.6		16					
江西	39	314	495.0	8	22	9	76652	7825		28.3
湖北	63	518	990.5	20	22	21	94231	4672		70.0
湖南	39	354	642.5	15	4	20	78480	5110		48.5
广东	13	33	31.0		13					
广西	19	73	106.7		19					
四川	63	665	1066.0	29	34		347	1899		70.8
云南	18	70	170.1	7	11		984	824		32.2

9-4-2 2011年血吸虫病查灭螺情况

地区	实际钉螺情况			年内查螺情况					灭螺总面积(万平方米)	环改灭螺面积(万平方米)
	有螺乡数(个)	有螺村数(个)	实有钉螺面积(万平方米)	年内查螺乡数(个)	年内查出有螺乡数(个)	年内新查出有螺乡数(个)	查出钉螺面积(万平方米)	内：新发现有螺面积(万平方米)		
总计	**1474**	**7504**	**372246**	**3121**	**1419**	**1**	**163711**	**1164**	**96456**	**6764.0**
上海	6	14	1	59	5		1	0	1	0.0
江苏	91	225	4228	496	81		3608	3	3436	268.8
浙江	85	294	60	437	85		55	1	59	1.0
安徽	212	994	30992	296	205		21696	622	5881	176.8
福建	8	12	3	39	8		3		31	1.7
江西	143	615	80809	247	128		27698		11884	1744.2
湖北	354	2612	76733	466	340		56097	133	30381	2824.2
湖南	221	1015	175963	328	211		50763	312	14636	1003.4
广东			0	24						
广西	3	3	6	76	1		0		32	1.7
四川	294	1455	1641	583	298	1	2439	93	28155	742.0
云南	57	265	1812	70	57		1352		1959	

9-5-1　2011年克山病防治情况

地区	病区县		病区乡镇		已控制县数（个）	现症病人数（人）		年内死亡（人）
	个数	人口数（万人）	个数	人口数（万人）		潜在型	慢型	
总　计	**326**	**13367.1**	**2591**	**6115.3**	**257**	**28868**	**10881**	**312**
河　北	11	355.8	73	98.6	11	5174	650	
山　西	11	126.1	20	26.1	11	908	35	19
内蒙古	12	432.2	56	175.7	8	12404	4453	108
辽　宁	4	129.6	46	103.3	4	648	93	
吉　林	37	1293.1	317	805.2	37	2005	1183	64
黑龙江	66	2349.6	318	730.3	47	303	352	13
山　东	19	1672.6	161	943.2	19	624	571	
河　南	3	163.9	20	46.2	3	467	47	
湖　北	1	88.3	1	13.3		74	7	
四　川	53	2451.7	776	1109.5	53	409	242	2
贵　州	1	131.9	6	24.2		162	2	
云　南	42	1503.5	228	788.1	27	251	825	40
西　藏	1	4.8	1	0.4			2	
重　庆	8	846.5	128	424.3	8	9	52	3
陕　西	29	759.5	212	311.5	29	2292	546	36
甘　肃	28	1057.9	228	515.4		3138	1821	27

9-5-2　2011年大骨节病防治情况

地区	病区县		病区乡镇		已控制县数（个）	临床Ⅰ度及以上病人（人）	
	个数	人口数（万人）	个数	人口数（万人）			13岁以下病人数
总　计	**377**	**10613.2**	**2136**	**3791.7**	**216**	**642123**	**22979**
河　北	7	255.1	49	57.7	7	5717	14
山　西	35	732.2	128	194.9	35	14117	2
内蒙古	18	578.1	84	252.5	13	100856	1004
辽　宁	5	148.8	60	133.0	5	24598	
吉　林	40	1502.9	323	779.2	40	40303	6
黑龙江	80	2704.8	345	794.5	48	97088	2569
山　东	1	90.9	4	18.2	1	739	
河　南	5	234.5	33	72.9	5	12662	1
四　川	32	692.1	144	75.2		49558	844
西　藏	52	193.4	167	69.0		9793	6917
陕　西	62	2220.6	410	627.2	62	144299	60
甘　肃	37	1239.8	382	712.6		140497	11164
青　海	3	20.0	7	5.0		1896	398

9-5-3　2011年地方性氟中毒(水型)防治情况

地区	病区县数(个)	基本控制县数(个)	病区村(个)				病区村人口数(万人)	已改水		现症病人数(人)	
			小计	轻病区	中病区	重病区		村数(个)	受益人口(万人)	氟斑牙	氟骨症
总　计	**1136**	**196**	**123585**	**75858**	**38820**	**8907**	**8851.7**	**68911**	**5380**	**20331339**	**1336541**
北　京	9	6	243	200	40	3	34.1	235	34	19313	1453
天　津	12		2207	824	1171	212	279.9	1942	228		
河　北	126	62	8880	4950	3086	844	949.3	6442	632	1545453	76695
山　西	66	1	4606	2288	1348	970	504.0	4073	439	1932418	115786
内蒙古	85		13613	7061	4616	1936	588.5	6327	394	1635468	264400
辽　宁	52	8	2700	1150	1274	276	179.4	2041	119	632974	44250
吉　林	16	1	3171	1495	1285	391	163.0	2571	126	670434	55214
黑龙江	26	4	4628	2274	1581	773	274.7	2348	98	970203	52443
江　苏	27		2131	1087	808	236	446.4	1880	292	2030580	139013
浙　江	32		333	303	24	6	26.1	318	23	8147	108
安　徽	40	1	23066	18231	4693	142	802.0	2875	154	778481	6981
福　建	36	31	153	106	34	13	12.0	152	12	6395	400
江　西	21	11	33	29	4		5.9	30	6	20620	61
山　东	113	35	11659	6729	3963	967	1272.5	7981	752	1845996	351465
河　南	125	3	22844	13828	8220	796	1609.7	11694	757	5295924	37460
湖　北	33		411	337	47	27	48.2	411	48.2	52596	1199
湖　南	9	9	24	10	8	6	3.0	24	3	8946	41
广　东	41	23	455	287	113	55	75.0	455	74	17708	218
广　西	13		165	108	40	17	11.7	156	11	36410	3577
重　庆	6		6	6			2.9	5	2	647	26
四　川	12		100	84	11	5	14.3	90	13	53818	2203
云　南	14	1	146	100	24	22	8.7	117	6	14223	649
西　藏	7		22	9	7	6	0.5	10	0	2697	112
陕　西	56		7658	3709	3418	531	505.4	5245	340	468416	150547
甘　肃	57		5956	4182	1584	190	415.8	4387	294	841881	18713
青　海	22		421	363	51	7	39.3	390	39	165633	10355
宁　夏	19		3449	1950	1157	342	107.7	2770	80	256200	2383
新　疆	61		4505	4158	213	134	471.7	3942	405	1019758	789

9-5-4　2011年地方性氟中毒（燃煤污染型）防治情况

地区	病区县数（个）	基本控制县数（个）	病区村（个）				病区村人口数（万人）	病区户数	已改炉改灶		现症病人数（人）	
			小计	轻病区	中病区	重病区			户数	受益人口（万人）	氟斑牙	氟骨症
总计	**173**	**24**	**33658**	**14351**	**6940**	**12367**	**3319.0**	**8101052**	**7466901**	**2943.2**	**14802272**	**1945761**
北京												
山西	20	20	3429	2695	532	202	237.3	670696	598679	218.0	689625	2077
辽宁	2	2	4	3	1		0.1	273	273	0.1	424	149
江西	7		413	413			116.5	270060	85880	28.0	106576	
河南	5	2	253	253			19.2	48428	48428	17.2	99130	
湖北	16		1030	486	295	249	136	329844	317738	117.5	351169	18512
湖南	28		2116	1458	472	186	223.8	540071	489069	194	691706	74859
广西	2		518	61	180	277	23.0	43059	42997	22.6	83734	5846
四川	22		1767	1167	390	210	258.6	555669	350645	165.1	1027020	166146
贵州	37		8652	4993	1067	2592	1668.8	4013000	3986500	1593.3	8790000	1078000
云南	13		13189	1787	3228	8174	368.0	843821	799657	337.9	2194761	569974
重庆	13		662	651	10	1	149.5	413010	373914	135.9	594694	5812
陕西	8		1625	384	765	476	117.9	373121	373121	113.9	173433	24386

9-5-5　2011年地方性砷中毒（水型）防治情况

地区	病区县		病区村（个）				病区村人口（万人）	已改水		病人数（人）
	个数	人口数（万人）	小计	轻病区	中病区	重病区		村数（个）	受益人口（万人）	
总计	**42**	**1480.2**	**494**	**335**	**109**	**50**	**44.7**	**416**	**33.5**	**17349**
山西	10	345.7	119	80	32	7	18.2	96	11.3	4286
内蒙	13	326.0	179	99	63	17	13.7	153	12.3	11121
吉林	4	201.8	44	44			3.4	44	2.5	482
安徽	1	72.5	10	10			2.5	6	0.8	59
湖北	2	244.9	2	2			0.3	1	0.1	9
陕西										
甘肃	5	99.3	12	10	1	1	0.8	8	0.6	395
宁夏	6	167.6	72	72			2.0	61	1.5	948
新疆	1	22.4	56	18	13	25	3.8	47	3.6	49

9-5-6　2011年地方性砷中毒（燃煤污染型）防治情况

地区	病区县		病区村（个）				病区村人口数（万人）	病区户数（户）	已改炉改灶		病人数（人）
	个数	人口数（万人）	小计	轻病区	中病区	重病区			户数	受益人口（万人）	
总计	**12**	**485.3**	**1657**	**1646**	**4**	**7**	**121.9**	**381907**	**381907**	**117.3**	**16463**
贵州	4	226.8	32	21	4	7	4.0	8786	8786	3.4	2848
陕西	8	258.5	1625	1625			117.9	373121	373121	113.9	13615

9-5-7 2011年碘缺乏病防治情况

地区	病区县		现症病人数(人)			碘盐销售数量(吨)		8～10岁儿童尿碘中位数(μg/L)	居民户碘盐监测		
	个数	人口数(万人)	甲肿	Ⅱ度甲肿	克汀病	计划供应	实际销售		碘盐份数	合格碘盐份数	非碘盐份数
总计	**2815**	**132636.8**	**4897422**	**230621**	**107219**	**6124213**	**6115769**	**238.6**	**812617**	**798348**	**10283**
北京	18	1247.5	170	3		69000	69600	216.8	5041	4954	191
天津	16	984.7	6447			42000	38148	194.5	5110	5033	164
河北	167	6986.3	85649	10876	9551	256105	278011	220.8	47032	46018	788
山西	119	3463.1	40311	2235	1762	161073	151213	236.9	34443	33724	374
内蒙古	101	2416.9	148222	5904	4550	149646	140620	237.2	29448	29285	108
辽宁	100	4256.0	128772	5951	2645	255087	256676	198.3	29301	28935	101
吉林	60	2748.3	429265	61453	954	139557	135993	217.4	17428	17287	8
黑龙江	128	4050.5	278463	9427	908	171764	167260	226.0	35461	35029	97
上海	18	1400.7				84000	87000	181.6	4828	4577	440
江苏	103	7419.2	341782			360303	371150	345.2	30641	30303	199
浙江	90	4716.2	5215	114	8	227014	228369	199.6	25290	24596	983
安徽	104	6725.2	100704	1308	13463	295299	305056	273.8	29874	29603	72
福建	84	3500.9	84607	4322	156	152627	148639	178.5	23858	23558	419
江西	99	4633.3	415711	13800	1597	166587	162590	246.6	28552	28021	105
山东	120	7884.0	160753	18169	512	362763	347315	186.0	33987	33173	946
河南	156	11152.79	80454	5054	3236	456357	461499	244.1	44121	42654	505
湖北	93	6744.73	168398	3412	10549	258535	249026	242.8	29940	29240	72
湖南	122	7007.33	782585	8107	2929	291155	285465	270.8	35192	34385	148
广东	123	8365.98				390000	408979	187.6	35042	34633	560
广西	109	5203.643	416071		3780	250000	255446	221.0	30351	29788	435
海南	21	879.6	6351	1402		26400	28000	198.8	5940	5873	192
重庆	40	3275.6	136734	1110	6	132341	123002	225.8	14120	13784	61
四川	181	8984.7	107899	1827	9	472193	489706	213.0	52181	51336	340
贵州	88	4090.8	343412	4428	5144	176000	161260	308.9	25374	24867	114
云南	129	4469.8	17147	5556	96	278217	261577	261.2	37617	36981	306
西藏	73	289.8	54939	2962		11831	11882	168.0	21341	21341	1074
陕西	107	3833.8	404228	49249	34763	200717	199832	278.6	30939	30663	33
甘肃	87	2702.3	105764	12203	8234	128053	115249	198.6	24766	24310	208
青海	43	543.0			1069	31000	29012	202.9	11949	11472	746
宁夏	22	644.5	241	110	285	28240	32824	229.0	6388	6228	44
新疆	94	2015.6	47128	1639	1013	100350	115372	211.3	27062	26697	450

9-6-1　农村改水情况

年份	累计改水受益总人口（万人）	自来水厂、站			手压机井			雨水收集			其他	
		个数	累计受益人口（万人）	其中：当年受益（万人）	万台	累计受益人口（万人）	其中：当年受益（万人）	水窖（个）	累计受益人口（万人）	其中：当年受益（万人）	累计受益人口（万人）	其中：当年受益（万人）
1990	66585.0	332044	27128.0		3311.0	17251.0					22206.0	
1991	70555.0	522691	30092.0		3607.0	19898.0					20565.0	
1992	74057.5	551517	32728.3	2653.2	3774.6	20341.2	481.8				20988.0	392.1
1993	76211.4	591251	35006.6	2269.5	3975.8	20662.1	270.2				20542.1	169.9
1994	77970.6	650103	37004.6	1987.1	3823.8	20805.2	149.7				20160.8	369.8
1995	79879.2	640375	40086.2	3188.5	3998.7	20498.3	69.8	33058	21.3	14.3	19273.4	870.4
1996	82412.1	568168	42827.4	2583.0	4399.7	21911.8	568.8	400581	364.2	106.3	17308.7	373.6
1997	84843.0	605626	45805.7	2913.0	4681.6	22546.7	550.4	525626	425.8	60.8	16064.8	873.0
1998	86442.8	614686	48103.9	2862.7	4729.6	22790.5	217.5	990020	697.1	192.6	14851.2	1440.3
1999	87607.9	652814	50843.6	2442.0	5215.4	22443.2	241.7	1119854	778.2	76.2	13542.8	946.4
2000	88112.2	674758	52669.5	2411.4	4891.0	22264.8	126.6	1622886	1002.3	114.1	12175.6	474.9
2001	86113.2	694138	52145.8	2216.3	6725.1	21214.0	39.7	1370335	1053.9	99.2	11699.4	337.1
2002	86833.0	645939	53652.7	2308.3	6615.9	20917.8	221.0	1559750	1188.8	121.8	11074.0	550.8
2003	87386.6	630903	54837.0	1761.3	5612.3	20810.5	183.7	1760607	1259.6	118.9	10479.6	430.6
2004	88451.5	644199	56545.5	1608.0	4795.2	20442.0	-316.1	1922629	1458.1	79.1	10006.0	436.4
2005	88893.2	651512	57944.4	1449.6	4845.3	19647.5	-621.8	2493172	1441.3	102.9	9860.8	-65.8
2006	86405.3	588843	58110.9	2760.1	7079.9	18382.0	-395.9	5639556	1490.1	597.2	8629.7	-192.0
2007	87859.1	599878	59850.0	2560.0	7265.5	18404.6	-343.1	1982334	1537.5	57.6	8067.0	-244.2
2008	89447.4	617177	62612.6	9032.2	6852.0	17646.8	-651.3	1938500	1537.1	39.8	7650.9	-280.4
2009	90250.9	681688	65405.1	3598.2	6075.2	16470.2	-798.6	1942144	1546.9	19.0	6828.7	-648.6
2010	90833.9	629164	68158.5	3592.1	6006.8	15172.8	-1108.7	2172278	1285.0	273.3	6217.5	-372.7
2011	89971.5	591206	68832.9	2395.2	3928.9	13737.8	-906.4	2240509	1568.3	91.1	5831.9	-71.4

9-6-2 2011年各地区农村改水情况

地区	累计改水受益总人口（万人）	自来水厂、站			手压机井			雨水收集			其他	
		个数	累计受益人口（万人）	其中：当年受益（万人）	万台	累计受益人口（万人）	其中：当年受益（万人）	水窖（个）	累计受益人口（万人）	其中：当年受益（万人）	累计受益人口（万人）	其中：当年受益（万人）
总　计	89971.5	591206	68832.9	2395.2	3928.9	13737.8	-906.4	2240509	1568.3	91.1	5831.9	-71.4
北　京	268.3	3304	267.1	-20.4	0.0	0.1	-1.2				1.2	1.1
天　津	378.7	3718	369.5	3.4	3.7	9.2	-0.8					
河　北	5262.0	38561	4567.8	92.5	164.9	626.9	-13.4	14190	15.9	-3.1	51.5	-12.4
山　西	2111.0	16058	1827.1	66.0	116.6	89.1	0.6	101512	89.6	30.7	105.3	5.2
内蒙古	1376.7	8797	854.8	110.7	81.3	385.4	-53.8	42888	7.9	0.3	128.5	17.6
辽　宁	2108.2	10524	1519.7	108.7	102.5	320.0	-58.7	1963	0.7		267.8	-5.1
吉　林	1542.1	14138	1192.9	110.0	96.5	349.2	9.7					
黑龙江	2095.5	13790	1400.0	60.6	181.8	665.7	-16.1				29.7	-1.6
上　海	332.8	68	332.8									
江　苏	4850.7	5522	4850.7	84.3								
浙　江	3471.0	24867	3332.7	68.9	50.0	64.9	-1.5	6667	2.8		70.7	4.0
安　徽	5073.2	13376	2659.0	80.3	574.1	2224.6	-49.6	331	2.8	0.0	186.8	10.8
福　建	2581.5	15450	2329.3	62.9	15.8	58.3	-4.4				193.9	-25.4
江　西	3408.1	35029	2127.7	126.8	187.4	822.6	-60.6	20	0.5		457.4	-29.0
山　东	6990.4	35879	6449.6	129.3	424.0	516.6	-96.4	114	18.5	0.0	5.8	5.4
河　南	7463.4	44207	4780.8	391.0	453.0	2599.0	-165.2	15931	23.7	12.8	59.9	15.4
湖　北	4436.0	8795	3075.5	-305.8	162.1	650.2	-70.5	111926	78.4	17.4	631.9	102.1
湖　南	4858.1	51730	3540.0	130.7	154.7	703.1	-49.9	3200	3.0	1.3	612.1	-49.1
广　东	5924.5	27129	5080.0	319.9	260.7	695.3	-21.2	31	0.4	-0.4	148.8	-5.2
广　西	3193.3	35941	2319.8	-389.0	127.3	606.8	-158.7	154622	129.0	-8.6	137.8	-38.8
海　南	633.1	26274	497.9	38.7	0.6	103.2	-7.7		0.3	0.0	31.3	-9.2
重　庆	2541.1	19500	2322.5	73.0	14.5	72.7	-23.7	2014	12.6	0.2	133.3	-42.0
四　川	6467.1	52367	3907.8	294.8	314.2	1404.2	-73.9	160690	89.7	-17.3	1065.4	-66.6
贵　州	2608.0	33936	2113.1	191.9	1.6	10.0	0.6	118907	180.5	17.0	304.4	-13.1
云　南	3255.9	29209	2443.6	132.5	233.1	95.4	5.7	418510	254.8	25.8	462.1	50.9
陕　西	2787.5	11232	1582.9	107.2	153.7	460.4	0.0	63431	222.8	0.6	521.3	0.6
甘　肃	2022.8	5797	1269.9	98.6	23.2	171.4	0.9	787203	365.8	6.3	215.8	12.5
青　海	338.8	1402	305.4	6.9	24.7	11.3	1.4	2292	16.3	0.5	5.9	
宁　夏	389.2	570	313.0	91.0	6.7	21.1	1.6	234063	52.4	7.5	2.8	0.2
新　疆	1202.6	4036.0	1200.2	130.1	0.2	1.4	0.2	4.0	0.2	0.0	0.8	0.3

注：缺西藏数字。

9-6-3 各地区农村改水受益人口占农村人口比重

地区	已改水受益人口占农村人口%						饮用自来水人口占农村人口%						
	1995	2000	2005	2009	2010	2011	1990	1995	2000	2005	2009	2010	2011
总　计	**86.7**	**92.4**	**94.1**	**94.3**	**94.9**	**94.2**	**30.7**	**43.2**	**55.2**	**61.3**	**68.4**	**71.2**	**72.1**
北　京	99.1	99.8	100.0	100.0	100.0	100.0	88.9	96.1	98.2	97.7	99.4	99.5	99.5
天　津	100.0	100.0	100.0	100.0	100.0	99.9	85.4	89.9	83.6	88.1	93.4	97.3	97.5
河　北	94.6	96.1	98.7	97.4	97.5	96.7	55.5	65.7	73.4	81.2	83.6	83.9	83.9
山　西	85.8	90.5	94.5	91.4	87.2	89.3	66.6	70.7	73.4	77.5	78.7	75.7	77.3
内蒙古	62.7	83.9	88.5	83.5	88.4	94.0	13.9	17.3	30.8	34.6	44.0	50.5	58.4
辽　宁	95.3	98.2	97.8	96.6	96.7	96.0	33.0	37.2	59.2	54.3	62.0	66.1	69.2
吉　林	91.2	96.7	98.4	98.1	99.1	100.0	28.1	27.6	35.3	48.8	65.8	73.1	77.4
黑龙江	96.4	97.4	98.2	98.4	98.6	99.5	32.1	40.2	50.0	58.5	62.9	64.5	66.5
上　海	100.0	100.0	100.0	100.0	100.0	100.0	69.6	99.3	99.9	100.0	100.0	100.0	100.0
江　苏	93.3	93.6	99.0	98.4	98.8	98.6	33.9	53.4	75.0	95.7	98.4	98.8	98.6
浙　江	93.7	96.7	97.0	96.8	97.2	96.5	55.0	74.5	83.2	88.1	92.3	93.3	92.7
安　徽	94.6	98.7	98.4	98.4	99.6	96.1	12.5	23.3	36.8	37.7	43.7	47.8	50.4
福　建	94.1	98.5	97.6	98.4	98.8	97.1	35.7	54.7	71.2	74.5	84.1	87.2	87.6
江　西	98.8	94.5	96.5	97.5	99.6	100.7	19.3	30.4	38.2	48.4	55.0	59.1	62.9
山　东	97.0	98.9	99.5	99.6	99.6	99.5	32.4	47.0	57.2	67.6	88.1	90.6	91.8
河　南	95.5	97.0	97.3	95.4	91.2	93.5	30.2	42.5	48.9	50.2	55.0	55.1	59.9
湖　北	81.8	93.5	92.4	97.2	99.2	98.7	32.7	44.7	54.0	52.4	67.3	72.0	68.5
湖　南	91.7	96.1	96.9	93.0	94.3	90.5	17.1	32.8	46.0	58.4	62.3	65.8	65.9
广　东	95.3	98.0	90.4	98.6	99.0	98.4	47.2	62.6	70.3	53.1	80.8	83.9	84.3
广　西	80.0	89.6	98.6	87.9	92.0	75.1	19.5	31.0	47.6	75.0	60.3	65.7	54.5
海　南	87.3	94.2	91.0	95.1	96.4	95.4	31.1	33.9	49.9	59.1	67.8	72.4	75.0
重　庆	…	92.2	95.2	98.1	98.6	98.8	…	…	59.3	68.3	80.9	87.5	90.3
四　川	81.6	91.4	94.1	91.0	92.6	93.1	17.7	30.8	39.2	45.9	49.1	53.3	56.2
贵　州	49.8	61.4	73.4	77.1	81.0	75.8	13.4	28.5	43.6	53.4	58.7	61.8	61.4
云　南	58.6	80.8	87.9	81.8	85.1	88.1	23.8	36.2	54.3	63.0	61.6	64.1	66.1
陕　西	78.2	64.1	70.11	96.9	89.3	97.0	26.4	37.2	35.3	31.4	55.0	55.1	55.1
甘　肃	41.1	71.8	88.4	95.0	97.1	97.0	15.2	18.9	32.7	43.9	56.1	59.2	60.9
青　海	59.5	71.3	90.9	85.0	85.0	86.6	24.0	30.2	55.2	77.2	77.0	76.9	78.0
宁　夏	74.8	87.8	95.1	96.7	94.6	96.3	5.4	26.1	29.6	40.3	64.5	68.0	77.4
新　疆	56.6	86.3	58.0	71.0	78.5	87.8	27.8	25.0	80.1	58.0	69.5	78.4	87.6

注：缺西藏数字。

9-6-4　农村改厕情况

年份 地区	农村总户数(万户)	累计卫生厕所户数(万户)								卫生厕所普及率(%)	当年新增卫生厕所(万户)	累计使用卫生公厕(万户)	无害化卫生厕所普及率(%)
		合计	三格化粪池式	双瓮漏斗式	三联沼气池式	粪尿分集式	完整下水道水冲式	双坑交替式	其他				
2000	23772.5	9571.8	2719.6	1106.3	750.7	…	…	…	4995.3	40.3	1107.9	…	…
2002	24788.9	12061.7	3179.0	1187.2	913.4	109.8	748.2	…	5924.1	48.7	656.7	984.9	…
2005	24843.1	13740.1	3903.8	1231.0	1422.5	99.5	1028.5	…	6053.0	55.3	579.5	1034.1	…
2006	25249.7	13883.5	3757.4	1151.2	1620.2	170.2	1396.3	…	5788.1	55.0	698.2	2126.1	32.3
2007	25350.1	14442.2	4092.4	1099.7	1906.3	213.0	1473.1	39.1	5618.5	57.0	691.4	2049.0	34.8
2008	25394.2	15165.9	4411.0	1077.9	2214.2	236.4	1578.6	48.0	5599.9	59.7	716.9	2739.5	37.7
2009	25402.5	16055.7	4797.6	1035.0	2446.8	253.4	1694.0	59.4	5769.6	63.2	791.9	2970.7	40.5
2010	25415.4	17138.3	5344.3	1097.6	2638.1	304.6	1846.8	94.5	5812.4	67.4	1060.4	2827.7	45.0
2011	26044.3	18018.5	5808.3	1119.0	2804.2	321.3	2113.5	153.2	5699.0	69.2	1028.9	2972.8	47.3
北　京	118.8	115.2	93.2	1.3	0.2		20.1		0.4	97.0	7.4	15.9	96.6
天　津	123.4	115.0	78.3	0.0	0.4	0	36.2			93.2	2.1	8.8	93.2
河　北	1503.6	799.0	49.1	73.8	141.5		145.7		389.0	53.1	34.8	44.4	27.3
山　西	656.7	332.3	3.2	53.7	34.8	2.4	66.1	0.3	171.8	50.6	23.2	111.5	24.4
内蒙古	395.1	170.8	0.7	0.3	19.3	1.3	14.7	35.8	98.8	43.2	26.8	58.9	18.2
辽　宁	675.7	407.8	27.0	19.3	40.8	1.1	90.5	2.6	226.5	60.4	18.2	26.3	26.8
吉　林	440.3	329.9	0.0	0.0	2.6	53.9	6.8	0.0	266.7	74.9	7.4	16.8	14.4
黑龙江	624.6	437.7	0.9	12.1	1.0	0.4	46.7	6.7	370.0	70.1	20.2	104.8	10.8
上　海	128.6	126.0	120.1	0.0			4.0		1.9	98.0	2.7	165.0	96.6
江　苏	1571.3	1372.7	872.2	10.4	39.9	14.4	96.0	26.4	313.4	87.4	109.3	58.7	67.4
浙　江	1208.9	1089.4	816.6	9.6	24.4	0.2	99.9	1.2	137.4	90.1	35.1	132.4	78.7
安　徽	1435.5	832.7	153.0	55.2	55.7	9.6	109.9	28.3	421.1	58.0	42.6	185.1	28.7
福　建	718.5	614.1	536.9	0.9	39.1	1.0	23.3	0.7	12.2	85.5	62.3	51.1	83.8
江　西	841.3	683.4	262.8	3.9	116.5	2.4	73.6	1.5	222.7	81.2	37.0	110.0	54.8
山　东	2081.4	1782.7	209.8	113.9	184.5	164.2	312.4	8.2	789.7	85.7	96.4	99.9	47.7
河　南	2003.1	1423.4	93.3	561.9	252.8		149.0		366.3	71.1	52.2	91.4	52.8
湖　北	1050.3	789.7	143.3	12.3	252.2		114.6	7.4	259.9	75.2	27.1	170.3	50.4
湖　南	1483.4	937.8	282.3	24.8	146.5	2.1	82.1	0.3	399.8	63.2	35.8	81.0	36.3
广　东	1477.3	1281.3	1113.0	0.6	30.4	0.1	20.1	0.1	117.1	86.7	49.0	120.8	78.8
广　西	1034.6	662.9	350.6	1.7	265.4	5.0	4.7		35.6	64.1	65.5	97.1	60.6
海　南	155.7	105.0	87.7	0.6	12.9				3.9	67.5	7.5	25.5	65.0
重　庆	726.9	426.3	103.6		116.7	1.5	204.5			58.7	32.6		58.7
四　川	2068.9	1326.3	217.2	4.7	558.6	3.3	223.1	1.7	317.7	64.1	61.8	821.9	48.8
贵　州	883.5	361.7	57.5	1.3	118.9	0.1	31.7	0.2	151.9	40.9	24.9	33.8	23.8
云　南	953.4	531.3	78.0	1.4	170.7	9.0	32.1	3.0	237.3	55.7	38.1	114.6	30.8
陕　西	711.7	351.7	45.4	92.3	86.8	17.7	20.5	20.5	68.5	49.4	29.7	100.7	39.8
甘　肃	483.3	328.6	10.0	18.4	55.8	26.5	28.4	5.3	184.2	68.0	25.7	64.5	29.9
青　海	93.7	54.3		0.9	5.7		1.3		46.3	57.9	2.6	1.6	8.4
宁　夏	102.8	58.1	0.5	13.2	17.2	0.4	9.9	0.5	16.5	56.6	8.5	16.5	40.5
新　疆	292.1	171.6	2.2	30.7	13.1	4.8	45.6	2.7	72.5	58.8	42.6	43.8	33.9

注：缺西藏数字。

十、居民病伤死亡原因

简要说明

一、本章主要介绍我国居民病伤死亡原因，内容包括城市、农村地区居民粗死亡率及死因顺位，分性别、疾病别、年龄别死亡率。

二、本章数据来源于居民病伤死亡原因年报。

三、资料范围

1990年城市地区包括北京、天津、太原、哈尔滨、长春、沈阳、大连、鞍山、上海、南京、杭州、武汉、广州、成都、重庆、昆明和西安17个大城市，苏州、徐州、淮安、合肥、安庆、马鞍山、蚌埠、铜陵、厦门、福州、三明、宜昌、黄石、宜春、佛山、贵阳、自贡、桂林和湖南六市等24个中小城市；农村地区包括北京、天津、上海市全部市辖县和江苏、浙江、安徽、福建、江西、湖北、湖南、广东、四川、贵州、甘肃和山西15个省（直辖市）87个县（县级市）。

1995年城市地区包括北京、天津、太原、哈尔滨、长春、沈阳、大连、鞍山、上海、南京、杭州、武汉、广州、成都、重庆和西安16个大城市，苏州、徐州、宁波、合肥、安庆、马鞍山、蚌埠、铜陵、厦门、福州、宜昌、长沙、湘潭、常德、佛山、中山、桂林、自贡、乌鲁木齐19个中小城市；农村地区包括北京、天津、上海市全部市辖县和江苏、浙江、安徽、福建、河南、湖北、湖南、广东、四川、贵州、甘肃14个省（直辖市）101个县（县级市）。

2000年城市地区包括北京、天津、长春、沈阳、大连、鞍山、上海、南京、杭州、武汉、广州、成都、重庆和西安14个大城市，苏州、徐州、合肥、安庆、马鞍山、铜陵、厦门、福州、平顶山、信阳、宜昌、黄石、长沙、湘潭、衡阳、常德、佛山、自贡、桂林和乌鲁木齐20个中小城市；农村地区包括北京、天津、上海市全部市辖县和江苏、浙江、安徽、福建、河南、湖北、湖南、广东、重庆、四川、贵州、甘肃15个省（直辖市）90个县（县级市）。

2005年城市地区包括北京、天津、上海、哈尔滨、长春、沈阳、大连、鞍山、南京、杭州、郑州、武汉、广州、重庆、成都、昆明、西安17个大城市，苏州、徐州、合肥、安庆、蚌埠、马鞍山、铜陵、福州、厦门、宜昌、黄石、长沙、衡阳、常德、湘潭、佛山、中山、三明、桂林、自贡、乌鲁木齐21个中小城市；农村地区包括北京、天津、上海市全部市辖县和江苏、浙江、安徽、福建、河南、湖北、湖南、广东、重庆、四川、贵州、甘肃15个省（直辖市）78个县（县级市）。

2010年城市地区包括北京、沈阳、大连、鞍山、哈尔滨、上海、广州、成都、昆明、西安10个大城市，徐州、合肥、蚌埠、马鞍山、铜陵，安庆、常德、佛山、自贡等9个中小城市；农村地区包括北京、天津、上海市全部市辖县和江苏、安徽、河南、湖北、广东、四川9个省（直辖市）34个县（县级市）。

2011年包括北京、天津、辽宁、吉林、上海、江苏、浙江、安徽、福建、湖北、湖南、广东、广西、四川、甘肃、新疆16个省（自治区、直辖市）的151个区（城市地区）和156个县或县级市（农村地区）。

四、1990、1995、2000年采用ICD-9国际疾病分类统计标准。2002年起采用ICD-10国际疾病分类统计标准。

主要指标解释

性别年龄别死亡率　指分性别年龄别计算的死亡率。计算公式：男（女）性某年龄别死亡率＝男（女）性某年龄别死亡人数/男（女）性同年龄平均人口数。

10-1-1 1990年城市居民主要疾病死亡率及构成

疾病名称	合计			男			女		
	粗死亡率(1/10万)	构成(%)	位次	粗死亡率(1/10万)	构成(%)	位次	粗死亡率(1/10万)	构成(%)	位次
传染病(不含肺结核)	13.44	2.30	12	17.32	2.79	11	9.33	1.71	13
肺结核	7.03	1.20	11	9.59	1.54	9	4.34	0.79	15
寄生虫病	0.39	0.07	17	0.52	0.08	17	0.25	0.05	18
恶性肿瘤	128.03	21.88	1	155.10	24.98	1	99.38	18.16	2
内分泌、营养和代谢及免疫疾病	10.19	1.74	7	7.90	1.27	10	12.60	2.30	7
血液和造血器官疾病	1.47	0.25	16	1.36	0.22	16	1.59	0.29	16
精神病	6.30	1.08	13	5.31	0.86	15	7.34	1.34	11
神经系病	4.99	0.85	15	5.47	0.88	14	4.49	0.82	14
心脏病	92.53	15.81	3	88.30	14.22	4	97.00	17.73	3
脑血管病	121.84	20.83	2	126.40	20.35	2	117.02	21.39	1
呼吸系病	92.18	15.76	4	93.55	15.06	3	90.74	16.59	4
消化系病	23.53	4.02	6	26.13	4.21	6	20.77	3.80	6
泌尿、生殖系病	9.26	1.58	8	9.65	1.55	8	8.83	1.61	9
妊娠分娩产褥期并发症	0.29	0.05	18				0.60	0.11	17
先天异常	5.45	0.93	14	5.56	0.90	12	5.34	0.98	12
新生儿病	8.81	1.51	9	10.08	1.62	7	7.47	1.36	10
其他疾病	7.56	1.29	10	5.51	0.89	13	9.74	1.78	8
损伤和中毒	40.43	6.91	5	47.07	7.58	5	33.42	6.11	5

10-1-2 1995年城市居民主要疾病死亡率及构成

疾病名称	合计			男			女		
	粗死亡率(1/10万)	构成(%)	位次	粗死亡率(1/10万)	构成(%)	位次	粗死亡率(1/10万)	构成(%)	位次
传染病(不含肺结核)	5.01	1.59	13	6.23	1.95	10	3.73	1.15	14
肺结核	4.34	0.74	14	6.07	0.96	11	2.53	0.46	15
寄生虫病	0.34	0.06	17	0.41	0.07	17	0.27	0.05	18
恶性肿瘤	128.58	21.85	2	156.35	24.83	1	99.41	18.24	2
内分泌、营养和代谢及免疫疾病	13.79	2.34	7	10.85	1.72	7	16.87	3.09	6
血液和造血器官疾病	1.22	0.21	16	1.13	0.18	16	1.32	0.24	16
精神病	7.16	1.22	9	6.52	1.04	9	7.83	1.44	10
神经系病	5.06	0.86	12	5.62	0.89	13	4.48	0.82	11
心脏病	90.10	15.31	4	88.30	14.02	4	92.00	16.88	3
脑血管病	130.48	22.17	1	136.66	21.70	2	124.00	22.75	1
呼吸系病	92.54	15.73	3	94.85	15.06	3	90.12	16.53	4
消化系病	19.49	3.31	6	22.69	3.60	6	16.13	2.96	7
泌尿、生殖系病	9.15	1.56	8	9.26	1.47	8	9.03	1.66	9
妊娠分娩产褥期并发症	0.20	0.03	18				0.41	0.08	17
先天异常	3.92	0.67	15	4.08	0.65	15	3.76	0.69	13
新生儿病	5.08	0.86	11	5.82	0.92	12	4.30	0.79	12
其他疾病	7.12	1.21	10	5.15	0.82	14	9.18	1.68	8
损伤和中毒	40.57	6.89	5	49.11	7.80	5	31.61	5.80	5

10-1-3　2000年城市居民主要疾病死亡率及构成

疾病名称	合计			男			女		
	粗死亡率(1/10万)	构成(%)	位次	粗死亡率(1/10万)	构成(%)	位次	粗死亡率(1/10万)	构成(%)	位次
传染病(不含肺结核)	4.03	0.67	11	5.09	0.78	11	2.93	0.53	13
肺结核	2.87	0.48	15	4.28	0.66	12	1.39	0.25	16
寄生虫病	0.63	0.10	17	0.67	0.10	17	0.59	0.11	17
恶性肿瘤	146.61	24.38	1	176.85	27.23	1	115.06	20.88	2
内分泌、营养和代谢及免疫疾病	17.99	2.99	7	14.70	2.26	7	21.42	3.89	6
血液和造血器官疾病	1.41	0.23	16	1.28	0.20	16	1.54	0.28	15
精神病	6.70	1.11	9	6.24	0.96	10	7.19	1.30	9
神经系病	5.53	0.92	10	6.26	0.96	9	4.76	0.86	10
心脏病	106.65	17.74	3	107.06	16.49	3	106.22	19.27	3
脑血管病	127.96	21.28	2	135.14	20.81	2	120.47	21.86	1
呼吸系病	79.92	13.29	4	82.92	12.77	4	76.80	13.93	4
消化系病	18.38	3.06	6	21.85	3.37	6	14.76	2.68	7
泌尿、生殖系病	9.01	1.50	8	9.64	1.48	8	8.36	1.52	8
妊娠、分娩产褥期并发症	0.13	0.02	18				0.27	0.05	18
先天异常	3.15	0.52	13	3.33	0.51	14	2.95	0.54	12
新生儿病	3.14	0.52	14	3.43	0.53	13	2.84	0.51	14
其他疾病	3.83	0.64	12	2.93	0.45	15	4.76	0.86	11
损伤和中毒	35.57	5.91	5	43.44	6.69	5	27.35	4.96	5

10-1-4　2005年城市居民主要疾病死亡率及构成

疾病名称	合计			男			女		
	粗死亡率(1/10万)	构成(%)	位次	粗死亡率(1/10万)	构成(%)	位次	粗死亡率(1/10万)	构成(%)	位次
传染病(不含呼吸道结核)	3.61	0.66	13	4.86	0.79	11	2.32	0.48	14
呼吸道结核	2.84	0.52	15	4.16	0.68	15	1.46	0.30	17
寄生虫病	0.06	0.01	20	0.07	0.01	19	0.05	0.01	20
恶性肿瘤	124.86	22.74	1	159.77	26.05	1	88.51	18.36	3
血液、造血器官及免疫疾病	0.93	0.17	18	0.83	0.13	17	1.04	0.21	18
内分泌、营养和代谢疾病	13.75	2.50	7	11.81	1.92	7	15.77	3.27	6
精神障碍	5.19	0.95	10	4.85	0.79	12	5.55	1.15	10
神经系统疾病	4.60	0.84	11	4.87	0.79	13	4.32	0.90	11
心脏病	98.22	17.89	3	99.49	16.22	3	96.88	20.09	2
脑血管病	111.02	20.22	2	116.63	19.01	2	105.19	21.82	1
呼吸系统疾病	69.00	12.57	4	75.88	12.37	4	61.85	12.83	4
消化系统疾病	18.10	3.30	6	22.54	3.68	6	13.46	2.79	8
肌肉骨骼和结缔组织疾病	1.16	0.21	17	0.77	0.13	18	1.57	0.33	16
泌尿生殖系统疾病	8.58	1.56	9	8.92	1.45	9	8.21	1.70	9
妊娠、分娩和产褥期并发症	0.28	0.05	19				0.50	0.10	19
起源于围生期某些情况	3.50	0.64	14	3.68	0.60	14	3.23	0.67	13
先天畸形、变性和染色体异常	1.85	0.34	16	2.04	0.33	16	1.65	0.34	15
诊断不明	4.09	0.74	12	4.82	0.79	10	3.33	0.69	12
其他疾病	11.98	2.18	8	9.14	1.49	8	14.94	3.10	7
损伤和中毒外部原因	45.28	8.25	5	56.84	9.27	5	33.22	6.89	5

10-1-5　2010年城市居民主要疾病死亡率及构成

疾病名称	合计			男			女		
	粗死亡率(1/10万)	构成(%)	位次	粗死亡率(1/10万)	构成(%)	位次	粗死亡率(1/10万)	构成(%)	位次
传染病(不含呼吸道结核)	4.44	0.72	11	5.79	0.82	11	3.04	0.57	12
呼吸道结核	2.32	0.38	14	3.47	0.49	13	1.13	0.21	18
寄生虫病	0.13	0.02	18	0.15	0.02	19	0.10	0.02	20
恶性肿瘤	162.87	26.33	1	201.99	28.77	1	122.35	22.99	2
血液、造血器官及免疫疾病	1.50	0.24	17	1.48	0.21	17	1.52	0.29	17
内分泌、营养和代谢疾病	18.13	2.93	6	16.63	2.37	7	19.69	3.70	6
精神障碍	2.90	0.47	13	2.82	0.40	14	2.98	0.56	13
神经系统疾病	5.84	0.94	10	6.33	0.90	10	5.34	1.00	10
心脏病	129.19	20.88	2	135.15	19.25	3	123.02	23.12	1
脑血管病	125.15	20.23	3	137.30	19.55	2	112.56	21.15	3
呼吸系统疾病	68.32	11.04	4	78.06	11.12	4	58.22	10.94	4
消化系统疾病	16.96	2.74	7	20.76	2.96	6	13.03	2.45	7
肌肉骨骼和结缔组织疾病	1.61	0.26	16	1.21	0.17	18	2.02	0.38	14
泌尿生殖系统疾病	7.20	1.16	9	7.98	1.14	8	6.40	1.20	9
妊娠、分娩产褥期并发症	0.11	0.02	18				0.22	0.04	19
围生期疾病	2.03	0.33	15	2.34	0.33	15	1.70	0.32	16
先天畸形、变形和染色体异常	2.02	0.33	15	2.12	0.30	16	1.92	0.36	15
诊断不明	4.12	0.67	12	4.99	0.71	12	3.21	0.60	11
其他疾病	9.58	1.55	8	7.61	1.08	9	11.63	2.19	8
损伤和中毒外部原因	38.09	6.16	5	48.43	6.90	5	27.38	5.15	5

10-1-6　2011年城市居民主要疾病死亡率及构成

疾病名称	合计			男			女		
	粗死亡率(1/10万)	构成(%)	位次	粗死亡率(1/10万)	构成(%)	位次	粗死亡率(1/10万)	构成(%)	位次
传染病(不含呼吸道结核)	3.15	0.51	11	4.22	0.60	11	2.06	0.38	13
呼吸道结核	2.14	0.35	14	3.43	0.49	13	0.83	0.15	18
寄生虫病	0.23	0.04	19	0.24	0.03	19	0.22	0.04	19
恶性肿瘤	172.33	27.79	1	215.19	30.70	1	128.86	23.95	1
血液、造血器官及免疫疾病	1.44	0.23	18	1.46	0.21	17	1.42	0.26	17
内分泌、营养和代谢疾病	18.64	3.01	6	17.16	2.45	7	20.15	3.74	6
精神障碍	2.47	0.40	13	2.31	0.33	14	2.63	0.49	11
神经系统疾病	7.63	1.23	9	8.01	1.14	8	7.25	1.35	9
心脏病	132.04	21.30	2	136.72	19.51	2	127.29	23.66	2
脑血管病	125.37	20.22	3	135.74	19.37	3	114.85	21.35	3
呼吸系统疾病	65.47	10.56	4	74.62	10.65	4	56.19	10.44	4
消化系统疾病	16.35	2.64	7	19.73	2.82	6	12.92	2.40	7
肌肉骨骼和结缔组织疾病	1.51	0.24	17	1.10	0.16	18	1.92	0.36	14
泌尿生殖系统疾病	6.60	1.06	10	6.98	1.00	10	6.21	1.16	10
妊娠、分娩产褥期并发症	0.07	0.01	20		0.00		0.14	0.03	20
围生期疾病	1.89	0.30	15	2.19	0.31	15	1.58	0.29	16
先天畸形、变形和染色体异常	1.79	0.29	16	1.93	0.28	16	1.64	0.31	15
诊断不明	2.81	0.45	12	3.55	0.51	12	2.06	0.38	12
其他疾病	9.93	1.60	8	7.90	1.13	9	11.98	2.23	8
损伤和中毒外部原因	33.93	5.47	5	43.42	6.19	5	24.31	4.52	5

10-2-1　2011年城市居民年龄别疾病别死亡率（1/10万）（合计）

疾病名称(ICD-10)	合计	不满1岁	1～	5～	10～	15～	20～	25～
总　　计	620.01	517.76	40.01	17.17	17.34	23.85	32.28	35.82
传染病和寄生虫病小计	5.51	9.17	1.93	0.46	0.24	0.28	0.54	0.78
其中：传染病计	5.29	9.17	1.93	0.46	0.24	0.28	0.54	0.78
内：伤寒和副伤寒	0.00	0.00	0.00	0.00	0.00	0.00	0.00	0.00
痢疾	0.01	0.19	0.04	0.00	0.00	0.00	0.00	0.00
肠道其他细菌性传染病	0.06	0.38	0.13	0.00	0.00	0.00	0.02	0.00
呼吸道结核	2.14	0.38	0.00	0.00	0.00	0.05	0.22	0.28
其他结核	0.15	0.00	0.04	0.04	0.03	0.08	0.05	0.12
钩端螺旋体病	0.00	0.00	0.00	0.00	0.00	0.00	0.00	0.00
破伤风	0.01	0.00	0.00	0.00	0.00	0.00	0.00	0.00
百日咳	0.00	0.00	0.00	0.00	0.00	0.00	0.00	0.00
脑膜炎球菌感染	0.04	0.38	0.09	0.04	0.00	0.00	0.02	0.02
败血症	0.38	4.97	0.40	0.04	0.07	0.03	0.02	0.03
流行性乙型脑炎	0.00	0.00	0.00	0.00	0.00	0.00	0.00	0.00
流行性出血热	0.01	0.00	0.00	0.00	0.00	0.00	0.00	0.00
麻疹	0.00	0.00	0.04	0.00	0.00	0.00	0.00	0.00
病毒性肝炎	1.75	0.76	0.00	0.08	0.00	0.03	0.09	0.13
艾滋病	0.22	0.19	0.00	0.00	0.00	0.03	0.05	0.15
寄生虫病计	0.23	0.00	0.00	0.00	0.00	0.00	0.00	0.00
内：疟疾	0.01	0.00	0.00	0.00	0.00	0.00	0.00	0.00
血吸虫病	0.22	0.00	0.00	0.00	0.00	0.00	0.00	0.00
肿瘤小计	174.27	9.75	5.07	3.63	3.60	4.44	4.95	7.08
其中：恶性肿瘤计	172.33	9.17	4.94	3.28	3.46	4.26	4.68	6.98
内：鼻咽癌	1.98					0.03	0.05	0.15
食道癌	10.99					0.03	0.02	0.03
胃癌	19.66					0.10	0.20	0.41
结肠、直肠和肛门癌	13.79					0.18	0.17	0.48
肝癌	23.61					0.38	0.60	1.17
肺癌	50.50					0.03	0.29	0.58
乳腺癌	4.87					0.00	0.07	0.17
宫颈癌	1.47					0.00	0.00	0.10
膀胱癌	2.38					0.00	0.00	0.00
白血病	3.99	2.68	2.02	1.34	1.33	1.30	1.45	1.32
良性肿瘤计	0.65	0.38	0.09	0.23	0.07	0.10	0.10	0.03
其他肿瘤计	1.29	0.19	0.04	0.11	0.07	0.08	0.17	0.07
血液、造血器官及免疫疾病小计	1.44	2.29	0.45	0.34	0.28	0.30	0.31	0.31
其中：贫血	0.98	0.96	0.04	0.23	0.14	0.20	0.14	0.13
血液、造血器官及免疫的其他疾病	0.46	1.34	0.40	0.11	0.14	0.10	0.17	0.18
内分泌、营养和代谢疾病小计	18.64	3.06	0.27	0.11	0.17	0.25	0.41	0.40
其中：糖尿病	17.26	0.00	0.00	0.00	0.03	0.10	0.15	0.26
内分泌、营养和代谢的其他疾病	1.38	3.06	0.27	0.11	0.14	0.15	0.26	0.13
精神障碍小计	2.47	0.00	0.00	0.08	0.14	0.23	0.20	0.46
神经系统疾病小计	7.63	26.57	5.21	1.91	1.29	1.40	1.16	1.11
其中：脑膜炎	0.11	3.06	0.27	0.00	0.00	0.03	0.03	0.02
神经系统的其他疾病	7.53	23.51	4.94	1.91	1.29	1.38	1.12	1.09
循环系统疾病小计	269.69	14.14	1.75	0.53	1.05	2.38	3.75	5.36
其中：急性风湿热	0.41	0.00	0.00	0.00	0.00	0.03	0.02	0.02
心脏病计	132.04	11.09	1.57	0.38	0.84	1.83	2.59	3.36
内：慢性风湿性心脏病	2.30					0.10	0.03	0.13
高血压性心脏病	8.86					0.03	0.07	0.10
急性心肌梗死	47.36					0.63	0.95	1.16
其他冠心病	48.61					0.05	0.20	0.30
肺源性心脏病	11.83	0.19	0.22	0.08	0.07	0.10	0.03	0.18
其他心脏病	13.08	9.56	1.26	0.27	0.59	0.93	1.29	1.49

10-2-1　续表1

30～	35～	40～	45～	50～	55～	60～	65～	70～	75～	80～	85岁及以上
48.87	83.40	149.05	248.84	364.64	566.21	885.47	1434.41	2590.76	4584.12	8017.68	14388.31
1.25	1.91	3.75	5.23	6.36	7.57	7.69	12.40	19.73	31.53	45.10	59.21
1.25	1.91	3.75	5.23	6.36	7.41	7.36	11.50	18.47	29.31	41.91	54.33
0.00	0.00	0.00	0.00	0.00	0.02	0.00	0.00	0.00	0.00	0.00	0.00
0.00	0.00	0.00	0.00	0.00	0.00	0.03	0.00	0.00	0.07	0.11	0.56
0.00	0.00	0.02	0.02	0.08	0.06	0.09	0.04	0.16	0.46	0.46	1.69
0.36	0.72	1.21	1.94	2.53	2.81	2.23	4.58	8.27	14.98	22.10	25.00
0.07	0.06	0.12	0.15	0.20	0.08	0.27	0.39	0.47	0.78	0.68	0.94
0.00	0.00	0.00	0.00	0.00	0.00	0.00	0.00	0.00	0.00	0.00	0.00
0.00	0.00	0.00	0.05	0.02	0.00	0.00	0.04	0.00	0.00	0.11	0.00
0.00	0.00	0.00	0.00	0.00	0.00	0.00	0.00	0.00	0.00	0.00	0.00
0.02	0.00	0.07	0.10	0.00	0.02	0.03	0.09	0.00	0.13	0.11	0.75
0.09	0.07	0.07	0.10	0.18	0.27	0.39	0.82	1.47	2.41	4.78	6.02
0.00	0.00	0.00	0.00	0.00	0.00	0.00	0.00	0.00	0.00	0.00	0.00
0.00	0.00	0.00	0.03	0.04	0.00	0.00	0.00	0.00	0.00	0.00	0.00
0.00	0.00	0.00	0.00	0.00	0.00	0.00	0.00	0.00	0.00	0.00	0.00
0.36	0.64	1.77	2.08	2.78	3.22	3.37	4.15	5.81	7.56	8.88	11.84
0.25	0.33	0.32	0.43	0.32	0.25	0.09	0.43	0.26	0.52	0.11	0.00
0.00	0.00	0.00	0.00	0.00	0.17	0.33	0.91	1.26	2.21	3.19	4.89
0.00	0.00	0.00	0.00	0.00	0.02	0.00	0.13	0.00	0.00	0.00	0.00
0.00	0.00	0.00	0.00	0.00	0.15	0.33	0.78	1.15	2.21	3.08	4.89
12.48	26.39	51.70	98.67	160.80	261.30	388.17	569.31	854.81	1226.96	1597.00	1601.77
12.23	25.86	51.10	97.82	159.26	258.89	384.96	563.34	847.38	1212.63	1578.78	1570.94
0.22	0.83	1.45	2.11	3.32	4.74	4.74	5.53	7.59	7.75	8.09	5.45
0.13	0.28	1.14	4.90	9.85	17.58	28.48	41.58	59.49	77.32	99.31	98.31
1.27	2.15	4.55	8.80	16.51	26.59	45.43	69.54	101.93	152.42	193.50	175.01
0.73	1.71	3.23	5.89	9.62	17.41	26.54	42.62	66.56	111.25	157.29	179.90
2.81	6.33	12.29	22.99	31.95	45.25	57.62	69.28	95.18	119.65	153.07	150.95
1.31	3.14	8.24	19.39	37.77	70.54	112.55	184.34	287.68	410.09	508.42	434.80
0.56	1.88	3.48	6.33	8.33	11.55	11.77	12.27	13.71	17.33	22.89	30.45
0.58	1.09	1.80	2.66	2.78	2.58	2.38	2.16	3.92	4.56	5.92	6.77
0.02	0.07	0.07	0.31	0.79	1.54	2.80	5.23	11.46	23.06	39.52	59.40
1.23	1.88	2.71	2.88	3.81	5.58	7.18	9.08	13.76	20.39	25.17	23.69
0.15	0.24	0.25	0.34	0.55	0.71	1.31	1.90	2.62	4.30	5.92	7.33
0.11	0.29	0.36	0.51	0.99	1.71	1.91	4.06	4.81	10.03	12.30	23.50
0.29	0.28	0.50	0.75	0.91	1.58	1.76	3.16	5.13	10.42	14.69	24.44
0.18	0.17	0.30	0.48	0.63	1.08	1.34	1.99	3.92	7.30	11.05	17.67
0.11	0.11	0.20	0.27	0.28	0.50	0.42	1.17	1.20	3.13	3.64	6.77
0.67	1.21	2.55	5.16	8.75	14.85	28.36	50.65	95.80	168.96	259.90	349.27
0.51	0.96	2.21	4.72	8.23	14.00	27.20	49.01	92.93	161.86	242.14	286.48
0.16	0.26	0.34	0.44	0.51	0.85	1.16	1.64	2.88	7.10	17.77	62.79
0.51	0.70	1.32	1.29	1.22	1.71	1.91	2.38	6.02	15.70	37.36	82.15
0.94	1.20	1.86	2.81	3.48	5.51	7.81	12.84	23.39	51.33	99.66	203.39
0.04	0.06	0.11	0.03	0.04	0.08	0.06	0.43	0.21	0.26	0.11	0.94
0.91	1.14	1.75	2.78	3.44	5.43	7.75	12.40	23.18	51.07	99.54	202.45
8.58	17.58	37.88	72.60	112.58	179.49	316.47	564.68	1153.06	2224.64	4179.96	7721.25
0.02	0.07	0.07	0.12	0.10	0.52	0.77	0.99	1.73	2.74	6.26	8.27
4.93	9.34	19.54	35.79	53.21	84.44	144.63	253.92	532.39	1030.77	2038.56	4230.10
0.22	0.40	0.61	0.94	1.44	2.64	5.24	7.82	11.93	16.15	20.27	35.34
0.09	0.31	0.70	1.57	2.82	3.91	8.31	16.55	35.79	73.73	153.07	303.40
2.21	4.38	10.15	17.89	25.98	38.44	63.84	102.43	198.93	362.81	655.68	1272.43
0.47	1.34	3.07	7.32	12.66	21.51	37.95	78.96	186.22	397.91	837.11	1883.55
0.24	0.55	0.91	2.06	2.78	6.45	13.53	23.81	53.42	95.10	204.89	366.00
1.71	2.35	4.10	6.01	7.52	11.48	15.76	24.33	46.10	85.07	167.54	369.38

10-2-1 续表2

疾病名称(ICD-10)	合计	不满1岁	1～	5～	10～	15～	20～	25～
其他高血压病	10.20	0.38	0.00	0.00	0.00	0.05	0.03	0.18
脑血管病	125.37	2.68	0.18	0.08	0.21	0.45	1.02	1.64
循环系统的其他疾病	1.69	0.00	0.00	0.08	0.00	0.03	0.09	0.17
呼吸系统疾病小计	65.47	32.87	3.28	1.37	0.49	0.65	0.70	0.76
其中：肺炎	16.78	27.52	2.16	1.07	0.31	0.30	0.29	0.25
慢性下呼吸道疾病	38.44	0.38	0.09	0.15	0.00	0.18	0.09	0.13
尘肺	0.43	0.00	0.00	0.00	0.00	0.00	0.00	0.00
呼吸系统的其他疾病	9.81	4.97	1.03	0.15	0.17	0.18	0.32	0.38
消化系统疾病小计	16.35	10.70	0.63	0.04	0.17	0.35	0.73	0.56
其中：胃和十二指肠溃疡	1.67	0.00	0.00	0.00	0.03	0.10	0.07	0.02
阑尾炎	0.06	0.00	0.00	0.00	0.00	0.00	0.03	0.02
肠梗阻	1.16	2.48	0.18	0.04	0.00	0.05	0.05	0.00
肝疾病	7.54	2.29	0.09	0.00	0.07	0.10	0.31	0.38
消化系统的其他疾病	5.92	5.92	0.36	0.00	0.07	0.10	0.27	0.15
肌肉骨骼和结缔组织疾病小计	1.51	0.19	0.04	0.04	0.14	0.18	0.31	0.25
泌尿生殖系统疾病小计	6.60	0.96	0.00	0.19	0.03	0.45	0.44	0.65
其中：肾小球和肾小管间质疾病	3.10	0.00	0.00	0.15	0.03	0.35	0.31	0.43
前列腺增生	0.08							
泌尿生殖系统的其他疾病	3.42	0.96	0.00	0.04	0.00	0.10	0.14	0.22
妊娠、分娩和产褥期并发症小计	0.07					0.03	0.09	0.18
其中：直接产科原因计	0.06					0.03	0.09	0.17
内：流产	0.01					0.00	0.02	0.02
妊娠高血压综合征	0.01					0.00	0.00	0.03
梗阻性分娩	0.00					0.00	0.00	0.00
产后出血	0.01					0.03	0.00	0.05
母体产伤	0.00					0.00	0.00	0.00
产褥期感染	0.02					0.00	0.00	0.02
间接产科原因计	0.00					0.00	0.00	0.02
妊娠、分娩和产褥期的其他情况	0.00					0.00	0.00	0.00
围生期疾病小计	1.89	240.05	0.13					
其中：早产儿和未成熟儿	0.59	76.07	0.00					
新生儿产伤和窒息	0.35	44.34	0.00					
新生儿溶血性疾病	0.02	2.10	0.00					
新生儿硬化病	0.00	0.38	0.00					
起源于围生期的其他情况	0.93	117.16	0.13					
先天畸形、变形和染色体异常小计	1.79	130.73	4.80	1.11	0.87	0.73	0.61	0.48
其中：先天性心脏病	1.12	75.30	3.41	0.73	0.56	0.55	0.46	0.36
其他先天畸形、变形和染色体异常	0.67	55.43	1.39	0.38	0.31	0.18	0.15	0.12
诊断不明小计	2.81	7.45	0.22	0.23	0.35	0.28	0.56	0.73
其他疾病小计	9.93	4.78	0.63	0.11	0.14	0.23	0.31	0.17
损伤和中毒外部原因小计	33.93	24.66	15.58	7.02	8.35	11.69	17.21	16.53
其中：机动车辆交通事故	8.70	1.53	2.74	1.45	1.43	3.94	6.21	6.40
机动车以外的运输事故	3.75	0.38	1.89	0.50	0.31	1.25	2.54	1.80
意外中毒	1.78	0.19	0.31	0.15	0.17	0.55	0.63	1.03
意外跌落	6.37	1.72	1.21	0.61	1.01	0.78	1.41	1.16
火灾	0.46	0.19	0.09	0.19	0.10	0.03	0.24	0.10
由自然环境因素所致的意外事故	0.14	0.19	0.00	0.00	0.03	0.08	0.02	0.08
淹死	2.39	0.76	7.18	3.21	3.67	2.03	1.31	0.91
意外的机械性窒息	0.38	11.28	0.67	0.08	0.10	0.13	0.09	0.03
砸死	0.32	0.00	0.00	0.08	0.03	0.05	0.17	0.17
由机器切割和穿刺工具所致的意外事故	0.13	0.00	0.00	0.04	0.03	0.08	0.15	0.23
触电	0.43	0.00	0.09	0.00	0.07	0.13	0.27	0.38
其他意外事故和有害效应	3.15	7.84	1.21	0.61	0.49	0.55	1.04	0.93
自杀	5.28	0.00	0.00	0.08	0.63	1.45	2.43	2.55
被杀	0.65	0.57	0.18	0.04	0.24	0.65	0.70	0.76

10-2-1 续表3

30～	35～	40～	45～	50～	55～	60～	65～	70～	75～	80～	85岁及以上
0.47	0.66	1.66	2.30	3.59	6.49	12.69	21.44	45.10	81.48	156.26	304.53
3.07	7.03	16.06	33.52	54.59	86.41	155.95	284.96	566.25	1096.56	1956.22	3148.09
0.09	0.48	0.55	0.87	1.09	1.62	2.41	3.37	7.59	13.09	22.66	30.26
1.11	1.82	4.19	7.03	12.50	22.03	44.27	97.77	249.69	538.28	1185.16	2583.02
0.44	0.66	1.27	2.11	3.87	5.74	9.41	21.78	53.21	126.36	289.17	736.50
0.34	0.57	1.62	3.12	6.00	11.36	26.96	60.68	160.42	330.50	730.85	1442.74
0.00	0.02	0.02	0.09	0.16	0.25	0.21	0.86	1.52	5.28	9.11	8.65
0.33	0.57	1.28	1.72	2.47	4.68	7.69	14.44	34.53	76.14	156.03	395.13
1.52	3.92	6.71	11.80	14.69	18.85	25.23	37.26	58.60	105.85	182.00	322.20
0.15	0.22	0.48	0.46	0.65	1.29	2.20	3.33	6.70	15.05	23.46	41.92
0.00	0.02	0.02	0.02	0.02	0.02	0.09	0.17	0.16	0.39	0.68	2.07
0.04	0.07	0.16	0.19	0.34	0.69	1.13	1.47	3.35	8.99	22.32	39.48
0.82	2.63	4.66	8.72	11.08	12.98	15.25	21.48	27.42	38.56	50.23	51.32
0.53	0.97	1.39	2.42	2.61	3.87	6.55	10.81	20.98	42.86	85.31	187.42
0.62	0.46	0.62	1.17	1.07	1.54	2.68	3.24	5.76	8.21	13.10	29.14
0.65	1.45	2.21	3.01	3.89	6.80	9.32	16.68	31.13	49.24	77.33	123.50
0.33	0.70	1.11	1.41	1.76	3.16	4.80	8.00	15.49	23.25	34.51	50.00
						0.06	0.04	0.52	0.33	1.48	4.70
0.33	0.75	1.11	1.60	2.13	3.64	4.47	8.64	15.12	25.66	41.34	68.80
0.13	0.09	0.12	0.00	0.04							
0.13	0.07	0.12	0.00	0.04							
0.04	0.02	0.00	0.00	0.00							
0.02	0.00	0.02	0.00	0.00							
0.00	0.00	0.00	0.00	0.00							
0.04	0.02	0.02	0.00	0.00							
0.00	0.00	0.00	0.00	0.00							
0.04	0.04	0.05	0.00	0.04							
0.00	0.02	0.00	0.00	0.00							
0.00	0.00	0.00	0.00	0.00							
0.42	0.35	0.39	0.46	0.51	0.56	0.48	1.38	0.73	1.56	1.82	2.44
0.27	0.33	0.29	0.26	0.38	0.40	0.33	0.82	0.58	1.04	0.68	1.13
0.15	0.02	0.11	0.20	0.14	0.17	0.15	0.56	0.16	0.52	1.14	1.32
0.69	1.14	1.43	2.28	2.67	3.14	3.37	4.71	7.12	13.03	25.40	66.54
0.36	0.40	0.80	1.45	1.56	2.37	2.77	5.36	12.92	32.05	109.56	804.74
18.65	24.50	33.01	35.13	33.63	38.82	45.10	52.51	66.71	106.17	189.52	415.25
6.71	7.87	10.24	11.71	10.17	11.88	14.03	14.87	15.23	18.04	17.20	17.29
2.32	3.22	5.16	4.36	4.44	5.49	6.41	6.70	7.27	9.38	9.45	12.03
1.34	1.67	2.02	2.47	2.65	1.91	2.00	2.33	4.50	4.95	6.95	11.09
1.52	2.45	4.00	4.19	3.67	5.37	5.72	7.69	11.93	26.84	74.03	227.27
0.18	0.39	0.25	0.36	0.43	0.40	0.42	0.91	1.15	2.93	4.10	6.02
0.04	0.07	0.20	0.22	0.22	0.12	0.18	0.17	0.05	0.52	0.91	2.07
1.00	1.32	1.64	1.67	1.76	2.31	2.56	4.11	4.45	6.38	9.23	13.72
0.11	0.24	0.27	0.36	0.36	0.27	0.42	0.43	0.63	0.78	1.03	3.76
0.18	0.33	0.41	0.63	0.59	0.40	0.54	0.17	0.52	0.33	0.57	1.32
0.11	0.07	0.21	0.27	0.12	0.10	0.12	0.13	0.00	0.20	0.11	0.19
0.36	0.48	0.82	0.78	0.67	0.46	0.57	0.39	0.42	0.20	0.23	0.56
1.43	1.71	2.27	2.43	2.37	3.04	3.25	4.37	6.02	11.14	27.79	80.08
2.54	3.68	4.67	4.73	5.61	6.62	8.34	9.85	13.97	24.10	37.13	38.91
0.80	0.99	0.86	0.94	0.57	0.46	0.57	0.39	0.58	0.39	0.80	0.94

10-2-2 2011年城市居民年龄别疾病别死亡率（1/10万）（男）

疾病名称(ICD-10)	合计	不满1岁	1～	5～	10～	15～	20～	25～
总　　　计	700.91	559.58	43.68	18.70	21.45	32.45	43.74	47.09
传染病和寄生虫病小计	7.89	12.01	2.22	0.58	0.40	0.29	0.80	1.14
其中：传染病计	7.66	12.01	2.22	0.58	0.40	0.29	0.80	1.14
内：伤寒和副伤寒	0.00	0.00	0.00	0.00	0.00	0.00	0.00	0.00
痢疾	0.02	0.36	0.09	0.00	0.00	0.00	0.00	0.00
肠道其他细菌性传染病	0.08	0.73	0.17	0.00	0.00	0.00	0.03	0.00
呼吸道结核	3.43	0.36	0.00	0.00	0.00	0.05	0.33	0.49
其他结核	0.17	0.00	0.09	0.07	0.07	0.10	0.10	0.16
钩端螺旋体病	0.00	0.00	0.00	0.00	0.00	0.00	0.00	0.00
破伤风	0.01	0.00	0.00	0.00	0.00	0.00	0.00	0.00
百日咳	0.00	0.00	0.00	0.00	0.00	0.00	0.00	0.00
脑膜炎球菌感染	0.05	0.73	0.09	0.00	0.00	0.00	0.03	0.00
败血症	0.44	6.92	0.51	0.07	0.13	0.05	0.00	0.03
流行性乙型脑炎	0.00	0.00	0.00	0.00	0.00	0.00	0.00	0.00
流行性出血热	0.01	0.00	0.00	0.00	0.00	0.00	0.00	0.00
麻疹	0.00	0.00	0.00	0.00	0.00	0.00	0.00	0.00
病毒性肝炎	2.42	0.73	0.00	0.15	0.00	0.05	0.10	0.23
艾滋病	0.33	0.36	0.00	0.00	0.00	0.00	0.10	0.13
寄生虫病计	0.24	0.00	0.00	0.00	0.00	0.00	0.00	0.00
内：疟疾	0.01	0.00	0.00	0.00	0.00	0.00	0.00	0.00
血吸虫病	0.22	0.00	0.00	0.00	0.00	0.00	0.00	0.00
肿瘤小计	217.18	10.19	5.13	3.27	3.94	5.09	5.76	7.59
其中：恶性肿瘤计	215.19	9.83	5.04	2.91	3.81	4.89	5.53	7.55
内：鼻咽癌	2.90					0.00	0.03	0.16
食道癌	16.73					0.05	0.00	0.03
胃癌	26.56					0.10	0.17	0.39
结肠、直肠和肛门癌	15.50					0.24	0.23	0.62
肝癌	34.28					0.49	0.73	1.67
肺癌	67.75					0.05	0.40	0.65
乳腺癌								
宫颈癌								
膀胱癌	3.63					0.00	0.00	0.00
白血病	4.67	2.91	1.97	1.16	1.67	1.52	1.87	1.41
良性肿瘤计	0.60	0.00	0.09	0.29	0.07	0.15	0.07	0.03
其他肿瘤计	1.39	0.36	0.00	0.07	0.07	0.05	0.17	0.00
血液、造血器官及免疫疾病小计	1.46	2.18	0.51	0.15	0.27	0.34	0.13	0.33
其中：贫血	1.03	0.73	0.09	0.00	0.00	0.24	0.07	0.16
血液、造血器官及免疫的其他疾病	0.43	1.46	0.43	0.15	0.27	0.10	0.07	0.16
内分泌、营养和代谢疾病小计	17.16	2.91	0.26	0.00	0.20	0.05	0.33	0.46
其中：糖尿病	15.94	0.00	0.00	0.00	0.00	0.00	0.10	0.26
内分泌、营养和代谢的其他疾病	1.21	2.91	0.26	0.00	0.20	0.05	0.23	0.20
精神障碍小计	2.31	0.00	0.00	0.00	0.07	0.24	0.23	0.62
神经系统疾病小计	8.01	31.67	6.33	2.11	1.67	1.96	1.53	1.31
其中：脑膜炎	0.14	3.64	0.34	0.00	0.00	0.00	0.07	0.00
神经系统的其他疾病	7.87	28.03	5.98	2.11	1.67	1.96	1.47	1.31
循环系统疾病小计	285.46	15.66	1.37	0.73	1.27	3.43	5.20	7.52
其中：急性风湿热	0.30	0.00	0.00	0.00	0.00	0.05	0.03	0.03
心脏病计	136.72	11.29	1.28	0.44	1.00	2.69	3.80	4.77
内：慢性风湿性心脏病	1.69					0.05	0.03	0.13
高血压性心脏病	8.55					0.05	0.10	0.16
急性心肌梗死	51.87					0.98	1.33	1.83
其他冠心病	47.19					0.10	0.30	0.39
肺源性心脏病	12.74	0.00	0.26	0.07	0.00	0.10	0.03	0.16
其他心脏病	14.66	10.56	0.94	0.29	0.73	1.42	2.00	2.09

10-2-2 续表1

30～	35～	40～	45～	50～	55～	60～	65～	70～	75～	80～	85岁及以上
64.34	112.49	202.14	345.76	513.52	786.81	1165.86	1852.76	3211.68	5518.39	9294.43	15606.56
1.90	3.03	6.42	8.47	10.70	11.97	10.72	17.95	28.39	44.32	65.66	88.24
1.90	3.03	6.42	8.47	10.70	11.68	10.36	16.72	26.50	41.78	63.35	83.92
0.00	0.00	0.00	0.00	0.00	0.04	0.00	0.00	0.00	0.00	0.00	0.00
0.00	0.00	0.00	0.00	0.00	0.00	0.06	0.00	0.00	0.14	0.26	0.96
0.00	0.00	0.04	0.03	0.08	0.13	0.12	0.00	0.11	0.56	0.77	1.92
0.54	1.13	2.16	3.29	4.57	4.65	3.75	7.48	13.97	24.28	38.22	49.39
0.07	0.04	0.21	0.20	0.31	0.08	0.18	0.44	0.44	0.85	0.51	0.48
0.00	0.00	0.00	0.00	0.00	0.00	0.00	0.00	0.00	0.00	0.00	0.00
0.00	0.00	0.00	0.07	0.04	0.00	0.00	0.00	0.00	0.00	0.26	0.00
0.00	0.00	0.00	0.00	0.00	0.00	0.00	0.00	0.00	0.00	0.00	0.00
0.04	0.00	0.14	0.10	0.00	0.04	0.06	0.18	0.00	0.00	0.26	0.00
0.11	0.07	0.07	0.13	0.20	0.33	0.54	0.70	2.11	3.25	5.90	6.23
0.00	0.00	0.00	0.00	0.00	0.00	0.00	0.00	0.00	0.00	0.00	0.00
0.00	0.00	0.00	0.03	0.08	0.00	0.00	0.00	0.00	0.00	0.00	0.00
0.00	0.00	0.00	0.00	0.00	0.00	0.00	0.00	0.00	0.00	0.00	0.00
0.68	1.17	3.05	3.43	4.53	4.90	4.17	5.90	6.76	8.19	11.54	13.43
0.36	0.47	0.43	0.67	0.59	0.46	0.18	0.79	0.33	0.99	0.26	0.00
0.00	0.00	0.00	0.00	0.00	0.29	0.36	1.23	1.89	2.54	2.31	4.32
0.00	0.00	0.00	0.00	0.00	0.04	0.00	0.26	0.00	0.00	0.00	0.00
0.00	0.00	0.00	0.00	0.00	0.25	0.36	0.97	1.66	2.54	2.31	4.32
13.70	29.67	59.24	122.04	211.69	355.54	520.76	774.33	1139.13	1613.44	2111.68	2222.73
13.48	29.31	58.56	121.47	210.20	352.78	516.77	767.73	1131.37	1596.08	2087.83	2190.60
0.32	1.35	2.20	3.23	5.04	7.45	6.73	8.36	11.76	11.43	12.57	7.19
0.07	0.47	2.02	8.64	17.77	32.02	48.06	67.31	92.16	115.88	141.07	152.02
0.97	2.37	5.10	11.29	22.61	39.89	67.42	104.36	150.38	221.60	273.42	249.37
0.82	1.93	3.55	6.99	11.17	21.73	32.34	52.27	81.29	128.30	188.52	234.50
4.55	10.18	20.14	37.91	53.39	73.13	89.27	102.25	132.97	161.89	199.29	222.03
1.65	3.61	9.96	26.52	55.23	106.58	164.43	270.05	406.77	569.81	714.84	629.17
0.04	0.07	0.07	0.44	1.41	2.18	4.65	9.06	18.63	39.52	67.71	107.42
1.47	2.23	2.98	3.56	4.22	6.82	7.98	11.18	16.86	25.97	32.06	41.72
0.14	0.18	0.21	0.24	0.51	0.63	1.61	1.85	2.33	5.22	6.41	4.80
0.07	0.18	0.46	0.34	0.98	2.13	2.38	4.75	5.43	12.14	17.44	27.33
0.25	0.26	0.74	0.57	1.02	1.88	2.38	2.99	6.10	11.43	16.67	25.90
0.11	0.18	0.46	0.37	0.70	1.47	1.91	2.20	4.88	8.33	12.06	19.18
0.14	0.07	0.28	0.20	0.31	0.42	0.48	0.79	1.22	3.11	4.62	6.71
0.86	1.39	3.37	6.76	11.29	17.75	29.42	48.66	92.04	157.10	247.51	345.28
0.65	1.17	2.91	6.18	10.74	16.70	28.29	46.55	89.16	150.18	231.61	287.73
0.22	0.22	0.46	0.57	0.55	1.05	1.13	2.11	2.88	6.92	15.90	57.55
0.68	0.95	1.84	1.92	1.52	2.30	1.85	2.55	6.54	14.26	34.63	69.06
1.26	1.46	2.30	4.03	4.45	6.49	8.58	15.40	25.17	60.41	110.55	203.81
0.07	0.11	0.18	0.07	0.04	0.13	0.00	0.62	0.33	0.28	0.26	0.96
1.18	1.35	2.13	3.97	4.41	6.36	8.58	14.78	24.84	60.13	110.29	202.85
12.12	25.69	55.62	109.27	169.39	258.88	413.85	708.07	1366.58	2540.63	4530.39	7835.41
0.00	0.04	0.07	0.07	0.08	0.46	0.66	0.26	1.33	1.98	5.90	8.15
6.60	14.02	28.54	55.16	81.82	122.82	188.97	315.01	615.14	1143.71	2162.98	4236.85
0.11	0.40	0.67	0.71	1.13	1.93	3.34	7.22	9.54	10.73	15.90	35.01
0.11	0.47	0.78	2.49	4.06	5.57	11.20	20.50	43.58	75.65	148.25	285.81
3.23	7.04	15.14	27.83	40.81	58.23	85.52	129.61	230.67	412.99	706.63	1306.78
0.65	2.08	4.50	11.39	19.68	31.56	49.85	94.42	208.37	431.48	868.22	1850.11
0.22	0.58	0.96	3.13	4.02	8.25	16.50	29.48	67.54	116.16	243.92	406.18
2.30	3.43	6.49	9.61	12.11	17.29	22.57	33.79	55.45	96.69	180.06	352.95

10-2-2 续表2

疾病名称(ICD-10)	合计	不满1岁	1～	5～	10～	15～	20～	25～
其他高血压病	10.57	0.36	0.00	0.00	0.00	0.05	0.03	0.23
脑血管病	135.74	4.00	0.09	0.15	0.27	0.59	1.20	2.19
循环系统的其他疾病	2.14	0.00	0.00	0.15	0.00	0.05	0.13	0.29
呼吸系统疾病小计	74.62	30.95	3.68	1.31	0.40	1.13	0.73	0.95
其中：肺炎	18.84	26.58	2.65	1.02	0.27	0.59	0.27	0.29
慢性下呼吸道疾病	44.15	0.00	0.17	0.07	0.00	0.24	0.07	0.23
尘肺	0.78	0.00	0.00	0.00	0.00	0.00	0.00	0.00
呼吸系统的其他疾病	10.85	4.37	0.85	0.22	0.13	0.29	0.40	0.43
消化系统疾病小计	19.73	11.29	0.51	0.00	0.27	0.29	1.13	0.75
其中：胃和十二指肠溃疡	1.98	0.00	0.00	0.00	0.07	0.10	0.13	0.03
阑尾炎	0.03	0.00	0.00	0.00	0.00	0.00	0.07	0.00
肠梗阻	1.17	4.00	0.17	0.00	0.00	0.05	0.10	0.00
肝疾病	10.34	2.18	0.00	0.00	0.07	0.10	0.47	0.49
消化系统的其他疾病	6.22	5.10	0.34	0.00	0.13	0.05	0.37	0.23
肌肉骨骼和结缔组织疾病小计	1.10	0.36	0.09	0.07	0.13	0.15	0.10	0.03
泌尿生殖系统疾病小计	6.98	0.73	0.00	0.15	0.07	0.64	0.53	0.75
其中：肾小球和肾小管间质疾病	3.19	0.00	0.00	0.15	0.07	0.49	0.33	0.56
前列腺增生	0.17							
泌尿生殖系统的其他疾病	3.62	0.73	0.00	0.00	0.00	0.15	0.20	0.20
妊娠、分娩和产褥期并发症小计								
其中：直接产科原因计								
内：流产								
妊娠高血压综合征								
梗阻性分娩								
产后出血								
母体产伤								
产褥期感染								
间接产科原因计								
妊娠、分娩和产褥期的其他情况								
围生期疾病小计	2.19	266.86	0.17					
其中：早产儿和未成熟儿	0.67	81.92	0.00					
新生儿产伤和窒息	0.38	46.60	0.00					
新生儿溶血性疾病	0.03	3.64	0.00					
新生儿硬化病	0.00	0.00	0.00					
起源于围生期的其他情况	1.12	134.71	0.17					
先天畸形、变形和染色体异常小计	1.93	138.71	4.44	1.09	1.07	0.98	0.60	0.46
其中：先天性心脏病	1.14	76.45	3.08	0.51	0.53	0.73	0.47	0.33
其他先天畸形、变形和染色体异常	0.79	62.26	1.37	0.58	0.53	0.24	0.13	0.13
诊断不明小计	3.55	6.55	0.34	0.29	0.53	0.44	0.90	1.28
其他疾病小计	7.90	5.10	0.94	0.22	0.20	0.24	0.30	0.13
损伤和中毒外部原因小计	43.42	24.39	17.69	8.73	10.96	17.18	25.45	23.74
其中：机动车辆交通事故	12.45	1.09	2.31	1.38	1.60	6.07	9.66	9.88
机动车以外的运输事故	5.35	0.73	2.14	0.51	0.47	1.81	4.16	2.81
意外中毒	2.35	0.00	0.26	0.15	0.27	0.73	0.73	1.28
意外跌落	7.14	2.18	1.37	0.87	1.00	1.08	2.13	1.73
火灾	0.61	0.36	0.09	0.29	0.13	0.00	0.33	0.16
由自然环境因素所致的意外事故	0.19	0.00	0.00	0.00	0.07	0.05	0.03	0.10
淹死	3.03	0.73	8.98	4.66	5.14	3.08	1.90	1.31
意外的机械性窒息	0.46	9.83	0.77	0.00	0.13	0.20	0.13	0.03
砸死	0.55	0.00	0.00	0.15	0.07	0.10	0.27	0.33
由机器切割和穿刺工具所致的意外事故	0.23	0.00	0.00	0.07	0.07	0.15	0.23	0.39
触电	0.78	0.00	0.17	0.00	0.13	0.20	0.53	0.62
其他意外事故和有害效应	3.69	8.37	1.45	0.58	0.60	0.93	1.57	1.31
自杀	5.78	0.00	0.00	0.00	0.94	1.91	2.80	3.07
被杀	0.81	1.09	0.17	0.07	0.33	0.88	0.97	0.72

10-2-2　续表3

30～	35～	40～	45～	50～	55～	60～	65～	70～	75～	80～	85岁及以上
0.65	0.91	2.38	3.29	5.43	9.59	16.38	26.40	54.56	92.59	166.21	291.09
4.73	9.89	23.68	49.51	80.42	123.49	204.57	362.00	685.67	1284.43	2167.34	3259.52
0.14	0.84	0.96	1.24	1.64	2.51	3.28	4.40	9.87	17.93	27.96	39.80
1.40	2.52	5.85	9.98	17.42	29.97	61.10	131.72	332.80	720.27	1517.40	3192.38
0.61	0.95	1.91	2.96	5.59	7.28	13.04	28.51	68.20	165.14	380.37	905.40
0.36	0.66	2.20	4.54	8.20	15.91	37.46	82.36	218.13	447.43	919.52	1806.47
0.00	0.04	0.04	0.17	0.23	0.42	0.42	1.58	2.44	10.02	20.01	20.62
0.43	0.88	1.70	2.32	3.40	6.36	10.18	19.27	44.03	97.67	197.50	459.89
2.37	6.39	10.95	20.33	25.15	28.51	34.60	47.25	72.08	118.70	204.17	318.42
0.25	0.33	0.82	0.67	1.05	2.09	3.22	3.96	9.54	18.63	28.98	44.12
0.00	0.04	0.04	0.03	0.00	0.00	0.00	0.09	0.00	0.28	0.26	0.48
0.07	0.11	0.18	0.24	0.51	0.67	1.55	1.58	4.77	10.59	23.34	37.41
1.26	4.56	7.83	15.63	19.18	19.97	21.20	28.42	32.27	41.64	63.61	58.51
0.79	1.35	2.09	3.76	4.41	5.78	8.64	13.20	25.51	47.57	87.98	177.91
0.11	0.26	0.43	0.74	0.98	1.05	2.08	2.90	3.88	8.47	10.52	29.25
0.93	1.72	2.91	3.36	4.45	8.08	10.84	18.83	32.05	51.66	92.59	154.90
0.43	0.99	1.49	1.51	2.15	3.77	5.48	9.06	15.19	24.14	37.96	54.67
						0.12	0.09	1.11	0.71	3.33	11.99
0.50	0.73	1.42	1.85	2.30	4.31	5.24	9.68	15.75	26.82	51.30	88.24
0.50	0.40	0.50	0.64	0.51	0.54	0.42	1.14	0.44	1.69	2.31	3.36
0.29	0.40	0.32	0.27	0.39	0.46	0.30	0.62	0.44	0.99	0.77	0.96
0.22	0.00	0.18	0.37	0.12	0.08	0.12	0.53	0.00	0.71	1.54	2.40
0.93	1.82	2.38	3.80	4.22	5.02	5.30	6.78	9.65	13.97	28.21	68.58
0.43	0.55	1.13	2.15	2.19	3.22	3.75	6.69	14.75	35.71	110.03	673.29
26.90	36.39	48.46	51.69	48.55	55.47	60.09	67.49	81.95	126.33	212.12	375.97
10.11	12.41	15.07	17.01	14.65	17.33	20.43	21.12	21.74	21.74	23.85	19.18
3.66	4.93	7.76	6.35	6.68	8.46	8.34	9.24	8.98	12.84	12.06	15.83
1.90	2.19	3.26	3.97	4.22	2.68	2.68	2.82	4.32	5.50	7.69	13.43
2.15	3.69	6.31	6.72	5.82	8.25	7.62	10.91	14.53	32.60	80.28	195.66
0.25	0.62	0.35	0.67	0.55	0.59	0.71	1.06	1.66	3.25	5.64	7.67
0.07	0.07	0.39	0.37	0.23	0.17	0.30	0.26	0.11	0.56	0.77	2.40
1.43	1.93	2.06	2.22	2.50	3.06	2.56	4.66	4.77	8.75	8.98	11.51
0.11	0.33	0.46	0.57	0.62	0.38	0.60	0.44	0.67	0.99	1.28	4.32
0.36	0.62	0.74	1.18	1.02	0.75	0.95	0.26	0.55	0.56	1.03	1.44
0.18	0.11	0.39	0.50	0.23	0.17	0.18	0.18	0.00	0.14	0.26	0.48
0.72	0.95	1.45	1.34	1.29	0.88	1.07	0.70	0.78	0.42	0.26	1.44
1.97	2.74	3.65	3.97	3.55	4.81	4.47	5.46	7.21	14.11	26.42	57.07
2.87	4.60	5.53	5.65	6.41	7.49	9.35	9.86	15.97	24.14	42.83	45.08
1.11	1.20	1.03	1.18	0.78	0.46	0.83	0.53	0.67	0.71	0.77	0.48

10-2-3　2011年城市居民年龄别疾病别死亡率（1/10万）（女）

疾病名称(ICD-10)	合计	不满1岁	1～	5～	10～	15～	20～	25～
总　计	537.98	471.54	35.94	15.49	12.83	14.81	20.30	24.28
传染病和寄生虫病小计	3.10	6.04	1.61	0.32	0.07	0.26	0.28	0.40
其中：传染病计	2.89	6.04	1.61	0.32	0.07	0.26	0.28	0.40
内：伤寒和副伤寒	0.00	0.00	0.00	0.00	0.00	0.00	0.00	0.00
痢疾	0.00	0.00	0.00	0.00	0.00	0.00	0.00	0.00
肠道其他细菌性传染病	0.05	0.00	0.09	0.00	0.00	0.00	0.00	0.00
呼吸道结核	0.83	0.40	0.00	0.00	0.00	0.05	0.10	0.07
其他结核	0.13	0.00	0.00	0.00	0.00	0.05	0.00	0.07
钩端螺旋体病	0.00	0.00	0.00	0.00	0.00	0.00	0.00	0.00
破伤风	0.01	0.00	0.00	0.00	0.00	0.00	0.00	0.00
百日咳	0.00	0.00	0.00	0.00	0.00	0.00	0.00	0.00
脑膜炎球菌感染	0.04	0.00	0.09	0.08	0.00	0.00	0.00	0.03
败血症	0.32	2.82	0.28	0.00	0.00	0.00	0.03	0.03
流行性乙型脑炎	0.00	0.00	0.00	0.00	0.00	0.00	0.00	0.00
流行性出血热	0.00	0.00	0.00	0.00	0.00	0.00	0.00	0.00
麻疹	0.00	0.00	0.09	0.00	0.00	0.00	0.00	0.00
病毒性肝炎	1.06	0.80	0.00	0.00	0.00	0.00	0.07	0.03
艾滋病	0.10	0.00	0.00	0.00	0.00	0.05	0.00	0.17
寄生虫病计	0.22	0.00	0.00	0.00	0.00	0.00	0.00	0.00
内：疟疾	0.00	0.00	0.00	0.00	0.00	0.00	0.00	0.00
血吸虫病	0.21	0.00	0.00	0.00	0.00	0.00	0.00	0.00
肿瘤小计	130.75	9.25	5.01	4.01	3.23	3.75	4.11	6.56
其中：恶性肿瘤计	128.86	8.45	4.82	3.69	3.08	3.60	3.80	6.40
内：鼻咽癌	1.04					0.05	0.07	0.13
食道癌	5.16					0.00	0.03	0.03
胃癌	12.67					0.10	0.24	0.44
结肠、直肠和肛门癌	12.04					0.10	0.10	0.33
肝癌	12.79					0.26	0.45	0.67
肺癌	33.01					0.00	0.17	0.50
乳腺癌	9.70					0.00	0.14	0.30
宫颈癌	2.95					0.00	0.00	0.20
膀胱癌	1.11					0.00	0.00	0.00
白血病	3.31	2.41	2.08	1.53	0.95	1.08	1.01	1.24
良性肿瘤计	0.70	0.80	0.09	0.16	0.07	0.05	0.14	0.03
其他肿瘤计	1.19	0.00	0.09	0.16	0.07	0.10	0.17	0.13
血液、造血器官及免疫疾病小计	1.42	2.41	0.38	0.56	0.29	0.26	0.49	0.30
其中：贫血	0.93	1.21	0.00	0.48	0.29	0.15	0.21	0.10
血液、造血器官及免疫的其他疾病	0.48	1.21	0.38	0.08	0.00	0.10	0.28	0.20
内分泌、营养和代谢疾病小计	20.15	3.22	0.28	0.24	0.15	0.46	0.49	0.33
其中：糖尿病	18.60	0.00	0.00	0.00	0.07	0.21	0.21	0.27
内分泌、营养和代谢的其他疾病	1.55	3.22	0.28	0.24	0.07	0.26	0.28	0.07
精神障碍小计	2.63	0.00	0.00	0.16	0.22	0.21	0.17	0.30
神经系统疾病小计	7.25	20.92	3.97	1.69	0.88	0.82	0.77	0.90
其中：脑膜炎	0.07	2.41	0.19	0.00	0.00	0.05	0.00	0.03
神经系统的其他疾病	7.18	18.51	3.78	1.69	0.88	0.77	0.77	0.87
循环系统疾病小计	253.70	12.47	2.18	0.32	0.81	1.29	2.23	3.15
其中：急性风湿热	0.51	0.00	0.00	0.00	0.00	0.00	0.00	0.00
心脏病计	127.29	10.86	1.89	0.32	0.66	0.93	1.32	1.91
内：慢性风湿性心脏病	2.92					0.15	0.03	0.13
高血压性心脏病	9.17					0.00	0.03	0.03
急性心肌梗死	42.78					0.26	0.56	0.47
其他冠心病	50.04					0.00	0.10	0.20
肺源性心脏病	10.92	0.40	0.19	0.08	0.15	0.10	0.03	0.20
其他心脏病	11.47	8.45	1.61	0.24	0.44	0.41	0.56	0.87

10-2-3　续表1

30～	35～	40～	45～	50～	55～	60～	65～	70～	75～	80～	85岁及以上
33.04	53.86	95.25	149.34	212.43	348.31	604.84	1030.55	2036.08	3783.51	6997.94	13602.90
0.59	0.78	1.04	1.90	1.92	3.23	4.65	7.05	11.99	20.56	28.68	40.50
0.59	0.78	1.04	1.90	1.92	3.18	4.35	6.46	11.29	18.63	24.79	35.25
0.00	0.00	0.00	0.00	0.00	0.00	0.00	0.00	0.00	0.00	0.00	0.00
0.00	0.00	0.00	0.00	0.00	0.00	0.00	0.00	0.00	0.00	0.00	0.31
0.00	0.00	0.00	0.00	0.08	0.00	0.06	0.08	0.20	0.36	0.20	1.55
0.18	0.30	0.25	0.55	0.44	0.99	0.72	1.78	3.17	7.02	9.22	9.28
0.07	0.07	0.04	0.10	0.08	0.08	0.36	0.34	0.50	0.73	0.82	1.24
0.00	0.00	0.00	0.00	0.00	0.00	0.00	0.00	0.00	0.00	0.00	0.00
0.00	0.00	0.00	0.03	0.00	0.00	0.00	0.08	0.00	0.00	0.00	0.00
0.00	0.00	0.00	0.00	0.00	0.00	0.00	0.00	0.00	0.00	0.00	0.00
0.00	0.00	0.00	0.10	0.00	0.00	0.00	0.00	0.00	0.24	0.00	1.24
0.07	0.07	0.07	0.07	0.16	0.21	0.24	0.93	0.89	1.69	3.89	5.87
0.00	0.00	0.00	0.00	0.00	0.00	0.00	0.00	0.00	0.00	0.00	0.00
0.00	0.00	0.00	0.03	0.00	0.00	0.00	0.00	0.00	0.00	0.00	0.00
0.00	0.00	0.00	0.00	0.00	0.00	0.00	0.00	0.00	0.00	0.00	0.00
0.04	0.11	0.47	0.69	1.00	1.57	2.56	2.46	4.95	7.02	6.76	10.82
0.15	0.19	0.22	0.17	0.04	0.04	0.00	0.08	0.20	0.12	0.00	0.00
0.00	0.00	0.00	0.00	0.00	0.04	0.30	0.59	0.69	1.94	3.89	5.26
0.00	0.00	0.00	0.00	0.00	0.00	0.00	0.00	0.00	0.00	0.00	0.00
0.00	0.00	0.00	0.00	0.00	0.04	0.30	0.59	0.69	1.94	3.69	5.26
11.23	23.06	44.07	74.67	108.77	168.22	255.48	371.38	600.83	895.77	1185.92	1201.44
10.94	22.35	43.53	73.53	107.18	166.15	253.03	366.03	593.70	884.04	1172.20	1171.45
0.11	0.30	0.68	0.97	1.56	2.07	2.74	2.80	3.86	4.60	4.51	4.33
0.18	0.07	0.25	1.07	1.76	3.31	8.88	16.73	30.31	44.27	65.96	63.69
1.58	1.93	3.99	6.25	10.26	13.44	23.43	35.93	58.65	93.13	129.67	127.07
0.62	1.48	2.91	4.76	8.03	13.15	20.74	33.30	53.40	96.64	132.34	144.69
1.03	2.41	4.35	7.66	10.02	17.70	25.93	37.46	61.42	83.46	116.15	105.12
0.95	2.67	6.50	12.08	19.93	34.94	60.62	101.59	181.29	273.23	343.55	309.48
1.14	3.78	6.90	12.66	16.57	22.74	23.49	23.95	25.86	31.57	40.36	48.85
1.17	2.19	3.63	5.38	5.63	5.13	4.77	4.25	7.43	8.47	10.65	11.13
0.00	0.07	0.07	0.17	0.16	0.91	0.95	1.53	5.05	8.95	17.00	28.44
0.99	1.52	2.44	2.17	3.39	4.34	6.38	7.05	11.00	15.60	19.67	12.06
0.15	0.30	0.29	0.45	0.60	0.79	1.01	1.95	2.87	3.51	5.53	8.97
0.15	0.41	0.25	0.69	1.00	1.28	1.43	3.40	4.26	8.22	8.19	21.02
0.33	0.30	0.25	0.93	0.80	1.28	1.13	3.31	4.26	9.56	13.11	23.50
0.26	0.15	0.14	0.59	0.56	0.70	0.77	1.78	3.07	6.41	10.24	16.70
0.07	0.15	0.11	0.35	0.24	0.58	0.36	1.53	1.19	3.14	2.87	6.80
0.48	1.04	1.72	3.52	6.15	11.99	27.30	52.58	99.16	179.13	269.80	351.84
0.37	0.74	1.51	3.21	5.67	11.33	26.11	51.39	96.29	171.87	250.54	285.67
0.11	0.30	0.22	0.31	0.48	0.66	1.19	1.19	2.87	7.26	19.26	66.16
0.33	0.44	0.79	0.66	0.92	1.12	1.97	2.21	5.55	16.93	39.54	90.59
0.62	0.93	1.40	1.55	2.48	4.55	7.03	10.36	21.79	43.54	90.96	203.13
0.00	0.00	0.04	0.00	0.04	0.04	0.12	0.25	0.10	0.24	0.00	0.93
0.62	0.93	1.36	1.55	2.44	4.51	6.91	10.11	21.70	43.30	90.96	202.20
4.96	9.34	19.90	34.95	54.51	101.06	219.00	426.25	962.32	1953.87	3900.08	7647.65
0.04	0.11	0.07	0.17	0.12	0.58	0.89	1.70	2.08	3.39	6.56	8.35
3.23	4.60	10.42	15.91	23.96	46.52	100.26	194.95	458.47	933.99	1939.18	4225.75
0.33	0.41	0.54	1.17	1.76	3.35	7.15	8.41	14.07	20.80	23.76	35.55
0.07	0.15	0.61	0.62	1.56	2.27	5.42	12.74	28.83	72.09	156.92	314.74
1.17	1.67	5.10	7.69	10.82	18.90	42.14	76.20	170.59	319.80	614.98	1250.29
0.29	0.59	1.62	3.14	5.47	11.58	26.05	64.05	166.43	369.15	812.26	1905.11
0.26	0.52	0.86	0.97	1.52	4.67	10.55	18.35	40.81	77.05	173.72	340.09
1.10	1.26	1.69	2.31	2.84	5.75	8.94	15.21	37.74	75.11	157.54	379.97

10-2-3 续表2

疾病名称(ICD-10)	合计	不满1岁	1～	5～	10～	15～	20～	25～
其他高血压病	9.82	0.40	0.00	0.00	0.00	0.05	0.03	0.13
脑血管病	114.85	1.21	0.28	0.00	0.15	0.31	0.84	1.07
循环系统的其他疾病	1.22	0.00	0.00	0.00	0.00	0.00	0.03	0.03
呼吸系统疾病小计	56.19	35.00	2.84	1.44	0.59	0.15	0.66	0.57
其中：肺炎	14.68	28.57	1.61	1.12	0.37	0.00	0.31	0.20
慢性下呼吸道疾病	32.66	0.80	0.00	0.24	0.00	0.10	0.10	0.03
尘肺	0.08	0.00	0.00	0.00	0.00	0.00	0.00	0.00
呼吸系统的其他疾病	8.76	5.63	1.23	0.08	0.22	0.05	0.24	0.33
消化系统疾病小计	12.92	10.06	0.76	0.08	0.07	0.41	0.31	0.37
其中：胃和十二指肠溃疡	1.36	0.00	0.00	0.00	0.00	0.10	0.00	0.00
阑尾炎	0.09	0.00	0.00	0.00	0.00	0.00	0.00	0.03
肠梗阻	1.16	0.80	0.19	0.08	0.00	0.05	0.00	0.00
肝疾病	4.69	2.41	0.19	0.00	0.07	0.10	0.14	0.27
消化系统的其他疾病	5.62	6.84	0.38	0.00	0.00	0.15	0.17	0.07
肌肉骨骼和结缔组织疾病小计	1.92	0.00	0.00	0.00	0.15	0.21	0.52	0.47
泌尿生殖系统疾病小计	6.21	1.21	0.00	0.24	0.00	0.26	0.35	0.54
其中：肾小球和肾小管间质疾病	3.00	0.00	0.00	0.16	0.00	0.21	0.28	0.30
前列腺增生								
泌尿生殖系统的其他疾病	3.22	1.21	0.00	0.08	0.00	0.05	0.07	0.23
妊娠、分娩和产褥期并发症小计	0.14					0.05	0.17	0.37
其中：直接产科原因计	0.13					0.05	0.17	0.33
内：流产	0.02					0.00	0.03	0.03
妊娠高血压综合征	0.01					0.00	0.00	0.07
梗阻性分娩	0.00					0.00	0.00	0.00
产后出血	0.02					0.05	0.00	0.10
母体产伤	0.00					0.00	0.00	0.00
产褥期感染	0.03					0.00	0.00	0.03
间接产科原因计	0.01					0.00	0.00	0.03
妊娠、分娩和产褥期的其他情况	0.00					0.00	0.00	0.00
围生期疾病小计	1.58	210.42	0.09					
其中：早产儿和未成熟儿	0.52	69.60	0.00					
新生儿产伤和窒息	0.31	41.84	0.00					
新生儿溶血性疾病	0.00	0.40	0.00					
新生儿硬化病	0.01	0.80	0.00					
起源于围生期的其他情况	0.74	97.77	0.09					
先天畸形、变形和染色体异常小计	1.64	121.91	5.20	1.12	0.66	0.46	0.63	0.50
其中：先天性心脏病	1.09	74.03	3.78	0.96	0.59	0.36	0.45	0.40
其他先天畸形、变形和染色体异常	0.55	47.88	1.42	0.16	0.07	0.10	0.17	0.10
诊断不明小计	2.06	8.45	0.09	0.16	0.15	0.10	0.21	0.17
其他疾病小计	11.98	4.43	0.28	0.00	0.07	0.21	0.31	0.20
损伤和中毒外部原因小计	24.31	24.95	13.24	5.14	5.50	5.91	8.60	9.14
其中：机动车辆交通事故	4.91	2.01	3.22	1.53	1.25	1.70	2.61	2.85
机动车以外的运输事故	2.13	0.00	1.61	0.48	0.15	0.67	0.84	0.77
意外中毒	1.19	0.40	0.38	0.16	0.07	0.36	0.52	0.77
意外跌落	5.59	1.21	1.04	0.32	1.03	0.46	0.66	0.57
火灾	0.31	0.00	0.09	0.08	0.07	0.05	0.14	0.03
由自然环境因素所致的意外事故	0.10	0.40	0.00	0.00	0.00	0.10	0.00	0.07
淹死	1.74	0.80	5.20	1.61	2.05	0.93	0.70	0.50
意外的机械性窒息	0.29	12.87	0.57	0.16	0.07	0.05	0.03	0.03
砸死	0.08	0.00	0.00	0.00	0.00	0.00	0.07	0.00
由机器切割和穿刺工具所致的意外事故	0.04	0.00	0.00	0.00	0.00	0.00	0.07	0.07
触电	0.07	0.00	0.00	0.00	0.00	0.05	0.00	0.13
其他意外事故和有害效应	2.61	7.24	0.95	0.64	0.37	0.15	0.49	0.54
自杀	4.77	0.00	0.00	0.16	0.29	0.98	2.05	2.01
被杀	0.49	0.00	0.19	0.00	0.15	0.41	0.42	0.80

10-2-3　续表3

30～	35～	40～	45～	50～	55～	60～	65～	70～	75～	80～	85岁及以上
0.29	0.41	0.93	1.28	1.72	3.43	9.00	16.65	36.65	71.97	148.32	313.19
1.36	4.11	8.33	17.11	28.19	49.79	107.29	210.58	459.56	935.57	1787.59	3076.25
0.04	0.11	0.14	0.48	0.52	0.74	1.55	2.38	5.55	8.95	18.44	24.12
0.81	1.11	2.51	4.00	7.47	14.18	27.42	64.98	175.44	382.33	919.81	2190.17
0.26	0.37	0.61	1.24	2.12	4.22	5.78	15.29	39.82	93.13	216.33	627.62
0.33	0.48	1.04	1.66	3.75	6.86	16.45	39.75	108.87	230.29	580.16	1208.24
0.00	0.00	0.00	0.00	0.08	0.08	0.00	0.17	0.69	1.21	0.41	0.93
0.22	0.26	0.86	1.10	1.52	3.02	5.19	9.77	26.05	57.69	122.91	353.38
0.66	1.41	2.41	3.04	3.99	9.30	15.86	27.61	46.56	94.83	164.30	324.63
0.04	0.11	0.14	0.24	0.24	0.50	1.19	2.72	4.16	11.97	19.05	40.50
0.00	0.00	0.00	0.00	0.04	0.04	0.18	0.25	0.30	0.48	1.02	3.09
0.00	0.04	0.14	0.14	0.16	0.70	0.72	1.36	2.08	7.62	21.51	40.81
0.37	0.67	1.44	1.62	2.80	6.08	9.30	14.78	23.08	35.92	39.54	46.68
0.26	0.59	0.68	1.04	0.76	1.98	4.47	8.49	16.94	38.83	83.17	193.54
1.14	0.67	0.83	1.62	1.16	2.03	3.28	3.57	7.43	7.98	15.16	29.06
0.37	1.19	1.51	2.66	3.31	5.54	7.81	14.61	30.31	47.17	65.14	103.26
0.22	0.41	0.72	1.31	1.36	2.56	4.11	6.97	15.75	22.50	31.75	46.99
0.15	0.78	0.79	1.35	1.96	2.98	3.70	7.65	14.56	24.67	33.39	56.27
0.26	0.19	0.25	0.00	0.08							
0.26	0.15	0.25	0.00	0.08							
0.07	0.04	0.00	0.00	0.00							
0.04	0.00	0.04	0.00	0.00							
0.00	0.00	0.00	0.00	0.00							
0.07	0.04	0.04	0.00	0.00							
0.00	0.00	0.00	0.00	0.00							
0.07	0.07	0.11	0.00	0.08							
0.00	0.04	0.00	0.00	0.00							
0.00	0.00	0.00	0.00	0.00							
0.33	0.30	0.29	0.28	0.52	0.58	0.54	1.61	0.99	1.45	1.43	1.86
0.26	0.26	0.25	0.24	0.36	0.33	0.36	1.02	0.69	1.09	0.61	1.24
0.07	0.04	0.04	0.03	0.16	0.25	0.18	0.59	0.30	0.36	0.82	0.62
0.44	0.44	0.47	0.72	1.08	1.28	1.43	2.72	4.85	12.22	23.15	65.24
0.29	0.26	0.47	0.72	0.92	1.53	1.79	4.08	11.29	28.91	109.19	889.48
10.21	12.42	17.35	18.12	18.37	22.37	30.10	38.06	53.10	88.90	171.47	440.57
3.23	3.26	5.35	6.28	5.59	6.49	7.63	8.83	9.41	14.88	11.88	16.08
0.95	1.48	2.51	2.31	2.16	2.56	4.47	4.25	5.75	6.41	7.37	9.58
0.77	1.15	0.75	0.93	1.04	1.16	1.31	1.87	4.66	4.48	6.35	9.58
0.88	1.19	1.65	1.59	1.48	2.52	3.81	4.59	9.61	21.89	69.04	247.65
0.11	0.15	0.14	0.03	0.32	0.21	0.12	0.76	0.69	2.66	2.87	4.95
0.00	0.07	0.00	0.07	0.20	0.08	0.06	0.08	0.00	0.48	1.02	1.86
0.55	0.70	1.22	1.10	1.00	1.57	2.56	3.57	4.16	4.35	9.42	15.15
0.11	0.15	0.07	0.14	0.08	0.17	0.24	0.42	0.59	0.60	0.82	3.40
0.00	0.04	0.07	0.07	0.16	0.04	0.12	0.08	0.50	0.12	0.20	1.24
0.04	0.04	0.04	0.03	0.00	0.04	0.06	0.08	0.00	0.24	0.00	0.00
0.00	0.00	0.18	0.21	0.04	0.04	0.06	0.08	0.10	0.00	0.20	0.00
0.88	0.67	0.86	0.86	1.16	1.28	2.03	3.31	4.95	8.59	28.88	94.92
2.20	2.74	3.81	3.80	4.79	5.75	7.33	9.85	12.19	24.07	32.57	34.94
0.48	0.78	0.68	0.69	0.36	0.45	0.30	0.25	0.50	0.12	0.82	1.24

10-3-1 1990年农村居民主要疾病死亡率及构成

疾病名称	合计			男			女		
	粗死亡率(1/10万)	构成(%)	位次	粗死亡率(1/10万)	构成(%)	位次	粗死亡率(1/10万)	构成(%)	位次
传染病（不含肺结核）	23.20	3.61	9	27.98	4.07	9	18.25	3.06	8
肺结核	11.88	1.85	8	15.29	2.22	8	8.35	1.40	10
寄生虫病	1.31	0.20	16	1.36	0.20	16	1.26	0.21	18
恶性肿瘤	112.36	17.47	2	140.41	20.41	2	83.32	13.96	3
内分泌、营养和代谢及免疫疾病	5.41	0.84	13	4.63	0.67	13	6.22	1.04	11
血液和造血器官疾病	1.28	0.20	17	1.28	0.19	17	1.28	0.21	17
精神病	5.42	0.84	12	5.08	0.74	12	5.77	0.97	12
神经系病	3.60	0.56	15	3.89	0.56	15	3.31	0.55	15
心脏病	69.60	10.82	4	66.77	9.70	5	72.53	12.15	4
脑血管病	103.93	16.16	3	104.04	15.12	3	103.81	17.39	2
呼吸系病	159.67	24.82	1	161.53	23.47	1	157.75	26.43	1
消化系病	32.20	5.01	6	36.75	5.34	6	27.49	4.61	6
泌尿、生殖系病	9.51	1.48	10	10.42	1.51	10	8.57	1.44	9
妊娠、分娩和产褥期并发症	1.06	0.16	18				2.15	0.36	16
先天异常	6.03	0.94	11	6.42	0.93	11	5.62	0.94	13
新生儿病	16.17	2.51	7	18.58	2.70	7	13.68	2.29	7
其他疾病	4.57	0.71	14	3.94	0.57	14	5.23	0.88	14
损伤和中毒	68.48	10.65	5	77.56	11.27	4	59.09	9.90	5

10-3-2 1995年农村居民主要疾病死亡率及构成

疾病名称	合计			男			女		
	粗死亡率(1/10万)	构成(%)	位次	粗死亡率(1/10万)	构成(%)	位次	粗死亡率(1/10万)	构成(%)	位次
传染病(不含肺结核)	8.19	2.85	10	9.65	3.24	9	6.66	2.36	10
肺结核	10.21	1.58	8	13.02	1.86	7	7.27	1.23	9
寄生虫病	1.15	0.18	16	1.31	0.19	16	0.98	0.17	18
恶性肿瘤	111.43	17.25	2	138.60	19.80	2	83.00	14.09	3
内分泌、营养和代谢及免疫疾病	5.86	0.91	11	5.26	0.75	11	6.50	1.10	11
血液和造血器官疾病	1.12	0.17	17	1.03	0.15	17	1.22	0.21	17
精神病	4.89	0.76	13	4.53	0.65	13	5.26	0.89	13
神经系病	3.11	0.48	15	3.35	0.48	15	2.85	0.48	15
心脏病	61.98	9.60	5	62.55	8.94	5	61.38	10.42	4
脑血管病	108.05	16.73	3	113.28	16.18	3	102.58	17.41	2
呼吸系病	169.38	26.23	1	171.23	24.46	1	167.43	28.42	1
消化系病	30.17	4.67	6	35.28	5.04	6	24.82	4.21	6
泌尿、生殖系病	8.47	1.31	9	9.41	1.34	10	7.49	1.27	8
妊娠、分娩和产褥期并发症	0.75	0.12	18				1.54	0.26	16
先天异常	3.65	0.57	14	3.98	0.57	14	3.32	0.56	14
新生儿病	11.98	1.85	7	12.74	1.82	8	11.19	1.90	7
其他疾病	5.70	0.88	12	5.08	0.73	12	6.34	1.08	12
损伤和中毒	72.71	11.26	4	84.47	12.07	4	60.40	10.25	5

10-3-3　2000年农村居民主要疾病死亡率及构成

疾病名称	合计			男			女		
	粗死亡率(1/10万)	构成(%)	位次	粗死亡率(1/10万)	构成(%)	位次	粗死亡率(1/10万)	构成(%)	位次
传染病(不含肺结核)	5.14	0.83	11	6.07	0.91	10	4.16	0.74	12
肺结核	7.31	1.19	8	9.10	1.36	8	5.42	0.97	10
寄生虫病	0.56	0.09	17	0.62	0.09	17	0.50	0.09	18
恶性肿瘤	112.57	18.30	3	139.12	20.82	2	84.62	15.12	3
内分泌营养和代谢及免疫疾病	6.84	1.11	10	6.08	0.91	11	7.64	1.37	8
血液和造血器官疾病	0.86	0.14	16	0.82	0.12	16	0.90	0.16	17
精神病	4.14	0.67	12	3.93	0.59	12	4.36	0.78	11
神经系病	2.85	0.46	15	3.07	0.46	13	2.62	0.47	15
心脏病	73.43	11.94	4	72.03	10.78	5	74.90	13.39	4
脑血管病	115.20	18.73	2	124.05	18.57	3	105.89	18.93	2
呼吸系病	142.16	23.11	1	143.40	21.46	1	140.86	25.18	1
消化系病	23.89	3.88	6	28.06	4.20	6	19.50	3.48	6
泌尿、生殖系病	9.27	1.51	7	10.33	1.55	7	8.15	1.46	7
妊娠分娩产褥期并发症	0.56	0.09	18				1.16	0.21	16
先天异常	2.92	0.47	13	2.98	0.45	14	2.85	0.51	14
新生儿病	6.99	1.14	9	7.04	1.05	9	6.93	1.24	9
其他疾病	2.89	0.47	14	2.58	0.39	15	3.22	0.58	13
损伤和中毒	64.89	10.55	5	78.66	11.77	4	50.40	9.01	5

10-3-4　2005年农村居民主要疾病死亡率及死因构成

疾病名称	合计			男			女		
	粗死亡率(1/10万)	构成(%)	位次	粗死亡率(1/10万)	构成(%)	位次	粗死亡率(1/10万)	构成(%)	位次
传染病(不含呼吸道结核)	3.18	0.60	13	3.93	0.70	12	2.29	0.38	14
呼吸道结核	2.89	0.55	14	3.81	0.67	14	1.78	0.27	16
寄生虫病	0.10	0.02	20	0.12	0.02	19	0.06	0.01	20
恶性肿瘤	105.99	20.08	3	130.26	23.05	1	76.99	11.80	3
血液、造血器官及免疫疾病	0.59	0.11	18	0.56	0.10	18	0.63	0.10	19
内分泌、营养和代谢疾病	6.19	1.17	9	5.14	0.91	9	7.45	1.09	9
精神障碍	2.34	0.44	15	2.11	0.37	15	2.62	0.35	15
神经系统疾病	4.75	0.90	11	4.92	0.87	11	4.55	0.79	11
心脏病	62.13	11.77	4	58.50	10.35	4	66.46	8.56	4
脑血管病	111.74	21.17	2	116.46	20.60	3	106.11	14.38	2
呼吸系统疾病	123.79	23.45	1	119.81	21.20	2	128.53	16.93	1
消化系统疾病	17.11	3.24	6	21.75	3.85	6	11.56	1.72	6
肌肉骨骼和结缔组织疾病	0.91	0.17	17	0.60	0.11	17	1.28	0.24	17
泌尿生殖系统疾病	6.98	1.32	8	7.18	1.27	8	6.73	1.01	10
妊娠分娩产褥期并发症	0.40	0.08	19				0.73	0.12	18
起源于围生期某些情况	4.19	0.79	12	3.77	0.67	13	4.03	1.59	7
先天畸形、变性和染色体异常	2.07	0.39	16	2.00	0.35	16	2.16	0.71	13
诊断不明	4.85	0.92	10	5.02	0.89	10	4.64	0.72	12
其他疾病	9.00	1.70	7	7.37	1.30	7	10.95	1.17	8
损伤和中毒外部原因	44.71	8.47	5	55.89	9.89	5	31.36	5.54	5

10-3-5　2010年农村居民主要疾病死亡率及死因构成

疾病名称	合计			男			女		
	粗死亡率(1/10万)	构成(%)	位次	粗死亡率(1/10万)	构成(%)	位次	粗死亡率(1/10万)	构成(%)	位次
传染病(不含呼吸道结核)	4.13	0.66	11	5.30	0.74	10	2.92	0.55	13
呼吸道结核	2.12	0.34	16	2.99	0.42	13	1.22	0.23	16
寄生虫病	0.02	0.00	20	0.01	0.00	18	0.03	0.01	20
恶性肿瘤	144.11	23.11	2	187.25	26.14	1	99.00	18.81	3
血液、造血器官及免疫疾病	0.90	0.14	17	0.98	0.14	16	0.81	0.15	18
内分泌营养和代谢疾病	10.33	1.66	8	8.99	1.25	8	11.74	2.23	7
精神障碍	2.99	0.48	13	2.79	0.39	14	3.19	0.61	12
神经系统疾病	3.84	0.62	12	3.98	0.56	12	3.69	0.70	11
心脏病	111.34	17.86	3	115.54	16.13	3	106.95	20.32	2
脑血管病	145.71	23.37	1	159.27	22.23	2	131.54	24.99	1
呼吸系统疾病	88.25	14.15	4	95.36	13.31	4	80.82	15.36	4
消化系统疾病	14.76	2.37	6	19.26	2.69	6	10.05	1.91	8
肌肉骨骼和结缔组织疾病	0.88	0.14	18	0.72	0.10	17	1.05	0.20	17
泌尿生殖系统疾病	6.31	1.01	9	7.31	1.02	9	5.27	1.00	9
妊娠分娩产褥期并发症	0.13	0.02	19				0.27	0.05	19
围生期疾病	2.51	0.40	14	2.99	0.42	13	2.01	0.38	14
先天畸形、变性和染色体异常	2.14	0.34	15	2.48	0.35	15	1.79	0.34	15
诊断不明	4.57	0.73	10	5.10	0.71	11	4.01	0.76	10
其他疾病	12.64	2.03	7	10.55	1.47	7	14.83	2.82	6
损伤和中毒外部原因	52.93	8.49	5	71.75	10.02	5	33.25	6.32	5

10-3-6　2011年农村居民主要疾病死亡率及死因构成

疾病名称	合计			男			女		
	粗死亡率(1/10万)	构成(%)	位次	粗死亡率(1/10万)	构成(%)	位次	粗死亡率(1/10万)	构成(%)	位次
传染病(不含呼吸道结核)	4.53	0.71	11	5.95	0.81	10	3.04	0.56	12
呼吸道结核	2.09	0.33	15	3.01	0.41	12	1.13	0.21	17
寄生虫病	0.13	0.02	20	0.18	0.02	19	0.08	0.01	20
恶性肿瘤	150.83	23.62	1	196.39	26.75	1	103.12	19.15	3
血液、造血器官及免疫疾病	0.88	0.14	18	0.91	0.12	18	0.85	0.16	18
内分泌营养和代谢疾病	10.56	1.65	7	9.29	1.27	7	11.88	2.21	6
精神障碍	3.15	0.49	12	2.91	0.40	13	3.41	0.63	11
神经系统疾病	4.85	0.76	10	4.93	0.67	11	4.76	0.88	10
心脏病	123.69	19.37	3	128.13	17.45	3	119.04	22.10	2
脑血管病	138.68	21.72	2	150.69	20.52	2	126.11	23.42	1
呼吸系统疾病	84.97	13.31	4	92.18	12.56	4	77.43	14.38	4
消化系统疾病	13.84	2.17	6	17.86	2.43	6	9.63	1.79	8
肌肉骨骼和结缔组织疾病	1.32	0.21	17	1.08	0.15	17	1.58	0.29	16
泌尿生殖系统疾病	6.50	1.02	9	7.69	1.05	8	5.26	0.98	9
妊娠分娩产褥期并发症	0.18	0.03	19				0.36	0.07	19
围生期疾病	2.27	0.36	13	2.79	0.38	14	1.73	0.32	14
先天畸形、变性和染色体异常	1.89	0.30	16	2.15	0.29	16	1.62	0.30	15
诊断不明	2.17	0.34	14	2.48	0.34	15	1.84	0.34	13
其他疾病	8.83	1.38	8	7.04	0.96	9	10.69	1.99	7
损伤和中毒外部原因	56.50	8.85	5	75.39	10.27	5	36.73	6.82	5

10-4-1　2011年农村居民年龄别疾病别死亡率（1/10万）（合计）

疾病名称(ICD-10)	合计	不满1岁	1～	5～	10～	15～	20～	25～
总　　计	638.61	427.63	61.76	22.19	17.17	32.23	53.09	48.00
传染病和寄生虫病小计	6.75	11.10	4.35	0.53	0.55	0.41	0.71	1.24
其中：传染病计	6.62	11.10	4.35	0.53	0.55	0.41	0.71	1.21
内：伤寒和副伤寒	0.01	0.00	0.06	0.00	0.00	0.00	0.00	0.00
痢疾	0.01	0.00	0.00	0.00	0.00	0.00	0.00	0.00
肠道其他细菌性传染病	0.12	0.41	0.17	0.00	0.06	0.03	0.00	0.00
呼吸道结核	2.09	0.21	0.06	0.00	0.06	0.03	0.09	0.24
其他结核	0.16	0.00	0.00	0.00	0.00	0.06	0.12	0.06
钩端螺旋体病	0.00	0.00	0.00	0.00	0.00	0.00	0.00	0.00
破伤风	0.04	0.41	0.00	0.00	0.00	0.00	0.00	0.00
百日咳	0.00	0.00	0.00	0.00	0.00	0.00	0.00	0.00
脑膜炎球菌感染	0.14	1.23	0.22	0.04	0.03	0.09	0.09	0.00
败血症	0.49	5.96	0.44	0.04	0.09	0.06	0.06	0.18
流行性乙型脑炎	0.00	0.00	0.00	0.04	0.03	0.00	0.00	0.00
流行性出血热	0.01	0.00	0.00	0.00	0.00	0.00	0.00	0.00
麻疹	0.00	0.00	0.00	0.00	0.00	0.00	0.00	0.00
病毒性肝炎	2.59	0.00	0.00	0.00	0.03	0.06	0.06	0.29
艾滋病	0.25	0.21	0.00	0.04	0.03	0.00	0.09	0.12
寄生虫病计	0.13	0.00	0.00	0.00	0.00	0.00	0.00	0.03
内：疟疾	0.01	0.00	0.00	0.00	0.00	0.00	0.00	0.03
血吸虫病	0.09	0.00	0.00	0.00	0.00	0.00	0.00	0.00
肿瘤小计	152.13	5.75	4.51	3.14	3.04	5.16	7.55	7.93
其中：恶性肿瘤计	150.83	5.55	4.24	2.84	2.92	4.87	7.37	7.72
内：鼻咽癌	1.59					0.06	0.15	0.15
食道癌	17.70					0.06	0.03	0.09
胃癌	22.09					0.16	0.33	0.35
结肠、直肠和肛门癌	7.74					0.03	0.18	0.56
肝癌	27.12					0.38	1.01	1.50
肺癌	35.28					0.03	0.65	0.38
乳腺癌	2.92					0.00	0.03	0.24
宫颈癌	1.34					0.00	0.03	0.15
膀胱癌	1.34					0.06	0.03	0.03
白血病	3.66	3.29	1.82	1.36	1.58	1.87	2.49	1.97
良性肿瘤计	0.53	0.00	0.11	0.19	0.03	0.19	0.09	0.09
其他肿瘤计	0.77	0.21	0.17	0.11	0.09	0.09	0.09	0.12
血液、造血器官及免疫疾病小计	0.88	1.03	0.61	0.30	0.18	0.38	0.38	0.38
其中：贫血	0.67	0.21	0.39	0.30	0.09	0.25	0.30	0.27
血液、造血器官及免疫的其他疾病	0.21	0.82	0.22	0.00	0.09	0.13	0.09	0.12
内分泌、营养和代谢疾病小计	10.56	1.23	0.11	0.04	0.06	0.19	0.47	0.29
其中：糖尿病	10.03	0.00	0.00	0.04	0.06	0.16	0.36	0.27
内分泌、营养和代谢的其他疾病	0.53	1.23	0.11	0.00	0.00	0.03	0.12	0.03
精神障碍小计	3.15	0.21	0.11	0.00	0.03	0.09	0.44	0.29
神经系统疾病小计	4.85	6.58	3.19	1.02	0.76	1.30	1.42	0.80
其中：脑膜炎	0.11	2.05	0.44	0.15	0.06	0.00	0.06	0.03
神经系统的其他疾病	4.74	4.52	2.75	0.87	0.70	1.30	1.36	0.77
循环系统疾病小计	281.81	8.22	1.05	0.64	0.50	1.99	3.91	5.36
其中：急性风湿热	0.59	0.41	0.00	0.00	0.00	0.00	0.06	0.06
心脏病计	123.69	6.78	0.94	0.38	0.38	1.33	2.10	3.27
内：慢性风湿性心脏病	3.61				0.00	0.13	0.21	0.24
高血压性心脏病	14.05				0.03	0.03	0.00	0.12
急性心肌梗死	48.53				0.09	0.22	0.92	1.92
其他冠心病	27.19				0.00	0.16	0.24	0.18
肺源性心脏病	21.16	0.00	0.00	0.00	0.00	0.09	0.03	0.03
其他心脏病	9.14	5.96	0.77	0.23	0.26	0.70	0.71	0.80

10-4-1 续表1

30～	35～	40～	45～	50～	55～	60～	65～	70～	75～	80～	85岁及以上
55.83	106.33	216.11	299.33	392.92	769.00	1196.08	1728.20	3004.11	5085.11	9682.82	20380.94
0.89	2.73	5.01	6.38	6.52	11.52	17.22	18.07	29.89	41.17	56.60	84.50
0.89	2.73	4.89	6.32	6.40	11.44	17.00	17.73	29.37	39.72	54.21	81.51
0.00	0.00	0.00	0.00	0.00	0.00	0.05	0.07	0.09	0.00	0.00	0.85
0.00	0.00	0.00	0.00	0.00	0.00	0.05	0.00	0.00	0.12	0.22	0.43
0.03	0.03	0.06	0.06	0.12	0.21	0.38	0.07	0.52	0.12	1.30	4.27
0.19	0.45	0.81	1.31	1.55	2.53	5.47	6.99	12.23	19.56	23.85	34.14
0.00	0.05	0.14	0.15	0.24	0.13	0.44	0.34	0.78	0.72	0.87	3.41
0.00	0.00	0.00	0.00	0.00	0.00	0.00	0.00	0.00	0.00	0.00	0.00
0.00	0.00	0.00	0.09	0.04	0.09	0.00	0.00	0.17	0.24	0.65	0.43
0.00	0.00	0.00	0.00	0.00	0.00	0.00	0.00	0.00	0.00	0.00	0.00
0.00	0.00	0.03	0.03	0.00	0.17	0.22	0.34	0.69	0.36	1.52	3.84
0.03	0.08	0.23	0.27	0.12	0.43	0.82	1.21	1.64	2.17	6.07	11.95
0.00	0.00	0.00	0.00	0.00	0.00	0.00	0.00	0.00	0.00	0.00	0.00
0.00	0.00	0.03	0.00	0.00	0.00	0.00	0.00	0.09	0.24	0.00	0.00
0.00	0.00	0.00	0.00	0.00	0.00	0.00	0.00	0.00	0.00	0.00	0.00
0.46	1.50	2.55	3.46	3.78	6.17	8.09	7.32	10.59	13.28	14.53	15.79
0.11	0.40	0.67	0.54	0.36	0.81	0.27	0.27	0.09	0.00	0.00	0.00
0.00	0.00	0.12	0.06	0.12	0.09	0.22	0.34	0.52	1.45	2.39	2.99
0.00	0.00	0.09	0.00	0.00	0.00	0.00	0.00	0.00	0.00	0.00	0.43
0.00	0.00	0.03	0.03	0.12	0.04	0.22	0.34	0.34	1.33	1.30	2.13
12.72	29.88	72.25	111.14	156.14	315.34	460.06	591.04	815.73	1094.10	1409.56	1580.27
12.51	29.56	71.26	110.13	155.15	312.98	455.85	587.62	809.62	1085.53	1397.85	1566.62
0.32	0.45	1.13	2.53	2.34	4.50	5.90	4.43	6.12	6.76	7.59	9.82
0.08	0.40	2.26	5.28	11.76	32.47	58.32	80.73	118.69	153.33	196.47	225.75
0.92	2.38	6.08	10.52	17.88	40.14	66.90	93.09	130.31	188.23	251.99	274.40
0.84	1.47	3.13	4.44	5.76	13.37	21.21	27.94	44.36	63.51	90.65	115.22
3.38	9.82	23.19	32.68	40.89	70.38	85.16	94.43	108.18	137.64	171.97	192.47
1.38	3.05	10.74	19.14	31.95	70.47	108.55	149.91	218.86	292.06	355.43	354.63
0.19	1.20	3.97	5.13	6.36	9.25	7.60	8.19	7.41	9.18	12.36	17.92
0.30	0.83	1.30	1.97	2.03	3.68	3.66	4.43	3.88	6.40	8.24	7.25
0.03	0.03	0.29	0.48	0.68	1.33	2.68	4.77	7.06	13.40	23.64	33.29
1.67	2.22	3.16	3.37	3.58	6.13	8.53	8.80	13.09	11.47	16.05	14.08
0.19	0.24	0.41	0.57	0.28	0.69	1.37	1.48	2.41	3.26	4.99	5.97
0.03	0.08	0.58	0.45	0.72	1.67	2.84	1.95	3.70	5.31	6.72	7.68
0.14	0.21	0.67	0.75	0.87	0.86	1.64	2.42	3.10	5.67	7.16	12.38
0.08	0.11	0.43	0.51	0.60	0.69	1.04	1.88	2.67	4.83	6.72	11.10
0.05	0.11	0.23	0.24	0.28	0.17	0.60	0.54	0.43	0.85	0.43	1.28
0.59	1.15	2.35	4.32	6.20	14.27	28.20	42.25	69.51	97.31	130.55	170.70
0.49	0.88	1.82	3.91	5.92	13.79	27.22	41.24	68.30	94.90	123.61	147.66
0.11	0.27	0.52	0.42	0.28	0.47	0.98	1.01	1.21	2.41	6.94	23.04
0.51	1.18	1.39	1.46	1.79	2.61	2.84	5.04	7.41	21.97	56.82	176.68
0.78	1.47	1.59	1.97	1.71	3.64	5.96	7.79	15.33	36.46	82.62	181.80
0.03	0.03	0.06	0.06	0.00	0.04	0.05	0.20	0.26	0.24	0.22	0.85
0.76	1.44	1.53	1.91	1.71	3.60	5.90	7.59	15.07	36.22	82.41	180.94
7.70	16.88	45.75	74.77	118.91	242.34	444.26	721.21	1398.83	2567.79	5336.17	11620.10
0.14	0.19	0.23	0.27	0.56	0.56	0.98	1.34	2.41	5.19	10.41	15.79
4.11	8.27	21.28	31.72	46.46	93.22	173.76	282.63	576.29	1076.83	2367.20	5922.92
0.35	0.75	1.42	2.03	2.11	5.57	7.87	9.27	17.57	30.91	46.62	105.41
0.11	0.51	1.19	2.21	3.46	7.93	17.76	30.22	69.59	133.29	299.69	688.35
2.24	4.15	12.36	17.71	25.43	49.22	81.11	126.13	219.80	387.68	829.69	2117.56
0.38	1.15	2.81	4.44	7.47	13.41	32.96	54.54	122.39	235.55	568.16	1524.37
0.16	0.13	0.93	1.76	3.46	9.17	21.75	44.60	109.99	214.91	463.42	1075.85
0.86	1.58	2.58	3.58	4.53	7.93	12.30	17.87	36.95	74.49	159.61	411.39

10-4-1　续表2

疾病名称(ICD-10)	合计	不满1岁	1～	5～	10～	15～	20～	25～
其他高血压病	17.71	0.00	0.00	0.04	0.00	0.03	0.15	0.21
脑血管病	138.68	1.03	0.11	0.23	0.12	0.57	1.54	1.83
循环系统的其他疾病	1.14	0.00	0.00	0.00	0.00	0.06	0.06	0.00
呼吸系统疾病小计	84.97	41.92	7.93	0.87	0.35	0.70	1.07	0.94
其中：肺炎	8.77	36.17	6.83	0.57	0.15	0.25	0.36	0.44
慢性下呼吸道疾病	71.90	0.62	0.11	0.15	0.06	0.06	0.38	0.24
尘肺	0.24	0.00	0.00	0.00	0.00	0.03	0.00	0.00
呼吸系统的其他疾病	4.07	5.14	0.99	0.15	0.15	0.35	0.33	0.27
消化系统疾病小计	13.84	5.34	0.55	0.19	0.06	0.32	0.50	0.91
其中：胃和十二指肠溃疡	2.29	0.00	0.00	0.00	0.00	0.06	0.03	0.00
阑尾炎	0.15	0.00	0.00	0.00	0.00	0.00	0.06	0.00
肠梗阻	0.74	1.64	0.06	0.08	0.00	0.03	0.09	0.18
肝疾病	6.58	0.21	0.00	0.04	0.03	0.03	0.15	0.47
消化系统的其他疾病	4.08	3.49	0.50	0.08	0.03	0.19	0.18	0.27
肌肉骨骼和结缔组织疾病小计	1.32	0.00	0.06	0.04	0.06	0.13	0.27	0.15
泌尿生殖系统疾病小计	6.50	0.41	0.06	0.19	0.12	0.47	0.92	0.83
其中：肾小球和肾小管间质疾病	3.50	0.41	0.06	0.15	0.12	0.32	0.56	0.56
前列腺增生	0.14							
泌尿生殖系统的其他疾病	2.87	0.00	0.00	0.04	0.00	0.16	0.36	0.27
妊娠、分娩和产褥期并发症小计	0.18					0.00	0.47	0.32
其中：直接产科原因计	0.16					0.00	0.38	0.32
内：流产	0.02					0.00	0.06	0.00
妊娠高血压综合征	0.01					0.00	0.06	0.03
梗阻性分娩	0.00					0.00	0.00	0.00
产后出血	0.06					0.00	0.12	0.12
母体产伤	0.00					0.00	0.00	0.00
产褥期感染	0.03					0.00	0.12	0.09
间接产科原因计	0.01					0.00	0.09	0.00
妊娠、分娩和产褥期的其他情况	0.00					0.00	0.00	0.00
围生期疾病小计	2.27	201.59	0.22					
其中：早产儿和未成熟儿	0.61	54.25	0.00					
新生儿产伤和窒息	0.57	50.96	0.06					
新生儿溶血性疾病	0.01	1.23	0.00					
新生儿硬化病	0.02	2.05	0.00					
起源于围生期的其他情况	1.05	93.09	0.17					
先天畸形、变形和染色体异常小计	1.89	91.86	6.22	1.25	0.44	0.98	0.86	0.80
其中：先天性心脏病	1.40	61.24	5.23	1.06	0.41	0.79	0.80	0.68
其他先天畸形、变形和染色体异常	0.50	30.62	0.99	0.19	0.03	0.19	0.06	0.12
诊断不明小计	2.17	6.58	0.22	0.04	0.12	0.35	0.44	0.44
其他疾病小计	8.83	4.93	0.77	0.26	0.18	0.28	0.38	0.32
损伤和中毒外部原因小计	56.50	39.04	31.82	13.68	10.69	19.48	33.29	26.99
其中：机动车辆交通事故	16.26	1.85	5.34	3.06	1.63	6.36	11.51	9.72
机动车以外的运输事故	6.77	0.82	2.31	1.59	0.91	2.72	5.21	4.27
意外中毒	2.50	1.64	0.72	0.30	0.41	0.60	1.07	1.12
意外跌落	7.71	2.26	1.49	0.30	0.41	0.98	1.95	1.30
火灾	0.81	0.00	0.39	0.04	0.09	0.13	0.12	0.21
由自然环境因素所致的意外事故	0.28	0.21	0.06	0.00	0.00	0.13	0.00	0.06
淹死	5.14	2.47	16.24	6.69	5.52	3.67	3.26	1.47
意外的机械性窒息	0.83	21.17	1.16	0.23	0.09	0.19	0.33	0.21
砸死	0.68	0.21	0.33	0.04	0.00	0.16	0.36	0.27
由机器切割和穿刺工具所致的意外事故	0.15	0.00	0.00	0.04	0.00	0.00	0.21	0.21
触电	0.91	0.00	0.22	0.08	0.18	0.28	1.01	1.00
其他意外事故和有害效应	4.45	7.81	3.08	0.79	0.23	1.17	2.63	2.21
自杀	9.28	0.00	0.00	0.19	0.85	2.44	4.59	4.15
被杀	0.71	0.62	0.50	0.34	0.38	0.66	1.07	0.80

10-4-1　续表3

30～	35～	40～	45～	50～	55～	60～	65～	70～	75～	80～	85岁及以上
0.27	0.91	2.14	4.80	8.46	17.18	35.75	57.90	100.94	160.70	319.43	549.66
3.08	7.33	21.66	37.42	62.75	129.93	231.86	376.12	714.70	1315.89	2621.14	5088.62
0.11	0.19	0.43	0.57	0.68	1.46	1.91	3.22	4.48	9.18	18.00	43.10
0.78	2.09	4.37	8.23	14.86	38.21	82.32	162.34	414.37	838.75	1886.43	4367.40
0.14	0.51	0.69	1.46	1.71	3.60	7.00	9.34	29.46	57.95	169.36	578.68
0.46	1.28	2.87	5.78	11.49	30.59	69.20	145.48	367.26	747.71	1637.04	3575.35
0.00	0.08	0.17	0.24	0.32	0.64	0.98	0.67	1.03	1.69	1.30	1.28
0.19	0.21	0.64	0.75	1.35	3.38	5.14	6.85	16.62	31.39	78.72	212.10
1.49	3.37	7.56	12.31	14.03	24.59	31.43	40.03	66.66	97.67	159.39	271.42
0.05	0.21	0.72	1.43	1.91	2.91	4.37	6.45	12.83	21.13	34.05	58.04
0.00	0.00	0.14	0.00	0.04	0.09	0.27	0.34	1.12	0.72	2.60	5.12
0.00	0.08	0.09	0.18	0.20	0.47	1.04	1.68	4.31	6.16	13.45	28.17
1.03	2.46	5.18	8.59	9.14	15.68	18.80	20.62	28.85	37.91	48.14	49.50
0.41	0.62	1.42	2.12	2.74	5.44	6.94	10.95	19.55	31.75	61.15	130.59
0.41	0.51	0.61	0.78	0.87	1.46	2.08	4.43	7.15	9.78	18.87	26.03
1.24	3.00	4.08	5.60	5.76	9.94	15.58	19.41	29.37	47.57	66.14	110.53
0.76	1.58	2.06	2.92	3.38	5.53	7.93	11.42	15.93	26.32	31.44	53.77
					0.09	0.16	0.07	0.60	2.29	3.25	5.97
0.49	1.42	2.03	2.68	2.38	4.33	7.49	7.93	12.83	18.96	31.44	50.78
0.43	0.35	0.26	0.03	0.00							
0.43	0.27	0.26	0.03	0.00							
0.03	0.08	0.09	0.00	0.00							
0.00	0.00	0.00	0.03	0.00							
0.00	0.00	0.00	0.00	0.00							
0.35	0.11	0.06	0.00	0.00							
0.03	0.00	0.00	0.00	0.00							
0.00	0.05	0.06	0.00	0.00							
0.00	0.08	0.00	0.00	0.00							
0.00	0.00	0.00	0.00	0.00							
0.59	0.67	0.32	0.39	0.20	0.39	0.44	0.40	0.69	1.33	0.43	2.99
0.46	0.48	0.26	0.27	0.16	0.34	0.33	0.27	0.69	0.85	0.22	2.56
0.14	0.19	0.06	0.12	0.04	0.04	0.11	0.13	0.00	0.48	0.22	0.43
0.62	0.88	1.16	1.52	1.91	2.18	2.90	4.16	5.60	12.56	28.19	84.50
0.30	0.43	1.13	1.64	2.11	2.78	4.59	7.32	10.59	27.53	118.19	1032.32
26.63	41.52	67.61	68.03	61.04	98.79	96.58	102.29	129.88	185.33	325.28	658.91
10.21	14.15	24.27	23.55	20.94	34.40	33.83	30.02	32.13	35.25	40.77	47.80
4.08	6.26	10.19	9.36	9.14	13.41	13.01	10.61	13.18	16.66	16.70	23.04
1.43	1.52	4.03	3.28	2.38	4.71	4.65	5.17	7.15	10.87	10.19	17.07
2.19	4.17	7.21	8.62	7.71	11.01	10.66	12.76	17.74	33.81	88.91	272.70
0.19	0.37	0.55	0.63	0.60	0.56	0.60	1.41	3.27	6.16	11.49	27.31
0.03	0.05	0.17	0.30	0.12	0.60	0.60	0.20	0.34	1.09	3.90	14.51
1.27	1.85	2.92	2.95	2.98	5.65	6.18	7.39	10.25	17.14	30.36	57.19
0.22	0.78	0.90	0.89	0.44	1.03	0.60	0.87	0.95	2.05	1.95	4.27
0.32	0.80	1.51	1.28	1.19	1.54	1.15	0.67	0.43	0.85	2.39	2.13
0.11	0.08	0.32	0.42	0.24	0.26	0.16	0.07	0.17	0.12	0.22	0.00
0.70	1.26	1.94	1.64	0.91	1.63	1.31	0.60	0.78	0.36	0.00	2.13
1.78	3.93	4.81	5.60	3.93	5.91	5.52	6.18	7.92	13.64	38.82	96.87
3.43	5.43	7.62	8.91	9.66	17.39	17.82	25.59	35.23	46.36	78.50	93.46
0.68	0.86	1.19	0.60	0.79	0.69	0.49	0.74	0.34	0.97	1.08	0.43

10-4-2　2011年农村居民年龄别疾病别死亡率（1/10万）（男）

疾病名称(ICD-10)	合计	不满1岁	1～	5～	10～	15～	20～	25～
总　　计	734.21	483.42	68.53	28.18	21.66	44.28	75.61	66.20
传染病和寄生虫病小计	9.14	12.82	5.33	0.36	0.60	0.54	0.70	1.85
其中：传染病计	8.96	12.82	5.33	0.36	0.60	0.54	0.70	1.79
内：伤寒和副伤寒	0.02	0.00	0.00	0.00	0.00	0.00	0.00	0.00
痢疾	0.01	0.00	0.00	0.00	0.00	0.00	0.00	0.00
肠道其他细菌性传染病	0.17	0.78	0.21	0.00	0.11	0.06	0.00	0.00
呼吸道结核	3.01	0.00	0.10	0.00	0.05	0.00	0.18	0.35
其他结核	0.20	0.00	0.00	0.00	0.00	0.12	0.23	0.12
钩端螺旋体病	0.00	0.00	0.00	0.00	0.00	0.00	0.00	0.00
破伤风	0.05	0.39	0.00	0.00	0.00	0.00	0.00	0.00
百日咳	0.00	0.00	0.00	0.00	0.00	0.00	0.00	0.00
脑膜炎球菌感染	0.17	1.17	0.31	0.07	0.05	0.00	0.06	0.00
败血症	0.54	6.99	0.31	0.07	0.16	0.12	0.06	0.23
流行性乙型脑炎	0.00	0.00	0.00	0.00	0.00	0.00	0.00	0.00
流行性出血热	0.01	0.00	0.00	0.00	0.00	0.00	0.00	0.00
麻疹	0.00	0.00	0.00	0.00	0.00	0.00	0.00	0.00
病毒性肝炎	3.63	0.00	0.00	0.00	0.00	0.12	0.00	0.46
艾滋病	0.30	0.39	0.00	0.00	0.00	0.00	0.06	0.17
寄生虫病计	0.18	0.00	0.00	0.00	0.00	0.00	0.00	0.06
内：疟疾	0.02	0.00	0.00	0.00	0.00	0.00	0.00	0.06
血吸虫病	0.13	0.00	0.00	0.00	0.00	0.00	0.00	0.00
肿瘤小计	197.81	6.61	4.62	3.70	3.63	6.59	9.28	9.53
其中：恶性肿瘤计	196.39	6.61	4.31	3.34	3.52	6.17	9.04	9.30
内：鼻咽癌	2.23					0.00	0.23	0.12
食道癌	25.11					0.06	0.06	0.17
胃癌	29.78					0.06	0.23	0.29
结肠、直肠和肛门癌	9.09					0.00	0.35	0.58
肝癌	39.77					0.54	1.23	2.48
肺癌	50.20					0.06	1.05	0.58
乳腺癌								
宫颈癌								
膀胱癌	2.08					0.06	0.06	0.06
白血病	4.13	3.11	2.15	1.49	1.76	2.42	3.03	2.54
良性肿瘤计	0.59	0.00	0.10	0.21	0.00	0.30	0.12	0.06
其他肿瘤计	0.83	0.00	0.21	0.14	0.11	0.12	0.12	0.17
血液、造血器官及免疫疾病小计	0.91	1.55	0.72	0.50	0.16	0.36	0.41	0.46
其中：贫血	0.67	0.39	0.41	0.50	0.05	0.12	0.35	0.35
血液、造血器官及免疫的其他疾病	0.24	1.17	0.31	0.00	0.11	0.24	0.06	0.12
内分泌、营养和代谢疾病小计	9.29	1.55	0.00	0.07	0.00	0.00	0.47	0.40
其中：糖尿病	8.81	0.00	0.00	0.07	0.00	0.00	0.29	0.35
内分泌、营养和代谢的其他疾病	0.49	1.55	0.00	0.00	0.00	0.00	0.18	0.06
精神障碍小计	2.91	0.39	0.10	0.00	0.05	0.06	0.70	0.35
神经系统疾病小计	4.93	6.61	2.67	1.42	0.99	1.81	1.69	1.10
其中：脑膜炎	0.11	1.94	0.41	0.21	0.11	0.00	0.00	0.00
神经系统的其他疾病	4.82	4.66	2.26	1.21	0.88	1.81	1.69	1.10
循环系统疾病小计	300.53	8.55	1.03	0.64	0.55	2.18	5.43	7.11
其中：急性风湿热	0.52	0.78	0.00	0.00	0.00	0.00	0.06	0.12
心脏病计	128.13	6.61	0.92	0.36	0.49	1.27	2.80	4.16
内：慢性风湿性心脏病	2.95				0.00	0.00	0.18	0.17
高血压性心脏病	14.12				0.05	0.06	0.00	0.17
急性心肌梗死	52.73				0.11	0.12	1.46	2.72
其他冠心病	26.57				0.00	0.12	0.41	0.17
肺源性心脏病	22.51	0.00	0.00	0.00	0.00	0.00	0.00	0.06
其他心脏病	9.26	5.83	0.62	0.28	0.33	0.97	0.76	0.87

10-4-2　续表1

30～	35～	40～	45～	50～	55～	60～	65～	70～	75～	80～	85岁及以上
77.15	144.33	291.46	402.20	517.76	1020.95	1555.14	2235.83	3830.45	6518.46	12429.67	24141.11
1.18	4.33	7.65	8.82	10.30	16.67	24.46	25.35	42.38	59.36	87.30	115.59
1.18	4.33	7.42	8.70	10.07	16.58	24.25	24.82	41.69	57.27	83.09	111.94
0.00	0.00	0.00	0.00	0.00	0.00	0.00	0.13	0.17	0.00	0.00	2.43
0.00	0.00	0.00	0.00	0.00	0.00	0.11	0.00	0.00	0.00	0.53	1.22
0.00	0.00	0.00	0.12	0.23	0.34	0.42	0.13	0.69	0.26	2.63	7.30
0.21	0.74	1.37	1.76	2.46	4.19	7.84	10.56	18.41	29.81	41.55	60.84
0.00	0.11	0.23	0.12	0.23	0.17	0.74	0.26	1.04	1.05	1.05	3.65
0.00	0.00	0.00	0.00	0.00	0.00	0.00	0.00	0.00	0.00	0.00	0.00
0.00	0.00	0.00	0.12	0.08	0.08	0.00	0.00	0.35	0.26	1.05	0.00
0.00	0.00	0.00	0.00	0.00	0.00	0.00	0.00	0.00	0.00	0.00	0.00
0.00	0.00	0.00	0.06	0.00	0.34	0.42	0.40	0.69	0.78	2.63	6.08
0.05	0.11	0.34	0.24	0.15	0.50	1.27	1.32	2.61	2.09	7.36	9.73
0.00	0.00	0.00	0.00	0.00	0.00	0.00	0.00	0.00	0.00	0.00	0.00
0.00	0.00	0.00	0.00	0.00	0.00	0.00	0.00	0.17	0.52	0.00	0.00
0.00	0.00	0.00	0.00	0.00	0.00	0.00	0.00	0.00	0.00	0.00	0.00
0.69	2.53	4.11	5.29	6.07	8.54	11.22	10.43	14.76	18.57	21.56	13.38
0.05	0.63	0.80	0.53	0.61	1.01	0.32	0.26	0.17	0.00	0.00	0.00
0.00	0.00	0.23	0.12	0.23	0.08	0.21	0.53	0.69	2.09	4.21	3.65
0.00	0.00	0.17	0.00	0.00	0.00	0.00	0.00	0.00	0.00	0.00	1.22
0.00	0.00	0.06	0.06	0.23	0.00	0.21	0.53	0.52	2.09	2.63	2.43
15.60	36.99	89.91	141.73	203.94	428.48	634.72	811.06	1124.49	1574.57	2105.18	2334.90
15.39	36.52	88.82	140.61	202.79	425.55	629.85	807.50	1117.71	1565.94	2088.88	2320.30
0.32	0.63	1.48	3.94	3.38	6.87	8.68	6.07	8.34	10.20	13.15	12.17
0.11	0.58	3.71	8.76	18.98	53.10	88.10	119.47	172.30	233.79	297.13	332.17
1.12	2.32	7.76	14.58	24.67	59.21	97.32	134.52	185.68	279.82	371.81	412.47
0.75	1.48	3.54	5.23	6.45	16.08	27.96	36.96	55.06	77.93	124.11	166.69
5.66	16.68	38.02	52.55	64.78	109.21	127.07	135.18	156.15	195.87	271.36	283.50
1.71	4.38	14.16	26.10	45.80	104.94	161.59	220.06	328.63	461.83	597.95	571.86
0.05	0.05	0.34	0.65	1.15	2.01	4.24	7.13	11.46	24.84	44.18	74.22
1.98	2.06	3.08	3.41	3.61	6.20	11.01	10.56	15.98	15.17	20.51	20.68
0.16	0.37	0.40	0.53	0.46	0.75	1.38	1.85	3.13	3.14	6.84	8.52
0.05	0.11	0.68	0.59	0.69	2.18	3.49	1.72	3.65	5.49	9.47	6.08
0.21	0.16	0.63	0.82	0.69	0.84	1.80	2.64	3.47	6.54	7.89	14.60
0.16	0.00	0.40	0.65	0.31	0.67	1.06	2.38	3.30	4.97	6.84	12.17
0.05	0.16	0.23	0.18	0.38	0.17	0.74	0.26	0.17	1.57	1.05	2.43
1.02	1.32	2.11	5.06	5.76	13.23	23.19	39.73	62.53	95.45	132.53	177.64
0.80	1.00	1.31	4.47	5.46	12.98	21.92	38.68	61.14	93.88	125.16	164.26
0.21	0.32	0.80	0.59	0.31	0.25	1.27	1.06	1.39	1.57	7.36	13.38
0.64	1.69	1.88	2.06	1.92	2.85	2.97	5.54	7.47	26.67	59.43	152.09
0.59	1.69	2.00	2.29	1.69	4.86	6.14	9.50	17.89	43.41	98.87	183.73
0.00	0.00	0.11	0.06	0.00	0.08	0.11	0.13	0.35	0.52	0.00	0.00
0.59	1.69	1.88	2.23	1.69	4.77	6.04	9.37	17.54	42.89	98.87	183.73
10.42	23.38	61.02	98.87	152.07	308.55	550.01	900.83	1702.36	3138.67	6534.85	13532.46
0.11	0.21	0.11	0.35	0.31	0.59	0.42	1.72	3.13	5.23	12.62	8.52
5.56	10.92	28.66	42.44	60.09	118.68	213.59	346.79	702.59	1303.12	2786.75	6766.23
0.32	0.58	0.97	0.82	2.15	4.19	7.73	8.32	14.94	29.03	45.75	120.46
0.11	0.47	1.43	2.65	3.69	10.47	22.56	35.51	85.46	158.74	343.94	779.92
3.26	6.17	17.41	25.86	34.58	66.50	102.61	155.64	269.57	475.69	997.11	2490.64
0.48	1.53	3.77	6.00	9.84	15.58	38.86	65.48	143.47	275.37	660.01	1664.48
0.27	0.11	1.26	2.17	4.84	12.31	27.74	58.88	142.95	276.68	567.45	1281.22
1.12	2.06	3.82	4.94	4.99	9.63	14.08	22.97	46.20	87.61	172.50	429.51

10-4-2 续表2

疾病名称(ICD-10)	合计	不满1岁	1～	5～	10～	15～	20～	25～
其他高血压病	19.81	0.00	0.00	0.07	0.00	0.00	0.23	0.17
脑血管病	150.69	1.17	0.10	0.21	0.05	0.85	2.22	2.66
循环系统的其他疾病	1.37	0.00	0.00	0.00	0.00	0.06	0.12	0.00
呼吸系统疾病小计	92.18	42.36	8.82	1.28	0.44	0.97	1.40	1.21
其中：肺炎	8.50	36.53	7.28	0.78	0.16	0.30	0.47	0.58
慢性下呼吸道疾病	78.75	0.00	0.10	0.28	0.05	0.12	0.53	0.29
尘肺	0.45	0.00	0.00	0.00	0.00	0.06	0.00	0.00
呼吸系统的其他疾病	4.49	5.83	1.44	0.21	0.22	0.48	0.41	0.35
消化系统疾病小计	17.86	4.66	0.92	0.36	0.05	0.48	0.64	1.33
其中：胃和十二指肠溃疡	3.03	0.00	0.00	0.00	0.00	0.06	0.06	0.00
阑尾炎	0.17	0.00	0.00	0.00	0.00	0.00	0.00	0.00
肠梗阻	0.84	0.78	0.10	0.14	0.00	0.06	0.12	0.17
肝疾病	9.33	0.00	0.00	0.07	0.05	0.06	0.23	0.75
消化系统的其他疾病	4.49	3.89	0.82	0.14	0.00	0.30	0.23	0.40
肌肉骨骼和结缔组织疾病小计	1.08	0.00	0.00	0.00	0.00	0.12	0.18	0.00
泌尿生殖系统疾病小计	7.69	0.78	0.00	0.14	0.05	0.73	1.17	0.98
其中：肾小球和肾小管间质疾病	3.97	0.78	0.00	0.14	0.05	0.48	0.70	0.75
前列腺增生	0.27							
泌尿生殖系统的其他疾病	3.45	0.00	0.00	0.00	0.00	0.24	0.47	0.23
妊娠、分娩和产褥期并发症小计	0.00	0.00	0.00	0.00	0.00	0.00	0.00	0.00
其中：直接产科原因计	0.00	0.00	0.00	0.00	0.00	0.00	0.00	0.00
内：流产	0.00	0.00	0.00	0.00	0.00	0.00	0.00	0.00
妊娠高血压综合征	0.00	0.00	0.00	0.00	0.00	0.00	0.00	0.00
梗阻性分娩	0.00	0.00	0.00	0.00	0.00	0.00	0.00	0.00
产后出血	0.00	0.00	0.00	0.00	0.00	0.00	0.00	0.00
母体产伤	0.00	0.00	0.00	0.00	0.00	0.00	0.00	0.00
产褥期感染	0.00	0.00	0.00	0.00	0.00	0.00	0.00	0.00
间接产科原因计	0.00	0.00	0.00	0.00	0.00	0.00	0.00	0.00
妊娠、分娩和产褥期的其他情况	0.00	0.00	0.00	0.00	0.00	0.00	0.00	0.00
围生期疾病小计	2.79	239.38	0.21	0.00	0.00	0.00	0.00	0.00
其中：早产儿和未成熟儿	0.74	64.12	0.00	0.00	0.00	0.00	0.00	0.00
新生儿产伤和窒息	0.68	58.29	0.00	0.00	0.00	0.00	0.00	0.00
新生儿溶血性疾病	0.02	1.55	0.00	0.00	0.00	0.00	0.00	0.00
新生儿硬化病	0.02	1.55	0.00	0.00	0.00	0.00	0.00	0.00
起源于围生期的其他情况	1.33	113.86	0.21	0.00	0.00	0.00	0.00	0.00
先天畸形、变形和染色体异常小计	2.15	102.98	6.77	1.21	0.44	1.33	0.93	0.75
其中：先天性心脏病	1.55	68.00	5.23	0.93	0.38	1.09	0.93	0.64
其他先天畸形、变形和染色体异常	0.60	34.97	1.54	0.28	0.05	0.24	0.00	0.12
诊断不明小计	2.48	8.16	0.10	0.07	0.11	0.48	0.58	0.69
其他疾病小计	7.04	5.83	0.92	0.36	0.27	0.24	0.64	0.35
损伤和中毒外部原因小计	75.39	41.19	36.31	18.08	14.18	28.37	51.40	40.09
其中：机动车辆交通事故	23.48	1.17	5.95	3.63	1.70	9.25	17.62	15.42
机动车以外的运输事故	9.90	1.17	1.95	2.21	1.15	3.69	8.17	6.82
意外中毒	3.41	1.55	0.82	0.21	0.49	0.54	1.75	1.39
意外跌落	9.88	2.72	1.64	0.36	0.60	1.69	3.68	2.20
火灾	1.05	0.00	0.21	0.07	0.11	0.18	0.18	0.23
由自然环境因素所致的意外事故	0.30	0.00	0.00	0.00	0.00	0.12	0.00	0.12
淹死	6.55	2.33	20.11	9.68	8.08	5.93	5.54	2.14
意外的机械性窒息	1.13	22.54	1.03	0.28	0.16	0.36	0.53	0.35
砸死	1.18	0.00	0.51	0.00	0.00	0.30	0.70	0.46
由机器切割和穿刺工具所致的意外事故	0.26	0.00	0.00	0.07	0.00	0.00	0.41	0.35
触电	1.61	0.00	0.31	0.07	0.27	0.48	1.87	1.96
其他意外事故和有害效应	5.75	8.94	3.18	0.93	0.33	1.94	3.79	3.47
自杀	9.95	0.00	0.00	0.21	0.88	2.90	5.54	4.16
被杀	0.96	0.78	0.62	0.36	0.38	0.97	1.63	1.04

10-4-2　续表3

30～	35～	40～	45～	50～	55～	60～	65～	70～	75～	80～	85岁及以上
0.27	1.48	2.97	6.47	10.99	22.61	44.05	72.21	122.63	200.06	416.51	677.72
4.27	10.50	28.54	49.03	79.61	164.49	289.62	475.50	868.46	1618.24	3290.04	6031.32
0.21	0.26	0.74	0.59	1.08	2.18	2.33	4.62	5.56	12.03	28.92	48.67
0.69	2.90	5.37	10.29	20.13	51.17	107.80	208.84	549.04	1086.32	2481.20	5281.82
0.11	0.63	0.97	2.06	2.31	5.03	10.17	11.35	36.48	70.61	196.69	599.85
0.37	1.85	3.14	7.00	15.29	40.20	89.06	186.92	488.42	968.12	2176.70	4449.58
0.00	0.16	0.29	0.41	0.61	1.26	1.80	1.32	2.08	3.40	3.16	2.43
0.21	0.26	0.97	0.82	1.92	4.69	6.78	9.24	22.06	44.20	104.65	229.96
2.51	5.07	11.53	19.69	21.21	35.18	42.57	56.24	89.63	132.33	210.89	328.52
0.05	0.32	1.20	2.29	3.30	4.61	5.93	9.11	18.24	28.77	54.17	76.65
0.00	0.00	0.23	0.00	0.08	0.17	0.21	0.40	1.91	1.05	2.63	7.30
0.00	0.11	0.06	0.29	0.23	0.59	1.59	2.38	6.60	7.85	15.25	32.85
1.87	3.91	8.11	14.28	14.37	22.53	26.79	30.36	38.91	53.35	69.94	70.57
0.59	0.74	1.94	2.82	3.23	7.29	8.05	13.99	23.97	41.32	68.89	141.14
0.21	0.26	0.63	0.59	0.38	1.17	1.59	3.04	8.34	8.89	23.67	24.33
1.50	3.43	4.51	6.17	6.92	11.56	19.06	22.84	35.61	64.07	102.02	184.94
0.91	1.74	2.51	3.41	3.84	6.45	9.00	12.94	18.76	32.69	45.23	75.44
					0.17	0.32	0.13	1.22	4.97	7.89	17.03
0.59	1.69	2.00	2.76	3.07	4.94	9.74	9.77	15.63	26.41	48.91	92.47
0.00	0.00	0.00	0.00	0.00	0.00	0.00	0.00	0.00	0.00	0.00	0.00
0.00	0.00	0.00	0.00	0.00	0.00	0.00	0.00	0.00	0.00	0.00	0.00
0.00	0.00	0.00	0.00	0.00	0.00	0.00	0.00	0.00	0.00	0.00	0.00
0.00	0.00	0.00	0.00	0.00	0.00	0.00	0.00	0.00	0.00	0.00	0.00
0.00	0.00	0.00	0.00	0.00	0.00	0.00	0.00	0.00	0.00	0.00	0.00
0.00	0.00	0.00	0.00	0.00	0.00	0.00	0.00	0.00	0.00	0.00	0.00
0.00	0.00	0.00	0.00	0.00	0.00	0.00	0.00	0.00	0.00	0.00	0.00
0.00	0.00	0.00	0.00	0.00	0.00	0.00	0.00	0.00	0.00	0.00	0.00
0.00	0.00	0.00	0.00	0.00	0.00	0.00	0.00	0.00	0.00	0.00	0.00
0.00	0.00	0.00	0.00	0.00	0.00	0.00	0.00	0.00	0.00	0.00	0.00
0.00	0.00	0.00	0.00	0.00	0.00	0.00	0.00	0.00	0.00	0.00	0.00
0.00	0.00	0.00	0.00	0.00	0.00	0.00	0.00	0.00	0.00	0.00	0.00
0.00	0.00	0.00	0.00	0.00	0.00	0.00	0.00	0.00	0.00	0.00	0.00
0.00	0.00	0.00	0.00	0.00	0.00	0.00	0.00	0.00	0.00	0.00	0.00
0.00	0.00	0.00	0.00	0.00	0.00	0.00	0.00	0.00	0.00	0.00	0.00
0.00	0.00	0.00	0.00	0.00	0.00	0.00	0.00	0.00	0.00	0.00	0.00
0.75	0.63	0.29	0.18	0.23	0.42	0.74	0.53	0.87	1.83	1.05	4.87
0.64	0.47	0.17	0.18	0.15	0.34	0.53	0.26	0.87	1.05	0.53	3.65
0.11	0.16	0.11	0.00	0.08	0.08	0.21	0.26	0.00	0.78	0.53	1.22
1.07	1.27	1.60	2.41	2.92	3.18	3.60	4.62	7.99	14.64	35.76	81.52
0.43	0.42	1.20	2.06	2.84	3.69	6.14	9.90	11.81	31.12	134.63	947.83
40.34	60.74	101.15	101.17	86.75	139.03	130.35	135.18	166.57	234.32	413.88	775.06
16.19	21.43	37.39	36.62	30.74	48.41	47.02	42.11	41.69	50.21	62.58	82.74
6.36	9.45	15.98	14.28	13.29	20.10	18.43	14.78	18.93	24.06	28.40	36.50
2.14	2.64	6.16	4.76	3.92	7.04	5.82	6.60	9.38	12.81	15.25	23.12
3.63	6.91	12.39	14.64	12.06	17.76	17.37	18.61	25.19	42.10	94.14	244.56
0.27	0.47	0.68	1.23	0.85	1.09	0.74	1.85	3.30	8.89	15.25	53.54
0.05	0.05	0.34	0.35	0.08	0.84	0.64	0.26	0.35	1.31	3.68	18.25
1.87	2.43	3.60	3.53	4.00	7.04	6.78	8.84	12.33	20.92	34.71	62.05
0.32	1.27	1.66	1.47	0.69	1.68	1.16	1.19	1.04	2.09	1.58	6.08
0.64	1.37	2.80	2.29	2.00	2.76	2.12	1.06	0.69	0.78	3.68	4.87
0.11	0.11	0.46	0.76	0.46	0.42	0.21	0.13	0.35	0.26	0.53	0.00
1.39	2.43	3.60	2.76	1.54	2.68	2.12	1.06	1.39	0.52	0.00	2.43
2.94	5.70	7.25	8.64	5.69	8.88	8.05	8.05	9.90	18.04	47.33	92.47
3.47	5.38	7.25	9.11	10.30	19.18	19.48	29.57	41.69	50.99	104.13	148.44
0.96	1.11	1.60	0.71	1.15	1.17	0.42	1.06	0.35	1.31	2.63	0.00

10-4-3　2011年农村居民年龄别疾病别死亡率（1/10万）（女）

疾病名称(ICD-10)	合计	不满1岁	1～	5～	10～	15～	20～	25～
总　　计	538.53	365.02	53.93	15.40	12.08	19.03	29.90	29.05
传染病和寄生虫病小计	4.25	9.16	3.21	0.73	0.50	0.27	0.72	0.60
其中：传染病计	4.17	9.16	3.21	0.73	0.50	0.27	0.72	0.60
内：伤寒和副伤寒	0.01	0.00	0.12	0.00	0.00	0.00	0.00	0.00
痢疾	0.00	0.00	0.00	0.00	0.00	0.00	0.00	0.00
肠道其他细菌性传染病	0.08	0.00	0.12	0.00	0.00	0.00	0.00	0.00
呼吸道结核	1.13	0.44	0.00	0.00	0.06	0.07	0.00	0.12
其他结核	0.11	0.00	0.00	0.00	0.00	0.00	0.00	0.00
钩端螺旋体病	0.00	0.00	0.00	0.00	0.00	0.00	0.00	0.00
破伤风	0.03	0.44	0.00	0.00	0.00	0.00	0.00	0.00
百日咳	0.00	0.00	0.00	0.00	0.00	0.00	0.00	0.00
脑膜炎球菌感染	0.10	1.31	0.12	0.00	0.00	0.20	0.12	0.00
败血症	0.43	4.80	0.59	0.00	0.00	0.00	0.06	0.12
流行性乙型脑炎	0.01	0.00	0.00	0.08	0.06	0.00	0.00	0.00
流行性出血热	0.00	0.00	0.00	0.00	0.00	0.00	0.00	0.00
麻疹	0.00	0.00	0.00	0.00	0.00	0.00	0.00	0.00
病毒性肝炎	1.50	0.00	0.00	0.00	0.06	0.00	0.12	0.12
艾滋病	0.19	0.00	0.00	0.08	0.06	0.00	0.12	0.06
寄生虫病计	0.08	0.00	0.00	0.00	0.00	0.00	0.00	0.00
内：疟疾	0.00	0.00	0.00	0.00	0.00	0.00	0.00	0.00
血吸虫病	0.06	0.00	0.00	0.00	0.00	0.00	0.00	0.00
肿瘤小计	104.30	4.80	4.40	2.50	2.37	3.58	5.76	6.25
其中：恶性肿瘤计	103.12	4.36	4.16	2.26	2.24	3.45	5.64	6.07
内：鼻咽癌	0.92					0.13	0.06	0.18
食道癌	9.95					0.07	0.00	0.00
胃癌	14.05					0.27	0.42	0.42
结肠、直肠和肛门癌	6.33					0.07	0.00	0.54
肝癌	13.88					0.20	0.78	0.48
肺癌	19.66					0.00	0.24	0.18
乳腺癌	5.79					0.00	0.06	0.48
宫颈癌	2.74					0.00	0.06	0.30
膀胱癌	0.56					0.07	0.00	0.00
白血病	3.17	3.49	1.43	1.21	1.37	1.26	1.92	1.38
良性肿瘤计	0.48	0.00	0.12	0.16	0.06	0.07	0.06	0.12
其他肿瘤计	0.70	0.44	0.12	0.08	0.06	0.07	0.06	0.06
血液、造血器官及免疫疾病小计	0.85	0.44	0.48	0.08	0.19	0.40	0.36	0.30
其中：贫血	0.67	0.00	0.36	0.08	0.12	0.40	0.24	0.18
血液、造血器官及免疫的其他疾病	0.18	0.44	0.12	0.00	0.06	0.00	0.12	0.12
内分泌、营养和代谢疾病小计	11.88	0.87	0.24	0.00	0.12	0.40	0.48	0.18
其中：糖尿病	11.30	0.00	0.00	0.00	0.00	0.33	0.42	0.18
内分泌、营养和代谢的其他疾病	0.58	0.87	0.24	0.00	0.00	0.07	0.06	0.00
精神障碍小计	3.41	0.00	0.12	0.00	0.00	0.13	0.18	0.24
神经系统疾病小计	4.76	6.54	3.80	0.56	0.50	0.73	1.14	0.48
其中：脑膜炎	0.10	2.18	0.48	0.08	0.00	0.00	0.12	0.06
神经系统的其他疾病	4.66	4.36	3.33	0.48	0.50	0.73	1.02	0.42
循环系统疾病小计	262.21	7.85	1.07	0.65	0.44	1.79	2.34	3.55
其中：急性风湿热	0.66	0.00	0.00	0.00	0.00	0.00	0.06	0.00
心脏病计	119.04	6.98	0.95	0.40	0.25	1.39	1.38	2.35
内：慢性风湿性心脏病	4.31				0.00	0.27	0.24	0.30
高血压性心脏病	13.98				0.00	0.00	0.00	0.06
急性心肌梗死	44.15				0.06	0.33	0.36	1.08
其他冠心病	27.84				0.00	0.20	0.06	0.18
肺源性心脏病	19.75	0.00	0.00	0.00	0.00	0.20	0.06	0.00
其他心脏病	9.02	6.11	0.95	0.16	0.19	0.40	0.66	0.72

10-4-3 续表1

30～	35～	40～	45～	50～	55～	60～	65～	70～	75～	80～	85岁及以上
34.03	67.27	138.52	193.46	259.20	505.19	813.03	1202.40	2191.30	3855.83	7755.38	18349.64
0.60	1.09	2.29	3.87	2.47	6.14	9.49	10.53	17.60	25.57	35.06	67.70
0.60	1.09	2.29	3.87	2.47	6.05	9.26	10.39	17.26	24.67	33.95	65.07
0.00	0.00	0.00	0.00	0.00	0.00	0.11	0.00	0.00	0.00	0.00	0.00
0.00	0.00	0.00	0.00	0.00	0.00	0.00	0.00	0.00	0.22	0.00	0.00
0.05	0.05	0.12	0.00	0.00	0.09	0.34	0.00	0.34	0.00	0.37	2.63
0.16	0.16	0.24	0.85	0.58	0.79	2.94	3.28	6.15	10.77	11.44	19.72
0.00	0.00	0.06	0.18	0.25	0.09	0.11	0.41	0.51	0.45	0.74	3.29
0.00	0.00	0.00	0.00	0.00	0.00	0.00	0.00	0.00	0.00	0.00	0.00
0.00	0.00	0.00	0.06	0.00	0.09	0.00	0.00	0.00	0.22	0.37	0.66
0.00	0.00	0.00	0.00	0.00	0.00	0.00	0.00	0.00	0.00	0.00	0.00
0.00	0.00	0.06	0.00	0.00	0.00	0.00	0.27	0.68	0.00	0.74	2.63
0.00	0.05	0.12	0.30	0.08	0.35	0.34	1.09	0.68	2.24	5.17	13.15
0.00	0.00	0.00	0.00	0.00	0.00	0.00	0.00	0.00	0.00	0.00	0.00
0.00	0.00	0.06	0.00	0.00	0.00	0.00	0.00	0.00	0.00	0.00	0.00
0.00	0.00	0.00	0.00	0.00	0.00	0.00	0.00	0.00	0.00	0.00	0.00
0.22	0.43	0.94	1.57	1.32	3.68	4.74	4.10	6.49	8.75	9.59	17.09
0.16	0.16	0.53	0.54	0.08	0.61	0.23	0.27	0.00	0.00	0.00	0.00
0.00	0.00	0.00	0.00	0.00	0.09	0.23	0.14	0.34	0.90	1.11	2.63
0.00	0.00	0.00	0.00	0.00	0.00	0.00	0.00	0.00	0.00	0.00	0.00
0.00	0.00	0.00	0.00	0.00	0.09	0.23	0.14	0.17	0.67	0.37	1.97
9.78	22.57	54.07	79.67	104.95	196.87	273.72	363.16	512.03	682.04	921.45	1172.61
9.56	22.41	53.19	78.76	104.12	195.12	270.22	359.87	506.57	673.51	912.96	1159.46
0.33	0.27	0.76	1.09	1.23	2.02	2.94	2.73	3.93	3.81	3.69	8.54
0.05	0.22	0.76	1.69	4.03	10.87	26.55	40.61	65.95	84.33	125.84	168.27
0.71	2.44	4.35	6.35	10.62	20.17	34.46	50.18	75.86	109.67	167.91	199.82
0.93	1.46	2.70	3.63	5.02	10.52	14.01	18.60	33.83	51.14	67.16	87.42
1.04	2.77	7.93	12.22	15.31	29.73	40.44	52.23	60.99	87.69	102.22	143.29
1.04	1.68	7.23	11.98	17.12	34.38	51.97	77.25	110.88	146.46	185.25	237.28
0.38	2.33	7.93	10.22	12.76	18.06	15.14	16.41	14.18	16.37	19.56	26.29
0.60	1.68	2.64	3.99	4.20	7.54	7.57	9.02	7.69	11.89	14.02	11.17
0.00	0.00	0.24	0.30	0.16	0.61	1.02	2.32	2.73	3.59	9.23	11.17
1.37	2.39	3.23	3.33	3.54	6.05	5.87	6.97	10.25	8.30	12.92	10.52
0.22	0.11	0.41	0.60	0.08	0.61	1.36	1.09	1.71	3.36	3.69	4.60
0.00	0.05	0.47	0.30	0.74	1.14	2.15	2.19	3.76	5.16	4.80	8.54
0.05	0.27	0.71	0.67	1.07	0.88	1.47	2.19	2.73	4.93	6.64	11.17
0.00	0.22	0.47	0.36	0.91	0.70	1.02	1.37	2.05	4.71	6.64	10.52
0.05	0.05	0.24	0.30	0.16	0.18	0.45	0.82	0.68	0.22	0.00	0.66
0.16	0.98	2.59	3.57	6.67	15.35	33.55	44.85	76.37	98.91	129.16	166.95
0.16	0.76	2.35	3.33	6.42	14.64	32.87	43.89	75.34	95.77	122.52	138.69
0.00	0.22	0.24	0.24	0.25	0.70	0.68	0.96	1.03	3.14	6.64	28.26
0.38	0.65	0.88	0.85	1.65	2.37	2.71	4.51	7.35	17.94	54.98	189.96
0.98	1.25	1.18	1.63	1.73	2.37	5.76	6.02	12.81	30.50	71.22	180.76
0.05	0.05	0.00	0.06	0.00	0.00	0.00	0.27	0.17	0.00	0.37	1.31
0.93	1.19	1.18	1.57	1.73	2.37	5.76	5.74	12.64	30.50	70.85	179.44
4.92	10.20	30.03	49.97	83.38	173.02	331.45	535.16	1100.26	2078.18	4495.06	10587.01
0.16	0.16	0.35	0.18	0.82	0.53	1.58	0.96	1.71	5.16	8.86	19.72
2.62	5.53	13.69	20.69	31.85	66.56	131.27	216.17	452.07	882.77	2072.80	5467.36
0.38	0.92	1.88	3.27	2.06	7.02	8.02	10.25	20.16	32.52	47.23	97.28
0.11	0.54	0.94	1.75	3.21	5.26	12.65	24.75	53.99	111.47	268.65	638.89
1.20	2.06	7.17	9.32	15.64	31.13	58.18	95.57	170.85	312.20	712.21	1916.01
0.27	0.76	1.82	2.84	4.94	11.14	26.66	43.21	101.65	201.40	503.72	1448.67
0.05	0.16	0.59	1.33	1.98	5.88	15.36	29.81	77.57	161.93	390.43	964.91
0.60	1.09	1.29	2.18	4.03	6.14	10.39	12.58	27.85	63.25	150.56	401.61

10-4-3 续表2

疾病名称(ICD-10)	合计	不满1岁	1～	5～	10～	15～	20～	25～
其他高血压病	15.50	0.00	0.00	0.00	0.00	0.07	0.06	0.24
脑血管病	126.11	0.87	0.12	0.24	0.19	0.27	0.84	0.96
循环系统的其他疾病	0.90	0.00	0.00	0.00	0.00	0.07	0.00	0.00
呼吸系统疾病小计	77.43	41.43	6.89	0.40	0.25	0.40	0.72	0.66
其中：肺炎	9.04	35.76	6.30	0.32	0.12	0.20	0.24	0.30
慢性下呼吸道疾病	64.72	1.31	0.12	0.00	0.06	0.00	0.24	0.18
尘肺	0.02	0.00	0.00	0.00	0.00	0.00	0.00	0.00
呼吸系统的其他疾病	3.64	4.36	0.48	0.08	0.06	0.20	0.24	0.18
消化系统疾病小计	9.63	6.11	0.12	0.00	0.06	0.13	0.36	0.48
其中：胃和十二指肠溃疡	1.52	0.00	0.00	0.00	0.00	0.07	0.00	0.00
阑尾炎	0.12	0.00	0.00	0.00	0.00	0.00	0.12	0.00
肠梗阻	0.64	2.62	0.00	0.00	0.00	0.00	0.06	0.18
肝疾病	3.70	0.44	0.00	0.00	0.00	0.00	0.06	0.18
消化系统的其他疾病	3.65	3.05	0.12	0.00	0.06	0.07	0.12	0.12
肌肉骨骼和结缔组织疾病小计	1.58	0.00	0.12	0.08	0.12	0.13	0.36	0.30
泌尿生殖系统疾病小计	5.26	0.00	0.12	0.24	0.19	0.20	0.66	0.66
其中：肾小球和肾小管间质疾病	3.00	0.00	0.12	0.16	0.19	0.13	0.42	0.36
前列腺增生								
泌尿生殖系统的其他疾病	2.25	0.00	0.00	0.08	0.00	0.07	0.24	0.30
妊娠、分娩和产褥期并发症小计	0.36					0.00	0.96	0.66
其中：直接产科原因计	0.33					0.00	0.78	0.66
内：流产	0.04					0.00	0.12	0.00
妊娠高血压综合征	0.02					0.00	0.12	0.06
梗阻性分娩	0.00					0.00	0.00	0.00
产后出血	0.13					0.00	0.24	0.24
母体产伤	0.01					0.00	0.00	0.00
产褥期感染	0.06					0.00	0.24	0.18
间接产科原因计	0.03					0.00	0.18	0.00
妊娠、分娩和产褥期的其他情况	0.00					0.00	0.00	0.00
围生期疾病小计	1.73	159.18	0.24	0.00	0.00	0.00	0.00	0.00
其中：早产儿和未成熟儿	0.47	43.17	0.00	0.00	0.00	0.00	0.00	0.00
新生儿产伤和窒息	0.47	42.74	0.12	0.00	0.00	0.00	0.00	0.00
新生儿溶血性疾病	0.01	0.87	0.00	0.00	0.00	0.00	0.00	0.00
新生儿硬化病	0.03	2.62	0.00	0.00	0.00	0.00	0.00	0.00
起源于围生期的其他情况	0.76	69.78	0.12	0.00	0.00	0.00	0.00	0.00
先天畸形、变形和染色体异常小计	1.62	79.37	5.58	1.29	0.44	0.60	0.78	0.84
其中：先天性心脏病	1.24	53.64	5.23	1.21	0.44	0.46	0.66	0.72
其他先天畸形、变形和染色体异常	0.38	25.73	0.36	0.08	0.00	0.13	0.12	0.12
诊断不明小计	1.84	4.80	0.36	0.00	0.12	0.20	0.30	0.18
其他疾病小计	10.69	3.92	0.59	0.16	0.06	0.33	0.12	0.30
损伤和中毒外部原因小计	36.73	36.63	26.61	8.71	6.72	9.75	14.65	13.35
其中：机动车辆交通事故	8.71	2.62	4.63	2.42	1.56	3.18	5.22	3.79
机动车以外的运输事故	3.49	0.44	2.73	0.89	0.62	1.66	2.16	1.62
意外中毒	1.56	1.74	0.59	0.40	0.31	0.66	0.36	0.84
意外跌落	5.44	1.74	1.31	0.24	0.19	0.20	0.18	0.36
火灾	0.57	0.00	0.59	0.00	0.06	0.07	0.06	0.18
由自然环境因素所致的意外事故	0.27	0.44	0.12	0.00	0.00	0.13	0.00	0.00
淹死	3.66	2.62	11.76	3.31	2.61	1.19	0.90	0.78
意外的机械性窒息	0.52	19.62	1.31	0.16	0.00	0.00	0.12	0.06
砸死	0.17	0.44	0.12	0.08	0.00	0.00	0.00	0.06
由机器切割和穿刺工具所致的意外事故	0.05	0.00	0.00	0.00	0.00	0.00	0.00	0.06
触电	0.18	0.00	0.12	0.08	0.06	0.07	0.12	0.00
其他意外事故和有害效应	3.09	6.54	2.97	0.65	0.12	0.33	1.44	0.90
自杀	8.58	0.00	0.00	0.16	0.81	1.92	3.60	4.15
被杀	0.45	0.44	0.36	0.32	0.37	0.33	0.48	0.54

10-4-3 续表3

30～	35～	40～	45～	50～	55～	60～	65～	70～	75～	80～	85岁及以上
0.27	0.33	1.29	3.09	5.76	11.49	26.89	43.07	79.62	126.94	251.30	480.48
1.86	4.07	14.57	25.47	44.70	93.74	170.24	273.19	563.46	1056.59	2151.77	4579.36
0.00	0.11	0.12	0.54	0.25	0.70	1.47	1.78	3.42	6.73	10.33	40.09
0.87	1.25	3.35	6.11	9.22	24.64	55.13	114.17	281.90	626.42	1469.08	3873.43
0.16	0.38	0.41	0.85	1.07	2.10	3.61	7.25	22.55	47.10	150.19	567.24
0.55	0.71	2.59	4.54	7.41	20.52	48.01	102.55	248.07	558.68	1258.37	3103.08
0.00	0.00	0.06	0.06	0.00	0.00	0.11	0.00	0.00	0.22	0.00	0.66
0.16	0.16	0.29	0.67	0.74	2.02	3.39	4.38	11.28	20.41	60.52	202.45
0.44	1.63	3.47	4.72	6.34	13.50	19.54	23.24	44.08	67.96	123.25	240.57
0.05	0.11	0.24	0.54	0.41	1.14	2.71	3.69	7.52	14.58	19.93	47.98
0.00	0.00	0.06	0.00	0.00	0.00	0.34	0.27	0.34	0.45	2.58	3.94
0.00	0.05	0.12	0.06	0.16	0.35	0.45	0.96	2.05	4.71	12.18	25.63
0.16	0.98	2.17	2.72	3.54	8.51	10.28	10.53	18.96	24.67	32.84	38.12
0.22	0.49	0.88	1.39	2.22	3.51	5.76	7.79	15.21	23.55	55.72	124.89
0.60	0.76	0.59	0.97	1.40	1.75	2.60	5.88	5.98	10.54	15.50	26.95
0.98	2.55	3.64	5.02	4.53	8.24	11.86	15.86	23.24	33.42	40.96	70.33
0.60	1.41	1.59	2.42	2.88	4.56	6.78	9.84	13.16	20.86	21.77	42.07
0.38	1.14	2.06	2.60	1.65	3.68	5.08	6.02	10.08	12.56	19.19	28.26
0.87	0.71	0.53	0.06	0.00							
0.87	0.54	0.53	0.06	0.00							
0.05	0.16	0.18	0.00	0.00							
0.00	0.00	0.00	0.06	0.00							
0.00	0.00	0.00	0.00	0.00							
0.71	0.22	0.12	0.00	0.00							
0.05	0.00	0.00	0.00	0.00							
0.00	0.11	0.12	0.00	0.00							
0.00	0.16	0.00	0.00	0.00							
0.00	0.00	0.00	0.00	0.00							
0.00	0.00	0.00	0.00	0.00	0.00	0.00	0.00	0.00	0.00	0.00	0.00
0.00	0.00	0.00	0.00	0.00	0.00	0.00	0.00	0.00	0.00	0.00	0.00
0.00	0.00	0.00	0.00	0.00	0.00	0.00	0.00	0.00	0.00	0.00	0.00
0.00	0.00	0.00	0.00	0.00	0.00	0.00	0.00	0.00	0.00	0.00	0.00
0.00	0.00	0.00	0.00	0.00	0.00	0.00	0.00	0.00	0.00	0.00	0.00
0.00	0.00	0.00	0.00	0.00	0.00	0.00	0.00	0.00	0.00	0.00	0.00
0.44	0.71	0.35	0.60	0.16	0.35	0.11	0.27	0.51	0.90	0.00	1.97
0.27	0.49	0.35	0.36	0.16	0.35	0.11	0.27	0.51	0.67	0.00	1.97
0.16	0.22	0.00	0.24	0.00	0.00	0.00	0.00	0.00	0.22	0.00	0.00
0.16	0.49	0.71	0.60	0.82	1.14	2.15	3.69	3.25	10.77	22.88	86.11
0.16	0.43	1.06	1.21	1.32	1.84	2.94	4.65	9.40	24.45	106.65	1077.96
12.62	21.75	33.09	33.94	33.50	56.65	60.55	68.23	93.80	143.32	263.11	596.16
4.10	6.67	10.75	10.10	10.45	19.73	19.77	17.50	22.72	22.43	25.46	28.92
1.75	2.98	4.23	4.30	4.69	6.40	7.23	6.29	7.52	10.32	8.49	15.78
0.71	0.38	1.82	1.75	0.74	2.28	3.39	3.69	4.95	9.20	6.64	13.80
0.71	1.36	1.88	2.42	3.05	3.95	3.50	6.70	10.42	26.69	85.24	287.89
0.11	0.27	0.41	0.00	0.33	0.00	0.45	0.96	3.25	3.81	8.86	13.15
0.00	0.05	0.00	0.24	0.16	0.35	0.56	0.14	0.34	0.90	4.06	12.49
0.66	1.25	2.23	2.36	1.89	4.21	5.54	5.88	8.20	13.91	27.31	54.56
0.11	0.27	0.12	0.30	0.16	0.35	0.00	0.55	0.85	2.02	2.21	3.29
0.00	0.22	0.18	0.24	0.33	0.26	0.11	0.27	0.17	0.90	1.48	0.66
0.11	0.05	0.18	0.06	0.00	0.09	0.11	0.00	0.00	0.00	0.00	0.00
0.00	0.05	0.24	0.48	0.25	0.53	0.45	0.14	0.17	0.22	0.00	1.97
0.60	2.12	2.29	2.48	2.06	2.81	2.82	4.24	5.98	9.87	32.84	99.25
3.39	5.48	7.99	8.71	8.97	15.52	16.04	21.47	28.87	42.39	60.52	63.76
0.38	0.60	0.76	0.48	0.41	0.18	0.56	0.41	0.34	0.67	0.00	0.66

十一、卫生监督

简要说明

一、本章反映我国卫生监督、监测及行政执法情况。主要包括公共场所卫生、生活饮用水卫生、职业卫生、放射卫生等监督、监测、行政执法情况及传染病防治、医疗卫生、采供血卫生监督执法情况。

二、本章数据来源于 2011 年卫生监督统计年报。

三、除在表下方标明所缺省份外，其他数据包括全国 31 个省、自治区、直辖市数据。

主要指标解释

卫生监督户次　即卫生监督的生产、经营企业的户次数。

卫生监测合格率　即卫生抽样监测合格件数/监测件数 ×100%。

11-1 2011年建设项目卫生审查情况

专业类别	建设项目数(个)				选址(预评价)卫生审查		设计卫生审查		竣工验收	
	合计	新建	改建	扩建	通过	未通过	通过	未通过	通过	未通过
总计	34198	30198	2703	996	17908	107	21272	254	24817	184
公共场所卫生	26162	24215	1844	88	15222	73	17829	250	21277	168
生活饮用水卫生	936	882	36	18	292		561		593	2
职业卫生	2929	1949	207	514	1421	28	453		987	7
放射卫生	862	540	259	36	347	4	44	1	477	2
其他	3309	2612	357	340	626	2	2385	3	1483	5

11-2-1 2011年公共场所卫生被监督单位情况

指标	总计	住宿场所	沐浴场所	游泳场所	美容美发场所	候车(机、船)场所	其他
单位数	1057428	265009	62242	6140	451519	1769	270749
职工总数(人)	6908287	2051680	554079	72121	1072532	72347	3085528
从业人员数(人)	5537967	1585259	372610	47689	1007811	34452	2490146
持健康合格证明人数(人)	5146312	1491302	348471	43244	922185	30543	2310567
有集中空调通风系统	72376	22804	4615	809	16382	297	27469
有效卫生许可证(份)	1057930	265136	62268	6155	451735	1769	270867
卫生许可证发放情况(份)	406190	100077	23219	2263	166767	745	113119
新发	301172	66795	16603	1409	123724	456	92185
变更	6945	2290	555	69	2138	19	1874
延续	94745	30383	5882	776	39505	265	17934
注销	3328	609	179	9	1400	5	1126
量化分级管理等级评定情况							
合计	344151	124609	20729	2401	145334	274	50804
A级	8047	5063	506	330	1418	8	722
B级	53999	23152	3807	1046	19303	37	6654
C级	252504	90819	14947	944	114553	143	31098
不予评级	29601	5575	1469	81	10060	86	12330

11-2-2 2011年公共场所经常性卫生监督监测情况

指标	总计	住宿场所	沐浴场所	游泳场所	美容美发场所	其他
卫生监督户次数	1357287	388730	81900	9733	586949	289975
合格率(%)	99.4	99.4	99.1	99.4	99.4	99.5
卫生监测样品数						
用品	319347	142402	24907	1446	92824	57768
非用品	833569	331969	54659	11286	127837	307818
卫生监测合格率(%)						
用品	95.4	95.9	95.9	91.2	94.8	95.1
非用品	97.1	96.1	96.5	91.7	96.9	98.4

11-2-3　2011年公共场所卫生监督处罚案件（件）

指标	总计	住宿场所	沐浴场所	游泳场所	美容美发场所	候车(机/船)场所	其他
案件数	11000	3049	845	173	4733	10	2190
结案数	10280	2956	814	160	4352	10	1988
违法事实							
未取得卫生许可证擅自营业的单位	3963	1097	294	39	1712	1	820
卫生质量不符合国家卫生标准和要求，而继续营业的单位	896	329	103	50	302	1	111
未获得“健康合格证”从事直接为顾客服务的单位	5947	1534	486	52	2621	6	1248
拒绝卫生监督的单位	36	8	7		14		7
其他违法行为	1289	396	67	32	495	3	296
处罚程序							
简易程序	3712	1122	250	73	1634	6	627
一般程序	6568	1834	564	87	2718	3	1362
其中：听证	2269	537	196	37	1071		428
处罚决定							
责令限期改正	4982	1521	440	88	1993	7	933
警告	4656	1311	332	104	1861	5	1043
罚款	8851	2554	771	103	3688	6	1729
罚款金额(万元)	790	243	69	14	230	1	234
责令停止营业	61	12	3	4	33		9
吊销卫生许可证	1	1					
其他	35	10	2		14		9
行政复议	4	2			1		1
行政诉讼							
结案情况							
自觉履行	10148	2924	797	158	4294	9	1966
强制执行	43	6	7		27		3
不作行政处罚	107	29	4	6	45		23

11-3-1 2011年饮用水卫生（供水）被监督单位情况

单位类别	单位数(户)	职工总数(人)	从业人员(人)	持健康合格证明人数(人)	有效卫生许可证(份)	卫生许可证发放情况(份)			
						新发	变更	延续	注销
总计	**39598**	**2659358**	**265421**	**210462**	**37379**	**11034**	**407**	**5492**	**164**
集中式供水单位	14996	669740	140392	111018	15012	4643	256	2199	79
市政	5676	438257	104835	80042	5686	1424	125	952	32
乡镇	9320	231483	35557	30976	9326	3219	131	1247	47
二次供水单位	24602	1989618	125029	99444	22367	6391	151	3293	85

11-3-2 2011年饮用水卫生（涉水产品）被监督单位情况

单位类别	单位数(户)	职工总数(人)	从业人员数(人)	产品品种数
总计	**2044**	**196136**	**56299**	**2505**
输配水设备单位	1588	159517	48553	2085
防护材料单位	6	524	94	1
水处理材料单位	81	6628	2375	83
化学处理剂单位	276	27153	4334	275
水质处理器单位	93	2314	943	61

11-3-3 2011年饮用水经常性卫生监督监测情况

单位类别	卫生监督		卫生监测	
	户次数	合格率(%)	合计样品数	合格率(%)
合计	**72640**	**98.8**	**31504**	**92.1**
集中式供水	26960	97.2	23941	91.1
市政	10515	99.9	15449	92.8
乡镇	16445	95.5	8492	88.0
二次供水	43497	99.8	7410	95.1
涉水产品生产企业	2183	99.2	153	98.7

11-3-4 2011年涉水产品抽样监测情况

类别	监测件数	合格件数	合格率(%)
总 计	**153**	**151**	**98.7**
输配水设备单位	145	143	98.6
防护材料单位			
水处理材料单位	1	1	100.0
化学处理剂单位	5	5	100.0
水质处理器单位	2	2	100.0

11-3-5　2011年饮用水卫生监督处罚案件（件）

指标	总计	集中式供水			二次供水	涉水产品
		合计	市政	乡镇		
案件数	340	271	62	209	62	7
结案数	316	253	66	187	56	7
违法事实						
违反供、管水人员健康管理有关规定	30	23	7	16	7	
新改扩建项目未经选址、设计审查和竣工验收	4	4	2	2		
未取得卫生许可证	103	47	13	34	56	
生产或者销售无卫生许可批件的涉水产品	7	2	1	1		5
生活饮用水不符合卫生标准	198	194	43	151	4	
其他违法行为	27	21	4	17	4	2
处罚程序						
简易程序	63	42	20	22	21	
一般程序	253	211	46	165	35	7
其中：听证	53	52	25	27	1	
处罚决定						
责令限期改进	214	162	25	137	47	5
罚款	236	175	27	148	54	7
罚款金额(万元)	41.3	30.3	10.8	19.5	8.5	2.6
其他	12	10	1	9	2	
行政复议						
行政诉讼						
结案情况						
自觉履行	331	262	70	192	62	7
强制执行	1	1		1		
不作行政处罚	52	52	28	24		

11-4-1　2011年消毒产品被监督单位情况

产品类别	单位数	职工总数(人)	从业人员数(人)	有检验室数	有效卫生许可证(份)	卫生许可证发放情况(份)			
						新发	变更	延续	注销
总计	**3862**	**143276**	**58308**	**2079**	**3865**	**588**	**119**	**345**	**48**
消毒剂、消毒器械									
消毒剂	680	24272	6023	554	681	100	21	71	4
消毒器械	6	385	49	5	6				
生物指示物	2	1865	163	2	2		1	2	
化学指示物	9	338	121	9	9		3		
灭菌包装物	10	364	178	9	10	3			
卫生用品									
纸巾（纸）	1206	41698	20183	404	1208	204	22	83	5
卫生巾/护垫/尿布等排泄物卫生用品	614	30627	15769	258	614	73	25	84	7
纸质餐饮具	163	7686	3210	60	163	16	4	17	2
抗（抑）菌制剂	755	24479	7713	561	755	140	37	46	18
隐形眼镜护理用	5	1121	161	4	5				
化妆棉	24	854	610	12	24	3		4	
湿巾/卫生湿巾	291	6580	2541	153	291	37	6	21	8
其他	97	3007	1587	48	97	12		17	4

11-4-2　2011年消毒产品经常性卫生监督监测情况

指标	卫生监测		
	合计	消毒剂、消毒器械	卫生用品
监测样品数	78766	74138	4628
合格率	96.3	96.4	94.8

11-5-1 2011年职业卫生技术机构被监督单位情况

指标	合计	职业卫生技术服务机构	职业健康检查机构	职业病诊断机构
机构数(个)	3236	793	2043	400
职工总数(人)	683235	79772	446484	156979
业务人员数(人)	88991	15559	55431	18001
其中：专业技术人数(人)	9949	8793	924	232
内：取得相应资格人数(人)	5836	5179	549	108
有效资质证数（份）	3236	793	2043	400
机构资质证发放情况(份)	344	106	204	34
新发	236	73	141	22
变更	21	6	14	1
延续	87	27	49	11
注销				
批准的职业卫生技术服务的业务范围				
建设项目职业病危害评价资质等级				
甲等	135	135		
乙等	135	135		
职业病危害因素检测与评价	337	337		
化学品毒性鉴定资质等级				
甲等	5	5		
乙等	5	5		
丙等	5	5		
丁等	5	5		
放射卫生防护检测与评价	141	141		
放射防护器材和含放射性产品检测	3	3		

11-5-2　2011年职业卫生被监督单位情况

指标	合计	煤炭	石油和天然气	石化	电力	核工业	金属	机械
机构数(个)	139958	4648	1063	697	1075	47	9821	15116
职工总数(人)	22245505	1812287	418128	335025	408784	16689	2156191	3016932
职业病危害因素接触总人数(人)	6016682	976306	83750	139453	131354	6338	827009	653681
粉尘类	2893973	882337	9215	22789	71724	3135	462522	251313
其中：矽尘	449879	181953	405	2838	4391	1000	85048	21398
放射性物质类								
化学物质类	1487508	39337	48235	87582	13035	1115	154261	123566
其中：高毒	312788	6598	3524	18895	2678	278	37492	32385
物理因素类	2013513	145641	28647	45159	55312	2239	302620	302793
其中：噪声	1341595	104599	15693	30506	31553	1588	172579	206507
生物因素类	22741	895	108	126	634	199	6878	1737
职业健康监护档案建立情况								
全部建立	51530	2244	646	413	597	26	4293	7325
部分建立	40572	1694	110	112	209	13	2628	4527
职业健康检查								
应检人数(人)	4783822	738762	78922	135152	108076	5882	672453	550911
实检人数(人)	3594087	597021	69971	126345	93637	5219	505650	443708
检出疑似职业病	9769	4024	24	678	288	3	844	938
检出职业禁忌或健康损害	20370	3768	96	620	163	8	3077	2349

11-5-2 续表

电子	化工	医药	建材	交通	铁道	水利	农业	轻工	森林工业	纺织	其他
8013	8747	1263	13956	713	72	148	1529	36203	762	5548	30537
2464528	1287374	282523	1027518	271054	75234	32517	140960	3014500	83159	1016146	4385956
309667	458783	61003	418200	53346	16240	4265	29882	644587	29700	328353	844765
44941	121939	14886	300181	22681	5910	1046	12410	149942	17435	174745	324822
1853	8667	1168	67290	1779	2869	197	636	6782	233	3067	58305
143913	255921	31484	29276	8825	1872	1347	7473	290276	6828	26685	216477
24338	50375	5191	5219	1836	297	538	2480	52391	1408	8841	58024
100013	106282	16359	155102	26969	7947	1853	8922	212410	7153	180307	307785
69507	69151	11733	100645	15586	4470	1344	6419	151739	5785	148925	193266
260	867	326	2459	31	567	14	670	2428	1552	1161	1829
2330	4805	738	5800	397	37	90	756	8224	308	1984	10517
4363	1811	308	3103	145	14	29	370	6100	209	2291	12536
242605	403310	54635	333914	44110	10997	3721	25257	510114	24793	226335	613873
188516	332557	48160	197128	37322	9273	2729	19494	333203	12989	126098	445067
292	600	47	648	141	0	11	5	148	6	51	1021
1047	1967	219	1241	210	67	3	36	2313	84	501	2601

11-5-3　2011年职业卫生监督处罚案件（件）

指标	合计	用　　人									
		小计	煤炭	石油和天然气	石化	电力	核工业	金属	机械	电子	化工
案件数	1586	1577	14	6	1	8		218	380	123	104
结案数	1050	1045	13	6	2	8		138	249	66	75
违法事实											
违反建设项目职业病危害评价制度有关规定	150	150						21	34	29	9
用人单位未采取劳动者职业健康监护方面的管理措施	247	247	3	1		2		41	45	11	23
未将检查结果如实告知劳动者	4	4	1						1		
未按规定组织职业健康检查	1311	1311	6	2	1	5		194	295	116	75
未按照规定安排职业病、疑似职业病人进行诊治	10	10							4	1	
未按照规定报告职业病、疑似职业病	80	78	3					8	38		10
用人单位违法造成劳动者生命健康的严重损害	2	2							1		
用人单位拒绝卫生行政部门监督检查											
未经批准或超出批准范围从事职业卫生技术服务、职业健康检查或职业病诊断											
出具虚假证明文件	1										
职业病诊断鉴定委员会组成人员收受职业病诊断争议当事人的财物或好处											
其他违法行为	6	5									
处罚程序											
简易程序	286	284	8	6	2	6		17	66	12	36
一般程序	764	761	5			2		121	183	54	39
其中：听证	679	678	1			1		115	157	53	31
处罚决定											
责令限期改正	925	919	10	4		6		122	213	93	74
警告	972	969	10	5	2	8		134	225	64	74
罚款	176	173	5	1		1		18	44	6	14
罚款金额(万元)	348.3	346.6	5.6	0.1		0.5		37.4	102.4	8.2	22.1
没收违法所得											
没收金额(元)											
其他	2	2									
行政复议	1	1						1			
行政诉讼											
结案情况											
自觉履行	1018	1013	13	4	1	8		138	241	66	73
强制执行	11	11							4		
不作行政处罚	24	24	2	2	1				4		1

11-5-3 续表

单位										职业卫生技术服务机构	职业健康检查机构	职业病诊断机构	职业病诊断鉴定成员	其他
医药	建材	交通	铁道	水利	农业	轻工	森林工业	纺织	其他					
9	120	12			24	472		25	61		6	3		
9	88	10			14	292		22	53		3	2		
	6				2	46		3						
2	13	3			3	86		6	8					
	1	1												
7	97	8			23	417		20	45					
	1					2			2					
	3				1	10			5		2			
		1												
											1			
	2					3					1			
3	33	4			1	50		15	25		1	1		
6	55	6			13	242		7	28		2	1		
6	44				13	231		7	19			1		
3	72	12			10	248		22	30		4	2		
9	79	10			14	271		21	43		1	2		
1	25				1	34		7	16		2	1		
0.2	79.1				2.0	76.3		0.4	12.4		1.2	0.5		
	1					1								
	1					1								
		1					1							
9	83	10			14	280		22	51		3	2		
	2					3			2					
	3					11								

11-6-1　2011年放射卫生被监督单位情况

指标	合计	医用辐射单位	非医用辐射单位
单位数(户)	45084	44095	989
职工总数(人)	5680521	4788411	892110
放射工作人员数(人)	199355	184545	14810
持有效放射工作人员证数(份)	138846	134037	4809
有效放射诊疗许可证(份)	44095	44095	
放射诊疗许可证发放情况(份)	9466	9466	
新发	5905	5905	
变更	364	364	
延续	3040	3040	
注销	157	157	
在岗期间职业健康检查应检人数(人)	166189	158691	7498
实检人数	154293	147089	7204
其中：检出疑似放射病病人数	832	754	78
检出职业禁忌或健康损害人数	332	309	23
个人剂量应监测人数(人)	178698	171499	7199
实监测人数	164037	157553	6484
其中：超标人数	5100	5012	88

11-6-2 2011年放射卫生监督处罚案件（件）

指标	总计	医用辐射单位	非医用辐射单位
案件数	633	624	9
结案数	573	564	9
违法事实			
未取得放射诊疗许可从事放射诊疗工作的	200	200	
未办理诊疗科目登记或者未按照规定进行校验的	77	77	
未经批准擅自变更放射诊疗项目或超出批准范围从事放射诊疗工作的	38	38	
未给从事放射工作的人员办理《放射工作人员证》	41	4	1
未按规定对放射工作人员进行健康检查并建立健康档案	80	80	
未按规定对放射工作人员进行个人剂量检测并建立个人剂量档案	110	109	1
未按照规定组织放射工作人员培训	13	12	1
未按照规定使用安全防护装置和个人防护用品	53	51	2
购置、使用不合格或者国家有关部门规定淘汰的放射诊疗设备	1	1	
使用不具备相应资质的人员从事放射诊疗工作	9	9	
其他违法行为	126	124	2
处罚程序			
简易程序	317	314	3
一般程序	256	250	6
其中：听证	67	67	
处罚决定			
责令限期改正	370	362	8
警告	399	395	4
罚款	300	294	6
罚款金额(万元)	111.0	109.5	1.5
其他	6	6	
结案情况			
自觉履行	556	547	9
强制执行	10	10	
不作行政处罚	8	8	

11-7 2011年采供血卫生监督处罚案件（件）

	单位合计	中心血站	单采血浆站
案件数	7	1	6
结案数	6		6
违法事实			
违反血站、单采血浆站其他规定	6		6
其他违法行为	1	1	
处罚程序			
简易程序	2		2
一般程序	4	1	3
其中：听证	2	1	1
处罚决定			
责令改正	4	1	3
警告	2	1	1
罚款	6	1	5
罚款金额(万元)	6.1	0.3	5.8
结案情况			
自觉履行	6	1	5

11-8　2011年医疗卫生监督处罚案件（件）

指标	总计	医疗					
		合计	医院	妇幼保健院	社区卫生服务机构	卫生院	疗养院
案件数	14125	12233	2542	58	508	425	3
结案数	13484	11793	2399	58	470	403	4
违法事实							
未取得执业许可证擅自执业	697	541	16		16	4	
逾期不校验医疗机构执业许可证	42	42	3			2	
出卖/转让/出借医疗机构执业许可证	48	48	28	1	2	4	
诊疗活动超出登记范围	2506	2506	376	9	104	72	1
使用非卫生技术人员	3701	3701	960	26	206	209	1
出具虚假证明文件	12	9	5			1	
违法发布医疗广告	823	823	648	4	6	2	
使用未取得护士执业证书人员或使用未变更执业地点等的护士从事护理工作	307	307	55	1	17	17	
造成、发生医疗事故	63	58	45	4		1	
未取得母婴保健技术许可擅自从事母婴保健技术服务	160	158	66	2	10	8	
未获取许可开展人类辅助生殖技术	6	6	3				
擅自购置、违规使用大型医用设备	12	12	3		2	1	
以不正当手段，非法取得执业证书	156						
违反医疗技术规范	1						
未取得资格证明或未经注册从事医疗工作	14						
其他违法行为	6499	4972	709	27	191	225	2
处罚程序							
简易程序	4798	4597	837	6	116	101	1
一般程序	8686	7196	1562	52	354	302	3
其中：听证	1169	1009	300	8	33	39	1
处罚决定							
警告	3526	3484	1052	17	123	155	
罚款	11335	9762	1388	46	403	311	3
罚款金额(万元)	2280.0	1750.7	631.9	18.4	89.4	113.6	0.7
没收违法所得	418	156	57	1	4	7	
没收金额(万元)	95.0	59.1	38.5		0.6	1.6	
没收药品器械	920	164	7		3		
责令停止执业	2060	794	134	3	23	35	
责令限期补办校验手续	63	63	11		1	4	
责令暂停执业活动	194	185	43	1	13	12	
取缔	666	76	5		1	1	
其他	1172	1163	215	5	32	54	1
行政复议	13	13	2		1	9	
行政诉讼							
结案情况							
自觉履行	13016	11345	2170	57	461	379	4
强制执行	55	31	9		1	1	
不作行政处罚	382	379	209	1	8	21	

11-8 续表

机构				非医疗机构	卫生技术人员						非卫生技术人员
门诊部	诊所	村卫生室	其他		合计	医师	药师	护士	医技	乡村医生	
801	4178	3397	321	1656	105	74		6		25	131
764	4052	3333	310	1477	97	69		5		23	117
12	296	62	135	156							
2	25	8	2								
1	12										
167	1116	622	39								
270	1501	454	74								
	2		1		2	2					1
111	43	1	8								
37	152	25	3								
1	3	4			3	3					2
34	30	4	4		2	2					
1	1	1									
1	2	3									
				156							
					1	1					
					14	7				7	
149	1368	2227	74	1344	82	57		6		19	101
191	1483	1783	79	186	3	3					12
573	2569	1550	231	1291	94	66		5		23	105
172	290	110	56	143	7	6				1	10
298	867	913	59		32	29		1		2	10
512	3700	3146	253	1399	67	39		4		24	107
165.5	633.0	34.6	63.7	475.6	30.1	22.8		0.6		6.7	23.2
30	35	16	6	241	12	5				7	9
8.5	5.6	2.2	1.9	33.4	1.2	0.5				0.7	1.6
7	83	31	33	709	21	11				10	26
50	318	149	82	1226	26	12				14	14
4	31	12									
11	70	31	4		5	5					4
	47	1	21	505	25	16				9	60
53	393	395	15	6	3	2				1	
	1										
739	3956	3292	287	1449	101	70		5		26	121
1	13	5	1	24							
16	75	28	21	1	1	1					1

11-9　2011年传染病防治监督处罚案件（件）

指标	总计	疾病预防控制机构	医疗机构	采供血机构	消毒产品生产单位	消毒产品经营单位	其他有关单位	个人
案件数	6480	22	4378	5	62	659	1242	112
结案数	6269	21	4247	5	64	619	1201	112
违法事实								
违反《传染病防治法》规定								
违反传染病疫情监测信息报告管理规定	24	1	16				7	
未依据职责采取/承担传染病疫情防控措施	19		14				5	
未按规定提供医疗救治								
违反消毒隔离制度	299		255				44	
违反病历管理规定								
违反规定导致经血液传播疾病的发生								
非法采集或组织他人出卖血液								
在国家确认的自然疫源地违法建大型建设项目								
用于传染病防治消毒产品不符卫生标准(规范)	132		48	1	3	34	46	
导致或可能导致传染病传播流行的	350		31	1	11	213	93	1
违反《突发公共卫生事件应急条例》规定	3		1				2	
违反《医疗废物管理条例》规定	2086	21	1599	1			461	4
违反《病原微生物实验室生物安全管理条例》规定	23		2				21	
违反《疫苗流通和预防接种管理条例》规定	5		4				1	
违反《艾滋病防治条例》规定	19						19	
违反《血吸虫病防治条例》的规定	3		3					
违反《消毒管理办法》规定	4129	2	2677	4	59	576	703	108
其他违法行为	90	1	51		1	12	25	
处罚程序								
简易程序	3636	14	2532		24	215	750	101
一般程序	2633	7	1715	5	40	404	451	11
其中：听证	218		136			43	39	
处罚决定								
警告	2125	7	1672		14	83	347	2
罚款	5848	18	3930	5	64	606	1114	111
罚款金额(万元)	727.5	5.5	494.1	0.8	25.7	83.4	111.9	5.9
没收违法所得	12		5		3	2	2	
没收金额(万元)	2.8		0.9		1.6		0.2	
暂扣或吊销许可证	2		1				1	
吊销执业证书								
其他	110		82			25	3	
行政复议								
行政诉讼								
结案情况								
自觉履行	6221	21	4212	5	64	613	1194	112
强制执行	2		1			1		
不作行政处罚	53		33			8	12	

十二、医疗保障制度

简要说明

一、本章反映我国推行新型农村合作医疗制度、城镇职工和城镇居民基本医疗保险制度、政府医疗救治情况。主要包括参保人数、参保率、基金收入和支出、医疗救助人次和救助金额等。

二、新型农村合作医疗数据来源于新型农村合作医疗年报，城镇职工和城镇居民基本医疗保险数据来源于人力资源与社会保障部，政府医疗救治数据摘自民政部《社会服务统计年报》。

主要指标解释

参加新农合人数　指根据本地新农合实施方案到年内新农合筹资截止时已缴纳新农合资金的人口数。

新农合当年基金支出　指本年度实际从新农合基金账户中支出用于新农合补偿的金额。

新农合本年度筹资总额　指为本年度筹集的、实际进入新农合专用账户的基金数额。包括本年度中央及地方财政配套资金、农民个人缴纳资金（含民政部门及其他相关部门代缴的救助资金）、新农合基金本年度产生的全部利息收入及其他渠道实际筹集到的新农合基金额。筹资数额以进入新农合专用账户的基金数额为准，不含上年结转资金。

新农合补偿支出受益人次　指年内新农合参合人员因病就医获得补偿的人次数，包括住院、家庭账户形式、门诊、特殊病种大额门诊、住院正常分娩、体检和其他补偿人次之和。

城镇职工基本医疗保险参保人数　指报告期末按国家有关规定参加基本医疗保险的人数。包括参加保险的职工人数和退休人员人数。

城镇职工基本医疗保险基金收入　指根据国家有关规定，由纳入基本医疗保险范围的缴费单位和个人，按国家规定的缴费基数和缴费比例缴纳的基金，以及通过其他方式取得的形成基金来源的款项，包括单位缴纳的社会统筹基金收入、个人缴纳的个人账户基金收入、财政补贴收入、利息收入、其他收入。

城镇职工基本医疗保险基金支出　指按照国家政策规定的开支范围和开支标准从社会统筹基金中支付给参加基本医疗保险的职工和退休人员的医疗保险待遇支出，和从个人账户基金中支付给参加基本医疗保险的职工和退休人员的医疗费用支出以及其他支出。包括住院医疗费用支出、门急诊医疗费用支出、个人账户基金支出和其他支出。

城镇职工基本医疗保险累计结余　指截止报告期末基本医疗保险的社会统筹和个人账户基金累计结余金额。包括银行存款、财政专户、债券投资和其他。

城镇居民基本医疗保险参保人数　指报告期末按《关于开展城镇居民基本医疗保险试点的指导意见》规定，参加城镇居民基本医疗保险（在经办机构参保登记并已建立当年缴费记录）的人数。包括自愿参加的不属于城镇职工基本医疗保险制度覆盖范围的中小学阶段的学生（包括职业高中、中专、技校学生）、少年儿童和其他非从业城镇居民。

生育保险参保人数　指报告期末依据有关规定参加生育保险的职工人数。

生育保险基金收入　指根据国家有关规定，由参加生育保险的单位按照国家规定的缴费基数和缴费比例缴纳的生育保险基金，以及通过其他方式取得的形成基金来源的款项，包括单位缴纳的基金收入、利息收入和其他收入。

生育保险基金支出　指按照国家政策规定的开支范围和开支标准，从生育保险基金中支付给参加生育保险的职工，因妊娠、分娩和计划生育手术而享受的待遇及其他支出。包括生育津贴、医疗费用支出及其他支出。

生育保险基金累计结余 指截止报告期末生育保险基金累计结余金额。包括银行存款、财政专户、债券投资和其他。

12-1 新型农村合作医疗情况

年份	开展新农合县(市、区)(个)	参加新农合人数(亿人)	参合率(%)	人均筹资(元)	当年基金支出(亿元)	补偿受益人次(亿人次)
2005	678	1.79	75.66	42.10	61.75	1.22
2006	1451	4.10	80.66	52.10	155.81	2.72
2007	2451	7.26	86.20	58.90	346.63	4.53
2008	2729	8.15	91.53	96.30	662.31	5.85
2009	2716	8.33	94.19	113.36	922.92	7.59
2010	2678	8.36	96.00	156.57	1187.84	10.87
2011	2637	8.32	97.48	246.21	1710.19	13.15

12-2 2011年各地区新型农村合作医疗情况

地区	县(市、区)数(个)	开展新农合县(市、区)(个)	参加新农合人数(万人)	人均筹资(元)	本年度筹资总额(亿元)	补偿受益人次(万人次)
总　计	**2853**	**2637**	**83163.1**	**246.2**	**2047.56**	**131504.3**
东　部	881	740	23594.9	3722.6	737.66	54063.3
中　部	896	855	32801.4	1877.3	681.48	38839.2
西　部	1076	1042	26766.8	2904.6	628.42	38601.8
北　京	16	13	276.8	637.2	17.64	672.9
天　津	16					
河　北	172	164	5020.0	232.1	116.52	10061.9
山　西	119	115	2185.0	231.9	50.67	3172.8
内蒙古	101	96	1240.2	246.4	30.56	835.0
辽　宁	100	94	1976.2	234.9	46.43	1639.6
吉　林	60	61	1302.1	231.1	30.09	709.4
黑龙江	128	122	1418.8	230.6	32.71	1573.1
上　海	17	10	147.2	987.0	14.53	1926.8
江　苏	104	83	4265.5	273.0	116.43	9698.0
浙　江	90	85	2883.3	408.2	117.70	9451.0
安　徽	105	94	4916.9	229.8	112.98	6379.8
福　建	85	74	2450.0	235.0	57.58	396.2
江　西	100	97	6629.1	256.2	75.36	2567.5
山　东	140	135	3240.4	232.6	169.85	16711.9
河　南	159	157	7804.5	231.4	180.57	9829.6
湖　北	103	96	3890.0	235.2	91.51	10915.5
湖　南	122	113	4655.0	231.1	107.59	3691.5
广　东	121	62	2849.9	243.4	69.37	2806.3
广　西	109	106	3953.5	230.6	91.18	3194.3
海　南	20	20	485.5	239.1	11.61	698.8
重　庆	38	38	2224.4	232.0	51.60	3193.8
四　川	181	175	6263.1	234.3	146.77	9886.1
贵　州	88	88	3074.8	225.4	69.29	4408.9
云　南	129	127	3456.3	234.0	80.88	7861.9
西　藏	73	73	235.7	282.8	6.67	422.7
陕　西	107	104	2631.7	241.7	63.62	3641.9
甘　肃	86	86	1918.3	232.9	44.68	3068.0
青　海	43	39	347.9	269.1	9.36	208.7
宁　夏	22	21	370.3	237.0	8.78	740.4
新　疆	99	89	1050.9	238.2	25.03	1140.1

12-3 城镇居民和职工基本医疗保险情况

年份 地区	参保人数(万人)					城镇职工基本医保收支(亿元)		
	合计	城镇居民基本医保	城镇职工基本医保	在岗职工	退休人员	基金收入	基金支出	累计结存
2005			13783	10022	3761	6969.0	5401.0	6066.0
2006			15732	11580	4152	1747.1	1276.7	1752.4
2007	22311	4291	18020	13420	4600	2214.2	1551.7	2440.8
2008	31822	11826	19996	14988	5008	2885.5	2019.7	3303.6
2009	40147	18210	21937	16411	5527	3671.9	2797.4	4275.9
2010	43263	19528	23735	17791	5944	3955.4	3271.6	4741.2
2011	47292	22066	25226	…	…	…	…	…
东　部	21959	8315	13644	10715	2929	2441.9	2035.3	2787.3
中　部	12472	6773	5699	4030	1669	708.6	607.0	971.7
西　部	8832	4440	4392	3046	1345	805.0	629.5	982.3
北　京	1207	144	1064	849	215	296.8	285.7	191.6
天　津	961	491	470	313	157	105.5	94.4	48.8
河　北	1518	670	848	610	238	145.8	109.9	177.4
山　西	924	361	562	422	140	80.8	66.4	106.4
内蒙古	886	453	434	309	125	71.4	58.7	80.2
辽　宁	2056	648	1409	945	464	205.7	175.6	242.1
吉　林	1334	784	550	370	180	52.9	45.4	90.3
黑龙江	1561	687	874	595	278	113.3	95.4	174.9
上　海	1665	259	1406	1017	389	316.7	287.0	203.4
江　苏	3249	1401	1848	1405	443	339.8	270.1	439.6
浙　江	1964	619	1344	1118	227	280.3	223.9	361.6
安　徽	1529	931	598	429	169	81.4	69.6	105.7
福　建	1201	654	547	426	121	101.4	84.1	170.0
江　西	1326	794	532	366	167	52.5	42.6	70.4
山　东	2771	1229	1541	1225	317	248.0	209.9	248.8
河　南	2044	1086	957	699	259	119.0	97.7	153.0
湖　北	1860	1012	848	608	240	111.5	95.1	137.8
湖　南	1895	1117	777	540	237	97.2	94.8	133.2
广　东	5043	2043	3000	2686	314	377.9	275.9	677.8
广　西	935	522	414	291	123	70.0	53.0	108.8
海　南	323	156	167	124	43	24.0	18.8	26.2
重　庆	831	425	406	281	126	69.1	55.2	89.6
四　川	2063	1011	1052	704	348	195.2	142.6	257.7
贵　州	602	309	294	205	88	44.2	35.2	51.5
云　南	820	406	415	293	121	89.7	79.4	100.1
西　藏	39	15	24	17	7	9.1	5.9	12.0
陕　西	947	473	474	323	151	81.6	58.7	96.7
甘　肃	589	299	290	204	86	44.8	34.2	46.8
青　海	140	62	79	54	25	24.4	17.3	32.1
宁　夏	188	94	94	68	26	17.3	13.7	21.3
新　疆	790	373	418	299	119	88.2	75.6	85.5

注：①本表数据来源于人力资源与社会保障部；②各地区系2010年数字。

12-4 生育保险情况

年份 地区	年末参加 生育保险人数 (万人)	享受待遇人数 (万人)	基金收支(亿元)		
			基金收入	基金支出	累计结余
2006	6458.9	107.9	62.1	37.5	96.9
2007	7775.3	113.0	83.6	55.6	126.7
2008	9254.1	140.1	113.7	71.5	168.2
2009	10875.7	174.0	132.4	88.3	212.1
2010	12335.9	210.7	159.6	109.9	261.4
2011	13880.0	…	…	…	…
东　部	7625.8	130.0	109.7	80.4	160.7
中　部	2650.9	45.0	24.2	14.0	47.2
西　部	2059.3	35.6	25.7	15.5	53.5
北　京	372.2	12.6	12.2	7.7	19.7
天　津	212.0	5.6	5.6	4.6	10.7
河　北	561.5	5.2	4.7	2.5	6.8
山　西	211.6	1.7	2.2	1.2	4.0
内蒙古	233.9	2.2	2.7	1.5	4.0
辽　宁	593.0	13.5	7.4	5.7	8.5
吉　林	310.5	5.6	2.2	1.1	4.3
黑龙江	290.1	3.4	3.0	1.9	6.4
上　海	657.3	7.7	12.0	13.3	0.7
江　苏	1086.4	24.4	19.4	12.3	40.0
浙　江	863.7	12.4	12.5	9.8	14.3
安　徽	346.9	5.0	3.6	2.3	5.0
福　建	374.4	4.9	4.3	2.9	8.2
江　西	170.0	1.0	0.8	0.4	2.8
山　东	774.1	18.0	11.7	9.1	19.0
河　南	412.9	5.3	4.5	2.4	8.1
湖　北	381.8	11.0	3.8	2.0	8.1
湖　南	527.1	12.1	4.2	2.6	8.5
广　东	2038.5	24.3	19.2	12.2	30.7
广　西	218.5	3.6	2.5	1.6	5.8
海　南	92.6	1.5	0.6	0.3	2.2
重　庆	175.7	4.9	2.1	1.6	4.1
四　川	484.2	5.9	5.0	3.9	10.9
贵　州	164.3	2.3	1.3	0.5	2.9
云　南	210.2	4.0	3.0	1.7	8.1
西　藏	14.8	0.3	0.3	0.2	0.6
陕　西	180.1	2.4	2.4	0.9	4.3
甘　肃	82.0	1.0	1.0	0.5	1.9
青　海	6.4	0.1	0.2	0.1	0.5
宁　夏	39.8	0.6	0.6	0.3	0.7
新　疆	249.4	8.4	4.6	2.8	9.9

注：①本表数据来源于人力资源与社会保障部；②各地区系2010年数字。

12-5 民政部门医疗救助情况

年份 地区	城市医疗救助人次			农村医疗救助人次			城市医疗救助支出（万元）	农村医疗救助支出（万元）
	小计	医疗救助	资助参加医疗保险	小计	医疗救助	资助参加合作医疗		
2005	1150000	1150000		8550000			32000.0	57000.0
2006	1872000	1872000		15584000	2413000	13171000	81240.9	114198.1
2007	4420227	4420227		28944383	3770970	25173413	144379.2	280508.0
2008	10862000	4436000	6426000	41919000	7595000	34324000	297000.0	383000.0
2009	15062637	4103725	10958912	47891180	7299800	40591380	412043.1	646245.8
2010	19213211	4600756	14612455	56346619	10192429	46154190	495203.0	834810.0
2011	22219608	6721549	15498059	62971305	14718336	48252969	676408.4	1199610.4
东　部	3677922	1458902	2219020	12514961	2806431	9708530	155631.8	260202.4
中　部	10153141	2091195	8061946	19647269	3797392	15849877	272418.2	403782.9
西　部	8388545	3171452	5217093	30809075	8114513	22694562	248358.4	535625.1
北　京	94945	34403	60542	129395	50946	78449	9145.6	2908.7
天　津	119949	62337	57612	252371	24212	228159	4211.4	4621.1
河　北	296225	101723	194502	2119990	271698	1848292	18233.3	37094.2
山　西	713531	146397	567134	849370	122989	726381	21936.4	26719.8
内蒙古	531512	157526	373986	976578	281386	695192	20795.4	26817.1
辽　宁	844585	368401	476184	893017	248013	645004	15478.7	14253.2
吉　林	1899404	302429	1596975	1492639	282623	1210016	32715.1	30100.8
黑龙江	1760228	404832	1355396	1540357	286875	1253482	58149.2	47040.8
上　海	181426	67168	114258	20435	20435		19552.5	11498.1
江　苏	709985	280868	429117	2335890	945032	1390858	28983.7	52742.0
浙　江	99511	47533	51978	1085658	273464	812194	10182.5	41095.5
安　徽	591642	161366	430276	3007884	462076	2545808	24670.9	67090.2
福　建	161508	47216	114292	973037	153078	819959	4775.7	13842.8
江　西	1349063	365362	983701	2296273	632236	1664037	44415.2	64959.6
山　东	272156	56175	215981	2084203	141922	1942281	18491.8	40409.6
河　南	1046663	120567	926096	4287585	549722	3737863	21027.4	62121.5
湖　北	1552558	163572	1388986	2699130	317323	2381807	32109.3	44179.2
湖　南	1240052	426670	813382	3474031	1143548	2330483	37394.7	61571.0
广　东	672391	342146	330245	2186929	548759	1638170	21982.2	31078.2
广　西	315535	76350	239185	2574633	336141	2238492	9187.5	41749.2
海　南	225241	50932	174309	434036	128872	305164	4594.4	10659.0
重　庆	1204715	436375	768340	2451560	927237	1524323	20734.4	34482.6
四　川	2036212	1125069	911143	7298658	2981856	4316802	56389.1	113241.9
贵　州	522306	146465	375841	5368685	859133	4509552	11790.7	66053.2
云　南	1168219	177027	991192	5764289	656955	5107334	20768.1	69579.2
西　藏	1856	1521	335	25389	19291	6098	680.1	4359.4
陕　西	221608	110656	110952	1544064	448046	1096018	27376.4	56289.4
甘　肃	318422	156156	162266	1211280	386221	825059	20275.3	60149.5
青　海	472452	250946	221506	904705	475900	428805	14311.3	19907.2
宁　夏	372921	215234	157687	790972	408284	382688	7119.5	12862.8
新　疆	1222787	318127	904660	1898262	334063	1564199	38930.6	30133.6

注：本表数据来源于民政部。

十三、人口指标

简要说明

一、本章反映五次人口普查及历年人口方面的基本情况，包括全国及31个省、自治区、直辖市的主要人口指标，如全国人口总数及增长率、城乡人口、性比例、人口年龄结构、人口密度、老少抚养比和受教育程度等。

二、本章资料主要摘自《中国统计年鉴》，市县人口、农业与非农业人口摘自公安部《分市县人口统计资料》。

三、1964、1982、1990、2000、2010年人口数系人口普查数，其他年份人口数系人口抽样调查推算数。

四、1964年文盲人口为13岁及以上不识字人口，1982、1990、2000年文盲人口为15岁及以上不识字或识字很少人口。

主要指标解释

人口数 指一定时点、一定范围内的有生命的个人的总和。年度统计的年末人口数指每年12月31号24时的人口数。年度统计的全国人口总数不包括台湾省和港澳同胞以及海外华侨人数。

城镇人口和乡村人口 其定义有三种口径。第一种口径（按行政建制）：城镇人口是指市辖区内和县辖镇的全部人口；乡村人口指县辖乡人口。第二种口径（按常住人口划分）：城镇是指设区的市的区人口，不设区的市的街道人口和不设区的市所辖镇的居民委员会人口，县辖镇的居民委员会人口；乡村人口指上述人口以外的全部人口。第三种口径：按国家统计局1999年发布的《关于统计上划分城乡的规定（试行）》计算的。1952～1980年为第一种口径的数据，1981～1999年为第二种口径的数据，2000～2011年按第三种口径计算。

性比例 即男性人数与女性人数之比。计算公式：性比例＝男性人数/女性人数×100。

人口密度 是指一定时期单位土地面积上的人口数。计算公式：人口密度＝某地区人口数/该地区土地面积（人/平方公里）。

总抚养比 也称总负担系数。指人口总体中非劳动年龄人口数与劳动年龄人口数之比。通常用百分比表示。说明每100名劳动年龄人口大致要负担多少名非劳动年龄人口。用于从人口角度反映人口与经济发展的基本关系。计算公式：负担老年系数＝（0～14人口＋65岁以上人口）/（15～64岁人口）×100%。

少年儿童抚养比 也称少年儿童抚养系数。指某一人口中少年儿童人口数与劳动年龄人口数之比。通常用百分比表示。以反映每100名劳动年龄人口要负担多少名少年儿童。计算公式：负担少年系数＝0～14人口/15～64岁人口×100%。

老年人口抚养比 也称老年人口抚养系数。指某一人口中老年人口数与劳动年龄人口数之比。通常用百分比表示。用以表明每100名劳动年龄人口要负担多少名老年人。老年人口抚养比是从经济角度反映人口老化社会后果的指标之一。计算公式：负担老年系数＝65岁以上人口/（15～64岁人口）×100%。

文盲率 指15周岁（或12周岁）及以上不识字或识字很少的人数与15周岁（或12周岁）及以上人口之比。

13-1 人口数及构成

年份	年末总人口（万人）	按城乡分（万人）		城镇人口（%）	按农业非农业分（万人）		按性别分（万人）		性比例
		城镇	乡村		农业	非农业	男性	女性	
1952	57482	7163	50319	12.5	49191	8291	29833	27649	107.9
1955	61465	8285	53180	13.5	52130	9335	31809	29656	107.3
1960	66207	13073	53134	19.8	52476	13731	34283	31924	107.4
1965	72538	13045	59493	18.0	60416	12122	37128	35410	104.9
1970	82992	14424	6868	17.4	70332	12660	42686	40306	105.9
1975	92420	16030	76390	17.3	78142	14278	47564	44856	106.0
1978	96259	17245	79014	17.9	81029	15230	49567	46692	106.2
1979	97542	18495	79047	19.0	81356	16186	50192	47350	106.0
1980	98705	19140	79565	19.4	81905	16350	50785	47920	106.0
1981	100072	20171	79901	20.2	82659	16936	51519	48553	106.1
1982	101654	21480	80174	21.1	83320	18334	52352	49302	106.3
1983	103008	22274	80734	21.6	84117	18378	53152	49856	106.5
1984	104357	24017	80340	23.0	83789	19686	53848	50509	106.7
1985	105851	25094	80757	23.7	83478	21054	54725	51126	107.0
1986	107507	26366	81141	24.5	84819	20902	55581	51926	106.8
1987	109300	27674	81626	25.3	85648	21592	56290	53010	106.9
1988	111026	28661	82365	25.8	86427	22551	57201	53825	106.9
1989	112704	29540	83164	26.2	87305	23371	58099	54605	106.9
1990	114333	30195	84138	26.4	90446	23887	58904	55429	106.3
1991	115823	31203	84620	26.9	90093	24418	59466	56357	106.8
1992	117171	32175	84996	27.5	90265	25298	59811	57360	106.9
1993	118517	33173	85344	28.0	90208	26068	60472	58045	106.4
1994	119850	34169	85681	28.5	90036	27318	61246	58604	106.4
1995	121121	35174	85947	29.0	90233	28235	61808	59313	104.2
1996	122389	37304	85085	30.5	90407	29139	62200	60189	103.3
1997	123626	39449	84177	31.9	90692	29891	63131	60495	104.0
1998	124761	41608	83153	33.4	91033	30465	63604	61157	104.1
1999	125786	43748	82038	34.8	91249	31242	64126	61660	104.0
2000	126743	45906	80837	36.2	94244	32499	65437	61306	106.7
2001	127627	48064	79563	37.7	94175	33452	65672	61955	106.0
2002	128453	50212	78241	39.1	93269	35184	66115	62338	106.1
2003	129227	52376	76851	40.5	91550	37677	66556	62671	106.2
2004	129988	54283	75705	41.8	87898	39140	66976	63012	106.3
2005	130756	56212	74544	43.0	89628	41128	67375	63381	106.3
2006	131448	58288	73160	44.3	89162	42286	67728	63720	106.3
2007	132129	60633	71496	45.9	87755	43077	68048	64081	106.2
2008	132802	62403	70399	47.0	88159	43971	68357	64445	106.1
2009	133450	64512	68938	48.3	88294	45029	68647	64803	105.9
2010	134091	66978	67113	49.9	88568	45964	68748	65343	105.2
2011	134735	69079	65656	51.3	88521	47058	69068	65667	105.2

注：①农业和非农业人口系公安部统计的户籍人口数；②其他人口数摘自《中国统计年鉴》。

13-2 人口基本情况

指标	单位	1990	1995	2000	2005	2006	2007	2008	2009	2010	2011
总人口	万人	114333	121121	126743	130756	131448	132129	132802	133450	134091	134735
按性别分											
男性人口	万人	58904	61808	65437	67375	67728	68048	68357	68647	68748	69068
女性人口	万人	55429	59313	61306	63381	63720	64081	64445	64803	65343	65667
按城乡分											
城镇人口	万人	30195	35174	45906	56212	58288	60633	62403	64512	66978	69079
农村人口	万人	84138	85947	80837	74544	73160	71496	70399	68938	67113	65656
按农业非农业分											
农业人口	万人	90446	92558	94244	89628	89162	87755	88159	88294	88568	88521
非农业人口	万人	23887	28563	32499	41128.0	42286	43077	43971	45029	45964	47058
性别比重											
男性人口	%	51.5	51.0	51.6	51.5	51.5	51.5	51.5	51.4	51.3	51.3
女性人口	%	48.5	49.0	48.4	48.5	48.5	48.5	48.5	48.6	48.7	48.7
城乡比重											
城镇人口	%	26.4	29.0	36.2	43.0	44.3	45.9	47.0	48.3	49.9	51.3
农村人口	%	73.6	71.0	63.8	57.0	55.7	54.1	53.0	51.7	50.1	48.7
出生率	‰	21.06	17.12	14.03	12.40	12.09	12.10	12.14	12.13	11.90	11.93
死亡率	‰	6.67	6.57	6.45	6.51	6.81	6.93	7.06	7.08	7.11	7.14
自然增长率	‰	14.39	10.55	7.58	5.89	5.28	5.17	5.08	5.05	4.79	4.79
家庭户数	万户	27738	31676	34881	39558	40593	40807	41164	36395	40152	
人口年龄构成											
0～14岁人口	%	27.7	26.6	22.9	20.3	19.8	19.4	19.0	18.5	16.6	16.5
15～64岁人口	%	66.7	67.2	70.1	72.0	72.3	72.5	72.7	73.0	74.5	74.4
65岁人口	%	5.6	6.2	7.0	7.7	7.9	8.1	8.3	8.5	8.9	9.1
人口总抚养比	%	49.9	48.8	42.7	38.9	38.3	37.9	37.4	36.9	34.2	34.4
少年儿童抚养比	%	41.5	39.6	32.7	28.2	27.4	26.8	26.0	25.3	22.3	22.1
老年人口抚养比	%	8.4	9.2	10.0	10.7	10.9	11.2	11.3	11.6	11.9	12.3
文化程度人口占总人口比重											
小学	%	37.2	38.4	35.7	31.2	31.0	29.9	29.3	28.2	26.8	
初中	%	23.3	27.3	34	35.8	36.6	37.8	38.4	39.1	38.8	
高中	%	8.0	8.3	11.1	11.5	12.1	12.6	12.9	12.9	14.0	
大专及以上	%	1.4	2.0	3.6	5.2	5.8	6.2	6.3	6.8	8.9	
文盲人口及文盲率											
文盲人口	万人	18003		8507						5466	
文盲率(%)	%	15.88		6.72						4.08	

注：①总人口包括中国人民解放军现役军人数，不包括香港、澳门特别行政区和台湾省人口；②城镇人口及非农业人口中包括中国人民解放军现役军人；③农业、非农业人口系公安部统计的户籍人口数；④文盲人口指15岁及15岁以上不识字或识字很少的人口。

13-3 各地区总人口（万人）

	1990	2000	2005	2006	2007	2008	2009	2010	2011
总　计	**114333**	**126743**	**130756**	**131448**	**132129**	**132802**	**133450**	**134091**	**134735**
东　部	42583	47684	50609	51177	51774	52280	53784	55039	55446
中　部	38266	42182	41738	41797	41847	42025	42169	42276	42374
西　部	32202	36192	35976	36157	36298	36522	36386	36070	36222
北　京	1082	1357	1538	1581	1633	1695	1755	1961	2019
天　津	879	1001	1043	1075	1115	1176	1228	1299	1355
河　北	6108	6674	6851	6898	6943	6989	7034	7194	7241
山　西	2876	3248	3355	3375	3393	3411	3427	3574	3593
内蒙古	2146	2372	2386	2397	2405	2414	2458	2472	2482
辽　宁	3946	4184	4221	4271	4298	4315	4341	4375	4383
吉　林	2466	2682	2716	2723	2730	2734	2740	2747	2749
黑龙江	3521	3807	3820	3823	3824	3825	3826	3833	3834
上　海	1334	1641	1778	1815	1858	1888	2210	2303	2347
江　苏	6706	7327	7475	7550	7625	7677	7810	7869	7899
浙　江	4145	4596	4898	4980	5060	5120	5276	5447	5463
安　徽	5618	6286	6120	6110	6118	6135	6131	5957	5968
福　建	3005	3410	3535	3558	3581	3604	3666	3693	3720
江　西	3771	4149	4311	4339	4368	4400	4432	4462	4488
山　东	8439	8998	9248	9309	9367	9417	9470	9588	9637
河　南	8551	9488	9380	9392	9360	9429	9487	9405	9388
湖　北	5397	5960	5710	5693	5699	5711	5720	5728	5758
湖　南	6066	6562	6326	6342	6355	6380	6406	6570	6596
广　东	6283	7707	9194	9304	9449	9544	10130	10441	10505
广　西	4225	4750	4660	4719	4768	4816	4856	4610	4645
海　南	656	789	828	836	845	854	864	869	877
重　庆	2886	3092	2798	2808	2816	2839	2859	2885	2919
四　川	7836	8602	8212	8169	8127	8138	8185	8045	8050
贵　州	3239	3756	3730	3757	3762	3793	3537	3479	3469
云　南	3697	4241	4450	4483	4514	4543	4571	4602	4631
西　藏	220	258	277	281	284	287	297	301	303
陕　西	3288	3644	3720	3735	3748	3762	3727	3735	3743
甘　肃	2237	2557	2594	2606	2617	2628	2555	2560	2564
青　海	446	517	543	548	552	554	557	563	568
宁　夏	466	554	596	604	610	618	625	633	639
新　疆	1516	1849	2010	2050	2095	2131	2159	2185	2209

注：①1990、2000年、2010年系人口普查数，2005、2006、2007、2008、2009年系推算数；②各地区人口不含现役军人数。

13-4 各地区市县人口及城乡人口

地区	2011年农业、非农业人口（人）		2011年市、县人口（人）		2009年城乡人口（万人）		2009年城镇人口比重(%)
	农业	非农业	市	县	城镇	乡村	
总计	**885212742**	**470585840**	**643533673**	**712264909**	**62186.0**	**71288.0**	**46.6**
东部	272924006	229913573	311355297	191482282	30052.3	22708.5	56.2
中部	326172541	133036370	196874888	262334023	18630.9	23538.1	43.0
西部	286116195	107635897	135303488	258448604	14480.4	22249.2	38.3
北京	2643591	10165566	12101044	708113	1491.8	263.3	85.0
天津	3851421	6152565	8201893	1802093	958.1	270.1	78.0
河北	50010784	23436841	26905418	46542207	3024.8	4009.0	43.0
山西	23370619	11624385	13889021	21105983	1576.2	1851.1	46.0
内蒙古	14597665	10061660	8861373	15797952	1293.4	1128.7	53.4
辽宁	20779915	21769924	30409554	12140285	2606.5	1712.5	60.4
吉林	14268430	12996959	18780062	8485327	1460.7	1278.8	53.3
黑龙江	19752604	18590546	22943761	15399389	2123.4	1702.6	55.5
上海	1516015	12677572	13505936	687651	1702.0	219.0	88.6
江苏	34495555	40646946	51027385	24115116	4295.1	3429.9	55.6
浙江	32794301	15018831	32146157	15666975	2999.2	2180.8	57.9
安徽	53098324	15767488	23087840	45777972	2581.2	3549.8	42.1
福建	23439272	12078339	18184314	17333297	1864.3	1762.7	51.4
江西	34799285	12726331	15840790	31684826	1913.8	2518.4	43.2
山东	56461113	39448864	54510755	41399222	4576.0	4894.3	48.3
河南	85106077	24118384	37370325	71854136	3577.0	5910.0	37.7
湖北	40363849	21276767	39776181	21864435	2631.2	3088.8	46.0
湖南	55413353	15935510	25186908	46161955	2767.4	3638.6	43.2
广东	41315147	45056790	58793809	27578128	6110.5	3527.5	63.4
广西	43361451	10324902	19048762	34637591	1903.6	2952.4	39.2
海南	5616892	3461335	5569032	3509195	424.0	439.6	49.1
重庆	20521725	12776415	15778209	17519931	1475.0	1384.0	51.6
四川	65956808	24627120	33718969	56864959	3167.6	5017.4	38.7
贵州	35511821	6872567	10715752	31668636	1135.2	2662.8	29.9
云南	38058109	7564766	10569567	35053308	1554.1	3016.9	34.0
西藏	2498426	524310	298372	2724364	69.0	221.0	23.8
陕西	25180912	13905853	14357769	24728996	1640.8	2131.2	43.5
甘肃	20143022	7145770	8804459	18484333	860.5	1775.0	32.7
青海	3711772	1864078	1108648	4467202	233.0	323.8	41.9
宁夏	3983850	2532460	3182561	3333749	288.0	337.0	46.1
新疆	12590634	9435996	8859047	13167583	860.2	1299.0	39.9

注：①农业、非农业和市、县人口系公安部统计的户籍人口数；②城镇、乡村人口系2009年人口变动抽样调查数字。

13-5 各年龄段人口数

年龄组	1982年人口数（万人）			1990年人口数（万人）			2000年人口数（万人）			2009年人口数（人）		
	合计	男	女	合计	男	女	合计	男	女	合计	男	女
总计	**101654**	**52352**	**49302**	**114333**	**58904**	**55429**	**126743**	**65437**	**61306**	**1164986**	**591871**	**573115**
0～4岁	9470	4898	4572	11644	6105	5539	6898	3765	3133	60158	33140	27018
5～9岁	11074	5703	5371	9934	5163	4771	9015	4830	4185	63000	34705	28296
10～14岁	13181	6784	6397	9723	5019	4704	12540	6535	6005	73359	39749	33610
15～19岁	12537	6381	6156	12016	6165	5851	10303	5288	5015	83516	44170	39345
20～24岁	7436	3788	3648	12576	6423	6153	9457	4794	4664	87637	44001	43636
25～29岁	9256	4774	4482	10427	5351	5076	11760	6023	5737	75481	37678	37803
30～34岁	7296	3793	3503	8388	4371	4017	12731	6536	6195	78735	38833	39901
35～39岁	5422	2857	2565	8635	4457	4178	10915	5614	5301	106040	52579	53461
40～44岁	4844	2583	2261	6371	3334	3037	8124	4224	3900	112356	55862	56494
45～49岁	4740	2507	2233	4909	2586	2323	8552	4394	4158	92367	45647	46719
50～54岁	4082	2153	1929	4562	2411	2151	6330	3280	3050	84335	42441	41893
55～59岁	3389	1749	1640	4171	2184	1987	4637	2406	2231	79114	39592	39522
60～64岁	2736	1371	1365	3397	1748	1649	4170	2168	2003	55690	28348	27342
65～69岁	2126	1017	1109	2633	1292	1341	3478	1755	1723	40114	20277	19837
70～74岁	1435	644	791	1805	834	971	2557	1244	1314	32493	16258	16234
75～79岁	862	350	512	1093	469	624	1593	718	875	22528	10997	11531
80～84岁	371	135	235	535	199	336	799	320	479	11794	5178	6616
85～89岁	109	34	75	191	61	130	303	106	197	4788	1971	2818
90～94岁（人）	218046	59583	158463	351602	94520	257082	783594	229758	553836	1174	361	813
95岁（人）	35294	10729	24565	57851	14549	43302	169756	51373	118383	}308	}83	}225
100岁及以上（人）	3851	1135	2716	6681	1555	5126	17877	4635	13242			

注：1982、1990、2000年系人口普查数字，2009年系人口变动抽样调查数字。

13-6 各地区人口年龄结构

地区	年龄别人口(万人)						年龄构成(%)					
	2000			2010			2000			2010		
	0～14岁	15～64岁	65岁以上	0～14岁	15～64岁	65岁以上	0～14岁	15～64岁	65岁以上	0～14岁	15～64岁	65岁以上
总　计	**28979**	**88793**	**8811**	**22246**	**99843**	**11883**	**22.9**	**70.1**	**7.0**	**16.6**	**74.5**	**8.9**
东　部	10152	35198	3783	7959	42107	4928	20.7	71.6	7.7	14.8	75.2	10.0
中　部	9877	28931	2756	7371	31167	3713	23.8	69.6	6.6	17.3	73.3	9.4
西　部	8933	24339	2260	6822	25981	3229	25.1	68.5	6.4	19.3	71.1	9.6
北　京	188	1078	116	169	1622	171	13.6	78.0	8.4	8.6	82.7	8.7
天　津	168	750	83	127	1057	110	16.8	74.9	8.3	9.8	81.7	8.5
河　北	1539	4742	463	1209	5384	592	22.8	70.3	6.9	16.8	74.9	8.2
山　西	851	2242	204	611	2690	271	25.8	68.0	6.2	17.1	75.3	7.6
内蒙古	506	1743	127	348	1936	187	21.3	73.4	5.4	14.1	78.3	7.6
辽　宁	749	3157	332	500	3424	451	17.7	74.5	7.8	11.4	78.3	10.3
吉　林	517	2051	160	329	2187	230	19.0	75.2	5.9	12.0	79.6	8.4
黑龙江	697	2792	200	458	3054	319	18.9	75.7	5.4	12.0	79.7	8.3
上　海	204	1277	193	199	1870	233	12.2	76.3	11.5	8.6	81.3	10.1
江　苏	1462	5325	651	1023	5986	857	19.7	71.6	8.8	13.0	76.1	10.9
浙　江	845	3418	414	719	4216	508	18.1	73.1	8.8	13.2	77.5	9.3
安　徽	1528	4012	446	1070	4275	606	25.5	67.0	7.5	18.0	71.8	10.2
福　建	799	2445	227	571	2828	291	23.0	70.4	6.5	15.5	76.7	7.9
江　西	1076	2811	253	975	3143	339	26.0	67.9	6.1	21.9	70.5	7.6
山　东	1893	6457	729	1507	7129	943	20.9	71.1	8.0	15.7	74.4	9.8
河　南	2401	6211	644	1975	6642	786	25.9	67.1	7.0	21.0	70.6	8.4
湖　北	1379	4269	380	796	4407	520	22.9	70.8	6.3	13.9	77.0	9.1
湖　南	1428	4543	469	1157	4769	642	22.2	70.5	7.3	17.6	72.6	9.8
广　东	2089	6030	523	1762	7965	704	24.2	69.8	6.1	16.9	76.4	6.8
广　西	1178	2991	320	999	3178	425	26.2	66.6	7.1	21.7	69.1	9.2
海　南	216	519	52	173	626	68	27.5	66.0	6.6	20.0	72.2	7.8
重　庆	678	2168	244	490	2061	333	21.9	70.2	7.9	17.0	71.5	11.6
四　川	1887	5822	620	1364	5797	881	22.7	69.9	7.5	17.0	72.1	11.0
贵　州	1068	2253	204	876	2300	298	30.3	63.9	5.8	25.2	66.2	8.6
云　南	1116	2915	257	953	3293	351	26.0	68.0	6.0	20.7	71.6	7.6
西　藏	82	168	12	73	212	15	31.2	64.3	4.5	24.4	70.5	5.1
陕　西	902	2490	214	549	2865	318	25.0	69.1	5.9	14.7	76.8	8.5
甘　肃	692	1742	128	464	1883	211	27.0	68.0	5.0	18.2	73.6	8.2
青　海	138	358	22	118	409	35	26.6	69.1	4.3	20.9	72.8	6.3
宁　夏	160	377	25	135	454	40	28.4	67.2	4.5	21.5	72.1	6.4
新　疆	526	1312	87	453	1593	135	27.3	68.2	4.5	20.8	73.0	6.2

注：2000、2010年系人口普查数字。

13-7 各地区性比例、人口密度与抚养比

地区	性比例			人口密度(人/公里²)		少年儿童抚养比			老年人口抚养比		
	1990	2000	2010	1990	2000	1990	2000	2009	1990	2000	2009
总　计	**106.3**	**106.7**	**105.2**	**118**	**132**	**41.5**	**32.7**	**23.0**	**8.4**	**10.0**	**13.2**
北　京	107.0	109.0	106.8	644	823	27.4	17.4	12.4	8.7	10.8	12.6
天　津	103.6	104.0	114.5	777	886	32.2	22.4	12.8	9.2	11.1	14.0
河　北	104.5	103.7	102.8	325	359	44.6	32.5	22.1	8.9	9.8	11.9
山　西	108.4	107.3	105.6	184	211	42.4	38.0	23.1	8.1	9.1	10.8
内蒙古	108.3	107.2	108.1	18	20	42.1	29.0	18.4	5.9	7.3	10.9
辽　宁	104.4	104.0	102.5	270	290	32.6	23.7	14.3	8.0	10.5	14.9
吉　林	104.9	104.9	102.7	132	146	37.7	25.2	15.4	5.4	7.8	11.3
黑龙江	105.1	104.6	103.2	78	81	38.2	25.0	15.6	8.0	7.2	11.0
上　海	104.2	105.7	106.2	2118	2657	25.2	16.0	9.6	12.9	15.1	18.0
江　苏	103.6	102.6	101.5	654	725	34.2	27.5	18.4	9.8	12.2	16.2
浙　江	106.4	105.6	105.7	407	459	33.3	24.7	18.5	9.8	12.1	14.8
安　徽	106.9	106.6	103.4	404	429	42.9	38.1	27.3	8.2	11.1	14.4
福　建	105.6	106.4	106.0	248	286	49.6	32.7	23.4	8.0	9.3	13.8
江　西	107.0	108.3	107.5	226	248	50.4	38.3	31.5	8.1	9.0	11.6
山　东	103.5	102.5	102.3	539	579	39.6	29.3	21.0	9.2	11.3	13.1
河　南	105.1	106.6	102.1	512	554	45.1	38.7	26.6	9.0	10.4	12.4
湖　北	106.5	108.6	105.6	290	324	43.1	32.3	19.2	8.3	8.9	13.5
湖　南	108.0	109.0	105.8	286	304	42.1	31.4	24.1	8.4	10.3	15.6
广　东	104.8	103.8	109.0	353	486	46.6	34.6	23.1	9.3	8.7	10.0
广　西	110.3	112.7	108.3	178	190	54.5	39.4	30.6	8.9	10.7	13.4
海　南	108.9	109.8	110.9	193	232	53.9	41.6	28.8	8.7	10.0	12.4
重　庆		108.0	102.4		375		31.3	26.3		11.3	16.5
四　川	107.5	107.0	103.1	188	172	32.6	32.4	24.4	8.0	10.6	17.3
贵　州	107.4	110.1	106.9	184	200	52.1	47.4	37.1	7.3	9.1	12.4
云　南	105.7	110.1	107.8	94	109	49.9	38.3	30.8	7.7	8.8	12.3
西　藏	100.1	102.6	105.7	1.8	2.1	59.5	48.8	27.0	7.6	7.1	9.6
陕　西	108.0	108.4	106.9	160	175	43.8	36.2	21.3	7.8	8.6	13.3
甘　肃	107.6	107.6	104.4	49	56	41.2	39.7	26.0	6.0	7.3	11.5
青　海	107.6	107.1	107.4	6	7.2	46.4	38.5	29.1	4.8	6.1	9.7
宁　夏	105.5	105.3	105.1	90	108	53.8	42.4	29.8	5.5	6.6	9.5
新　疆	106.6	107.3	105.3	9	12	52.4	40.1	29.4	6.3	6.6	9.2

注：1990、2000、2010年系人口普查数字。

13-8 入学率、升学率及每十万人口在校学生数

年份	学龄儿童净入学率(%)	升学率(%)			每十万人口平均在校学生数				
		小学毕业	初中毕业	高中毕业	幼儿园	小　学	初中阶段	高中阶段	高等学校
1990	97.8	74.6	40.6	27.3	1725	10707	3426	1337	326
1995	98.5	90.8	48.3	49.9	2262	11010	3945	1610	457
2000	99.1	94.9	51.1	73.2	1782	10335	4969	2000	723
2003	98.7	97.9	59.6	83.4	1560	9100	5209	2523	1298
2004	98.9	98.1	62.9	82.5	1617	8725	5058	2824	1420
2005	99.2	98.4	69.7	76.3	1676	8358	4781	3070	1613
2006	99.3	100.1	75.7	75.1	1731	8192	4557	3321	1816
2007	99.5	99.9	80.5	70.3	1787	8037	4364	3409	1924
2008	99.5	99.7	83.4	72.7	1873	7819	4227	3463	2042
2009	99.4	99.1	85.6	77.6	2001	7584	4097	3495	2128
2010	99.7	98.7	87.5	83.3	2230	7448	3955	3499	2189
北　京	100.0	99.5	134.8	200.7	1578	3722	1766	2363	6196
天　津	99.7	92.0	110.5	146.9	1774	4119	2226	2776	4412
河　北	99.7	99.9	75.1	62.4	2389	7273	3145	3647	1951
山　西	99.9	99.9	78.3	59.4	2072	8492	5004	4478	2132
内蒙古	99.8	100.0	90.8	54.8	1572	5907	3364	3581	1884
辽　宁	99.9	99.4	88.6	90.0	1932	5053	2946	2900	2671
吉　林	99.8	103.6	78.4	85.8	1252	5273	3011	2944	2716
黑龙江	99.5	99.8	68.1	96.6	1285	4913	3377	2881	2447
上　海	100.0	100.2	100.0	141.1	2084	3652	2216	1878	4300
江　苏	99.9	101.1	90.0	86.1	2663	5162	3016	3527	2819
浙　江	100.0	99.5	99.8	78.6	3534	6435	3226	3189	2285
安　徽	99.9	103.6	69.4	59.7	1644	7510	4551	3657	1841
福　建	100.0	98.6	82.7	69.0	3216	6586	3517	3655	2144
江　西	99.9	100.8	84.0	85.5	2787	9612	4514	3469	2162
山　东	99.9	101.5	88.6	64.7	2317	6644	3681	3224	2202
河　南	99.9	100.5	67.9	51.7	2073	11284	4948	4024	1839
湖　北	99.7	104.8	89.5	73.5	1955	6391	3813	4155	2906
湖　南	99.6	102.9	85.4	68.8	2215	7480	3355	3048	2051
广　东	99.9	96.7	77.3	73.3	2876	8804	5189	4446	2037
广　西	99.2	97.6	68.8	66.3	2441	8856	4127	3432	1530
海　南	81.6	95.0	61.9	101.2	2102	9033	4879	3799	2036
重　庆	99.7	100.1	96.7	89.1	2479	6993	4483	4000	2413
四　川	98.9	101.5	84.7	63.2	2306	7234	4207	3496	1790
贵　州	98.4	95.6	55.8	50.6	2025	11414	5654	2716	1109
云　南	98.3	96.2	58.7	61.0	2159	9521	4551	2835	1391
西　藏	98.8	98.4	53.1	65.2	807	10323	4792	2184	1373
陕　西	99.7	99.7	87.1	75.8	1868	6920	4356	4931	3208
甘　肃	98.3	99.0	72.8	52.6	1470	8994	5252	4044	1882
青　海	99.5	104.4	96.3	35.0	2009	9313	3938	3790	1119
宁　夏	99.7	96.7	82.8	45.2	2205	10455	4919	4223	1868
新　疆	99.4	100.5	63.2	48.3	2682	8968	4648	3249	1467

注：各地区升学率系2009年数字。

13-9 各地区文盲人口和文盲率

地区	文盲人口(万人)			文盲率(%)		
	1990	2000	2010	1990	2000	2010
总 计	**18003**	**8507**	**5466**	**15.9**	**6.7**	**4.1**
北 京	94	59	33	8.7	4.2	1.7
天 津	78	49	27	8.9	4.9	2.1
河 北	929	448	188	15.2	6.7	2.6
山 西	325	138	76	11.3	4.2	2.1
内蒙古	330	217	101	15.4	9.1	4.1
辽 宁	348	202	84	8.8	4.8	1.9
吉 林	259	125	53	10.5	4.6	1.9
黑龙江	383	188	79	10.9	5.1	2.1
上 海	147	90	63	11.0	5.4	2.7
江 苏	1156	469	300	17.2	6.3	3.8
浙 江	724	330	306	17.5	7.1	5.6
安 徽	1373	602	497	24.4	10.1	8.3
福 建	470	250	90	15.6	7.2	2.4
江 西	612	214	139	16.2	5.2	3.1
山 东	1423	768	476	16.9	8.5	5.0
河 南	1381	543	399	16.2	5.9	4.3
湖 北	852	431	262	15.8	7.2	4.6
湖 南	734	299	175	12.1	4.7	2.7
广 东	656	332	204	10.5	3.8	2.0
广 西	448	170	125	10.6	3.8	2.7
海 南	92	55	35	14.0	7.0	4.1
重 庆		215	124	14.0	7.0	4.3
四 川	1741	636	438	17.1	7.6	5.4
贵 州	786	490	304	24.3	13.9	8.7
云 南	941	488	277	25.4	11.4	6.0
西 藏	98	85	73	44.4	32.5	24.4
陕 西	579	263	140	17.6	7.3	3.7
甘 肃	625	367	222	27.9	14.3	8.7
青 海	123	93	58	27.7	18.0	10.2
宁 夏	103	75	39	22.1	13.4	6.2
新 疆	193	107	52	12.8	5.6	2.4

附录一　主要社会经济指标

简要说明

一、本章反映我国及31个省、自治区、直辖市主要社会和经济情况。内容包括行政区划、国内生产总值、国民总收入、财政收支、价格指数、城乡居民家庭收支、就业和工资、农村居民贫困状况、城市设施等。

二、本章资料摘自《中国统计年鉴》。国家统计局调整了个别年份数据，历史数据以最近年鉴数据为准。

主要指标解释

地级区划数　包括地级市、地区、自治州、自治盟。

县级区划数　包括县（自治县、旗）、县级市和市辖区数。

国内生产总值（GDP）　指一个国家或地区所有常驻单位在一定时期内生产活动的最终成果。

国民总收入　即国民生产总值。指一个国家或地区所有常驻单位在一定时期内收入初次分配的最终结果。它等于国内生产总值加上来自国外的净要素收入。与国内生产总值不同，国民总收入是个收入概念，而国内生产总值是个生产概念。

财政收入　指国家财政参与社会产品分配所取得的收入，是实现国家职能的财力保证。财政收入所包括的内容几经变化，目前主要包括：各项税收、专项收入（征收排污费收入、征收城市水资源费收入、教育费附加收入等）、其他收入（基本建设贷款归还收入、基本建设收入、捐赠收入等）、国有企业亏损补贴（负收入、冲减财政收入）。

财政支出　国家财政将筹集起来的资金进行分配使用，以满足经济建设和各项事业的需要。主要包括：基本建设支出、企业挖潜改造资金、地质勘探费用、科技三项费用、支援农村生产支出、农林水利气象等部门的事业费用、文教科学卫生事业费、抚恤和社会福利救济费、国防支出、行政管理费、价格补贴支出。

商品零售价格指数　是反映城乡商品零售价格变动趋势的一种经济指数。零售价格的调整变动直接影响到城市居民的生活支出和国家的财政收入，影响居民购买力和市场供需平衡，影响消费与积累的比例。因此，计算零售价格指数，可以从一个侧面对上述经济活动进行观察和分析。

居民消费价格指数　是反映一定时期内城乡居民所购买的生活消费品价格和服务项目价格变动趋势和程度的相对数。是对城市居民消费价格指数和农村居民消费价格指数进行综合汇总计算的结果。利用居民消费价格指数，可以观察和分析消费品的零售价格和服务价格变动对城乡居民实际生活费支出的影响程度。

三次产业　是根据社会生产活动历史发展的顺序对产业结构的划分，产品直接取自自然界的部门称为第一产业，对初级产品进行再加工的部门称为第二产业，为生产和消费提供各种服务的部门称为第三产业。我国的三次产业的划分是：第一产业：农业（包括种植业、林业、牧业和渔业）；第二产业：工业（采掘业，制造业，电力、煤气及水的生产和供应业）和建筑业；第三产业：除第一、第二产业以外的其他各业。第三产业分为流通部门和服务部门，具体又分为四个层次，即：第一层次：流通部门（包括交通运输、仓储及邮电通信业，批发和零售贸易、餐饮业）；第二层次：为生产和生活服务部门（包括金融、保险业务，地质勘查业、水利管理业，房地产业务，社会服务业，农林牧副渔服务业，交通运输辅助业，综合技术服务业等）；第三层次：为提高科学文化水平和居民素质服务部门（包括教育、文化艺术及广播电影电视业，卫生、体育和社会福利业，科学研究业等）；第四层次：为社会公共需要服务部门（包括国家机关、政党机关和社会团体以及军队、警察等）。

就业人员 即从业人员。指在各级国家机关、政党机关、社会团体及企业、事业单位中工作，取得工资或其他形式的劳动报酬的全部人员。包括在岗职工、再就业的离退休人员、民办教师以及在各单位中工作的外方人员和港澳台方人员、兼职人员、借用的外单位人员和第二职业者。不包括离开本单位仍保留劳动关系的职工。各单位的从业人员反映了各单位实际参加生产或工作的全部劳动力。

城镇登记失业人员 指有非农业户口，在一定的劳动年龄内，有劳动能力，无业而要求就业，并在当地就业服务机构进行求职登记的人员。

城镇登记失业率 城镇失业率指城镇登记失业人数同城镇从业人数与城镇登记失业人数之和的比。计算公式为：城镇登记失业率 = 城镇登记失业人数/（城镇从业人数 + 城镇登记失业人数）×100%。城镇登记失业率是指城镇登记失业人员与城镇单位从业人员（扣除使用的农村劳动力、聘用的离退休人员、港澳台及外方人员）、城镇单位中的不在岗职工、城镇私营业主、个体户主、城镇私营企业和个体从业人员、城镇登记失业人员之和的比。

恩格尔系数 指食物支出在生活消费总支出中所占的比例。即食物支出/生活消费总支出×100%。

附录1-1-1　全国行政区划（2011年底）

地区	地级区划数(个)		县级区划数(个)			
		地级市	合计	县级市	市辖区	县
全国	**332**	**284**	**2853**	**369**	**857**	**1627**
北京市			16		14	2
天津市			16		13	3
河北省	11	11	172	22	36	114
山西省	11	11	119	11	23	85
内蒙古自治区	12	9	101	11	21	69
辽宁省	14	14	100	17	56	27
吉林省	9	8	60	20	20	20
黑龙江省	13	12	128	18	64	46
上海市			17		16	1
江苏省	13	13	104	25	55	24
浙江省	11	11	90	22	32	36
安徽省	16	16	105	6	43	56
福建省	9	9	85	14	26	45
江西省	11	11	100	11	19	70
山东省	17	17	140	31	49	60
河南省	17	17	159	21	50	88
湖北省	13	12	103	24	38	41
湖南省	14	13	122	16	35	71
广东省	21	21	121	23	54	44
广西壮族自治区	14	14	109	7	34	68
海南省	2	2	20	6	4	10
重庆市			38		19	19
四川省	21	18	181	14	44	123
贵州省	9	6	88	7	13	68
云南省	16	8	129	11	13	105
西藏自治区	7	1	73	1	1	71
陕西省	10	10	107	3	24	80
甘肃省	14	12	86	4	17	65
青海省	8	1	43	2	4	37
宁夏回族自治区	5	5	22	2	9	11
新疆维吾尔自治区	14	2	99	20	11	68
香港特别行政区						
澳门特别行政区						
台湾省						

注：县包括自治县（旗）、2个特区和1个林区。

附录1-1-2 城乡基层组织情况

年份 地区	街道数（个）	乡镇数（个）			村委会数（个）
		合计	乡	镇	
2002	5576	39240	18639	20601	681000
2003	5751	38290	18064	20226	663000
2004	5904	37334	17451	19883	644000
2005	6152	35473	15951	19522	629079
2006	6355	34675	15306	19369	624428
2007	6434	34369	15120	19249	612712
2008	6524	34301	15067	19234	604285
2009	6686	34169	14847	19322	599127
2010	6923	33981	14571	19410	594658
2011	7194	33270	13587	19683	589874
北　京	140	182	38	144	3941
天　津	110	134	11	123	3784
河　北	273	1959	946	1013	48969
山　西	201	1196	632	564	28110
内蒙古	240	669	192	477	11362
辽　宁	611	897	290	607	11558
吉　林	280	618	190	428	9172
黑龙江	383	895	417	478	8992
上　海	99	110	2	108	1702
江　苏	344	956	96	860	15625
浙　江	402	944	290	654	28812
安　徽	265	1257	343	914	14882
福　建	173	929	329	600	14435
江　西	143	1396	602	794	16937
山　东	611	1246	128	1118	71625
河　南	518	1863	852	1011	47347
湖　北	297	936	194	742	25643
湖　南	267	2159	1038	1121	42539
广　东	442	1143	11	1132	19034
广　西	109	1126	424	702	14355
海　南	18	204	21	183	2567
重　庆	189	823	225	598	8575
四　川	277	4395	2579	1816	46613
贵　州	113	1445	751	694	17583
云　南	118	1244	667	577	12344
西　藏	10	682	542	140	5259
陕　西	199	1219	82	1137	27100
甘　肃	126	1227	759	468	15736
青　海	30	366	229	137	4170
宁　夏	44	193	92	101	2294
新　疆	162	857	615	242	8809

附录1-2-1 国内生产总值和财政收支

年份	国内生产总值（亿元）	人均GDP（元）	国家财政收入（亿元）	国家财政支出（亿元）	财政收入占GDP%
1955	910.0	150	249.3	262.7	27.4
1960	1457.0	218	572.3	643.7	39.3
1965	1716.1	240	473.3	460.0	27.6
1970	2252.7	275	662.9	649.4	29.4
1975	2997.3	217	815.6	820.9	27.2
1976	2943.7	316	776.6	806.2	26.4
1977	3201.9	339	874.5	843.5	27.3
1978	3645.2	381	1132.3	1122.1	31.1
1979	4062.6	419	1146.4	1281.8	28.2
1980	4545.6	463	1159.9	1228.8	25.5
1981	4891.6	492	1175.8	1138.4	24.0
1982	5323.4	526	1212.3	1230.0	22.8
1983	5962.7	583	1367.0	1409.5	22.9
1984	7208.1	695	1642.9	1701.0	22.8
1985	9016.0	858	2004.8	2004.3	22.2
1986	10275.2	963	2122.0	2204.9	20.7
1987	12058.6	1112	2199.4	2262.2	18.2
1988	15042.8	1366	2357.2	2491.2	15.7
1989	16992.3	1519	2664.9	2823.8	15.7
1990	18667.8	1644	2937.1	3083.6	15.7
1991	21781.5	1893	3149.5	3386.6	14.5
1992	26923.5	2311	3483.4	3742.2	12.9
1993	35333.9	2998	4349.0	4642.3	12.3
1994	48197.9	4044	5218.1	5792.6	10.8
1995	60793.7	5046	6242.2	6823.7	10.3
1996	71176.6	5846	7408.0	7937.6	10.4
1997	78973.0	6420	8651.1	9233.6	11.0
1998	84402.3	6796	9876.0	10798.2	11.7
1999	89677.1	7159	11444.1	13187.7	12.8
2000	99214.6	7858	13395.2	15886.5	13.5
2001	109655.2	8622	16386.0	18902.6	14.9
2002	120332.7	9398	18903.6	22053.2	15.7
2003	135822.8	10542	21715.3	24649.9	16.0
2004	159878.3	12336	26396.5	28486.9	16.5
2005	183217.5	14053	31649.3	33930.3	17.3
2006	211923.5	16165	38760.2	40422.7	18.3
2007	257305.6	19524	51321.8	49781.4	19.9
2008	314045.4	23708	61330.4	62592.7	19.5
2009	340902.8	25605	68518.3	76299.9	20.1
2010	401512.8	30015	83101.5	89874.2	20.7
2011	471563.7	35083	103740.0	108929.7	22.0

注：①本表按当年价格计算；②财政收入包括中央和地方财政收入，财政支出包括中央和地方财政支出。

附录1-2-2　2011年各地区生产总值与财政收支

地　区	地区生产总值(亿元)	人均地区生产总值(元)	地方财政收入(亿元)	地方财政支出(亿元)
北　京	16011.4	80394	2353.9	2717.3
天　津	11191.0	84337	1068.8	1376.8
河　北	24228.2	33571	1331.8	2820.2
山　西	11100.2	30974	969.7	1931.4
内蒙古	14246.1	57515	1070.0	2273.5
辽　宁	22025.9	50299	2004.8	3195.8
吉　林	10530.7	38321	602.4	1787.3
黑龙江	12503.8	32615	755.6	2253.3
上　海	19195.7	82560	2873.6	3302.9
江　苏	48604.3	61649	4079.9	4914.1
浙　江	32000.1	58665	2608.5	3207.9
安　徽	15110.3	25340	1149.4	2587.6
福　建	17410.2	46972	1151.5	1695.1
江　西	11583.8	25884	778.1	1923.3
山　东	45429.2	47260	2749.4	4145.0
河　南	27232.0	28981	1381.3	3416.1
湖　北	19594.2	34131	1011.2	2501.4
湖　南	19635.2	29828	1081.7	2702.5
广　东	52673.6	50295	4517.0	5421.5
广　西	11714.4	25315	772.0	2007.6
海　南	2515.3	28797	271.0	581.3
重　庆	10011.1	34500	952.1	1709.0
四　川	21026.7	26133	1561.7	4258.0
贵　州	5701.8	16413	533.7	1631.5
云　南	8751.0	18957	871.2	2285.7
西　藏	605.8	20077	36.7	551.0
陕　西	12391.3	33142	958.2	2218.8
甘　肃	5000.5	19517	353.6	1468.6
青　海	1634.7	28891	110.2	743.4
宁　夏	2060.8	32392	153.6	557.5
新　疆	6474.5	29496	500.6	1698.9

注：地方财政收入和地方财政支出系2010年数字。

附录1-3　价格指数(上年=100)

年份 地区	商品零售价格指数	中西药品及保健用品	居民消费价格指数	医疗保健	医疗保健服务
2000	98.5	100.2	100.4	100.3	111.1
2001	99.2	98.5	100.7	100.3	110.5
2002	98.7	96.5	99.2	98.5	108.2
2003	99.9	98.4	101.2	101.2	108.9
2004	102.8	96.7	103.9	99.1	105.2
2005	100.8	97.6	101.8	99.5	105.2
2006	101.0	99.1	101.5	100.2	103.2
2007	103.8	102.0	104.8	102.1	102.2
2008	105.9	103.1	105.9	102.9	100.5
2009	98.8	101.5	99.3	101.2	101.0
2010	103.1	104.3	103.3	103.2	103.0
2011	104.9	103.9	105.4	103.4	104.4
北　京	100.4	100.9	105.6	103.7	100.0
天　津	103.4	106.4	104.9	101.8	100.0
河　北	103.1	104.0	105.7	103.0	101.1
山　西	102.3	103.0	105.2	103.4	100.1
内蒙古	103.0	101.9	105.6	102.3	100.0
辽　宁	103.2	104.3	105.2	103.4	101.7
吉　林	104.1	102.1	105.2	103.5	100.7
黑龙江	103.1	108.1	105.8	104.5	101.5
上　海	101.7	99.8	105.2	104.1	102.5
江　苏	103.2	101.5	105.3	103.1	100.8
浙　江	103.9	108.1	105.4	103.7	100.3
安　徽	103.2	106.2	105.6	103.5	100.4
福　建	103.4	104.9	105.3	103.8	100.5
江　西	102.7	102.8	105.2	103.0	100.9
山　东	102.7	102.8	105.0	102.5	102.9
河　南	103.7	104.0	105.6	103.0	101.4
湖　北	103.1	104.8	105.8	103.8	100.5
湖　南	103.1	102.0	105.5	103.3	100.1
广　东	103.3	105.7	105.3	103.9	100.3
广　西	103.0	101.7	105.9	103.5	99.6
海　南	104.6	106.1	106.1	101.6	108.8
重　庆	101.7	104.3	105.3	102.0	100.3
四　川	103.0	106.4	105.3	102.5	100.8
贵　州	103.0	102.6	105.1	102.6	99.6
云　南	103.6	104.5	104.9	103.3	99.9
西　藏	101.0	100.1	105.0	102.8	105.6
陕　西	103.6	107.0	105.7	104.6	100.4
甘　肃	104.6	103.6	105.9	105.8	102.8
青　海	104.3	105.3	106.1	103.0	101.0
宁　夏	103.2	103.6	106.3	103.8	104.5
新　疆	104.6	102.6	105.9	104.3	100.4

注：分地区商品零售价格指数为2010年数据。

附录1-4　就业和工资情况

指标	1995	2000	2003	2004	2005	2006	2007	2008	2009	2010	2011
年底从业人员(万人)	68065	72085	74432	75200	75825	76400	76990	77480	77995	76105	76420
按三次产业分											
第一产业	35530	36043	36546	35269	33918	32561	31444	30654	29708	27931	26594
第二产业	15655	16219	16077	16920	18092	19225	20629	21109	21684	21842	22544
第三产业	16880	19823	21809	23011	23815	24614	24917	25717	26603	26332	27282
按城乡分											
城镇从业人员	19040	23151	25639	26476	27331	28310	29350	30210	31120	34687	35914
#国有单位	11261	8102	6876	6710	6488	6430	6424	6447	6420	6516	6704
城镇集体单位	3147	1499	1000	897	810	764	718	662	618	597	603
其他单位	894	2011	3094	3492	4211	4519	4882	5084	5535	5938	7106
乡村从业人员	49025	48934	48793	48724	48494	48090	47640	47270	46875	41418	40506
#乡镇企业	12862	12820	13573	13866	14272	14680	15090	15451	15588	15893	
城镇登记失业人数(万人)	520	595	800	827	839	847	830	886	921	908	922
城镇登记失业率(%)	2.9	3.1	4.3	4.2	4.2	4.1	4.0	4.2	4.3	4.1	4.1
城镇单位就业人员平均工资(元)	5348	9333	13969	15920	18200	20856	24721	28898	32244	36539	41799
国有单位	5553	9441	14358	16445	18978	21706	26100	30287	34130	38359	43483
城镇集体单位	3934	6241	8627	9723	11176	12866	15444	18103	20607	24010	28791
其他单位	7728	11238	14843	16519	18362	21004	24271	28552	31350	35801	41323

附录1-5　农村居民贫困状况

指标	2001	2002	2003	2004	2005	2006	2007	2008	2009	2010	2011
贫困标准(元/人)	630	627	637	668	683	693	785	1196	1196	1274	2300
贫困人口(万人)	2927	2820	2900	2610	2365	2148	1479	4007	3597	2688	12238
贫困发生率(%)	3.2	3.0	3.1	2.8	2.5	2.3	1.6	4.2	3.8	2.8	

附录1-6-1 城乡居民家庭收支情况

指标	1990	1995	2000	2005	2007	2008	2009	2010	2011
城镇居民家庭									
平均每人全部年收入(元)	1522.8	4288.1	6316.8	11320.8	14908.6	17067.8	18858.1	21033.4	23979.2
其中：可支配收入(元)	1510.2	4283.0	6280.0	10493.0	13785.8	15780.8	17174.7	19109.4	21809.8
人均每年消费性支出(元)	1278.9	3537.6	4998.0	7942.9	9997.5	11242.9	12264.6	13471.5	15160.9
食品	693.8	1766.0	1971.3	2914.4	3628.0	4259.8	4478.5	4804.7	5506.3
衣着	170.9	479.2	500.5	800.5	1042.0	1165.9	1284.2	1444.3	1674.7
家庭设备用品及服务	108.5	296.9	439.3	446.5	601.8	691.8	786.9	908.0	1023.2
医疗保健	25.7	110.1	318.1	600.9	699.1	786.2	856.4	871.8	969.0
交通及通讯	40.5	171.0	427.0	996.7	1357.4	1417.1	1682.6	1983.7	2149.7
娱乐教育文化服务	112.3	312.7	669.6	1097.5	1329.2	1358.3	1472.8	1627.6	1851.7
居住	60.9	250.2	565.3	808.7	982.3	1145.4	1228.9	1332.1	1405.0
杂项商品与服务	66.6	151.4	258.5	277.8	357.7	418.3	474.2	499.2	581.3
平均每人消费性支出构成(%)									
食品(恩格尔系数)	54.3	49.9	39.2	36.7	36.3	37.9	36.5	35.7	36.3
衣着	13.4	13.6	10.0	10.1	10.4	10.4	10.5	10.7	11.0
家庭设备用品及服务	10.1	8.4	8.5	5.6	6.0	6.2	6.4	6.7	6.8
医疗保健	2.0	3.1	6.4	7.6	7.0	7.0	7.0	6.5	6.4
交通及通讯	1.2	4.8	7.9	12.6	13.6	12.6	13.7	14.7	14.2
娱乐教育文化服务	11.1	8.8	12.6	13.8	13.3	12.1	12.0	12.1	12.2
居住	7.0	7.1	10.0	10.2	9.8	10.2	10.0	9.9	9.3
杂项商品与服务	0.9	4.3	5.2	3.5	3.6	3.7	3.9	3.7	3.8
农村居民家庭									
平均每人年总收入(元)	990.4	2337.9	3146.2	4631.2	5791.1	6700.7	7115.6	8119.5	9833.1
其中：纯收入(元)	686.3	1577.7	2253.4	3254.9	4140.4	4760.6	5153.2	5919.0	6977.3
平均每人年总支出(元)	903.5	2138.3	2652.4	4126.9	5137.7	5915.7	6333.9	6991.8	8641.6
人均每年生活消费支出(元)	584.6	1310.4	1670.1	2555.4	3223.9	3660.7	3993.5	4381.8	5221.1
食品	343.8	768.2	820.5	1162.2	1389.0	1598.7	1636.0	1800.7	2107.3
衣着	45.4	89.8	96.0	148.6	193.4	211.8	232.5	264.0	341.3
居住	101.4	182.2	258.3	370.2	573.8	678.8	805.0	835.2	961.5
家庭设备用品及服务	30.9	68.5	75.5	111.4	149.1	174.0	204.8	234.1	308.9
医疗保健	19.0	42.5	87.6	168.1	210.2	246.0	287.5	326.0	436.8
交通及通讯	8.4	33.8	93.1	245.0	328.4	360.2	402.9	461.1	547.0
娱乐教育文化服务	31.4	102.4	186.7	295.5	305.7	314.5	340.6	366.7	396.4
其他商品及服务	4.3	23.1	52.5	54.5	74.2	76.7	84.1	94.0	122.0
平均每人年消费性支出构成(%)									
食品(恩格尔系数)	58.8	58.62	49.13	45.5	43.1	43.7	41.0	41.1	40.4
衣着	7.8	6.85	5.75	5.8	6.0	5.8	5.8	6.0	6.5
居住	17.3	13.9	15.47	14.5	17.8	18.5	20.2	19.1	18.4
家庭设备用品及服务	5.3	5.2	4.52	4.4	4.6	4.8	5.1	5.3	5.9
医疗保健	3.3	3.2	5.24	6.6	6.5	6.7	7.2	7.5	8.4
交通及通讯	1.4	2.6	5.58	9.6	10.2	9.8	10.1	10.5	10.5
娱乐教育文化服务	5.4	7.8	11.18	11.6	9.5	8.6	8.5	8.4	7.6
其他商品及服务	0.7	1.8	3.14	2.1	2.3	2.1	2.1	2.1	2.3

资料来源：城市和农村住户调查。

附录1-6-2　各地区城乡居民家庭收支情况

地区	城市居民家庭人均						农村居民家庭人均					
	可支配收入(元)		其中：消费性支出(元)		恩格尔系数(%)	医疗保健(元)	纯收入(元)		其中：消费性支出(元)		恩格尔系数(%)	医疗保健(元)
	2010	2011	2010	2011	2011	2010	2010	2011	2010	2011	2011	2010
总　计	**19109.4**	**21809.8**	**13471.5**	**15160.9**	**36.3**	**871.8**	**5919.0**	**6977.3**	**4381.8**	**5221.1**	**40.4**	**326.0**
北　京	29072.9	32903.0	19934.5	21984.4	31.4	1327.2	13262.3	14735.7	9254.8	11077.7	32.4	840.6
天　津	24292.6	26920.9	16561.8	18424.1	36.2	1275.6	10074.9	12321.2	4936.7	6725.4	35.3	360.5
河　北	16263.4	18292.2	10318.3	11609.3	33.8	923.8	5958.0	7119.7	3844.9	4711.2	33.5	344.3
山　西	15647.7	18123.9	9792.7	11354.4	31.3	774.9	4736.3	5601.4	3663.9	4587.0	37.7	328.9
内蒙古	17698.2	20407.6	13994.6	15878.1	31.3	1126.0	5529.6	6641.6	4460.8	5507.7	37.5	468.0
辽　宁	17712.6	20466.8	13280.0	14789.6	35.5	1079.8	6907.9	8296.5	4489.5	5406.4	39.1	413.8
吉　林	15411.5	17796.6	11679.0	13010.6	32.7	1171.2	6237.4	7510.0	4147.4	5305.8	35.3	462.4
黑龙江	13856.5	15696.2	10683.9	12054.2	36.1	948.4	6210.7	7590.7	4391.2	5333.6	38.9	443.2
上　海	31838.1	36230.5	23200.4	25102.1	35.5	1005.5	13978.0	16053.8	10210.5	11049.3	40.9	584.5
江　苏	22944.3	26340.7	14357.5	16781.7	36.1	805.7	9118.2	10805.0	6542.9	8094.6	35.1	362.3
浙　江	27359.0	30970.7	17858.2	20437.5	34.6	1033.7	11302.6	13070.7	8928.9	9965.1	37.3	709.3
安　徽	15788.2	18606.1	11512.6	13181.5	39.8	737.1	5285.2	6232.2	4013.3	4957.3	41.5	264.4
福　建	21781.3	24907.4	14750.0	16661.1	39.2	617.4	7426.9	8778.6	5498.3	6540.9	46.4	251.4
江　西	15481.1	17494.9	10618.7	11747.2	39.8	524.2	5788.6	6891.6	3911.6	4659.9	45.2	243.8
山　东	19945.8	22791.8	13118.2	14560.7	33.2	885.8	6990.3	8342.1	4807.2	5900.6	35.7	383.9
河　南	15930.3	18194.8	10838.5	12336.5	34.1	941.3	5523.7	6604.0	3682.2	4320.0	36.1	287.8
湖　北	16058.4	18373.9	11451.0	13163.8	40.7	709.6	5832.3	6897.9	4090.8	5010.7	39.0	295.2
湖　南	16565.7	18844.1	11825.3	13402.9	36.9	776.9	5622.0	6567.1	4310.4	5179.4	45.2	293.6
广　东	23897.8	26897.5	18489.5	20251.8	36.9	929.5	7890.3	9371.7	5515.6	6725.6	49.1	307.4
广　西	17063.9	18854.1	11490.1	12848.4	39.5	625.5	4543.4	5231.3	3455.3	4210.9	43.8	229.0
海　南	15581.1	18369.0	10926.7	12642.8	44.9	579.9	5275.4	6446.0	3446.2	4166.1	51.3	138.4
重　庆	17532.4	20249.7	13335.0	14974.5	39.1	1021.5	5276.7	6480.4	3624.6	4502.1	46.8	270.3
四　川	15461.2	17899.1	12105.1	13696.3	40.7	661.0	5086.9	6128.6	3897.5	4675.5	46.2	276.1
贵　州	14142.7	16495.0	10058.3	11352.9	40.2	546.8	3471.9	4145.4	2852.5	3455.8	47.6	178.1
云　南	16064.5	18575.6	11074.1	12248.0	39.2	637.9	3952.0	4722.0	3398.3	3999.9	47.1	239.9
西　藏	14980.5	16195.6	9685.5	10398.9	49.9	385.6	4138.7	4904.3	2666.9	2741.6	50.5	71.2
陕　西	15695.2	18245.2	11821.9	13782.8	36.6	935.4	4105.0	5027.9	3793.8	4491.7	29.9	376.2
甘　肃	13188.6	14988.7	9895.4	11188.6	37.4	828.6	3424.7	3909.4	2942.0	3664.9	42.2	203.1
青　海	13855.0	15603.3	9613.8	10955.5	38.9	718.8	3862.7	4608.5	3774.5	4536.8	37.8	307.9
宁　夏	15344.5	17578.9	11334.4	12896.0	34.8	890.1	4674.9	5410.0	4013.2	4726.6	37.3	417.9
新　疆	13643.8	15513.6	10197.1	11839.4	38.3	708.2	4642.7	5442.2	3457.9	4397.8	36.1	314.7

附录二 世界各国卫生状况

简要说明

一、本章主要介绍世界各国卫生状况，包括期望寿命、死亡率、卫生服务覆盖、危险因素、卫生资源、卫生经费及人口。

二、本章数据摘自世界卫生组织《2012 世界卫生统计》。

三、部分中国数据系世界卫生组织估算数。

主要指标解释

健康寿命 即出生时的健康寿命。指去除疾病或伤残后，人在健康状态下所能存活的平均年龄。

低出生体重发病率 出生时体重低于 2500g 婴儿数与活产数之比。

5 岁以下儿童发育迟缓率 是指 5 岁以下儿童中低于 WHO 年龄别身高参考值至少 2 个标准差的生长迟缓者所占百分比。

5 岁以下儿童低体重率 是指 5 岁以下儿童中低于 WHO 年龄别体重参考值至少 2 个标准差的低体重者所占百分比。

5 岁以下儿童超重率 是指 5 岁以下儿童中高于 WHO 年龄别体重参考值至少 2 个标准差的超重者所占百分比。

总和生育率 每个妇女度过她的整个育龄期根据现时年龄别生育率可能生育的孩子数。

附录2-1 健康状况

序列	国家	期望寿命(岁)								
		合计			男			女		
		1990	2000	2009	1990	2000	2009	1990	2000	2009
1	阿富汗	44	46	48	42	44	47	46	48	50
2	阿尔巴尼亚	68	70	73	65	68	72	71	73	75
3	阿尔及利亚	67	69	72	66	68	71	69	71	74
4	安道尔	77	80	82	74	76	79	81	83	85
5	安哥拉	42	46	52	38	44	51	45	48	53
6	安提瓜和巴布达	70	72	74	69	71	73	71	74	76
7	阿根廷	73	75	75	69	71	72	76	78	79
8	亚美尼亚	66	70	70	62	67	66	70	73	74
9	澳大利亚	77	80	82	74	77	80	80	82	84
10	奥地利	76	78	80	72	75	78	79	81	83
11	阿塞拜疆	63	64	68	59	62	66	66	67	70
12	巴哈马群岛	71	72	76	67	69	72	74	75	78
13	巴林群岛	74	73	74	73	72	73	74	74	76
14	孟加拉国	54	61	65	54	61	64	53	61	66
15	巴巴多斯岛	74	74	76	70	70	73	77	77	80
16	巴拉若斯	71	69	70	66	63	64	75	74	76
17	比利时	76	78	80	73	75	77	79	81	83
18	伯利兹	73	70	73	71	67	71	75	74	76
19	贝宁湾	55	55	57	53	52	54	58	58	60
20	不丹	55	60	63	53	58	62	56	62	65
21	玻利维亚	60	64	68	57	61	66	63	66	70
22	波黑	72	74	76	69	71	73	75	76	78
23	博茨瓦纳	66	51	61	64	50	59	67	52	62
24	巴西	67	70	73	63	67	70	70	74	77
25	文莱	73	77	77	71	75	76	76	79	77
26	保加利亚	71	72	74	68	68	70	75	75	77
27	布基纳法索	51	51	52	49	48	49	53	53	56
28	布隆迪	50	47	50	48	45	49	51	49	51
29	柬埔寨	59	59	61	54	55	57	63	63	65
30	喀麦隆	55	51	51	54	51	51	55	52	51
31	加拿大	77	79	81	74	77	79	80	82	83
32	佛得角	67	69	71	65	66	66	70	72	75
33	中非	51	46	48	51	46	49	51	45	48
34	乍得	52	49	48	51	48	48	53	50	48
35	智利	72	77	79	69	73	76	76	80	82
36	中国	68	71	74	68	70	72	69	73	76
37	哥伦比亚	70	73	77	66	68	73	75	77	80
38	科摩罗	57	58	60	56	56	58	59	61	62
39	刚果	55	52	55	54	51	53	55	54	57
40	库克岛	69	71	76	67	69	72	72	75	80
41	哥斯达黎加	76	77	79	75	75	77	78	79	81
42	科特迪瓦	52	49	50	50	47	49	56	50	52
43	克罗地亚	72	74	76	69	70	73	76	78	80
44	古巴	74	77	78	72	75	76	76	79	80
45	塞浦路斯	76	77	81	74	75	78	78	79	83
46	捷克	71	75	77	68	72	74	75	79	80
47	朝鲜	68	66	70	66	64	67	70	68	72
48	刚果	48	47	49	47	45	47	49	50	51

附录2-1　续表1

健康寿命(岁) 2007			标化死亡率(1/10万)　2008			寿命损失人年归因(%)　2008			孕产妇死亡率(1/10万) 2010
合计	男	女	传染性疾病	非传染性疾病	伤害	传染性疾病	非传染性疾病	伤害	
36	36	36	713	1117	149	74	18	9	460
64	64	64	46	716	46	9	76	14	27
62	62	63	202	523	47	43	45	12	97
74	72	76	16	338	27	4	84	12	…
45	44	47	819	842	112	79	14	7	450
66	65	66	86	548	46	17	69	14	…
67	64	69	87	501	48	18	67	16	77
61	59	63	74	902	50	14	77	9	30
74	72	75	18	330	30	6	79	15	7
72	70	74	14	373	34	4	84	12	4
59	59	60	102	935	36	26	66	8	43
65	63	68	91	457	54	24	57	18	47
66	66	66	63	590	33	13	67	20	20
56	56	55	344	702	91	52	34	14	240
67	65	69	86	488	31	16	73	11	51
62	58	66	30	749	125	5	72	23	4
72	70	74	33	367	42	7	78	15	8
60	57	63	119	497	92	28	43	30	53
50	50	50	618	804	87	75	18	7	350
55	54	56	359	735	105	53	33	14	180
58	57	59	253	644	64	55	34	11	190
67	65	68	22	584	29	5	86	9	8
49	49	48	739	606	107	71	19	10	160
64	62	66	97	534	76	20	56	24	56
66	66	67	55	520	24	13	71	16	24
66	63	69	31	693	42	5	86	9	11
43	42	43	801	810	108	82	12	7	300
43	42	43	943	839	124	78	14	8	800
53	51	55	478	748	65	60	31	10	250
45	45	45	861	879	111	75	17	7	690
73	71	75	23	346	32	6	79	14	12
61	59	64	213	538	71	43	40	17	79
42	43	42	1060	870	151	78	14	7	890
40	40	40	1009	866	119	84	11	5	1100
70	67	72	43	419	45	10	71	20	25
66	65	68	58	604	70	15	65	19	37
66	64	69	64	404	97	21	43	36	92
56	55	58	472	789	76	68	24	8	280
48	48	49	692	811	140	73	17	10	560
65	63	66	109	455	31	23	62	15	…
69	68	71	32	409	56	13	62	25	40
47	45	48	904	942	172	71	19	11	400
68	66	70	20	560	48	3	85	11	17
69	68	71	47	468	48	8	78	13	73
70	69	71	17	371	31	4	81	15	10
70	68	72	25	496	43	5	83	13	5
59	57	61	264	548	46	39	52	10	81
45	44	46	932	837	155	82	11	7	540

附录2-1 续表2

序列	国家	期望寿命(岁)								
		合计			男			女		
		1990	2000	2009	1990	2000	2009	1990	2000	2009
49	丹麦	75	77	79	72	75	77	78	79	81
50	吉布提	58	58	60	56	56	58	60	60	62
51	多米尼加	73	74	74	71	72	72	75	76	77
52	多米尼加共和国	68	73	72	68	72	71	69	74	72
53	厄瓜多尔	69	73	75	67	70	73	72	76	78
54	埃及	62	68	71	60	66	69	65	71	73
55	萨尔瓦多	64	70	72	59	67	68	70	74	76
56	赤道几内亚	49	52	53	48	51	53	50	53	54
57	厄立特里亚	36	61	66	28	58	64	51	63	68
58	爱沙尼亚	70	71	75	65	65	70	75	76	80
59	埃塞俄比亚	44	48	54	41	46	53	48	51	56
60	斐济	68	68	69	65	65	66	71	71	73
61	芬兰	75	78	80	71	74	77	79	81	83
62	法国	77	79	81	73	75	78	81	83	85
63	加蓬	62	60	62	59	58	60	64	63	64
64	冈比亚	54	57	60	53	55	58	55	58	61
65	乔治亚	69	71	71	65	68	67	72	74	75
66	德国	75	78	80	72	75	78	78	81	83
67	加纳	60	58	60	60	56	57	60	59	64
68	希腊	77	78	80	75	76	78	79	81	83
69	格林纳达	70	72	73	67	68	69	72	75	77
70	危地马拉	63	67	69	61	64	66	65	70	73
71	几内亚	50	50	52	48	48	49	52	53	55
72	几内亚比绍	45	47	49	42	44	47	48	49	51
73	圭亚那	63	66	67	58	61	64	67	71	70
74	海地	50	55	62	48	54	60	51	57	63
75	洪都拉斯	66	67	69	64	64	67	69	70	73
76	匈牙利	69	72	74	65	68	70	74	76	78
77	冰岛	78	80	82	75	78	80	81	82	84
78	印度	57	61	65	57	60	63	58	62	66
79	印尼	65	68	68	63	66	66	68	70	71
80	伊朗	63	67	73	60	65	70	66	70	75
81	伊拉克	67	68	66	64	65	62	69	70	71
82	爱尔兰	75	76	80	72	74	77	78	79	82
83	以色列	77	79	82	75	77	80	78	81	83
84	意大利	77	79	82	74	76	79	80	82	84
85	牙买加	73	72	71	72	71	69	74	74	74
86	日本	79	81	83	76	78	80	82	85	87
87	约旦	69	70	71	67	68	69	71	73	74
88	哈萨克斯坦	65	63	64	61	58	59	70	68	70
89	肯尼亚	61	54	60	59	52	58	63	56	62
90	基里巴斯	63	66	68	62	64	65	64	68	70
91	科威特	73	76	78	72	75	78	75	76	79
92	吉尔吉斯	65	65	66	61	62	63	68	69	70
93	老挝	50	59	63	50	58	62	51	60	64
94	拉脱维亚	70	71	72	64	65	67	75	76	77
95	黎巴嫩	68	71	74	64	68	71	71	75	77
96	莱索托	60	47	48	55	44	46	65	50	50

附录2-1　续表3

健康寿命(岁) 2007			标化死亡率(1/10万) 2008			寿命损失人年归因(%) 2008			孕产妇死亡率(1/10万) 2010
合计	男	女	传染性疾病	非传染性疾病	伤害	传染性疾病	非传染性疾病	伤害	
72	70	73	27	440	33	5	85	10	12
48	47	50	470	809	80	65	24	10	200
66	65	67	78	632	33	16	74	11	…
63	62	64	147	573	68	42	42	17	150
64	63	66	105	400	81	30	45	25	110
60	59	62	76	749	34	24	65	11	66
61	58	63	127	523	121	22	46	32	81
46	45	46	720	854	117	74	18	8	240
55	54	56	303	670	92	64	23	14	240
66	61	71	21	585	84	4	77	19	2
50	49	51	721	903	139	70	20	9	350
62	60	64	166	752	35	23	67	10	26
72	70	75	11	377	58	3	77	20	5
73	71	76	23	336	38	6	80	14	8
52	50	53	545	660	82	69	21	9	230
51	50	53	525	735	72	73	20	7	360
64	62	67	72	670	46	15	75	10	67
73	71	75	21	394	25	5	87	8	7
50	49	50	608	711	91	66	25	9	350
72	71	74	25	388	29	5	83	12	3
61	61	62	86	580	43	17	70	13	24
60	58	62	225	471	130	45	31	24	120
47	46	48	759	932	121	73	19	8	610
42	40	43	928	916	110	79	15	6	790
53	52	55	194	677	114	32	47	21	280
54	53	55	545	697	52	72	22	6	350
62	61	64	152	729	61	42	43	14	100
66	62	69	16	648	51	3	87	10	21
74	73	75	18	332	33	5	77	18	5
56	56	57	363	685	99	52	35	13	200
60	60	61	244	647	70	41	45	13	220
61	60	62	82	599	90	28	49	23	21
54	50	58	168	691	280	35	25	40	63
73	71	74	29	385	33	6	78	16	6
73	72	74	31	337	24	10	78	12	7
74	73	76	16	342	25	5	86	9	4
64	62	66	159	518	87	37	42	21	110
76	73	78	40	273	36	9	77	15	5
63	62	64	84	727	62	26	55	19	63
56	53	60	95	985	155	16	59	24	51
48	47	48	624	681	116	76	14	10	360
58	56	60	263	703	23	36	60	4	…
69	69	69	53	399	28	14	64	22	14
57	55	59	112	913	86	30	55	15	71
54	53	54	376	771	107	58	28	13	470
64	59	68	30	666	87	5	77	17	34
62	60	64	47	597	61	13	70	17	25
40	38	41	1255	774	141	77	15	9	620

附录2-1　续表4

序列	国家	期望寿命(岁)								
		合计			男			女		
		1990	2000	2009	1990	2000	2009	1990	2000	2009
97	利比里亚	37	50	56	30	48	54	49	52	57
98	利比亚	69	71	73	67	69	70	72	74	75
99	立陶宛	71	72	73	66	67	68	76	77	79
100	卢森堡	75	78	81	72	75	78	79	81	83
101	马达加斯加	52	59	65	51	57	63	54	61	67
102	马拉维	48	43	47	46	41	44	50	45	51
103	马来西亚	71	72	73	68	69	71	73	74	76
104	马尔代夫	57	67	75	58	67	74	55	67	76
105	马里	49	50	53	47	48	50	50	52	56
106	马耳他	76	78	80	74	76	78	78	80	82
107	马歇尔群岛	62	59	59	59	58	58	65	60	60
108	毛利塔尼亚	57	58	58	56	56	57	58	59	60
109	毛里求斯	69	71	73	66	68	69	73	75	77
110	墨西哥	71	74	76	68	72	73	74	77	78
111	密克罗尼西亚	66	67	69	64	66	68	67	68	70
112	摩纳哥	77	80	82	74	76	78	81	84	85
113	蒙古	62	64	69	59	60	65	66	67	74
114	黑山	76	74	75	73	72	72	79	77	77
115	摩洛哥	65	69	73	63	67	71	68	72	75
116	莫桑比克	48	48	49	43	46	47	52	50	51
117	缅甸	58	62	64	56	59	61	61	65	67
118	纳米比亚	60	53	57	55	50	53	65	57	62
119	瑙鲁	60	59	60	56	54	56	64	65	65
120	尼泊尔	55	62	67	55	61	65	55	63	69
121	荷兰	77	78	81	74	76	78	80	81	83
122	新西兰	75	79	81	72	76	79	78	81	83
123	尼加拉瓜	68	73	74	63	70	71	73	76	77
124	尼日尔	44	51	57	43	51	57	45	51	58
125	尼日利亚	48	48	54	47	47	53	49	48	54
126	纽埃岛	75	72	72	72	68	66	78	76	80
127	挪威	77	79	81	73	76	79	80	81	83
128	阿曼	67	71	74	66	69	72	70	75	77
129	巴基斯坦	59	61	63	58	61	63	60	62	64
130	帕劳群岛	69	70	72	64	67	68	75	74	77
131	巴拿马	73	76	77	72	73	74	75	78	79
132	巴布亚新几内亚	58	61	63	57	60	62	60	63	65
133	巴拉圭	73	74	75	71	71	72	76	77	77
134	秘鲁	69	72	76	67	70	74	72	74	77
135	菲律宾	65	69	70	62	66	67	68	73	73
136	波兰	71	74	76	67	70	72	75	78	80
137	葡萄牙	74	77	79	71	73	76	77	80	82
138	卡塔尔	75	77	78	75	77	78	75	77	79
139	韩国	72	76	80	68	72	77	76	80	83
140	摩尔多瓦	68	68	69	64	64	65	71	71	73
141	罗马尼亚	70	71	73	67	68	70	73	75	77
142	俄罗斯	69	65	68	63	58	62	74	72	74
143	卢旺达	51	47	59	49	45	57	52	49	60
144	圣基茨和尼维斯	68	71	75	65	69	71	71	73	78

附录2-1　续表5

健康寿命(岁) 2007			标化死亡率(1/10万) 2008			寿命损失人年归因(%) 2008			孕产妇死亡率(1/10万) 2010
合计	男	女	传染性疾病	非传染性疾病	伤害	传染性疾病	非传染性疾病	伤害	
48	47	49	782	766	63	82	14	4	770
64	63	66	69	655	60	21	62	18	58
63	58	68	34	637	120	6	71	23	8
73	71	75	25	362	37	5	79	15	20
52	51	53	408	706	55	69	24	7	240
44	43	44	1156	999	189	73	17	10	460
64	62	66	185	526	51	26	58	16	29
64	64	64	59	598	53	23	56	21	60
42	41	43	827	733	72	85	11	4	540
72	71	74	26	391	23	5	86	9	8
52	52	53	343	1289	66	27	64	9	…
51	49	52	575	746	88	72	19	9	510
63	61	65	52	664	42	12	76	12	60
67	65	69	68	493	57	19	61	20	50
62	61	62	203	704	35	41	49	10	100
73	71	76	22	320	42	5	78	16	…
58	55	62	89	713	78	26	53	21	63
65	65	66	17	640	33	5	86	9	8
62	61	63	104	597	37	39	51	10	100
42	42	42	957	908	153	76	15	8	490
50	48	52	461	667	347	41	21	39	200
52	52	53	670	791	160	63	22	15	200
55	53	57	240	1092	149	29	56	15	…
55	55	55	338	620	58	60	31	10	170
73	72	74	28	377	22	6	86	8	6
73	72	74	15	369	37	5	77	18	15
64	63	66	87	499	57	33	49	17	95
44	44	45	730	647	44	90	8	3	590
42	42	42	832	809	76	81	14	5	630
62	56	68	142	558	43	27	58	15	…
73	72	74	27	363	36	6	80	14	7
65	64	67	22	648	39	13	67	20	32
55	56	55	387	711	92	64	26	9	260
64	62	67	144	587	33	24	65	11	…
67	65	68	92	394	59	30	48	22	92
56	55	57	373	748	87	62	28	11	230
64	63	66	93	470	60	35	45	21	99
67	66	67	173	387	52	37	46	17	67
62	59	64	231	599	55	42	45	13	99
67	64	70	28	546	54	5	80	15	5
71	69	73	46	394	28	10	81	9	8
67	68	66	31	392	36	11	55	34	7
71	68	74	29	355	52	7	72	21	16
61	58	63	59	831	90	10	74	16	41
65	63	68	38	643	52	8	80	12	27
60	55	65	71	797	159	11	64	25	34
43	43	44	595	740	92	77	15	8	340
64	62	67	61	640	73	14	63	23	…

附录2-1　续表6

序列	国家	期望寿命(岁)								
		合计			男			女		
		1990	2000	2009	1990	2000	2009	1990	2000	2009
145	圣卢西亚岛	71	74	75	69	71	71	74	77	78
146	圣文森特和格林纳丁斯	71	70	73	68	67	71	74	73	76
147	萨摩亚群岛	63	67	70	62	65	68	64	70	72
148	圣马力诺	79	81	83	76	78	82	82	84	85
149	圣多美和普林西比	65	66	68	63	64	66	66	68	70
150	沙特阿拉伯	68	71	72	66	69	69	71	75	75
151	塞内加尔	57	60	62	54	58	60	59	62	63
152	塞黑	72	72	74	69	69	71	75	74	76
153	塞舌尔	69	72	73	64	67	69	75	76	77
154	塞拉利昂	40	41	49	38	37	48	43	45	50
155	新加坡	75	78	82	73	76	79	77	81	84
156	斯洛伐克	71	73	75	67	69	71	76	77	79
157	斯洛文尼亚	74	76	79	70	72	76	78	80	82
158	所罗门群岛	67	69	71	65	67	69	69	71	72
159	索马里	48	50	51	46	49	51	51	51	51
160	南非	63	56	55	59	54	54	68	59	55
161	西班牙	77	79	82	73	76	79	80	83	85
162	斯里兰卡	68	69	71	63	63	65	74	75	77
163	苏丹	57	58	59	58	58	59	57	58	59
164	苏里南	66	69	72	64	66	68	69	72	75
165	斯威士兰	61	48	49	59	46	47	63	51	50
166	瑞典	78	80	81	75	77	79	80	82	83
167	瑞士	77	80	82	74	77	80	81	83	84
168	叙利亚	67	71	74	64	69	71	70	74	76
169	塔吉克斯坦	63	64	68	60	62	66	65	65	69
170	泰国	68	68	70	65	63	66	71	72	74
171	马其顿	72	72	74	70	69	72	74	75	76
172	东帝汶	50	60	67	48	58	64	53	63	69
173	多哥	54	56	59	52	54	57	57	59	61
174	汤加	68	69	71	64	68	72	73	71	70
175	特立尼达和多巴哥	69	69	70	66	65	66	71	73	75
176	突尼斯	70	73	75	69	71	73	72	75	77
177	土耳其	65	70	75	62	67	72	67	73	77
178	土库曼斯坦	62	62	63	58	59	60	65	65	67
179	图瓦卢	62	63	64	61	63	64	63	63	63
180	乌干达	48	47	52	45	43	48	51	51	57
181	乌克兰	70	68	68	65	62	62	75	73	74
182	阿联酋	73	77	78	71	75	77	76	79	80
183	英国	76	78	80	73	75	78	78	80	82
184	坦桑尼亚	53	51	55	52	49	53	54	53	58
185	美国	75	77	79	72	74	76	79	80	81
186	乌拉圭	72	75	76	69	71	72	76	79	79
187	乌兹别克斯坦	66	66	69	63	63	66	69	68	71
188	瓦努阿图	65	69	71	64	68	69	66	70	72
189	委内瑞拉	72	74	75	70	71	71	74	77	79
190	越南	65	70	72	63	68	70	67	72	75
191	也门	58	61	65	57	59	63	58	62	67
192	赞比亚	46	42	48	44	40	46	48	44	50
193	津巴布韦	61	45	49	58	43	47	63	47	50

附录2-1　续表7

健康寿命(岁) 2007			标化死亡率(1/10万)　2008			寿命损失人年归因(%)　2008			孕产妇死亡率(1/10万) 2010
合计	男	女	传染性疾病	非传染性疾病	伤害	传染性疾病	非传染性疾病	伤害	
66	64	69	81	517	53	20	60	20	35
63	60	66	115	596	58	24	60	17	48
61	60	63	194	683	35	34	55	10	…
75	74	76	19	312	14	7	86	7	…
53	52	54	279	605	45	67	25	8	70
62	61	64	86	644	68	20	55	25	24
51	50	52	509	665	58	77	17	6	370
65	64	66	17	712	36	4	88	8	12
63	60	65	149	591	48	21	66	14	…
35	34	37	1042	763	92	85	10	5	890
73	71	75	66	313	21	11	78	11	3
67	64	70	35	595	47	6	81	13	6
71	69	74	21	405	50	4	80	16	12
59	59	60	196	623	27	51	41	8	93
45	44	46	736	967	199	74	14	11	1000
48	47	48	983	635	72	79	15	6	300
74	71	76	24	351	23	7	83	10	6
63	61	65	79	623	233	11	39	50	35
50	50	50	377	897	148	59	24	17	730
61	58	64	126	572	74	30	52	18	130
42	42	42	1200	867	208	72	16	12	320
74	72	75	20	358	32	5	83	12	4
75	73	76	17	323	30	5	82	13	8
63	62	65	56	619	45	23	61	16	70
57	58	57	229	730	29	62	32	6	65
62	59	65	153	675	106	24	55	22	48
66	65	66	24	688	24	6	88	6	10
53	52	55	444	560	51	76	18	6	300
51	49	52	635	716	63	76	18	6	300
63	64	62	173	670	29	30	61	8	110
62	59	64	104	673	71	22	59	19	46
66	65	67	134	465	36	34	53	13	56
66	64	67	53	590	31	21	68	11	20
55	53	57	166	1016	74	35	52	13	67
58	58	58	266	1015	55	28	62	10	…
42	41	44	810	888	179	76	13	11	310
60	55	64	94	823	112	14	70	17	32
68	68	68	73	406	38	14	57	30	12
72	71	73	36	401	25	8	83	9	12
45	45	45	782	745	120	78	13	8	460
70	68	72	34	418	53	9	72	19	21
67	64	70	55	524	49	12	74	14	29
59	58	60	104	838	44	34	55	10	28
61	61	62	175	687	30	35	56	10	110
66	64	68	71	433	101	20	42	38	92
64	62	66	122	607	66	29	56	15	59
54	53	55	232	807	91	61	26	13	200
40	39	40	961	938	176	75	15	10	440
39	40	38	1552	622	73	87	9	4	570

附录2-2　5岁以下儿童死亡率

序列	国家	新生儿死亡率(‰)2010	婴儿死亡						
			合计				男		
			1990	2000	2009	2010	1990	2000	2009
1	阿富汗	45	167	148	134	103	179	159	144
2	阿尔巴尼亚	9	41	23	13	16	48	27	16
3	阿尔及利亚	18	50	40	29	31	54	43	31
4	安道尔	1	7	4	3	3	8	4	3
5	安哥拉	41	153	126	98	98	160	132	103
6	安提瓜和巴布达	4	25	17	11	7	31	21	11
7	阿根廷	7	24	17	13	12	27	19	15
8	亚美尼亚	11	48	32	20	18	51	34	21
9	澳大利亚	3	8	5	4	4	9	6	5
10	奥地利	2	8	5	4	4	9	5	4
11	阿塞拜疆	19	78	58	30	39	87	64	33
12	巴哈马群岛	7	17	13	8	14	19	14	9
13	巴林群岛	4	14	10	9	9	13	11	10
14	孟加拉国	27	102	66	41	38	108	70	44
15	巴巴多斯岛	10	15	13	10	17	18	13	10
16	巴拉若斯	3	20	15	11	4	24	18	13
17	比利时	2	8	5	4	4	9	5	4
18	伯利兹	8	35	23	16	14	39	27	17
19	贝宁湾	32	111	89	75	73	117	94	79
20	不丹	26	91	68	52	44	99	73	57
21	玻利维亚	23	84	62	40	42	89	66	42
22	波黑	5	21	14	12	8	23	16	14
23	博茨瓦纳	19	46	66	43	36	47	67	43
24	巴西	12	46	28	17	17	51	31	19
25	文莱	4	9	6	5	6	11	6	6
26	保加利亚	7	14	14	10	11	16	15	11
27	布基纳法索	38	110	102	91	93	114	106	94
28	布隆迪	42	113	107	101	88	125	118	111
29	柬埔寨	22	85	80	68	43	94	88	75
30	喀麦隆	34	91	96	95	84	99	104	102
31	加拿大	4	7	5	5	5	8	6	5
32	佛得角	14	49	33	23	29	59	40	28
33	中非	42	115	119	112	106	118	123	116
34	乍得	41	120	122	124	99	127	130	132
35	智利	5	18	9	7	8	20	10	7
36	中国	11	37	30	17	16	31	25	14
37	哥伦比亚	12	28	22	16	17	33	26	19
38	科摩罗	32	90	81	75	63	99	90	82
39	刚果	29	67	74	80	61	69	76	83
40	库克岛	5	16	15	13	8	12	19	17
41	哥斯达黎加	6	16	12	10	9	17	13	10
42	科特迪瓦	41	105	97	83	86	116	107	92
43	克罗地亚	3	10	7	5	5	12	7	5
44	古巴	3	11	6	5	5	13	8	5
45	塞浦路斯	2	11	5	3	3	12	5	5
46	捷克	2	11	4	3	3	13	5	3
47	朝鲜	18	23	42	26	26	24	44	28
48	刚果	46	126	126	126	112	131	131	131

附录2-2　续表1

率(‰)			5岁以下儿童死亡率(‰)									
女			合计				男			女		
1990	2000	2009	1990	2000	2009	2010	1990	2000	2009	1990	2000	2009
154	136	123	250	222	199	149	262	232	208	237	210	189
33	19	11	51	27	15	18	64	34	19	38	20	11
46	36	27	61	46	32	36	66	50	35	55	42	29
6	4	3	9	5	4	4	9	5	4	8	4	3
146	120	94	258	212	161	161	274	225	170	242	199	150
18	12	10	29	19	12	8	31	23	12	27	15	11
21	15	11	28	20	15	14	31	22	17	25	18	14
45	30	18	56	36	22	20	63	40	24	49	31	19
7	5	4	9	6	5	5	10	7	6	8	6	5
7	4	4	10	6	5	4	10	6	5	9	5	4
68	50	26	98	69	33	46	109	77	37	85	60	29
14	12	8	25	20	12	16	28	22	13	21	18	12
14	10	9	16	13	12	10	16	14	13	17	11	11
96	61	39	148	90	52	48	151	92	53	144	88	51
12	13	9	17	14	11	20	20	14	11	15	15	11
17	13	9	24	17	12	6	27	20	14	20	15	10
7	4	3	10	6	5	4	11	7	5	8	5	4
31	19	14	43	27	18	17	47	30	20	39	24	16
104	84	70	184	144	118	115	189	148	121	180	141	115
84	62	48	148	106	79	56	158	113	84	137	98	73
80	59	38	122	86	51	54	124	87	52	120	84	50
19	12	11	23	17	14	8	26	20	16	21	14	13
46	65	42	60	99	57	48	62	102	59	57	95	55
40	25	16	56	34	21	19	62	37	22	50	31	19
8	6	5	11	8	7	7	12	8	7	11	8	6
12	12	8	18	16	11	13	20	18	12	15	15	10
106	98	87	201	188	166	176	203	189	168	200	186	165
102	96	91	189	178	166	142	203	190	178	176	165	154
76	71	61	117	106	88	51	126	115	95	107	97	80
84	87	87	148	156	154	136	154	163	161	141	149	147
6	5	5	8	6	6	6	9	7	6	7	5	5
39	26	18	63	41	27	36	74	48	32	52	34	23
111	115	108	175	183	171	159	174	183	170	175	184	171
112	114	116	201	205	209	173	206	210	214	197	201	204
16	9	7	22	11	8	9	24	12	9	19	10	8
43	35	20	46	36	19	18	39	31	17	52	41	22
23	18	13	35	26	19	19	41	30	22	29	22	16
80	72	67	128	114	104	86	138	123	112	117	104	95
64	71	78	104	116	128	93	108	121	134	99	111	122
20	10	9	18	17	15	9	15	21	18	21	12	12
14	10	9	18	13	11	10	20	14	12	16	11	10
94	87	74	152	142	118	123	159	148	124	145	135	113
9	6	5	12	8	6	6	14	8	6	10	7	6
9	5	5	13	8	6	6	15	10	7	11	7	6
10	5	2	12	6	3	4	13	7	5	11	6	2
9	4	3	12	5	4	4	14	6	4	11	5	3
22	40	25	45	58	33	33	47	61	35	43	55	31
120	120	120	199	199	199	170	207	207	207	190	190	190

附录2-2　续表2

序列	国家	新生儿死亡率(‰) 2010	婴儿死亡						
			合计				男		
			1990	2000	2009	2010	1990	2000	2009
49	丹麦	2	7	5	3	3	9	6	3
50	吉布提	34	95	84	75	73	108	95	85
51	多米尼加	8	15	15	8	11	18	16	9
52	多米尼加共和国	15	48	32	27	22	51	34	28
53	厄瓜多尔	10	41	28	20	18	47	32	23
54	埃及	9	66	38	18	19	77	44	21
55	萨尔瓦多	6	48	28	15	14	52	30	16
56	赤道几内亚	35	120	102	88	81	129	109	94
57	厄立特里亚	18	92	58	39	42	103	65	44
58	爱沙尼亚	15	12	9	4	4	14	10	4
59	埃塞俄比亚	35	124	91	67	68	140	103	76
60	斐济	8	19	16	15	15	21	18	17
61	芬兰	2	6	4	3	2	6	4	3
62	法国	2	7	4	3	3	8	5	4
63	加蓬	26	68	61	52	54	81	73	62
64	冈比亚	31	104	93	78	57	111	100	84
65	乔治亚	15	41	31	26	20	44	33	28
66	德国	2	7	4	3	3	8	5	4
67	加纳	28	76	68	47	50	82	73	50
68	希腊	2	9	6	3	3	10	7	3
69	格林纳达	5	33	17	13	9	32	17	15
70	危地马拉	15	57	39	33	25	58	39	33
71	几内亚	38	137	111	88	81	152	124	97
72	几内亚比绍	40	142	129	115	92	157	142	127
73	圭亚那	19	47	39	29	25	60	49	37
74	海地	27	105	81	64	70	113	87	69
75	洪都拉斯	12	43	33	25	20	47	36	27
76	匈牙利	4	15	9	5	5	17	10	5
77	冰岛	1	5	3	2	2	6	3	3
78	印度	32	84	68	50	48	83	67	50
79	印尼	17	56	40	30	27	62	43	33
80	伊朗	14	55	38	26	22	62	43	29
81	伊拉克	20	42	38	36	31	45	41	38
82	爱尔兰	2	8	6	3	3	9	7	4
83	以色列	2	10	6	4	4	11	6	4
84	意大利	2	8	5	3	3	9	5	4
85	牙买加	9	28	27	26	20	30	29	28
86	日本	1	5	3	2	2	5	4	3
87	约旦	13	32	25	22	18	37	29	25
88	哈萨克斯坦	17	51	38	26	29	58	43	29
89	肯尼亚	28	64	66	55	55	70	72	60
90	基里巴斯	19	65	49	37	39	68	52	40
91	科威特	6	14	9	11	10	15	10	12
92	吉尔吉斯	19	63	44	32	33	68	48	35
93	老挝	21	108	64	46	42	122	71	52
94	拉脱维亚	5	14	11	7	8	16	12	8
95	黎巴嫩	12	33	21	11	19	36	22	12
96	莱索托	35	74	86	61	65	79	91	65

附录2-2　续表3

率(‰)			5岁以下儿童死亡率(‰)									
女			合计				男			女		
1990	2000	2009	1990	2000	2009	2010	1990	2000	2009	1990	2000	2009
6	4	3	9	6	4	4	10	6	4	8	5	4
82	72	65	123	106	93	91	137	119	104	108	94	82
12	13	8	18	17	10	12	21	18	11	14	15	9
45	30	25	62	39	32	27	67	42	34	57	36	29
35	24	17	53	34	24	20	58	37	26	48	31	22
54	31	15	89	47	21	22	103	54	24	75	39	18
44	25	13	62	33	17	16	68	37	18	56	30	15
111	95	82	198	168	145	121	206	174	150	190	162	140
81	51	34	150	89	55	61	162	96	60	137	81	50
10	7	3	16	11	4	5	18	13	5	14	9	4
108	79	58	210	148	104	106	225	159	112	193	137	96
17	14	14	22	18	18	17	25	19	20	19	17	15
6	3	3	7	4	3	3	7	5	3	7	4	3
6	4	3	9	5	4	4	10	6	5	8	5	4
54	48	41	93	83	69	74	104	93	77	81	73	60
96	87	73	153	131	103	98	163	140	110	142	122	96
37	28	23	47	35	29	22	51	38	32	42	31	26
6	4	3	9	5	4	4	10	6	5	8	5	4
70	62	43	120	106	69	74	132	117	75	107	94	61
9	5	3	11	7	4	4	11	8	4	10	6	4
33	18	11	40	20	14	11	40	19	16	40	21	13
56	38	32	76	48	40	32	75	48	39	77	49	40
121	98	78	231	185	142	130	246	198	151	214	172	131
127	115	103	240	218	193	150	264	240	212	215	196	173
34	28	21	61	45	35	30	80	59	46	41	31	24
97	74	59	152	113	87	165	158	117	90	147	109	83
39	30	23	55	40	30	24	58	42	31	52	38	28
13	9	5	17	11	6	6	19	12	6	15	10	6
5	2	2	6	3	3	2	7	4	4	6	3	3
85	68	51	118	93	66	63	111	87	62	126	99	70
51	35	27	86	56	39	35	93	61	42	77	51	35
47	33	22	73	47	31	26	82	54	35	63	41	27
39	35	33	53	48	44	39	58	52	48	48	43	40
8	5	3	10	7	4	4	11	8	5	9	6	4
9	5	4	12	7	5	5	13	8	5	11	6	4
7	4	3	9	5	4	4	10	6	4	8	5	4
25	25	24	33	32	31	24	35	34	32	32	30	29
4	3	2	6	5	3	3	7	5	4	6	4	3
27	21	18	39	30	25	22	42	31	27	37	28	24
44	33	22	60	44	29	33	69	51	33	51	38	24
58	59	50	99	105	84	85	106	112	90	92	97	78
62	45	34	89	63	46	49	93	64	47	84	62	46
13	7	10	17	11	13	11	18	13	14	16	10	12
57	40	29	75	51	37	38	80	55	39	69	47	34
94	55	40	157	86	59	54	166	91	62	148	81	55
11	9	6	17	13	8	10	20	15	9	15	11	7
30	19	10	40	24	12	22	45	27	14	35	21	11
70	81	57	93	124	84	85	98	132	89	87	116	78

附录2-2 续表4

序列	国家	新生儿死亡率(‰) 2010	婴儿死亡						
			合计				男		
			1990	2000	2009	2010	1990	2000	2009
97	利比里亚	34	165	133	80	74	178	144	86
98	利比亚	10	32	23	17	13	32	23	17
99	立陶宛	3	10	8	5	5	11	8	6
100	卢森堡	1	8	4	1	2	9	4	2
101	马达加斯加	22	102	65	40	43	109	70	43
102	马拉维	27	129	99	69	58	135	103	72
103	马来西亚	3	16	9	6	5	17	10	6
104	马尔代夫	9	80	42	11	14	83	43	12
105	马里	48	139	120	101	99	147	127	107
106	马耳他	4	10	6	6	5	12	7	6
107	马歇尔群岛	12	39	32	29	22	40	33	30
108	毛利塔尼亚	39	81	77	74	75	86	82	79
109	毛里求斯	9	21	16	13	13	23	20	14
110	墨西哥	7	36	22	15	14	40	24	16
111	密克罗尼西亚	18	45	38	32	34	45	38	32
112	摩纳哥	2	7	4	3	3	8	4	3
113	蒙古	12	73	49	24	26	86	58	29
114	黑山	5	12	13	7	7	12	14	8
115	摩洛哥	19	69	46	33	30	79	53	38
116	莫桑比克	39	155	123	96	92	160	127	99
117	缅甸	32	84	62	54	50	94	70	61
118	纳米比亚	17	49	50	34	29	58	58	39
119	瑙鲁	22	8	41	36	32	11	62	46
120	尼泊尔	28	99	63	39	41	98	63	38
121	荷兰	3	7	5	4	4	8	6	4
122	新西兰	3	9	6	4	5	10	7	5
123	尼加拉瓜	12	51	34	22	23	58	39	25
124	尼日尔	32	144	107	76	73	148	110	78
125	尼日利亚	40	125	114	86	88	134	122	92
126	纽埃岛	10	13	35	15	19	8	40	17
127	挪威	2	7	4	3	3	8	4	4
128	阿曼	5	37	18	9	8	39	19	10
129	巴基斯坦	41	101	85	70	70	105	89	74
130	帕劳群岛	9	18	14	13	15	22	18	15
131	巴拿马	9	25	19	16	17	26	21	17
132	巴布亚新几内亚	23	67	57	52	47	68	59	53
133	巴拉圭	14	34	25	19	21	39	29	22
134	秘鲁	9	62	35	19	15	69	39	22
135	菲律宾	14	41	29	26	23	46	32	29
136	波兰	4	16	8	5	5	17	9	6
137	葡萄牙	2	11	6	4	3	13	7	4
138	卡塔尔	4	18	12	7	7	20	12	8
139	韩国	2	8	6	5	4	8	6	5
140	摩尔多瓦	9	30	21	15	16	37	25	18
141	罗马尼亚	8	23	19	10	11	26	21	11
142	俄罗斯	6	23	20	11	9	26	23	12
143	卢旺达	24	103	108	70	44	111	116	76
144	圣基茨和尼维斯	5	22	18	13	7	28	15	14

附录2-2 续表5

率(‰)			5岁以下儿童死亡率(‰)									
女			合计				男			女		
1990	2000	2009	1990	2000	2009	2010	1990	2000	2009	1990	2000	2009
151	122	73	247	198	112	103	257	207	117	236	189	107
32	23	17	36	25	19	17	36	25	19	36	25	18
10	9	4	13	11	6	7	15	11	7	12	11	5
7	4	1	10	5	2	3	11	6	2	8	5	2
94	60	38	167	100	58	62	174	104	60	160	96	55
123	94	65	218	164	110	92	229	173	116	206	156	104
14	8	5	18	10	6	6	19	11	7	16	9	5
78	42	10	113	53	13	15	114	55	14	111	51	11
130	112	94	250	217	191	178	258	225	198	241	210	184
8	5	6	11	7	7	6	13	8	6	9	6	7
38	31	28	48	39	35	26	49	39	36	48	38	35
75	71	69	129	122	117	111	136	128	123	122	115	111
18	12	12	23	18	15	15	27	22	17	20	14	14
32	20	13	45	26	17	17	49	29	18	41	23	15
45	37	31	58	47	39	42	58	47	39	57	46	38
6	3	3	8	5	4	4	9	5	4	7	4	4
59	40	20	101	63	29	32	117	73	33	85	53	24
12	11	6	14	14	8	8	14	15	9	14	12	7
58	39	28	89	55	38	36	98	61	41	79	49	34
150	119	93	232	183	142	135	235	186	144	229	181	140
73	54	47	118	85	71	66	131	94	79	104	75	63
41	41	28	73	76	47	40	84	88	55	61	64	40
5	17	25	9	51	44	40	12	78	58	6	22	30
99	63	39	142	85	48	50	144	86	49	140	84	48
6	5	4	9	6	5	4	10	7	5	8	6	4
7	6	4	11	8	6	6	13	9	6	9	7	5
44	29	19	67	42	26	27	74	46	28	61	38	23
140	104	73	305	227	160	143	310	230	163	300	223	158
116	106	80	212	190	138	143	217	195	142	206	185	134
19	30	12	13	36	17	22	8	40	21	19	32	14
6	3	3	9	5	4	3	10	5	4	7	4	3
35	17	9	48	22	12	9	50	23	12	47	21	12
96	81	67	130	108	87	87	130	108	87	130	108	87
14	9	11	21	16	15	19	25	19	18	17	13	11
23	18	14	30	26	23	20	33	27	24	28	25	22
65	56	51	91	77	68	61	95	80	71	87	73	65
29	22	17	42	30	23	25	47	34	25	37	27	20
55	31	17	78	40	21	19	86	44	24	69	35	19
36	26	23	59	38	33	29	64	41	36	53	34	30
14	7	5	18	9	6	6	20	10	7	16	8	6
10	5	3	14	8	4	4	16	9	5	12	7	4
15	11	7	22	13	9	8	25	14	10	20	12	9
8	6	4	9	6	5	5	9	7	5	8	6	5
24	16	11	37	24	17	19	45	30	20	28	19	13
21	17	9	31	22	12	14	34	24	13	27	20	11
19	18	10	27	24	12	12	31	27	14	23	21	11
95	100	65	171	180	111	64	185	195	120	156	165	101
16	22	13	26	21	15	8	32	16	16	20	26	14

附录2-2 续表6

序列	国家	新生儿死亡率(‰) 2010	婴儿死亡 合计 1990	2000	2009	2010	男 1990	2000	2009
145	圣卢西亚岛	10	17	14	19	14	20	15	18
146	圣文森特和格林纳丁斯	13	20	19	11	19	21	21	12
147	萨摩亚群岛	8	40	28	21	17	42	43	33
148	圣马力诺	1	14	5	1	2	12	6	2
149	圣多美和普林西比	25	62	56	52	53	65	60	55
150	沙特阿拉伯	10	35	20	18	15	37	21	19
151	塞内加尔	27	73	61	51	50	79	66	55
152	塞黑	4	23	11	6	6	24	13	7
153	塞舌尔	8	15	12	8	12	19	10	10
154	塞拉利昂	45	166	150	123	114	176	159	130
155	新加坡	1	7	3	2	2	8	3	3
156	斯洛伐克	4	12	8	6	7	14	10	7
157	斯洛文尼亚	2	8	5	2	2	10	6	2
158	所罗门群岛	12	31	30	30	23	32	31	30
159	索马里	52	109	109	109	108	110	110	110
160	南非	18	48	54	43	41	54	61	49
161	西班牙	3	7	4	3	4	8	5	4
162	斯里兰卡	10	23	17	13	14	26	20	15
163	苏丹	35	78	73	69	66	75	70	67
164	苏里南	14	44	33	24	27	48	37	25
165	斯威士兰	21	67	71	52	55	71	75	55
166	瑞典	2	6	3	2	2	7	4	2
167	瑞士	3	7	5	4	4	7	5	4
168	叙利亚	9	30	19	14	14	36	22	17
169	塔吉克斯坦	25	91	75	52	52	106	87	60
170	泰国	8	26	17	12	11	30	19	13
171	马其顿	8	32	17	10	10	33	18	11
172	东帝汶	24	138	84	48	46	155	94	54
173	多哥	32	89	78	64	66	103	90	74
174	汤加	8	19	18	17	13	23	19	18
175	特立尼达和多巴哥	18	30	30	31	24	33	34	33
176	突尼斯	9	40	23	18	14	44	26	20
177	土耳其	8	69	36	18	12	75	40	20
178	土库曼斯坦	23	81	59	41	47	93	68	48
179	图瓦卢	14	42	35	29	27	43	37	29
180	乌干达	26	111	94	79	63	125	105	89
181	乌克兰	6	18	17	13	11	22	20	16
182	阿联酋	4	15	10	7	6	16	11	7
183	英国	3	8	6	5	5	9	6	5
184	坦桑尼亚	26	99	86	68	50	102	88	70
185	美国	4	10	7	7	7	11	8	7
186	乌拉圭	6	22	14	11	9	24	16	12
187	乌兹别克斯坦	23	61	53	32	44	65	56	34
188	瓦努阿图	7	33	21	14	12	33	21	14
189	委内瑞拉	10	27	20	15	16	30	23	17
190	越南	12	39	24	19	19	39	23	19
191	也门	32	88	72	51	57	94	77	54
192	赞比亚	30	108	99	86	69	119	110	96
193	津巴布韦	27	54	69	56	51	56	72	59

附录2-2　续表7

率(‰)			5岁以下儿童死亡率(‰)									
女			合计				男			女		
1990	2000	2009	1990	2000	2009	2010	1990	2000	2009	1990	2000	2009
14	13	19	21	16	20	16	25	17	20	18	15	20
19	17	10	25	23	12	21	26	26	13	24	20	12
38	10	8	50	34	25	20	51	47	36	49	18	14
16	4	0	15	5	2	2	12	6	3	18	4	0
58	53	49	95	85	78	80	98	89	81	91	82	75
33	19	17	43	23	21	18	47	25	23	39	21	19
67	56	46	151	120	93	75	161	128	99	140	111	86
22	9	5	26	13	7	7	28	15	8	25	11	6
11	13	7	17	14	10	14	21	13	11	12	14	8
157	142	116	285	250	192	174	300	263	202	270	237	182
7	2	2	9	4	3	3	10	4	3	8	4	2
10	7	5	14	10	7	8	16	12	8	12	8	6
7	4	2	10	6	3	3	12	6	3	8	5	3
31	30	29	38	37	36	27	37	36	35	39	38	37
107	107	107	180	180	180	180	178	178	178	182	182	182
42	47	37	62	77	62	57	70	88	70	53	66	53
7	4	3	9	6	4	5	10	6	4	8	5	4
20	15	11	28	21	16	17	33	24	18	24	17	13
81	76	72	124	115	108	103	116	108	102	131	122	115
39	30	23	51	38	26	31	55	41	27	47	35	25
64	68	49	92	105	73	78	95	108	75	90	102	71
5	3	2	7	4	3	3	8	5	3	6	3	3
6	4	4	9	6	4	5	9	6	5	8	5	4
24	15	11	36	22	16	16	44	26	19	29	17	13
76	63	43	117	94	61	63	136	109	71	97	78	51
22	15	10	32	20	13	13	36	22	15	27	18	12
30	16	9	36	19	10	12	37	20	12	35	18	9
120	73	42	184	106	56	55	207	120	64	158	92	49
75	65	54	150	124	98	103	171	141	111	129	106	84
16	16	15	22	20	19	16	24	22	20	20	19	18
27	26	29	34	34	35	27	38	40	38	31	29	32
35	20	15	50	27	21	16	54	31	23	45	24	18
62	33	17	84	42	20	13	92	45	22	76	38	18
67	49	35	99	71	45	56	112	81	52	84	61	39
41	32	29	53	42	35	33	54	42	35	52	43	35
97	82	69	184	154	128	99	203	170	140	165	138	114
14	13	10	21	19	15	13	26	24	19	16	14	11
13	9	6	17	11	7	7	19	12	8	15	10	7
7	5	4	10	6	5	5	11	7	6	8	6	5
96	84	66	162	139	108	76	161	138	107	163	141	109
8	7	6	11	9	8	8	13	9	8	10	8	7
21	12	10	25	16	13	11	27	19	15	23	14	12
57	49	30	74	62	36	52	77	65	38	70	60	35
33	21	14	40	25	16	14	39	24	16	42	26	17
23	17	13	32	23	17	18	35	26	20	28	20	15
40	24	20	55	29	24	23	58	31	25	53	28	23
82	67	47	125	100	66	77	128	103	68	121	97	64
95	88	77	179	166	141	111	196	182	155	161	149	127
52	66	54	81	116	89	80	84	120	93	78	111	86

附录2-3 卫生服务覆盖

序列	国家	产前检查率（至少4次）(%) 2005～2011	熟练卫生人员接生比例(%) 2005～2011	1岁儿童疫苗接种率(%) 2010			结核病人检出率(%) 2010	新涂阳结核病人治疗成功率(%) 2009	HIV感染者接受ARV治疗率(%) 2010
				流感	百白破	乙肝			
1	阿富汗	16	34	66	66	66	47	86	3
2	阿尔巴尼亚	67	99	99	99	99	97	89	…
3	阿尔及利亚	…	95	95	95	95	70	91	32
4	安道尔	…	…	98	99	96	110	100	…
5	安哥拉	47	49	91	91	91	77	72	33
6	安提瓜和巴布达	…	100	98	98	98	140	67	…
7	阿根廷	25	98	94	94	94	66	46	79
8	亚美尼亚	71	100	48	94	94	62	73	30
9	澳大利亚	92	99	92	92	92	84	80	…
10	奥地利	…	99	83	83	83	84	66	…
11	阿塞拜疆	45	88	…	72	49	63	62	32
12	巴哈马群岛	…	99	98	99	98	79	81	…
13	巴林群岛	100	97	99	99	99	84	98	…
14	孟加拉国	23	27	95	95	95	46	92	33
15	巴巴多斯岛	…	100	86	86	86	130	100	…
16	巴拉若斯	…	100	…	98	96	74	64	51
17	比利时	…	…	97	99	97	…	…	…
18	伯利兹	…	88	96	96	96	120	…	53
19	贝宁湾	61	74	83	83	83	45	90	58
20	不丹	77	58	…	91	91	120	92	27
21	玻利维亚	72	71	80	80	80	62	86	20
22	波黑	…	99	80	90	90	71	99	…
23	博茨瓦纳	73	95	…	96	93	70	79	93
24	巴西	89	99	99	98	96	88	72	70
25	文莱	100	100	95	95	96	88	71	…
26	保加利亚	…	99	91	94	95	79	85	24
27	布基纳法索	…	67	95	95	95	53	76	49
28	布隆迪	…	60	96	96	96	70	90	34
29	柬埔寨	59	71	92	92	92	65	95	92
30	喀麦隆	…	64	84	84	84	69	78	38
31	加拿大	99	99	80	80	17	83	75	…
32	佛得角	72	76	…	99	98	49	…	43
33	中非	…	41	54	54	54	47	53	24
34	乍得	…	…	59	59	59	31	76	39
35	智利	…	100	92	92	92	75	72	88
36	中国	…	96	…	99	99	87	95	32
37	哥伦比亚	89	95	88	88	88	72	77	34
38	科摩罗	…	…	81	74	81	…	…	>95
39	刚果	75	83	90	90	90	68	78	42
40	库克岛	…	100	99	99	99	…	…	…
41	哥斯达黎加	97	95	90	88	89	78	54	65
42	科特迪瓦	45	57	85	85	85	83	79	37
43	克罗地亚	…	100	96	96	97	73	63	89
44	古巴	…	100	96	96	96	79	90	95
45	塞浦路斯	…	98	96	99	96	…	…	…
46	捷克	95	100	99	99	99	…	…	…
47	朝鲜	94	100	…	93	93	100	89	…
48	刚果	44	80	63	63	63	53	88	14

附录2-3　续表1

序列	国家	产前检查率（至少4次）（%）2005～2011	熟练卫生人员接生比例（%）2005～2011	1岁儿童疫苗接种率（%）2010			结核病人检出率（%）2010	新涂阳结核病人治疗成功率（%）2009	HIV感染者接受ARV治疗率（%）2010
				流感	百白破	乙肝			
49	丹麦	…	98	90	90	…	…	…	…
50	吉布提	…	78	88	88	88	76	79	18
51	多米尼加	…	94	98	98	98	90	100	…
52	多米尼加共和国	95	94	81	88	84	59	85	72
53	厄瓜多尔	…	89	99	99	98	51	75	63
54	埃及	66	79	…	97	97	64	88	10
55	萨尔瓦多	78	85	92	92	92	96	89	59
56	赤道几内亚	…	…	…	33	…	87	66	24
57	厄立特里亚	…	…	99	99	99	55	85	42
58	爱沙尼亚	…	99	94	94	94	85	59	…
59	埃塞俄比亚	12	10	86	86	86	72	84	…
60	斐济	…	100	99	99	99	82	94	33
61	芬兰	…	99	98	99	…	87	68	…
62	法国	99	98	97	99	42	…	…	…
63	加蓬	…	…	45	45	45	42	55	53
64	冈比亚	…	52	98	98	94	44	89	35
65	乔治亚	71	100	67	91	95	100	75	65
66	德国	…	99	94	93	90	87	69	…
67	加纳	78	55	94	94	94	70	87	35
68	希腊	…	…	83	99	95	…	…	…
69	格林纳达	…	100	97	97	97	93	50	…
70	危地马拉	…	51	94	94	94	37	83	53
71	几内亚	50	46	57	57	57	33	79	57
72	几内亚比绍	70	44	76	76	76	62	67	48
73	圭亚那	79	87	95	95	95	85	70	84
74	海地	54	26	…	59	…	62	79	51
75	洪都拉斯	81	66	98	98	98	74	86	51
76	匈牙利	…	100	99	99	…	…	…	38
77	冰岛	…	…	96	96	…	140	75	…
78	印度	50	58	…	72	37	59	88	…
79	印尼	82	77	…	83	83	66	91	24
80	伊朗	94	99	…	99	99	81	83	7
81	伊拉克	…	80	…	65	64	48	90	…
82	爱尔兰	…	100	94	94	94	88	66	…
83	以色列	…	…	93	96	96	93	86	…
84	意大利	85	100	95	96	96	58	…	…
85	牙买加	87	98	99	99	99	72	70	57
86	日本	…	100	…	98	…	84	52	…
87	约旦	94	99	98	98	98	100	75	…
88	哈萨克斯坦	…	99	96	99	99	82	62	30
89	肯尼亚	47	44	83	83	83	82	86	61
90	基里巴斯	…	98	91	91	91	78	97	…
91	科威特	…	99	98	98	99	86	85	…
92	吉尔吉斯	…	97	96	96	96	66	82	12
93	老挝	…	37	74	74	74	72	93	51
94	拉脱维亚	…	99	88	89	89	100	75	18
95	黎巴嫩	…	…	74	74	74	71	82	37
96	莱索托	70	62	83	83	83	85	70	57

附录2-3　续表2

序列	国家	产前检查率(至少4次)(%) 2005～2011	熟练卫生人员接生比例(%) 2005～2011	1岁儿童疫苗接种率(%) 2010			结核病人检出率(%) 2010	新涂阳结核病人治疗成功率(%) 2009	HIV感染者接受ARV治疗率(%) 2010
				流感	百白破	乙肝			
97	利比里亚	66	46	64	64	64	56	83	27
98	利比亚	…	100	98	98	98	…	…	…
99	立陶宛	…	100	95	95	94	76	76	27
100	卢森堡	…	…	98	99	94	54	…	…
101	马达加斯加	49	44	74	74	74	44	82	1
102	马拉维	46	71	93	93	93	65	88	…
103	马来西亚	…	99	94	94	95	80	78	36
104	马尔代夫	85	95	…	96	97	83	47	14
105	马里	35	49	77	76	76	51	78	46
106	马耳他	…	100	76	76	86	40	80	…
107	马歇尔群岛	77	86	92	94	97	70	84	…
108	毛利塔尼亚	…	57	64	64	64	21	63	22
109	毛里求斯	…	100	99	99	99	44	88	16
110	墨西哥	…	95	95	95	93	110	86	78
111	密克罗尼西亚	…	100	70	85	88	70	88	…
112	摩纳哥	…	…	99	99	99	…	…	…
113	蒙古	81	99	96	96	96	72	88	26
114	黑山	…	100	90	94	90	92	86	…
115	摩洛哥	…	74	99	99	98	97	84	30
116	莫桑比克	…	55	74	74	74	34	85	40
117	缅甸	43	71	…	90	90	71	85	24
118	纳米比亚	70	81	83	83	83	82	85	90
119	瑙鲁	40	97	99	99	99	73	…	…
120	尼泊尔	29	36	…	82	82	72	90	18
121	荷兰	…	…	97	97	…	85	80	…
122	新西兰	…	96	89	93	90	90	76	…
123	尼加拉瓜	78	74	98	98	98	100	85	>95
124	尼日尔	15	18	70	70	70	35	79	29
125	尼日利亚	45	34	…	69	66	40	83	26
126	纽埃岛	…	100	99	99	99	…	…	…
127	挪威	…	99	94	93	…	…	…	…
128	阿曼	85	99	99	99	98	85	98	44
129	巴基斯坦	28	45	88	88	88	65	91	9
130	帕劳群岛	81	100	66	49	80	75	75	…
131	巴拿马	…	89	94	94	94	89	80	36
132	巴布亚新几内亚	29	40	56	56	56	70	72	54
133	巴拉圭	91	85	98	90	98	77	80	66
134	秘鲁	93	84	93	93	93	100	81	57
135	菲律宾	78	62	…	87	85	65	89	51
136	波兰	…	100	99	99	98	80	67	34
137	葡萄牙	…	…	97	98	97	…	…	…
138	卡塔尔	…	100	97	97	97	87	80	…
139	韩国	97	100	…	94	94	90	83	…
140	摩尔多瓦	89	100	63	90	98	63	53	25
141	罗马尼亚	…	99	…	97	98	74	85	69
142	俄罗斯	…	100	…	97	97	78	55	…
143	卢旺达	24	69	80	80	80	60	85	88
144	圣基茨和尼维斯	…	…	96	95	96	50	80	…

附录2-3　续表3

序列	国家	产前检查率(至少4次)(%) 2005～2011	熟练卫生人员接生比例(%) 2005～2011	1岁儿童疫苗接种率(%) 2010			结核病人检出率(%) 2010	新涂阳结核病人治疗成功率(%) 2009	HIV感染者接受ARV治疗率(%) 2010
				流感	百白破	乙肝			
145	圣卢西亚岛	99	100	97	97	97	65	57	…
146	圣文森特和格林纳丁斯	…	98	99	99	99	56	0	…
147	萨摩亚群岛	58	81	87	87	87	71	90	…
148	圣马力诺	…	100	92	92	92	…	…	…
149	圣多美和普林西比	72	81	98	98	98	76	98	34
150	沙特阿拉伯	…	100	98	98	98	88	65	…
151	塞内加尔	40	65	70	70	70	31	85	50
152	塞黑	…	100	91	91	89	130	85	34
153	塞舌尔	…	99	99	99	99	64	64	…
154	塞拉利昂	56	31	90	90	90	32	79	31
155	新加坡	…	100	…	97	96	87	82	…
156	斯洛伐克	…	100	99	99	99	88	82	81
157	斯洛文尼亚	…	100	96	96	…	79	87	…
158	所罗门群岛	65	70	79	79	79	58	88	…
159	索马里	6	9	…	45	…	38	85	3
160	南非	…	…	45	63	56	72	73	55
161	西班牙	…	…	97	97	97	87	…	…
162	斯里兰卡	93	99	99	99	99	69	86	25
163	苏丹	…	23	75	90	75	50	80	5
164	苏里南	…	87	86	88	88	…	…	45
165	斯威士兰	79	82	89	89	89	66	69	72
166	瑞典	…	…	98	98	…	87	85	…
167	瑞士	…	100	94	96	…	55	…	…
168	叙利亚	…	96	80	80	84	90	88	…
169	塔吉克斯坦	49	88	93	93	93	44	81	16
170	泰国	80	99	…	99	98	70	86	67
171	马其顿	…	100	89	95	90	89	90	…
172	东帝汶	55	30	…	72	72	…	…	…
173	多哥	55	60	92	92	92	10	81	50
174	汤加	86	98	99	99	99	63	83	…
175	特立尼达和多巴哥	…	97	90	90	90	87	69	…
176	突尼斯	68	95	…	98	98	91	83	10
177	土耳其	74	91	96	96	94	77	91	56
178	土库曼斯坦	…	100	58	96	96	96	84	…
179	图瓦卢	67	93	89	89	89	60	88	…
180	乌干达	48	42	60	60	60	61	67	47
181	乌克兰	75	99	81	90	84	73	60	13
182	阿联酋	…	100	94	94	94	57	73	…
183	英国	…	…	97	96	…	91	…	…
184	坦桑尼亚	43	49	91	91	91	77	88	42
185	美国	96	99	93	95	92	88	60	…
186	乌拉圭	90	100	95	95	95	97	80	71
187	乌兹别克斯坦	…	100	99	99	99	48	81	28
188	瓦努阿图	…	74	…	68	59	70	96	…
189	委内瑞拉	…	…	78	78	78	66	84	57
190	越南	…	84	63	93	88	54	92	52
191	也门	…	36	87	87	87	76	88	…
192	赞比亚	60	47	82	82	82	73	90	72
193	津巴布韦	71	66	83	83	83	56	78	59

附录2-4 环境危险因素

序列	国家	安全饮用水普及率(%)							卫生厕所普及率(%)						
		城市		农村		合计			城市		农村		合计		
		2000	2008	2000	2008	2000	2008	2010	2000	2008	2000	2008	2000	2008	2010
1	阿富汗	37	78	17	39	21	48	50	43	60	27	30	30	37	37
2	阿尔巴尼亚	100	96	94	98	97	97	95	97	98	83	98	89	98	94
3	阿尔及利亚	93	85	84	79	89	83	83	99	98	82	88	92	95	95
4	安道尔	100	100	100	100	100	100	100	100	100	100	100	100	100	100
5	安哥拉	49	60	39	38	44	50	51	67	86	13	18	40	57	58
6	安提瓜和巴布达	95	95	89	…	91	…	…	98	98	94	…	95	…	…
7	阿根廷	98	98	78	80	96	97	…	91	91	74	77	89	90	…
8	亚美尼亚	99	98	83	93	93	96	98	95	95	79	80	89	90	90
9	澳大利亚	100	100	100	100	100	100	100	100	100	100	100	100	100	100
10	奥地利	100	100	100	100	100	100	100	100	100	100	100	100	100	100
11	阿塞拜疆	93	88	58	71	76	80	80	90	51	70	39	80	45	82
12	巴哈马群岛	98	98	86	…	97	…	…	100	100	100	100	100	100	100
13	巴林群岛	100	100	…	…	…	…	…	100	100	…	…	…	…	…
14	孟加拉国	86	85	77	78	79	80	81	51	56	26	52	32	53	56
15	巴巴多斯岛	100	100	100	100	100	100	100	99	100	100	100	100	100	100
16	巴拉若斯	100	100	100	99	100	100	100	91	91	96	97	92	93	93
17	比利时	100	100	…	100	…	100	100	…	100	…	100	…	100	100
18	伯利兹	100	99	82	100	91	99	98	71	93	25	86	47	90	90
19	贝宁湾	76	84	57	69	64	75	75	51	24	8	4	24	12	13
20	不丹	98	99	79	88	81	92	96	71	87	50	54	52	65	44
21	玻利维亚	94	96	62	67	82	86	88	52	34	19	9	39	25	27
22	波黑	99	100	96	98	97	99	99	99	99	93	92	96	95	95
23	博茨瓦纳	100	99	90	90	95	95	96	60	74	28	39	45	60	62
24	巴西	96	99	57	84	89	97	98	83	87	37	37	74	80	79
25	文莱	…	…	…	…	…	…	…	…	…	…	…	…	…	…
26	保加利亚	100	100	97	100	99	100	100	100	100	96	100	99	100	100
27	布基纳法索	83	95	51	72	56	76	79	33	33	4	6	9	11	17
28	布隆迪	89	83	69	71	71	72	72	43	49	42	46	42	46	46
29	柬埔寨	60	81	33	56	38	61	64	51	67	9	18	16	29	31
30	喀麦隆	84	92	41	51	63	74	77	54	56	39	35	47	47	49
31	加拿大	100	100	99	99	100	100	100	100	100	99	99	100	100	100
32	佛得角	86	85	73	82	80	84	88	61	65	19	38	41	54	61
33	中非	85	92	49	51	63	67	67	32	43	16	28	22	34	34
34	乍得	46	67	30	44	34	50	51	21	23	3	4	7	9	13
35	智利	98	99	65	75	93	96	96	95	98	67	83	91	96	96
36	中国	97	98	71	82	80	89	91	69	58	53	52	59	55	64
37	哥伦比亚	98	99	73	73	91	92	92	83	81	51	55	74	74	77
38	科摩罗	93	91	85	97	88	95	95	42	50	22	30	29	36	36
39	刚果	95	95	35	34	70	71	71	19	31	21	29	20	30	18
40	库克岛	99	98	87	…	95	…	…	100	100	99	100	100	100	100
41	哥斯达黎加	99	100	95	91	97	97	97	96	95	95	96	96	95	95
42	科特迪瓦	87	93	66	68	75	80	80	38	36	10	11	22	23	24
43	克罗地亚	100	100	98	97	99	99	99	99	99	98	98	99	99	99
44	古巴	95	96	78	89	91	94	94	99	94	95	81	98	91	91
45	塞浦路斯	100	100	100	100	100	100	100	100	100	100	100	100	100	100
46	捷克	100	100	100	100	100	100	100	100	99	98	97	99	98	98
47	朝鲜	100	100	100	100	100	100	98	58	…	60	…	59	…	80
48	刚果	85	80	28	28	45	46	45	45	23	17	23	25	23	24

附录2-4　续表1

低出生体重发生率(%) 2005～2010	5岁以下儿童 2005～2011			成人(≥20岁)肥胖率(%) 2008		成人(>15岁)平均饮酒精量 (升/人/年) 2008	成人(>15岁)吸烟率(%) 2009		未成年人(13～15岁)吸烟率(%) 2005～2010	
	发育迟缓率(%)	低体重率(%)	超重率(%)	男	女		男	女	男	女
…	…	…	…	1.5	3.3	<0.1	…	…	…	…
7	23.1	6.3	23.4	21.7	20.5	7.3	60.0	19.0	18.0	7.0
6	15.9	3.7	12.9	10.7	24.3	0.7	…	…	26.0	6.0
…	…	…	…	25.7	22.6	10.2	38.0	32.0	…	…
…	29.2	15.6	…	3.8	10.2	5.6	…	…	…	…
5	…	…	…	18.1	33.1	8.2	…	…	24.0	16.0
7	8.2	2.3	9.9	27.4	31.0	9.4	32.0	22.0	26.0	30.0
7	18.2	4.2	11.7	14.4	30.2	13.7	51.0	2.0	11.0	4.0
…	…	…	…	25.2	24.9	10.2	22.0	19.0	…	…
…	…	…	…	19.2	17.1	12.4	47.0	45.0	…	…
10	26.8	8.4	13.9	15.8	32.1	13.3	41.0	…	…	…
11	…	…	…	26.7	42.6	8.7	…	…	18.0	15.0
…	…	…	…	28.9	38.2	4.2	34.0	8.0	…	…
22	43.2	41.3	1.1	1.0	1.3	0.2	46.0	2.0	9.0	5.0
12	…	…	…	21.6	44.2	6.4	13.0	1.0	35.0	23.0
4	4.5	1.3	9.7	19.7	26.4	18.9	49.0	9.0	…	…
…	…	…	…	21.2	16.9	10.4	30.0	22.0	…	…
14	22.2	4.9	13.7	24.4	45.4	5.9	23.0	3.0	22.0	15.0
15	44.7	20.2	11.4	3.5	9.5	2.1	15.0	1.0	…	…
10	33.5	12.7	7.6	4.7	6.6	0.5	…	…	28.0	12.0
6	27.2	4.5	8.7	10.0	27.1	5.8	42.0	18.0	…	…
5	11.8	1.6	25.6	22.7	25.3	9.6	47.0	36.0	16.0	11.0
13	31.4	11.2	11.2	3.0	22.8	7.0	…	…	27.0	21.0
8	7.1	2.2	7.3	16.5	22.1	10.1	22.0	13.0	29.0	31.0
…	…	…	…	8.5	7.2	1.9	32.0	4.0	…	…
9	…	…	…	22.0	20.4	11.4	48.0	27.0	26.0	32.0
16	35.1	26.0	…	1.7	3.0	7.3	18.0	8.0	23.0	12.0
11	57.7	35.2	…	2.8	3.7	9.7	…	…	21.0	17.0
9	40.9	29.0	1.9	1.6	2.8	4.7	42.0	3.0	…	…
11	36.4	16.6	9.6	7.0	15.1	7.9	14.0	2.0	14.0	8.0
…	…	…	…	24.6	23.9	10.2	24.0	17.0	…	…
6	…	…	…	6.3	15.3	5.0	14.0	3.0	15.0	12.0
13	…	…	…	2.0	5.3	3.2	…	…	30.0	35.0
…	…	…	…	2.4	3.8	4.4	22.0	3.0	21.0	14.0
6	2.0	0.5	9.5	24.5	33.6	8.8	38.0	33.0	30.0	40.0
3	9.4	3.4	6.6	4.6	6.5	5.6	51.0	2.0	7.0	4.0
6	12.7	3.4	4.8	11.9	23.7	6.6	…	…	27.0	28.0
…	…	…	…	3.5	5.3	0.3	24.0	9.0	22.0	15.0
13	31.2	11.8	8.5	2.8	7.5	4.5	10.0	…	28.0	20.0
…	…	…	…	59.7	68.5	3.2	43.0	31.0	34.0	36.0
7	5.6	1.1	8.1	20.9	28.3	5.8	24.0	8.0	16.0	13.0
17	39.0	29.4	4.9	3.9	9.7	6.5	17.0	4.0	26.0	11.0
5	…	…	…	22.8	19.4	15.0	36.0	30.0	23.0	26.0
5	…	…	…	13.3	27.5	5.1	…	…	20.0	15.0
…	…	…	…	24.8	21.9	8.8	…	…	13.0	8.0
…	…	…	…	30.5	26.5	16.5	43.0	31.0	36.0	34.0
6	32.4	18.8	0.0	3.7	3.9	4.3	…	…	…	…
10	45.8	28.2	6.8	0.7	3.0	3.4	10.0	2.0	37.0	29.0

附录2-4　续表2

序列	国家	安全饮用水普及率(%)							卫生厕所普及率(%)						
		城市		农村		合计			城市		农村		合计		
		2000	2008	2000	2008	2000	2008	2010	2000	2008	2000	2008	2000	2008	2010
49	丹麦	100	100	100	100	100	100	100	100	100	100	100	100	100	100
50	吉布提	88	98	61	52	83	92	88	76	63	11	10	65	56	50
51	多米尼加	100	…	90	…	97	…	…	86	…	75	…	83	…	…
52	多米尼加共和国	97	87	84	84	92	86	86	79	87	67	74	74	83	83
53	厄瓜多尔	92	97	81	88	88	94	94	90	96	65	84	80	92	92
54	埃及	99	100	95	98	97	99	99	79	97	47	92	61	94	95
55	萨尔瓦多	92	94	60	76	79	87	88	89	89	72	83	82	87	87
56	赤道几内亚	45	…	42	…	43	…	…	60	…	46	…	51	…	…
57	厄立特里亚	70	74	50	57	54	61	…	16	52	2	4	4	14	…
58	爱沙尼亚	100	99	99	97	100	98	98	96	96	94	94	95	95	95
59	埃塞俄比亚	87	98	19	26	29	38	44	24	29	4	8	7	12	21
60	斐济	43	…	51	…	47	…	98	87	…	55	…	70	…	83
61	芬兰	100	100	100	100	100	100	100	100	100	100	100	100	100	100
62	法国	100	100	100	100	100	100	100	…	100	…	100	…	100	100
63	加蓬	95	95	47	41	85	87	87	37	33	30	30	36	33	33
64	冈比亚	95	96	77	86	86	92	89	49	68	49	65	49	67	68
65	乔治亚	95	100	78	96	87	98	98	95	96	91	93	93	95	95
66	德国	100	100	100	100	100	100	100	100	100	100	100	100	100	100
67	加纳	88	90	59	74	72	82	86	14	18	5	7	9	13	14
68	希腊	100	100	97	99	99	100	100	99	99	96	97	98	98	98
69	格林纳达	97	97	93	…	94	…	…	96	96	97	97	97	97	97
70	危地马拉	96	98	86	90	91	94	92	89	89	72	73	80	81	78
71	几内亚	84	89	50	61	61	71	74	28	34	11	11	16	19	18
72	几内亚比绍	79	83	49	51	58	61	64	48	49	22	9	30	21	20
73	圭亚那	97	98	86	93	89	94	94	86	85	80	80	82	81	84
74	海地	67	71	50	55	56	63	69	38	24	16	10	24	17	17
75	洪都拉斯	94	95	69	77	80	86	87	74	80	45	62	58	71	77
76	匈牙利	100	100	98	100	99	100	100	100	100	100	100	100	100	100
77	冰岛	100	100	100	100	100	100	100	100	100	100	100	100	100	100
78	印度	94	96	77	84	82	88	92	49	54	13	21	23	31	34
79	印尼	90	89	68	71	77	80	82	69	67	39	36	52	52	54
80	伊朗	99	98	84	…	94	…	96	86	…	78	…	83	…	100
81	伊拉克	94	91	51	55	80	79	79	77	76	63	66	72	73	73
82	爱尔兰	100	100	…	100	…	100	100	…	100	…	98	…	99	99
83	以色列	100	100	100	100	100	100	100	100	100	…	100	…	100	100
84	意大利	100	100	…	100	…	100	100	…	…	…	…	…	…	…
85	牙买加	98	98	87	89	93	94	93	82	82	84	84	83	83	80
86	日本	100	100	100	100	100	100	100	100	100	100	100	100	100	100
87	约旦	99	98	91	91	97	96	97	93	98	78	97	90	98	98
88	哈萨克斯坦	99	99	91	90	96	95	95	97	97	97	98	97	97	97
89	肯尼亚	87	83	42	52	51	59	59	19	27	46	32	41	31	32
90	基里巴斯	77	…	50	…	62	…	…	43	…	20	…	30	…	…
91	科威特	…	99	…	99	…	99	99	…	100	…	100	…	100	100
92	吉尔吉斯	98	99	73	85	82	90	90	93	94	93	93	93	93	93
93	老挝	76	72	39	51	46	57	67	57	86	14	38	22	53	63
94	拉脱维亚	100	100	96	96	99	99	99	82	82	71	71	78	78	…
95	黎巴嫩	100	100	100	100	100	100	100	100	100	87	…	98	…	…
96	莱索托	93	97	74	81	77	85	78	43	40	32	25	34	29	26

附录2-4　续表3

低出生体重发生率(%) 2005～2010	5岁以下儿童 2005～2011			成人(≥20岁)肥胖率(%) 2008		成人(>15岁)平均饮酒精量(升/人/年) 2008	成人(>15岁)吸烟率(%) 2009		未成年人(13～15岁)吸烟率(%) 2005～2010	
	发育迟缓率(%)	低体重率(%)	超重率(%)	男	女		男	女	男	女
…	…	…	…	17.1	15.4	12.0	30.0	28.0	…	…
10	32.6	29.6	13.4	6.7	13.8	1.9	…	…	23.0	14.0
10	…	…	…	10.1	39.1	8.7	11.0	4.0	30.0	20.0
11	10.1	3.4	8.3	14.4	29.3	6.3	17.0	13.0	…	…
8	…	…	…	15.7	28.2	9.4	…	…	31.0	26.0
13	30.7	6.8	20.5	22.5	46.3	0.3	40.0	…	20.0	4.0
…	20.6	6.6	5.7	20.2	32.9	4.0	…	…	18.0	11.0
…	…	…	…	7.9	14.8	6.1	…	…	25.0	17.0
…	…	…	…	1.3	2.3	1.6	10.0	2.0	8.0	5.0
…	…	…	…	20.2	17.6	17.2	46.0	23.0	34.0	28.0
20	50.7	34.6	5.1	0.9	1.6	4.1	8.0	…	…	…
…	…	…	…	21.3	42.2	2.8	18.0	3.0	18.0	10.0
…	…	…	…	21.0	18.6	13.1	28.0	22.0	…	…
…	…	…	…	16.8	14.6	12.5	36.0	27.0	…	…
…	…	…	…	8.4	21.5	9.5	19.0	3.0	…	…
11	27.6	15.8	2.7	2.3	14.4	3.6	31.0	3.0	34.0	37.0
5	11.3	1.1	19.9	15.9	25.7	6.7	57.0	6.0	15.0	3.0
…	1.3	1.1	3.5	23.1	19.2	12.1	33.0	25.0	…	…
13	28.6	14.3	5.9	4.4	11.7	3.1	11.0	3.0	14.0	11.0
…	…	…	…	18.8	16.1	11.0	63.0	41.0	17.0	14.0
9	…	…	…	14.9	32.1	10.7	…	…	25.0	17.0
11	48.0	13.0	4.9	13.8	26.7	7.1	22.0	4.0	20.0	13.0
12	40.0	20.8	…	4.3	5.1	0.8	25.0	2.0	31.0	20.0
11	28.1	17.2	…	2.6	8.1	3.9	…	…	12.0	10.0
19	18.2	10.8	6.8	8.3	27.1	8.7	27.0	6.0	25.0	16.0
25	29.7	18.9	3.9	8.4	8.4	5.9	…	…	22.0	24.0
10	29.9	8.6	5.8	12.9	26.3	4.4	…	3.0	…	…
…	…	…	…	26.2	22.9	16.1	43.0	33.0	28.0	27.0
…	…	…	…	23.4	20.3	7.4	27.0	21.0	…	…
28	47.9	43.5	1.9	1.3	2.5	2.7	26.0	4.0	19.0	8.0
9	40.1	19.6	11.2	2.5	6.9	0.6	61.0	5.0	41.0	6.0
7	…	…	…	13.6	29.5	1.0	26.0	2.0	33.0	20.0
15	27.5	7.1	15.0	22.3	36.2	0.5	31.0	4.0	18.0	15.0
…	…	…	…	25.7	23.3	14.9	…	…	…	…
…	…	…	…	23.2	27.6	2.5	29.0	13.0	…	…
…	…	…	…	19.3	14.9	9.7	33.0	19.0	…	…
12	5.7	1.9	…	10.0	38.2	5.2	…	…	31.0	25.0
…	…	…	…	5.5	3.5	7.8	42.0	12.0	…	…
13	8.3	1.9	6.6	27.3	41.7	0.7	47.0	6.0	34.0	19.0
6	17.5	4.9	14.8	20.2	27.4	11.1	40.0	9.0	12.0	8.0
8	35.2	16.4	5.0	2.5	6.8	3.9	26.0	1.0	15.0	15.0
…	…	…	…	37.7	53.6	2.7	71.0	43.0	43.0	32.0
…	3.8	1.7	9.0	37.2	52.4	0.1	35.0	4.0	25.0	11.0
5	18.1	2.7	10.7	11.7	21.6	4.7	45.0	2.0	10.0	4.0
11	47.6	31.6	1.3	1.7	4.1	7.0	51.0	4.0	8.0	4.0
…	…	…	…	21.5	21.8	13.5	50.0	22.0	42.0	34.0
…	…	…	…	26.4	29.7	2.3	46.0	31.0	66.0	54.0
…	45.2	16.6	6.8	3.1	26.6	5.6	…	…	26.0	22.0

附录2-4　续表4

序列	国家	安全饮用水普及率(%)							卫生厕所普及率(%)						
		城市		农村		合计			城市		农村		合计		
		2000	2008	2000	2008	2000	2008	2010	2000	2008	2000	2008	2000	2008	2010
97	利比里亚	75	79	49	51	63	68	73	51	25	10	4	32	17	18
98	利比亚	72	…	68	…	71	…	…	97	97	96	96	97	97	97
99	立陶宛	…	…	…	…	…	…	…	…	…	…	…	…	…	…
100	卢森堡	100	100	100	100	100	100	100	100	100	100	100	100	100	100
101	马达加斯加	78	71	33	29	45	41	46	17	15	9	10	11	11	15
102	马拉维	94	95	58	77	63	80	83	51	51	56	57	55	56	51
103	马来西亚	100	100	96	99	98	100	100	95	96	93	95	94	96	96
104	马尔代夫	99	99	82	86	87	91	98	100	100	42	96	58	98	97
105	马里	74	81	42	44	51	56	64	57	45	36	32	42	36	22
106	马耳他	100	100	100	100	100	100	100	100	100	…	100	…	100	100
107	马歇尔群岛	83	92	96	99	88	94	94	93	83	57	53	81	72	75
108	毛利塔尼亚	52	52	48	47	50	49	50	39	50	11	9	22	26	26
109	毛里求斯	100	100	100	99	100	99	99	95	93	94	90	94	91	89
110	墨西哥	97	96	81	87	93	94	96	88	90	42	68	76	85	85
111	密克罗尼西亚	94	95	92	…	92	…	…	59	…	16	…	26	…	…
112	摩纳哥	100	100	…	…	…	100	100	100	100	…	…	…	100	100
113	蒙古	93	97	35	49	68	76	82	65	64	26	32	48	50	51
114	黑山	…	100	…	96	…	98	98	…	96	…	86	…	92	90
115	摩洛哥	98	98	58	60	80	81	83	83	83	43	52	65	69	70
116	莫桑比克	77	77	25	29	41	47	47	51	38	16	4	27	17	18
117	缅甸	83	75	66	69	71	71	83	74	86	53	79	59	81	76
118	纳米比亚	99	99	72	88	81	92	93	68	60	15	17	32	33	32
119	瑙鲁	…	90	…	…	…	90	88	…	50	…	…	…	50	65
120	尼泊尔	95	93	81	87	83	88	89	42	51	17	27	20	31	31
121	荷兰	100	100	100	100	100	100	100	100	100	100	100	100	100	100
122	新西兰	100	100	…	100	…	100	100	…	…	…	…	…	…	…
123	尼加拉瓜	90	98	59	68	77	85	85	57	63	32	37	46	52	52
124	尼日尔	79	96	34	39	41	48	49	23	34	2	4	5	9	9
125	尼日利亚	71	75	32	42	49	58	58	34	36	24	28	28	32	31
126	纽埃岛	100	100	100	100	100	100	100	100	100	100	100	100	100	100
127	挪威	100	100	100	100	100	100	100	…	100	…	100	…	100	100
128	阿曼	85	92	73	77	82	88	89	97	97	61	…	87	…	99
129	巴基斯坦	95	95	85	87	88	90	92	85	72	30	29	48	45	48
130	帕劳群岛	78	…	95	…	90	…	85	92	96	52	…	65	…	100
131	巴拿马	98	97	80	83	92	93	…	77	75	53	51	69	69	…
132	巴布亚新几内亚	88	87	32	33	39	41	40	67	71	41	41	44	45	45
133	巴拉圭	89	99	44	66	69	86	86	88	90	40	40	67	70	71
134	秘鲁	91	90	56	61	81	82	85	80	81	28	36	65	68	71
135	菲律宾	94	93	84	87	90	91	92	78	80	64	69	72	76	74
136	波兰	100	100	…	100	…	100	…	…	96	…	80	…	90	…
137	葡萄牙	99	99	98	100	99	99	99	99	100	95	100	97	100	100
138	卡塔尔	100	100	100	100	100	100	100	100	100	100	100	100	100	100
139	韩国	97	100	71	88	92	98	98	…	100	…	100	…	100	100
140	摩尔多瓦	97	96	88	85	92	90	96	86	85	72	74	78	79	85
141	罗马尼亚	97	…	70	…	85	…	…	88	88	54	54	73	72	…
142	俄罗斯	99	98	88	89	96	96	97	93	93	70	70	87	87	70
143	卢旺达	86	77	62	62	65	65	65	33	50	24	55	25	54	55
144	圣基茨和尼维斯	99	99	99	99	99	99	99	96	96	96	96	96	96	96

附录2-4　续表5

低出生体重发生率(%) 2005～2010	5岁以下儿童 2005～2011			成人(≥20岁)肥胖率(%) 2008		成人(>15岁)平均饮酒精量(升/人/年) 2008	成人(>15岁)吸烟率(%) 2009		未成年人(13～15岁)吸烟率(%) 2005～2010	
	发育迟缓率(%)	低体重率(%)	超重率(%)	男	女		男	女	男	女
14	39.4	20.4	4.2	3.1	7.7	5.1	14.0	…	14.0	12.0
…	21.0	5.6	22.4	21.5	41.3	0.1	47.0	…	11.0	5.0
…	…	…	…	23.9	24.7	16.3	50.0	22.0	38.0	29.0
…	…	…	…	24.5	22.2	12.8	…	…	…	…
16	49.2	…	…	1.8	1.5	1.3	…	…	33.0	14.0
13	47.8	13.8	9.2	2.6	6.2	1.4	26.0	4.0	17.0	11.0
11	17.2	12.9	…	10.4	17.9	0.9	50.0	2.0	35.0	9.0
…	20.3	17.8	6.5	6.5	26.1	…	43.0	11.0	9.0	3.0
19	38.5	27.9	4.7	2.4	6.8	1.0	28.0	2.0	23.0	9.0
…	…	…	…	26.1	26.8	4.1	30.0	21.0	…	…
18	…	…	…	38.8	53.9	…	36.0	7.0	29.0	22.0
34	23.0	15.9	1.0	4.3	23.3	0.1	29.0	4.0	28.0	18.0
…	…	…	…	12.9	23.0	3.5	31.0	2.0	20.0	8.0
7	15.5	3.4	7.6	26.7	38.4	8.6	24.0	8.0	28.0	29.0
…	…	…	…	30.9	53.4	5.3	30.0	18.0	52.0	40.0
…	…	…	…	…	…	…	…	…	…	…
5	27.5	5.3	14.2	11.9	20.7	3.4	48.0	6.0	26.0	16.0
4	7.9	2.2	15.6	22.8	20.7	…	…	…	7.0	6.0
…	…	…	…	11.1	23.1	1.2	33.0	2.0	13.0	8.0
16	43.7	18.3	3.6	2.6	7.8	2.3	18.0	2.0	13.0	7.0
9	…	…	…	2.0	6.1	0.6	40.0	8.0	23.0	8.0
16	29.6	17.5	4.6	4.3	16.8	11.5	30.0	9.0	32.0	30.0
27	24.0	4.8	2.8	67.5	74.7	4.8	49.0	50.0	…	…
21	49.3	38.8	0.6	1.4	1.6	2.4	36.0	29.0	13.0	5.0
…	…	…	…	16.1	16.1	9.8	31.0	26.0	…	…
…	…	…	…	26.2	27.7	10.0	27.0	24.0	19.0	22.0
9	23.0	5.7	6.2	16.8	31.3	5.2	…	…	…	…
27	54.8	39.9	3.5	1.5	3.7	0.3	9.0	…	12.0	6.0
12	41.0	26.7	10.5	5.1	9.0	12.7	10.0	3.0	19.0	11.0
…	…	…	…	…	…	8.7	…	…	…	…
…	…	…	…	21.6	17.9	8.4	31.0	28.0	…	…
12	9.8	8.6	1.7	19.4	25.9	0.9	12.0	…	5.0	2.0
32	…	…	…	3.5	8.4	<0.1	34.0	6.0	…	…
…	…	…	…	44.9	56.3	9.9	37.0	9.0	58.0	42.0
…	…	…	…	19.4	32.1	7.3	17.0	4.0	11.0	7.0
10	43.9	18.1	3.4	11.8	20.1	3.6	58.0	31.0	55.0	40.0
6	17.5	3.4	7.1	16.2	22.3	7.9	30.0	14.0	21.0	13.0
8	28.2	4.5	9.8	11.1	21.7	6.5	…	9.0	22.0	17.0
21	32.3	20.7	3.3	4.5	8.3	6.1	47.0	10.0	28.0	18.0
…	…	…	…	22.9	22.9	14.4	36.0	25.0	26.0	32.0
…	…	…	…	20.4	22.3	13.9	32.0	16.0	…	…
…	…	…	…	30.8	39.3	1.3	…	…	25.0	13.0
…	…	…	…	6.9	7.7	14.8	49.0	7.0	15.0	11.0
6	11.3	3.2	9.1	10.0	28.8	23.0	43.0	5.0	21.0	7.0
…	…	…	…	16.3	19.0	16.2	46.0	24.0	18.0	10.0
6	…	…	…	18.4	29.8	16.2	59.0	24.0	…	…
6	51.7	18.0	6.7	4.9	4.0	10.0	…	…	13.0	10.0
8	…	…	…	32.0	49.4	10.6	12.0	2.0	10.0	8.0

附录2-4　续表6

序列	国家	安全饮用水普及率(%)							卫生厕所普及率(%)						
		城市		农村		合计			城市		农村		合计		
		2000	2008	2000	2008	2000	2008	2010	2000	2008	2000	2008	2000	2008	2010
145	圣卢西亚岛	98	98	98	98	98	98	96	89	···	89	···	89	···	65
146	圣文森特和格林纳丁斯	···	···	93	···	···	···	···	···	···	96	96	···	···	···
147	萨摩亚群岛	92	···	88	···	89	···	96	100	100	100	100	100	100	98
148	圣马力诺	···	···	···	···	···	···	···	···	···	···	···	···	···	···
149	圣多美和普林西比	89	89	73	88	82	89	89	28	30	15	19	22	26	26
150	沙特阿拉伯	97	97	···	···	···	···	···	100	100	···	···	···	···	···
151	塞内加尔	92	92	59	52	72	69	72	53	69	9	38	27	51	52
152	塞黑	···	99	···	98	···	99	99	···	96	···	88	···	92	92
153	塞舌尔	100	100	75	···	87	···	···	···	97	100	···	···	···	···
154	塞拉利昂	75	86	46	26	57	49	55	21	24	6	6	12	13	13
155	新加坡	100	100	···	···	···	100	100	100	100	···	···	···	100	100
156	斯洛伐克	100	100	100	100	100	100	100	100	100	99	99	100	100	100
157	斯洛文尼亚	···	100	···	99	···	99	99	···	100	···	100	···	100	100
158	所罗门群岛	94	···	65	···	70	···	···	98	98	18	···	31	···	···
159	索马里	36	67	17	9	23	30	29	44	52	10	6	21	23	23
160	南非	99	99	75	78	89	91	91	65	84	47	65	57	77	79
161	西班牙	100	100	100	100	100	100	100	100	100	100	100	100	100	100
162	斯里兰卡	96	98	73	88	77	90	91	88	88	80	92	81	91	92
163	苏丹	79	64	63	52	69	57	58	51	55	24	18	34	34	26
164	苏里南	98	97	73	81	91	93	92	90	90	65	66	83	84	83
165	斯威士兰	87	92	51	61	59	69	71	64	61	46	53	50	55	57
166	瑞典	100	100	100	100	100	100	100	100	100	100	100	100	100	100
167	瑞士	100	100	100	100	100	100	100	100	100	100	100	100	100	100
168	叙利亚	95	94	77	84	86	89	90	95	96	79	95	87	96	95
169	塔吉克斯坦	92	94	47	61	59	70	64	91	95	84	94	86	94	94
170	泰国	98	99	96	98	97	98	96	94	95	92	96	93	96	96
171	马其顿	100	100	99	99	100	100	100	92	92	81	82	88	89	88
172	东帝汶	77	86	56	63	61	69	69	64	76	32	40	40	50	47
173	多哥	83	87	39	41	55	60	61	24	24	5	3	12	12	13
174	汤加	100	100	100	100	100	100	100	98	98	96	96	96	96	96
175	特立尼达和多巴哥	95	98	91	93	91	94	94	92	92	92	92	92	92	92
176	突尼斯	98	99	76	84	90	94	···	95	96	57	64	81	85	···
177	土耳其	96	100	87	96	93	99	100	96	97	71	75	87	90	90
178	土库曼斯坦	···	97	···	···	···	···	···	···	99	···	97	···	98	98
179	图瓦卢	94	98	91	97	93	97	98	90	88	81	81	86	84	85
180	乌干达	85	91	52	64	56	67	72	28	38	32	49	32	48	34
181	乌克兰	100	98	92	97	97	98	98	98	97	91	90	96	95	94
182	阿联酋	100	100	100	100	100	100	100	98	98	95	95	97	97	98
183	英国	100	100	100	100	100	100	100	···	100	···	100	···	100	100
184	坦桑尼亚	84	80	44	45	53	54	53	31	32	35	21	34	24	10
185	美国	100	100	94	94	99	99	99	100	100	99	99	100	100	100
186	乌拉圭	100	100	100	100	100	100	100	100	100	99	99	100	100	100
187	乌兹别克斯坦	98	98	83	81	89	87	87	97	100	93	100	94	100	100
188	瓦努阿图	86	96	52	79	59	82	90	78	66	42	48	50	51	57
189	委内瑞拉	···	···	···	···	···	···	···	···	···	···	···	···	···	···
190	越南	94	99	72	92	77	94	95	78	94	43	67	51	75	76
191	也门	77	72	67	57	70	62	55	84	94	24	33	39	52	53
192	赞比亚	89	87	36	46	54	60	61	53	59	47	43	49	49	48
193	津巴布韦	99	99	71	72	80	82	80	64	56	36	37	45	44	40

附录2-4　续表7

低出生体重发生率(%) 2005～2010	5岁以下儿童 2005～2011			成人(≥20岁)肥胖率(%) 2008		成人(>15岁)平均饮酒精量(升/人/年) 2008	成人(>15岁)吸烟率(%) 2009		未成年人(13～15岁)吸烟率(%) 2005～2010	
	发育迟缓率(%)	低体重率(%)	超重率(%)	男	女		男	女	男	女
11	…	…	…	11.9	31.9	12.1	28.0	12.0	22.0	15.0
8	…	…	…	16.4	33.5	5.0	18.0	6.0	22.0	17.0
10	…	…	…	45.3	66.7	4.5	58.0	23.0	26.0	20.0
…	…	…	…	…	…	…	…	…	…	…
8	31.6	14.4	11.6	6.4	15.4	8.5	9.0	2.0	…	…
…	9.3	5.3	6.1	29.5	43.5	0.3	24.0	1.0	21.0	9.0
19	20.1	14.5	2.4	3.2	12.5	0.5	16.0	…	20.0	10.0
6	8.1	1.8	19.3	25.5	20.3	12.2	38.0	27.0	11.0	10.0
…	…	…	…	15.1	33.7	12.1	24.0	5.0	27.0	25.0
14	37.4	21.3	10.1	3.6	10.1	9.5	39.0	8.0	20.0	24.0
…	…	…	…	6.6	6.2	1.5	35.0	6.0	…	…
…	…	…	…	24.9	24.3	13.3	39.0	19.0	29.0	25.0
…	…	…	…	28.1	25.9	14.9	30.0	22.0	17.0	24.0
13	32.8	11.5	2.5	25.3	39.2	1.4	46.0	19.0	44.0	37.0
…	42.1	32.8	4.7	3.4	7.1	0.5	…	…	16.0	12.0
…	23.9	8.7	…	23.2	42.8	10.2	24.0	8.0	29.0	20.0
…	…	…	…	24.9	23.0	11.8	36.0	27.0	…	…
17	19.2	21.6	0.8	2.6	7.3	0.8	27.0	…	12.0	6.0
…	37.9	31.7	5.3	4.1	8.9	2.6	24.0	2.0	10.0	4.0
…	10.7	7.5	4.0	16.5	34.6	6.6	…	…	21.0	17.0
9	40.4	7.3	…	6.1	37.1	5.1	16.0	2.0	16.0	9.0
…	…	…	…	18.2	15.0	10.0	…	…	…	…
…	…	…	…	18.3	11.6	11.4	31.0	21.0	…	…
10	27.5	10.1	17.9	23.8	39.0	1.5	42.0	…	32.0	19.0
10	39.2	15.0	…	8.0	11.6	3.4	…	…	…	…
7	15.7	7.0	8.0	4.9	11.8	7.1	45.0	3.0	24.0	8.0
6	11.5	1.8	16.2	21.6	18.9	8.9	…	…	12.0	12.0
…	57.7	45.3	5.8	1.5	4.3	0.7	…	…	60.0	53.0
11	26.9	20.5	…	3.0	6.1	1.9	…	…	18.0	8.0
…	…	…	…	49.1	70.3	3.9	44.0	13.0	…	…
19	…	…	…	21.6	38.0	6.2	27.0	11.0	21.0	18.0
5	9.0	3.3	8.8	13.9	33.4	1.1	58.0	5.0	20.0	4.0
11	…	…	…	22.8	35.6	3.0	47.0	15.0	14.0	7.0
4	…	…	…	13.9	14.5	5.0	…	…	…	…
…	10.0	1.6	6.3	…	…	2.1	51.0	20.0	42.0	33.0
14	38.7	16.4	4.9	4.3	4.9	16.4	16.0	3.0	17.0	15.0
4	…	…	…	15.5	23.6	17.5	50.0	13.0	30.0	22.0
6	…	…	…	30.2	43.0	0.5	19.0	2.0	25.0	13.0
…	…	…	…	24.4	25.2	13.2	25.0	23.0	…	…
10	42.5	16.2	5.5	4.0	6.8	7.9	21.0	3.0	12.0	9.0
…	…	…	…	30.2	33.2	9.7	33.0	25.0	15.0	11.0
9	…	…	…	20.7	26.0	9.0	31.0	22.0	21.0	25.0
5	19.6	4.4	12.8	14.5	19.8	3.6	22.0	3.0	3.0	2.0
10	25.9	11.7	4.7	22.9	36.8	1.0	43.0	8.0	34.0	20.0
8	15.6	3.7	6.1	26.6	34.8	7.6	…	…	11.0	7.0
5	30.5	20.2	3.0	1.2	2.0	3.9	48.0	2.0	7.0	2.0
…	…	…	…	10.5	22.7	0.2	35.0	11.0	15.0	11.0
11	45.8	14.9	8.4	1.2	7.0	3.6	24.0	4.0	26.0	26.0
11	35.8	14.0	9.1	2.8	13.8	5.0	30.0	4.0	15.0	8.0

附录2-5　卫生资源

序列	国家	人数　2005～2010			每万人口　2005～2010			每万人口医院床位2005～2011
		医师	口腔医师	护士和助产士	医师	口腔医师	护士和助产士	
1	阿富汗	7248	1035	17257	2	0	5	4
2	阿尔巴尼亚	3685	1035	12455	12	3	39	28
3	阿尔及利亚	40857	11010	65919	12	3	20	…
4	安道尔	266	51	311	39	8	46	25
5	安哥拉	…	…	…	…	…	…	…
6	安提瓜和巴布达	…	…	…	…	…	…	22
7	阿根廷	…	…	…	…	…	…	45
8	亚美尼亚	11234	1943	14386	38	7	48	37
9	澳大利亚	62800	14500	201300	30	7	96	38
10	奥地利	40026	4685	64910	49	6	79	77
11	阿塞拜疆	32798	2457	72356	38	3	83	75
12	巴哈马群岛	…	…	…	…	…	…	31
13	巴林群岛	1103	273	2856	14	4	37	18
14	孟加拉国	43315	2742	39992	3	0	3	3
15	巴巴多斯岛	489	94	1311	18	4	49	68
16	巴拉若斯	49380	5182	125032	52	5	131	111
17	比利时	31578	7655	5637	30	7	5	65
18	伯利兹	241	12	570	8	0	20	12
19	贝宁湾	542	37	7129	1	<0.05	8	5
20	不丹	52	65	545	0	0	2	18
21	玻利维亚	…	…	…	…	…	…	11
22	波黑	6443	685	19825	16	2	50	34
23	博茨瓦纳	591	…	5006	3	…	28	18
24	巴西	341849	227141	1243804	18	12	64	24
25	文莱	564	82	1941	14	2	49	26
26	保加利亚	27988	6493	35250	37	9	47	66
27	布基纳法索	921	28	10539	1	<0.05	7	4
28	布隆迪	…	…	…	…	…	…	19
29	柬埔寨	3393	258	11736	2	0	8	…
30	喀麦隆	…	…	…	…	…	…	13
31	加拿大	65440	41798	348499	20	13	104	32
32	佛得角	310	…	714	6	…	13	21
33	中非	…	…	…	…	…	…	10
34	乍得	…	…	…	…	…	…	…
35	智利	17411	15	2443	10	<0.05	1	21
36	中国	1905436	51012	1854818	14	0	14	42
37	哥伦比亚	7198	44858	30119	2	9	6	10
38	科摩罗	…	…	…	…	…	…	…
39	刚果	401	…	3492	1	…	8	…
40	库克岛	52	19	116	29	11	64	63
41	哥斯达黎加	…	…	…	…	…	…	12
42	科特迪瓦	2746	274	9231	1	0	5	…
43	克罗地亚	11813	3293	24201	26	7	53	54
44	古巴	76506	18575	103014	67	16	91	59
45	塞浦路斯	2230	792	3710	26	9	43	38
46	捷克	37351	7092	88874	37	7	87	71
47	朝鲜	…	…	…	…	…	…	…
48	刚果	…	…	…	…	…	…	…

注：①中国系2009年数字。②医师数系执业医师数（不含口腔医师），护士和助产士系注册护士数；③每万人口医院床位系医疗机构床位数。

附录2-5　续表1

序列	国家	人数　2005～2010			每万人口　2005～2010			每万人口医院床位2005～2011
		医师	口腔医师	护士和助产士	医师	口腔医师	护士和助产士	
49	丹麦	18797	4438	88335	34	8	161	35
50	吉布提	185	99	666	2	1	8	14
51	多米尼加	…	…	…	…	…	…	38
52	多米尼加共和国	…	…	…	…	…	…	16
53	厄瓜多尔	23614	3363	27764	17	2	20	15
54	埃及	225565	33476	280561	28	4	35	17
55	萨尔瓦多	11542	4669	2929	16	7	4	10
56	赤道几内亚	…	…	…	…	…	…	21
57	厄立特里亚	…	…	…	…	…	…	7
58	爱沙尼亚	4378	1196	8605	33	9	66	54
59	埃塞俄比亚	1806	…	19158	0	…	2	63
60	斐济	372	171	1957	4	2	22	21
61	芬兰	15384	4014	126869	29	8	240	62
62	法国	212132	41876	18835	35	7	3	69
63	加蓬	…	…	…	…	…	…	63
64	冈比亚	62	23	927	0	0	6	11
65	乔治亚	20609	1219	13925	48	3	32	31
66	德国	297835	64287	918000	36	8	111	82
67	加纳	2033	148	24974	1	0	11	9
68	希腊	69030	14774	2626	62	13	2	48
69	格林纳达	…	…	…	…	…	…	24
70	危地马拉	…	…	…	…	…	…	6
71	几内亚	940	33	401	1	<0.05	0	3
72	几内亚比绍	78	6	953	1	<0.05	6	…
73	圭亚那	…	…	…	…	…	…	20
74	海地	…	…	…	…	…	…	13
75	洪都拉斯	…	…	…	…	…	…	8
76	匈牙利	30276	4920	63980	30	5	64	71
77	冰岛	1146	313	4875	37	10	159	58
78	印度	757377	93332	1146915	7	1	10	9
79	印尼	65722	13709	465662	3	1	20	6
80	伊朗	61870	13210	98020	9	2	14	17
81	伊拉克	21925	4766	43850	7	2	14	13
82	爱尔兰	14029	2721	68483	32	6	157	49
83	以色列	26700	6400	37898	37	9	52	35
84	意大利	202866	31085	16893	35	5	3	36
85	牙买加	…	…	…	…	…	…	19
86	日本	274992	94882	531210	21	7	41	137
87	约旦	15226	4536	25046	25	7	40	18
88	哈萨克斯坦	60656	5691	122453	41	4	83	76
89	肯尼亚	…	…	…	…	…	…	14
90	基里巴斯	41	18	404	4	2	37	14
91	科威特	5340	1054	13554	18	4	46	20
92	吉尔吉斯	12395	1021	30495	23	2	57	51
93	老挝	1614	…	5724	3	…	10	7
94	拉脱维亚	6753	1510	10929	30	7	48	64
95	黎巴嫩	13214	4964	8324	35	13	22	35
96	莱索托	…	…	…	…	…	…	…

附录2-5　续表2

序列	国家	人数 2005～2010			每万人口 2005～2010			每万人口医院床位 2005～2011
		医师	口腔医师	护士和助产士	医师	口腔医师	护士和助产士	
97	利比里亚	51	4	978	0	<0.05	3	8
98	利比亚	12009	3792	42982	19	6	68	37
99	立陶宛	12191	2347	24174	36	7	72	68
100	卢森堡	1350	404	177	28	8	4	56
101	马达加斯加	3150	57	…	2	<0.05	…	2
102	马拉维	257	211	3896	0	0	3	13
103	马来西亚	25102	3640	72847	9	1	27	18
104	马尔代夫	552	4	1539	16	0	45	43
105	马里	729	12	4383	1	<0.05	3	1
106	马耳他	1279	184	2838	31	5	69	45
107	马歇尔群岛	32	11	127	4	2	17	27
108	毛利塔尼亚	445	93	2303	1	0	7	…
109	毛里求斯	…	…	…	…	…	…	34
110	墨西哥	219560	…	…	20	…	…	16
111	密克罗尼西亚	20	40	375	2	4	33	32
112	摩纳哥	…	…	…	…	…	…	…
113	蒙古	7584	513	9605	28	2	35	58
114	黑山	1310	36	3480	21	1	56	39
115	摩洛哥	20682	2668	29689	6	1	9	11
116	莫桑比克	548	…	7131	0	…	3	7
117	缅甸	23709	2549	41424	5	1	8	6
118	纳米比亚	774	90	5750	4	0	28	…
119	瑙鲁	10	3	99	7	2	71	50
120	尼泊尔	…	…	…	…	…	…	50
121	荷兰	47138	8390	2522	29	5	2	47
122	新西兰	11412	1877	44491	27	5	109	23
123	尼加拉瓜	…	…	…	…	…	…	8
124	尼日尔	288	16	2115	0	<0.05	1	…
125	尼日利亚	55376	3781	224943	4	0	16	…
126	纽埃岛	6	4	16	60	40	160	52
127	挪威	19579	4192	150334	42	9	319	33
128	阿曼	5194	557	11233	19	2	41	18
129	巴基斯坦	139555	9822	95538	8	1	6	6
130	帕劳群岛	29	5	120	14	3	57	48
131	巴拿马	…	…	…	…	…	…	22
132	巴布亚新几内亚	333	46	2844	1	0	5	…
133	巴拉圭	…	…	…	…	…	…	13
134	秘鲁	27272	3570	37672	9	1	13	15
135	菲律宾	…	…	…	…	…	…	5
136	波兰	82813	12169	222667	22	3	58	67
137	葡萄牙	41431	7656	56709	39	7	53	33
138	卡塔尔	2313	486	6185	28	6	74	12
139	韩国	98293	23912	255402	20	5	53	103
140	摩尔多瓦	11161	1622	27536	27	4	66	62
141	罗马尼亚	48484	12448	125699	23	6	59	66
142	俄罗斯	614183	45628	1214292	43	3	85	97
143	卢旺达	221	35	4050	0	<0.05	5	…
144	圣基茨和尼维斯	…	…	…	…	…	…	48

附录2-5　续表3

序列	国家	人数 2005～2010			每万人口 2005～2010			每万人口医院床位 2005～2011
		医师	口腔医师	护士和助产士	医师	口腔医师	护士和助产士	
145	圣卢西亚岛	…	…	…	…	…	…	15
146	圣文森特和格林纳丁斯	…	…	…	…	…	…	26
147	萨摩亚群岛	90	63	348	5	3	19	10
148	圣马力诺	…	…	…	…	…	…	…
149	圣多美和普林西比	…	…	…	…	…	…	29
150	沙特阿拉伯	24802	6049	55429	9	2	21	22
151	塞内加尔	741	105	5254	1	0	4	…
152	塞黑	20806	2282	44807	21	2	46	54
153	塞舌尔	…	…	…	…	…	…	36
154	塞拉利昂	95	24	991	0	<0.05	2	…
155	新加坡	8323	1463	26792	18	3	59	31
156	斯洛伐克	16201	2697	1769	30	5	3	65
157	斯洛文尼亚	4915	1236	16460	25	6	84	46
158	所罗门群岛	118	52	1080	2	1	21	…
159	索马里	300	…	965	0	…	1	…
160	南非	…	…	…	…	…	…	…
161	西班牙	174100	26725	224800	40	6	51	32
162	斯里兰卡	10279	1743	40678	5	1	19	…
163	苏丹	10813	772	32439	3	0	8	7
164	苏里南	…	…	…	…	…	…	26
165	斯威士兰	…	…	…	…	…	…	21
166	瑞典	34383	7541	108163	38	8	119	28
167	瑞士	29680	4030	120013	41	6	165	52
168	叙利亚	30702	16169	38070	15	8	19	15
169	塔吉克斯坦	14459	1150	36490	21	2	53	52
170	泰国	…	…	…	…	…	…	21
171	马其顿	5364	1381	1250	26	7	6	45
172	东帝汶	…	…	…	…	…	…	59
173	多哥	349	19	1816	1	<0.05	3	7
174	汤加	58	37	400	6	4	39	26
175	特立尼达和多巴哥	1543	294	4677	12	2	36	26
176	突尼斯	12535	2528	34551	12	2	33	21
177	土耳其	118641	20589	49357	15	3	6	25
178	土库曼斯坦	12176	702	22551	24	1	44	40
179	图瓦卢	12	2	64	11	2	58	…
180	乌干达	3361	440	37625	1	0	13	5
181	乌克兰	144714	19367	383130	33	4	86	87
182	阿联酋	9215	2053	19529	19	4	41	19
183	英国	166006	32189	613201	27	5	101	33
184	坦桑尼亚	300	230	9440	0	0	2	7
185	美国	749566	…	2927000	24	…	98	30
186	乌拉圭	13197	2476	19595	37	7	56	12
187	乌兹别克斯坦	72144	4991	314079	26	2	112	46
188	瓦努阿图	26	3	380	1	0	17	17
189	委内瑞拉	…	…	…	…	…	…	11
190	越南	107131	…	88025	12	…	10	31
191	也门	7127	2375	…	3	1	…	7
192	赞比亚	649	56	8369	1	0	7	20
193	津巴布韦	…	…	…	…	…	…	17

附录2-6 卫生经费

序列	国家	卫生总费用占GDP%		卫生总费用构成(%)			
				政府卫生支出		个人卫生支出	
		2000	2009	2000	2009	2000	2009
1	阿富汗	…	7.6	…	11.6	…	88.4
2	阿尔巴尼亚	6.4	6.9	36.1	41.2	63.9	58.8
3	阿尔及利亚	3.5	4.6	73.3	79.3	26.7	20.7
4	安道尔	7.6	7.5	64.8	70.1	35.2	29.9
5	安哥拉	2.4	4.9	79.2	89.9	20.8	10.1
6	安提瓜和巴布达	4.8	4.8	69.0	67.1	31.0	32.9
7	阿根廷	9.0	9.5	55.4	66.4	44.6	33.6
8	亚美尼亚	6.3	4.6	18.1	43.5	81.9	56.5
9	澳大利亚	8.0	8.7	66.8	68.0	33.2	32.0
10	奥地利	9.9	11.0	76.8	77.7	23.2	22.3
11	阿塞拜疆	4.7	5.8	18.5	23.1	81.5	76.9
12	巴哈马群岛	5.9	8.3	47.6	46.8	52.4	53.2
13	巴林群岛	3.9	4.7	67.5	70.1	32.5	29.9
14	孟加拉国	2.8	3.4	39.0	33.0	61.0	67.0
15	巴巴多斯岛	6.3	5.9	65.8	58.6	34.2	41.4
16	巴拉若斯	6.1	6.1	75.5	64.0	24.5	36.0
17	比利时	8.1	10.8	74.6	75.1	25.4	24.9
18	伯利兹	4.0	5.5	52.8	63.8	47.2	36.2
19	贝宁湾	4.3	4.3	44.2	53.8	55.8	46.2
20	不丹	6.9	5.1	79.3	86.5	20.7	13.5
21	玻利维亚	6.1	5.1	60.1	64.6	39.9	35.4
22	波黑	7.0	10.9	57.6	61.3	42.4	38.7
23	博茨瓦纳	4.7	10.0	62.2	76.0	37.8	24.0
24	巴西	7.2	8.8	40.3	43.6	59.7	56.4
25	文莱	4.2	3.0	86.5	85.2	13.5	14.8
26	保加利亚	6.2	7.2	60.9	55.4	39.1	44.6
27	布基纳法索	5.1	6.6	39.6	49.7	60.4	50.3
28	布隆迪	6.3	11.4	28.6	36.0	71.4	64.0
29	柬埔寨	6.3	5.3	20.4	36.6	79.6	63.4
30	喀麦隆	4.5	4.9	20.8	25.9	79.2	74.1
31	加拿大	8.8	11.4	70.4	70.6	29.6	29.4
32	佛得角	4.6	3.9	73.5	74.1	26.5	25.9
33	中非	3.8	4.0	41.4	34.2	58.6	65.8
34	乍得	6.3	4.6	42.5	19.7	57.5	80.3
35	智利	8.3	8.4	41.6	47.6	58.4	52.4
36	中国	4.6	5.1	38.3	52.5	61.7	47.5
37	哥伦比亚	7.3	7.6	70.7	71.1	29.3	28.9
38	科摩罗	2.9	3.2	52.8	53.2	47.2	46.8
39	刚果	2.1	2.8	57.7	47.5	42.3	52.5
40	库克岛	3.4	4.3	90.5	93.8	9.5	6.2
41	哥斯达黎加	6.5	10.5	76.8	67.4	23.2	32.6
42	科特迪瓦	5.1	5.2	26.3	20.9	73.7	79.1
43	克罗地亚	7.8	7.8	86.1	84.9	13.9	15.1
44	古巴	6.1	12.1	90.1	92.7	9.9	7.3
45	塞浦路斯	5.8	6.1	41.7	41.5	58.3	58.5
46	捷克	6.3	8.0	90.3	84.0	9.7	16.0
47	朝鲜	…	…	…	…	…	…
48	刚果共和国	4.9	9.6	4.1	44.7	95.9	55.3

附录2-6　续表1

政府卫生支出占政府总支出%		社会医保支出占政府卫生支出%		人均卫生费用（美元）		人均政府卫生支出（美元）	
2000	2009	2000	2009	2000	2009	2000	2009
…	1.6	…	0.0	…	34	…	4
7.0	8.4	20.4	70.9	75	260	27	107
9.0	8.6	35.5	31.1	63	181	46	143
19.1	21.3	88.1	88.0	1330	3364	862	2358
3.3	10.1	0.0	0.0	16	201	13	181
12.1	8.0	0.0	0.0	408	601	281	403
14.7	22.2	59.5	59.4	689	734	382	488
4.6	6.6	0.0	0.0	39	129	7	56
15.1	16.8	0.0	0.0	1713	3945	1145	2683
14.6	16.2	58.8	57.4	2374	5035	1824	3910
5.4	4.5	0.0	0.0	30	283	6	65
14.5	15.2	1.8	3.1	1098	1741	523	815
10.2	11.4	0.4	1.3	497	771	335	540
7.6	7.4	0.0	0.0	10	21	4	7
11.7	7.8	0.0	0.3	601	843	396	494
10.1	8.4	0.0	0.0	63	311	48	199
12.3	15.1	85.4	84.9	1844	4749	1376	3567
6.5	11.8	0.0	3.3	132	242	69	154
10.0	9.2	0.5	0.5	16	34	7	18
12.2	12.1	0.0	0.0	52	91	41	78
9.8	7.3	62.0	38.3	61	90	37	58
11.4	15.1	97.7	94.7	106	495	61	303
7.6	17.0	0.0	0.0	152	581	94	442
4.1	5.9	0.0	0.0	265	734	107	320
6.3	7.5	…	…	551	833	477	710
9.1	9.8	12.0	64.6	98	463	60	256
8.8	13.6	0.8	0.5	11	39	4	19
7.5	8.1	25.1	23.0	7	19	2	7
8.7	9.8	…	…	19	41	4	15
6.1	7.3	3.9	5.2	27	60	6	16
15.1	18.3	2.0	1.9	2089	4519	1470	3191
9.6	9.7	36.1	27.5	57	150	42	111
10.1	8.5	0.0	0.0	10	18	4	6
13.1	3.3	0.0	0.0	11	28	4	6
14.1	16.2	15.0	14.2	405	802	169	382
10.9	12.1	57.2	64.7	43	191	17	100
21.4	19.3	60.2	48.6	184	392	130	278
9.3	7.3	0.0	0.0	10	24	5	13
4.8	5.3	0.0	0.0	22	67	13	32
9.9	11.6	0.0	0.0	175	435	158	408
21.7	30.6	89.6	85.6	266	667	204	449
7.2	5.1	0.0	0.0	32	61	8	13
14.5	17.7	97.6	91.0	377	1112	325	944
10.8	14.9	0.0	0.0	168	672	151	623
6.5	5.5	0.0	0.3	744	1794	310	745
13.7	14.9	89.5	90.2	361	1495	326	1255
…	…	…	…	…	…	…	…
1.8	12.5	0.0	0.0	13	17	<1	7

附录2-6　续表2

序列	国家	卫生总费用占GDP%		卫生总费用构成(%)			
				政府卫生支出		个人卫生支出	
		2000	2009	2000	2009	2000	2009
49	丹麦	8.7	11.5	83.9	85.0	16.1	15.0
50	吉布提	5.8	7.8	67.8	69.3	32.2	30.7
51	多米尼加	5.9	6.2	69.0	65.2	31.0	34.8
52	多米尼加共和国	6.3	5.9	34.5	41.4	65.5	58.6
53	厄瓜多尔	4.2	8.8	31.2	34.9	68.8	65.1
54	埃及	5.4	4.8	40.5	39.5	59.5	60.5
55	萨尔瓦多	8.0	6.8	45.2	60.3	54.8	39.7
56	赤道几内亚	1.9	4.5	46.3	76.0	53.7	24.0
57	厄立特里亚	5.3	2.8	47.6	47.7	52.4	52.3
58	爱沙尼亚	6.0	6.7	67.8	78.4	32.2	21.6
59	埃塞俄比亚	4.3	4.4	53.6	53.6	46.4	46.4
60	斐济	3.8	4.9	84.1	69.4	15.9	30.6
61	芬兰	7.2	9.0	71.3	74.7	28.7	25.3
62	法国	10.1	11.9	79.4	77.9	20.6	22.1
63	加蓬	2.5	3.6	42.0	47.9	58.0	52.1
64	冈比亚	5.8	6.1	33.8	53.4	66.2	46.6
65	乔治亚	6.9	10.2	17.0	22.3	83.0	77.7
66	德国	10.4	11.7	79.5	76.9	20.5	23.1
67	加纳	4.7	5.0	48.7	56.7	51.3	43.3
68	希腊	7.9	10.6	60.0	61.7	40.0	38.3
69	格林纳达	6.6	6.2	52.0	49.2	48.0	50.8
70	危地马拉	5.5	6.9	39.8	37.0	60.2	63.0
71	几内亚	5.7	5.3	18.7	8.2	81.3	91.8
72	几内亚比绍	6.2	8.6	16.2	10.6	83.8	89.4
73	圭亚那	5.6	5.6	82.4	54.9	17.6	45.1
74	海地	6.1	6.1	27.7	21.8	72.3	78.2
75	洪都拉斯	5.4	7.0	66.8	66.3	33.2	33.7
76	匈牙利	7.2	7.6	70.7	69.7	29.3	30.3
77	冰岛	9.7	9.8	81.5	82.2	18.5	17.8
78	印度	4.4	4.2	26.0	30.3	74.0	69.7
79	印尼	2.0	2.5	36.1	46.1	63.9	53.9
80	伊朗	4.6	5.7	41.6	41.1	58.4	58.9
81	伊拉克	2.8	8.4	1.1	78.1	98.9	21.9
82	爱尔兰	6.1	9.4	75.1	75.0	24.9	25.0
83	以色列	7.3	7.6	64.0	60.3	36.0	39.7
84	意大利	8.0	9.4	72.5	77.9	27.5	22.1
85	牙买加	5.5	4.9	52.6	55.4	47.4	44.6
86	日本	7.7	9.5	80.8	82.3	19.2	17.7
87	约旦	9.7	9.6	48.0	70.3	52.0	29.7
88	哈萨克斯坦	4.2	4.5	50.9	59.2	49.1	40.8
89	肯尼亚	4.7	4.8	46.3	43.3	53.7	56.7
90	基里巴斯	7.9	13.0	94.6	84.7	5.4	15.3
91	科威特	2.5	3.8	76.0	85.4	24.0	14.6
92	吉尔吉斯	4.7	6.4	44.3	53.0	55.7	47.0
93	老挝	3.3	4.3	35.1	28.3	64.9	71.7
94	拉脱维亚	6.0	6.6	54.4	61.6	45.6	38.4
95	黎巴嫩	9.9	7.4	32.6	41.9	67.4	58.1
96	莱索托	7.0	9.4	51.2	74.3	48.8	25.7

附录2-6　续表3

政府卫生支出占政府总支出%		社会医保支出占政府卫生支出%		人均卫生费用（美元）		人均政府卫生支出（美元）	
2000	2009	2000	2009	2000	2009	2000	2009
13.6	16.8	0.0	0.0	2609	6452	2188	5487
12.0	14.1	11.3	9.6	44	94	30	65
6.6	8.3	0.0	0.0	231	342	159	223
15.9	12.4	17.0	24.4	175	279	60	115
6.4	7.7	28.0	38.3	54	321	17	112
7.3	5.6	24.3	23.1	79	114	32	45
14.3	12.3	44.2	37.5	177	228	80	137
7.8	7.0	0.0	0.0	46	804	21	612
3.7	3.6	0.0	0.0	9	11	4	5
11.3	11.7	86.0	86.4	250	967	169	758
8.5	13.3	0.0	0.0	5	16	3	8
11.3	10.1	0.0	0.0	80	144	67	100
10.6	12.1	19.5	19.9	1699	4078	1210	3047
15.5	16.3	94.3	90.5	2203	4840	1749	3772
4.8	6.6	5.7	24.9	102	266	43	127
8.8	11.3	0.0	0.0	19	27	6	14
6.9	6.1	46.0	82.5	45	251	8	56
18.3	18.7	87.3	88.7	2387	4723	1898	3630
8.3	12.4	0.0	27.1	12	54	6	31
10.1	12.1	45.9	51.8	917	3015	550	1859
13.2	9.5	0.0	0.2	339	462	177	227
16.7	17.0	52.3	45.0	95	184	38	68
6.4	1.8	1.1	3.8	21	25	4	2
2.3	4.1	5.4	2.7	11	48	2	5
10.0	10.0	7.7	0.0	54	152	45	83
16.0	6.0	0.0	0.0	26	40	7	9
18.1	17.7	13.7	25.3	62	134	42	89
10.6	10.3	83.9	84.3	326	957	231	667
18.9	15.7	32.4	35.2	3034	3698	2473	3039
3.6	3.7	18.3	17.4	20	44	5	13
4.5	6.8	6.3	15.1	15	56	5	26
8.4	10.5	57.8	55.6	231	287	96	118
0.1	7.0	0.0	0.0	34	200	<1	156
14.7	14.5	1.2	0.9	1561	4719	1172	3531
9.7	10.4	67.0	64.1	1457	2004	932	1209
12.7	14.2	0.1	0.2	1554	3323	1127	2588
6.6	5.4	0.0	0.0	189	228	100	126
15.9	18.4	84.9	87.7	2834	3754	2290	3090
10.9	18.6	9.7	26.5	169	373	81	262
9.2	11.3	0.0	0.0	51	326	26	193
10.3	7.3	10.9	10.8	19	36	9	15
8.7	13.0	0.0	0.0	64	159	61	134
5.5	5.6	0.0	0.0	488	1579	370	1349
12.0	11.7	10.0	70.1	13	57	6	30
5.8	5.9	1.2	5.0	11	39	4	11
8.7	9.2	0.0	0.0	197	756	107	466
7.9	9.5	49.0	59.7	455	617	148	259
6.5	10.3	0.0	0.0	27	75	14	56

附录2-6　续表4

序列	国家	卫生总费用占GDP%		卫生总费用构成(%)			
				政府卫生支出		个人卫生支出	
		2000	2009	2000	2009	2000	2009
97	利比里亚	5.1	12.2	26.4	34.5	73.6	65.5
98	利比亚	3.3	3.9	57.2	66.1	42.8	33.9
99	立陶宛	6.5	7.5	69.7	73.4	30.3	26.6
100	卢森堡	7.5	7.9	85.1	84.0	14.9	16.0
101	马达加斯加	3.7	4.2	66.5	64.5	33.5	35.5
102	马拉维	6.1	6.7	45.8	65.2	54.2	34.8
103	马来西亚	3.1	4.6	59.0	55.7	41.0	44.3
104	马尔代夫	7.1	6.4	58.5	60.7	41.5	39.3
105	马里	6.3	5.5	32.9	47.2	67.1	52.8
106	马耳他	6.7	8.5	72.5	64.8	27.5	35.2
107	马歇尔群岛	22.6	18.9	88.0	84.0	12.0	16.0
108	毛利塔尼亚	6.0	4.2	66.5	52.8	33.5	47.2
109	毛里求斯	3.7	5.6	52.0	37.1	48.0	62.9
110	墨西哥	5.1	6.5	46.6	48.3	53.4	51.6
111	密克罗尼西亚	8.1	13.4	93.9	90.7	6.1	9.3
112	摩纳哥	3.2	4.2	87.1	88.0	12.9	12.0
113	蒙古	5.5	5.7	81.9	54.8	18.1	45.2
114	黑山	7.9	9.4	69.1	71.3	30.9	28.7
115	摩洛哥	4.2	5.2	29.4	38.8	70.6	61.2
116	莫桑比克	6.0	5.4	72.4	73.1	27.6	26.9
117	缅甸	2.1	2.1	13.4	11.3	86.6	88.7
118	纳米比亚	6.1	7.2	68.9	55.0	31.1	45.0
119	瑙鲁	12.3	11.2	81.5	68.5	18.5	31.5
120	尼泊尔	5.2	5.5	21.7	32.0	78.3	68.0
121	荷兰	8.0	12.0	63.1	79.0	36.9	14.3
122	新西兰	7.6	10.0	78.0	83.0	22.0	17.0
123	尼加拉瓜	7.0	9.6	53.5	54.8	46.5	45.2
124	尼日尔	3.4	5.4	43.8	50.3	56.2	49.7
125	尼日利亚	4.6	6.1	33.5	35.1	66.5	64.9
126	纽埃岛	7.9	17.5	98.5	99.3	1.5	0.7
127	挪威	8.4	9.7	82.5	84.1	17.4	15.9
128	阿曼	3.1	3.0	81.8	78.8	18.2	21.2
129	巴基斯坦	3.0	2.2	21.2	34.8	78.8	65.2
130	帕劳群岛	12.8	10.6	66.3	78.0	33.7	22.0
131	巴拿马	7.8	8.1	68.1	74.8	31.9	25.2
132	巴布亚新几内亚	4.0	3.7	81.7	70.6	18.3	29.4
133	巴拉圭	9.4	6.6	39.9	39.0	60.1	61.0
134	秘鲁	4.7	5.3	58.7	57.7	41.3	42.3
135	菲律宾	3.2	3.6	47.6	35.1	52.4	64.9
136	波兰	5.5	7.4	70.0	72.3	30.0	27.7
137	葡萄牙	9.3	10.7	66.0	67.8	34.0	32.2
138	卡塔尔	2.3	2.6	68.8	78.4	31.2	21.6
139	韩国	4.5	6.9	48.6	58.2	51.4	41.8
140	摩尔多瓦	6.7	12.5	48.5	48.5	51.5	51.5
141	罗马尼亚	5.2	5.6	67.7	79.0	32.3	21.0
142	俄罗斯	5.4	5.6	59.9	63.4	40.1	36.6
143	卢旺达	4.2	10.1	39.2	48.6	60.8	51.4
144	圣基茨和尼维斯	5.5	5.1	60.3	49.0	39.7	51.0

附录2-6 续表5

政府卫生支出占政府总支出%		社会医保支出占政府卫生支出%		人均卫生费用(美元)		人均政府卫生支出(美元)	
2000	2009	2000	2009	2000	2009	2000	2009
9.0	13.8	0.0	0.0	10	28	3	10
6.0	5.5	…	…	216	427	124	282
11.6	12.6	88.3	82.9	212	836	148	614
16.9	15.4	71.0	81.0	3474	8262	2955	6942
15.5	14.7	0.0	0.0	9	18	6	11
9.0	14.2	0.0	0.0	9	25	4	17
8.0	8.4	0.7	0.8	125	316	73	176
11.3	7.9	0.0	1.1	162	355	95	216
8.9	10.0	0.0	0.0	15	33	5	16
12.1	12.7	0.0	0.0	643	1668	466	1081
21.1	19.5	35.0	9.8	466	540	410	454
12.8	7.3	8.7	15.3	24	38	16	20
8.7	8.3	0.0	0.0	145	382	75	142
16.6	11.9	67.6	54.6	328	525	153	253
10.9	18.9	21.4	17.6	170	336	160	305
14.2	18.5	98.1	98.7	2435	6658	2121	5857
10.7	8.8	24.5	37.1	22	97	18	53
16.9	13.6	99.0	97.9	117	621	81	443
4.0	7.2	0.0	22.9	54	152	16	59
17.0	12.2	0.3	0.4	14	23	10	17
1.2	1.0	3.1	1.3	3	14	<1	2
13.1	12.1	1.8	2.6	126	297	87	163
11.2	9.2	0.0	0.0	333	595	271	408
6.5	7.7	0.0	4.6	11	24	2	8
11.4	18.4	93.9	89.7	1925	5751	1214	4546
15.6	19.8	0.0	11.7	1051	2702	820	2243
13.1	18.1	27.0	22.6	54	104	29	57
8.4	11.1	3.3	1.3	5	19	2	10
4.2	5.9	0.0	0.0	17	67	6	23
6.5	15.8	0.0	0.0	318	1825	313	1812
16.4	17.4	17.1	14.1	3155	7533	2603	6335
7.1	5.8	0.0	0.0	264	520	216	410
2.3	3.3	5.8	4.1	15	20	3	7
12.0	14.3	0.0	0.0	802	854	532	666
21.3	14.7	50.0	35.6	305	564	208	422
9.9	8.5	0.0	0.0	26	44	21	31
17.7	10.4	52.4	57.0	124	147	50	57
14.9	15.9	49.5	44.5	97	236	57	136
8.4	7.1	14.7	27.5	34	66	16	23
9.4	11.9	82.6	83.7	247	829	173	600
15.0	14.6	1.7	1.7	1066	2365	704	1604
5.0	6.4	0.0	0.0	688	1612	473	1264
9.7	12.2	77.3	76.9	508	1184	247	689
9.5	13.4	0.0	86.3	24	191	11	92
9.1	10.8	0.0	80.7	87	432	59	341
12.7	8.5	40.3	38.7	96	476	57	302
8.2	20.1	6.4	3.8	9	52	4	25
9.5	5.4	0.5	0.5	387	523	233	256

附录2-6　续表6

序列	国家	卫生总费用占GDP%		卫生总费用构成(%)			
				政府卫生支出		个人卫生支出	
		2000	2009	2000	2009	2000	2009
145	圣卢西亚岛	5.1	8.4	61.9	63.0	38.1	37.0
146	圣文森特和格林纳丁斯	3.7	4.6	82.2	84.3	17.8	15.7
147	萨摩亚群岛	6.0	5.4	76.7	85.3	23.3	14.7
148	圣马力诺	7.5	7.1	86.0	85.2	14.0	14.6
149	圣多美和普林西比	9.5	7.2	38.1	40.1	61.9	59.9
150	沙特阿拉伯	4.3	4.4	71.6	62.4	28.4	37.6
151	塞内加尔	4.3	5.7	36.8	54.5	63.2	45.5
152	塞黑	7.4	10.5	70.0	61.9	30.0	38.1
153	塞舌尔	4.8	3.3	82.7	92.7	17.3	7.3
154	塞拉利昂	15.6	13.9	13.2	10.5	86.8	89.5
155	新加坡	2.4	4.1	51.4	36.1	48.6	63.9
156	斯洛伐克	5.5	9.1	89.4	65.7	10.6	34.3
157	斯洛文尼亚	8.3	9.3	74.0	73.4	26.0	26.6
158	所罗门群岛	6.9	8.7	94.6	93.5	5.4	6.5
159	索马里	…	…	…	…	…	…
160	南非	8.5	9.2	40.5	43.8	59.5	56.2
161	西班牙	7.2	9.6	71.6	73.6	28.4	26.4
162	斯里兰卡	3.7	3.2	48.8	46.2	51.2	53.8
163	苏丹	3.4	7.3	27.3	27.5	72.7	72.5
164	苏里南	8.0	7.5	48.8	51.0	51.2	49.0
165	斯威士兰	5.4	6.7	56.3	66.5	43.7	33.5
166	瑞典	8.2	10.0	84.9	81.5	15.1	18.5
167	瑞士	10.2	11.4	55.4	59.7	44.6	40.3
168	叙利亚	4.9	3.5	40.4	46.0	59.6	54.0
169	塔吉克斯坦	4.6	5.9	20.4	24.9	79.6	75.1
170	泰国	3.4	4.2	56.1	74.6	43.9	25.4
171	马其顿	8.8	6.9	57.5	66.5	42.5	33.5
172	东帝汶	8.4	11.9	74.9	66.1	25.1	33.9
173	多哥	4.7	7.4	31.1	43.0	68.9	57.0
174	汤加	6.1	4.6	70.7	79.3	29.3	20.7
175	特立尼达和多巴哥	3.9	5.8	43.0	60.6	57.0	39.4
176	突尼斯	6.0	6.4	54.9	54.9	45.1	45.1
177	土耳其	4.9	6.7	62.9	75.1	37.1	24.9
178	土库曼斯坦	4.0	2.5	79.6	59.2	20.4	40.8
179	图瓦卢	10.9	14.3	99.8	84.7	0.2	0.1
180	乌干达	6.6	8.5	26.8	21.8	73.2	78.2
181	乌克兰	5.6	7.8	51.8	55.0	48.2	45.0
182	阿联酋	2.6	4.4	65.1	76.9	34.9	23.1
183	英国	7.0	9.8	79.2	84.1	20.8	15.9
184	坦桑尼亚	3.4	5.5	43.4	66.1	56.6	33.9
185	美国	13.4	17.6	43.2	47.7	56.8	52.3
186	乌拉圭	8.5	8.4	72.3	65.3	27.7	34.7
187	乌兹别克斯坦	5.7	5.9	44.1	45.3	55.9	54.7
188	瓦努阿图	3.6	4.9	76.6	89.8	23.4	10.2
189	委内瑞拉	5.7	6.0	41.5	40.0	58.5	60.0
190	越南	5.3	6.9	30.9	37.5	69.1	62.5
191	也门	4.5	5.5	53.8	26.5	46.2	73.5
192	赞比亚	5.7	6.2	51.3	58.6	48.7	41.4
193	津巴布韦	…	…	…	…	…	…

附录2-6　续表7

政府卫生支出占政府总支出%		社会医保支出占政府卫生支出%		人均卫生费用（美元）		人均政府卫生支出（美元）	
2000	2009	2000	2009	2000	2009	2000	2009
11.7	14.8	4.9	2.2	231	467	143	294
10.8	11.5	0.0	0.0	137	286	113	241
21.4	18.3	0.3	0.8	79	154	61	132
20.4	13.6	100.0	85.8	2158	3864	1855	3291
9.0	13.2	0.0	0.0	52	93	20	37
9.2	6.4	0.0	0.0	400	608	287	379
8.5	11.6	8.8	4.1	21	60	8	32
13.5	13.9	92.5	93.5	60	576	42	357
7.3	9.0	5.0	1.2	377	301	311	279
7.4	6.4	0.0	0.0	24	45	3	5
6.2	8.3	4.8	16.1	580	1531	298	553
9.4	14.5	98.2	89.7	208	1474	186	968
13.1	13.8	93.7	89.9	830	2231	614	1638
20.7	23.7	0.0	0.0	48	102	46	95
…	…	…	…	…	…	…	…
10.9	11.4	3.3	2.5	251	521	102	228
13.2	15.2	9.6	6.0	1040	3032	745	2232
6.8	5.9	0.3	0.1	32	65	16	30
8.3	9.9	8.1	11.6	12	94	3	26
9.7	11.9	40.7	41.7	152	467	74	238
10.5	10.1	0.0	0.0	75	169	42	112
12.6	14.8	0.0	0.0	2280	4347	1935	3543
16.0	19.9	72.8	68.4	3519	7185	1951	4290
6.5	6.0	…	…	59	95	24	44
6.5	5.4	0.0	0.0	6	44	1	11
9.9	13.3	9.4	10.1	66	160	37	119
14.8	12.5	97.4	92.9	157	311	90	207
12.7	7.8	0.0	0.0	32	65	24	43
8.5	15.4	11.7	6.5	13	41	4	18
13.3	11.4	0.0	0.0	91	142	65	113
5.8	9.6	0.0	0.0	245	848	105	514
8.1	10.7	28.9	48.4	122	243	67	133
9.8	12.8	55.5	60.1	205	575	129	432
13.7	9.9	6.5	6.5	45	92	36	55
5.0	10.0	0.0	0.0	161	396	161	335
7.3	13.6	0.0	0.0	16	44	4	10
8.4	8.9	0.0	0.5	36	200	19	110
7.6	8.8	0.0	0.0	885	1704	577	1311
15.1	16.0	0.0	0.0	1759	3440	1393	2895
10.2	12.9	0.0	3.3	10	27	4	18
17.1	19.6	33.5	86.4	4703	7960	2032	3795
20.5	20.2	27.4	57.9	584	787	422	514
6.0	8.0	0.0	0.0	32	73	14	33
10.5	16.4	0.0	0.0	52	123	40	110
8.0	8.6	34.6	30.8	274	688	114	275
6.6	7.8	19.7	36.0	21	77	6	29
8.3	4.3	0.0	0.0	25	63	14	17
9.4	15.7	0.0	0.0	18	63	9	37
…	…	…	…	…	…	…	…

附录2-7　人口与社会经济

序列	国家	总人口(千人)2010	0～14岁人口%2010	60岁以上人口%2010	人口年增长率(%)2000～2010	城镇人口%		
						1990	2000	2010
1	阿富汗	31412	46	4	3.2	18	21	23
2	阿尔巴尼亚	3204	23	13	0.4	36	42	52
3	阿尔及利亚	35468	27	7	1.5	52	60	66
4	安道尔	85	15	22	2.7	95	92	88
5	安哥拉	19082	47	4	3.1	37	49	59
6	安提瓜和巴布达	89	24	10	1.3	35	32	30
7	阿根廷	40412	25	15	0.9	87	90	92
8	亚美尼亚	3092	20	15	0.1	67	65	64
9	澳大利亚	22268	19	19	1.5	85	87	89
10	奥地利	8394	15	23	0.5	66	66	68
11	阿塞拜疆	9188	21	9	1.2	54	51	52
12	巴哈马群岛	343	23	10	1.4	80	82	84
13	巴林群岛	1262	20	3	6.8	88	88	89
14	孟加拉国	148692	31	7	1.4	20	24	28
15	巴巴多斯岛	273	17	16	0.2	33	36	44
16	巴拉若斯	9595	15	18	-0.5	66	70	75
17	比利时	10712	17	23	0.5	96	97	97
18	伯利兹	312	35	6	2.2	47	48	52
19	贝宁湾	8850	44	5	3.1	34	38	42
20	不丹	726	29	7	2.4	16	25	35
21	玻利维亚	9930	36	7	1.8	56	62	67
22	波黑	3760	15	19	0.2	39	43	49
23	博茨瓦纳	2007	33	6	1.3	42	53	61
24	巴西	194946	25	10	1.1	75	81	87
25	文莱	399	26	6	2.0	66	71	76
26	保加利亚	7494	14	24	-0.7	66	69	71
27	布基纳法索	16469	45	4	2.9	14	17	26
28	布隆迪	8383	38	5	2.7	6	8	11
29	柬埔寨	14138	32	6	1.3	13	17	20
30	喀麦隆	19599	41	5	2.2	41	50	58
31	加拿大	34017	16	20	1.0	77	79	81
32	佛得角	496	32	7	1.3	44	53	61
33	中非	4401	40	6	1.7	37	38	39
34	乍得	11227	45	5	3.1	21	23	28
35	智利	17114	22	13	1.0	83	86	89
36	中国	1348932	19	12	0.6	28	36	47
37	哥伦比亚	46295	29	9	1.5	68	72	75
38	科摩罗	735	43	4	2.7	28	28	28
39	刚果	4043	41	6	2.5	54	58	62
40	库克岛	20	32	9	1.3	57	64	75
41	哥斯达黎加	4659	25	10	1.7	51	59	64
42	科特迪瓦	19738	41	6	1.7	40	44	51
43	克罗地亚	4403	15	23	-0.2	54	56	58
44	古巴	11258	17	17	0.1	73	76	75
45	塞浦路斯	1104	18	16	1.6	67	69	70
46	捷克	10493	14	22	0.2	75	74	74
47	朝鲜	24346	23	14	0.6	58	60	60
48	刚果	65966	46	4	2.8	28	30	35

附录2-7　续表1

生命登记覆盖人口% 2000～2009		总和生育率			成人识字率 (%) 2005～2010	人均国民收入 (美元，购买力评价)			日均<1美元 (购买力评价) 人口% 2005～2009
出生	死亡	1990	2000	2010		1990	2000	2010	
6	…	8.0	7.7	6.3	…	…	…	1060	…
99	50～74	2.9	2.2	1.5	96	2820	4380	8740	<2.0
>90	75～89	4.7	2.6	2.3	73	4340	5130	8180	…
>90	25～49	1.3	1.4	1.3	…	…	…	…	…
29	…	7.2	6.8	5.4	70	1840	1860	5410	…
>90	>75	…	2.7	2.1	99	8120	11520	20240	…
>90	90～100	3.0	2.5	2.2	98	5170	8870	15570	<2.0
>90	50～74	2.5	1.7	1.7	100	2040	2090	5660	<2.0
>90	90～100	1.9	1.8	1.9	…	16690	25700	…	…
>90	90～100	1.5	1.4	1.4	…	19230	28290	39790	…
>90	50～74	3.0	2.0	2.2	100	…	2090	9280	<2.0
…	90～100	2.6	2.2	1.9	…	…	…	…	…
>90	90～100	3.7	2.6	2.5	91	10830	20070	…	…
10	…	4.4	3.0	2.2	56	500	820	1810	49.6
>90	90～100	1.7	1.5	1.6	…	…	…	…	…
>90	90～100	1.9	1.2	1.4	100	4710	5210	13590	<2.0
>90	90～100	1.6	1.6	1.8	…	18640	28240	38260	…
94	90～100	4.5	3.6	2.8	…	2970	4640	6210	…
60	…	6.7	6.0	5.3	42	790	1130	1590	…
…	…	5.9	3.8	2.4	53	1300	2380	4990	…
74	…	4.9	4.1	3.3	91	2010	2930	4640	13.6
>90	…	1.7	1.4	1.1	98	…	4920	8810	<2.0
72	…	4.7	3.4	2.8	84	4990	8090	13700	…
91	75～89	2.8	2.4	1.8	90	5050	6830	11000	3.8
>90	90～100	3.2	2.5	2.0	95	35700	42140	…	…
>90	90～100	1.7	1.2	1.5	98	4980	6140	13290	<2.0
64	…	6.8	6.3	5.9	29	520	810	1250	…
60	…	6.6	5.8	4.3	67	340	310	400	81.3
66	…	5.8	3.9	2.6	78	…	870	2080	28.3
70	…	5.9	5.0	4.5	71	1430	1520	2270	9.6
>90	90～100	1.7	1.5	1.7	…	18800	27670	38310	…
…	…	5.3	3.7	2.4	85	1160	1970	3820	…
49	…	5.8	5.4	4.6	55	580	660	790	62.8
9	…	6.7	6.6	6.0	34	580	640	1220	…
99	90～100	2.6	2.1	1.9	99	4430	8880	14590	<2.0
…	>25	2.3	1.8	1.6	94	800	2340	7640	15.9
90	90～100	3.1	2.6	2.4	93	4180	5730	9060	16.0
83	…	5.5	4.3	4.9	74	880	970	1090	…
81	…	5.4	4.8	4.5	…	…	…	3220	54.1
>90	>75	…	3.2	2.4	…	…	…	…	…
>90	75～89	3.2	2.4	1.8	96	4340	6630	11270	<2.0
55	…	6.3	5.2	4.4	55	1170	1440	1810	23.8
>90	90～100	1.7	1.4	1.5	99	9510	10600	18860	<2.0
>90	90～100	1.8	1.6	1.5	100	…	…	…	…
>90	90～100	2.4	1.7	1.5	98	12530	18150	30300	…
>90	90～100	1.8	1.1	1.5	…	…	14650	23620	…
99	…	2.4	2.0	2.0	100	…	…	…	…
31	…	7.1	6.9	5.8	67	2080	2020	320	59.2

附录2-7　续表2

序列	国家	总人口(千人)2010	0～14岁人口%2010	60岁以上人口%2010	人口年增长率(%)2000～2010	城镇人口%		
						1990	2000	2010
49	丹麦	5550	18	23	0.4	85	85	87
50	吉布提	889	36	5	1.9	76	83	76
51	多米尼加	68	24	10	-0.3	68	71	67
52	多米尼加共和国	9927	31	9	1.4	55	62	69
53	厄瓜多尔	14465	30	9	1.6	55	60	67
54	埃及	81121	32	8	1.8	43	43	43
55	萨尔瓦多	6193	32	10	0.4	49	58	64
56	赤道几内亚	700	39	4	3.0	35	39	40
57	厄立特里亚	5254	42	4	3.6	16	18	22
58	爱沙尼亚	1341	15	23	-0.2	71	69	69
59	埃塞俄比亚	82950	41	5	2.3	13	15	17
60	斐济	861	29	8	0.6	42	48	52
61	芬兰	5365	17	25	0.4	61	61	85
62	法国	62787	18	23	0.6	74	76	85
63	加蓬	1505	35	6	2.0	69	80	86
64	冈比亚	1728	44	3	2.9	38	49	58
65	乔治亚	4352	17	19	-0.9	55	53	53
66	德国	82302	13	26	0.0	73	73	74
67	加纳	24392	39	6	2.4	36	44	51
68	希腊	11359	15	24	0.3	59	60	61
69	格林纳达	104	28	10	0.3	32	31	39
70	危地马拉	14389	41	6	2.5	41	45	49
71	几内亚	9982	43	5	1.8	28	31	35
72	几内亚比绍	1515	41	5	2.0	28	30	30
73	圭亚那	754	34	6	0.3	30	29	29
74	海地	9993	36	7	1.4	29	36	52
75	洪都拉斯	7601	37	6	2.0	40	44	52
76	匈牙利	9984	15	23	-0.2	66	65	68
77	冰岛	320	21	17	1.3	91	92	93
78	印度	1224614	31	8	1.5	26	28	30
79	印尼	239871	27	8	1.2	31	42	44
80	伊朗	73974	23	7	1.2	56	64	71
81	伊拉克	31672	43	5	2.8	70	68	66
82	爱尔兰	4470	21	16	1.6	57	59	62
83	以色列	7418	27	15	2.1	90	91	92
84	意大利	60551	14	27	0.6	67	67	68
85	牙买加	2741	29	11	0.6	49	52	52
86	日本	126536	13	30	0.1	63	65	67
87	约旦	6187	38	6	2.5	72	78	79
88	哈萨克斯坦	16026	24	10	0.7	56	56	59
89	肯尼亚	40513	42	4	2.6	18	20	22
90	基里巴斯	99	30	7	1.7	35	43	44
91	科威特	2737	27	4	3.4	98	98	98
92	吉尔吉斯	5334	30	6	0.7	38	35	35
93	老挝	6201	35	6	1.5	15	22	33
94	拉脱维亚	2252	14	23	-0.6	69	68	68
95	黎巴嫩	4228	25	10	1.2	83	86	87
96	莱索托	2171	37	6	1.0	14	20	27

附录2-7　续表3

生命登记覆盖人口% 2000～2009		总和生育率			成人识字率(%) 2005～2010	人均国民收入（美元，购买力评价）			日均<1美元（购买力评价）人口% 2005～2009
出生	死亡	1990	2000	2010		1990	2000	2010	
>90	90～100	1.7	1.8	1.9	…	17990	28220	40230	…
89	…	6.2	4.8	3.8	…	…	1610	…	…
>90	>75	3.0	2.3	2.1	…	4050	5310	11990	…
78	50～74	3.5	2.9	2.6	88	2580	4770	9030	4.3
85	75～89	3.7	3.0	2.5	84	3510	4430	7880	4.4
>90	90～100	4.6	3.3	2.7	66	2240	3570	6060	<2.0
99	50～74	4.0	2.9	2.3	84	2610	4510	6550	5.1
32	…	5.9	5.8	5.2	93	1330	5340	23750	…
…	…	6.2	5.4	4.5	67	…	610	540	…
>90	90～100	1.9	1.3	1.7	100	7270	9530	19760	…
7	…	7.1	6.2	4.2	30	390	460	1040	39.0
>90	90～100	3.4	3.1	2.7	…	2410	3560	4510	…
>90	90～100	1.7	1.7	1.9	…	17110	25460	37290	…
>90	90～100	1.8	1.8	2.0	…	17320	25680	34440	…
89	…	5.2	4.1	3.3	88	9700	9960	13170	4.8
55	…	6.1	5.6	4.9	46	760	920	1300	…
>90	75～89	2.2	1.6	1.6	100	4100	2260	4990	15.3
>90	90～100	1.4	1.3	1.4	…	18590	25700	37950	…
71	>25	5.6	4.7	4.2	67	640	900	1660	30.0
>90	90～100	1.4	1.3	1.5	97	13050	18460	27050	…
…	>75	3.8	2.6	2.2	…	3460	5920	9890	…
>90	75～89	5.6	4.8	4.0	74	2360	3470	4650	11.7
43	…	6.7	6.0	5.2	39	550	760	1020	43.3
39	…	5.9	5.9	5.1	52	860	940	1180	…
93	50～74	2.6	2.5	2.3	…	760	1980	3450	…
81	>25	5.4	4.3	3.3	49	…	…	…	…
94	…	5.1	4.0	3.1	84	1760	2500	3770	23.3
>90	90～100	1.8	1.3	1.4	99	8370	11740	19050	<2.0
>90	90～100	2.2	2.0	2.1	…	20590	28060	27680	…
41	>25	4.0	3.3	2.6	63	890	1560	3550	41.6
53	…	3.1	2.5	2.1	92	1440	2200	4200	18.7
>90	50～74	4.8	2.2	1.7	85	4510	6800	…	<2.0
95	…	6.0	5.0	4.7	78	…	…	3370	4.0
>90	90～100	2.1	1.9	2.1	…	11920	24680	33370	…
>90	90～100	3.0	2.9	2.9	…	11370	21480	27630	…
>90	90～100	1.3	1.2	1.4	99	17320	25400	31130	…
>90	…	2.9	2.6	2.3	86	3880	5570	7310	…
>90	90～100	1.6	1.3	1.4	…	19160	25950	34640	…
>90	25～49	5.5	3.9	3.1	92	2250	3220	5800	<2.0
>90	75～89	2.8	1.9	2.6	100	…	4460	10770	<2.0
60	25～49	6.0	5.0	4.7	87	980	1120	1680	19.7
92	>75	4.6	4.3	2.9	…	2390	3370	3530	…
>90	90～100	3.5	2.4	2.3	94	…	35480	…	…
>90	75～89	3.9	2.7	2.7	99	1810	1250	2100	<2.0
72	…	6.0	4.6	2.7	73	680	1130	2460	33.9
>90	90～100	1.9	1.2	1.5	100	7800	8010	16350	…
>90	…	3.1	2.4	1.8	90	5010	7730	14080	…
26	…	4.9	4.1	3.2	90	1070	1290	1960	…

附录2-7　续表4

序列	国家	总人口(千人)2010	0～14岁人口%2010	60岁以上人口%2010	人口年增长率(%)2000～2010	城镇人口%		
						1990	2000	2010
97	利比里亚	3994	43	4	3.4	45	54	48
98	利比亚	6355	30	6	1.9	76	76	78
99	立陶宛	3324	15	21	-0.5	68	67	67
100	卢森堡	507	18	19	1.5	81	84	85
101	马达加斯加	20714	43	5	3.0	24	27	30
102	马拉维	14901	46	5	2.8	12	15	20
103	马来西亚	28401	30	8	1.9	50	62	72
104	马尔代夫	316	27	7	1.5	26	28	40
105	马里	15370	47	4	3.1	23	28	36
106	马耳他	417	15	21	0.5	90	92	95
107	马歇尔群岛	54	30	7	0.4	65	68	72
108	毛利塔尼亚	3460	40	4	2.7	40	40	41
109	毛里求斯	1299	22	11	0.8	44	43	42
110	墨西哥	113423	29	9	1.3	71	75	78
111	密克罗尼西亚	111	37	6	0.4	26	22	23
112	摩纳哥	35	18	23	0.1	100	100	100
113	蒙古	2756	28	6	1.3	57	57	62
114	黑山	631	19	18	0.0	48	59	61
115	摩洛哥	31951	28	8	1.0	48	53	58
116	莫桑比克	23391	44	5	2.5	21	31	38
117	缅甸	47963	26	8	0.6	25	28	34
118	纳米比亚	2283	36	6	1.9	28	32	38
119	瑙鲁	10	30	7	0.2	100	100	100
120	尼泊尔	29959	36	6	2.1	9	13	19
121	荷兰	16613	18	22	0.5	69	77	83
122	新西兰	4368	20	18	1.2	85	86	86
123	尼加拉瓜	5788	34	6	1.3	52	55	57
124	尼日尔	15512	49	4	3.5	15	16	17
125	尼日利亚	158423	43	5	2.5	35	43	50
126	纽埃岛	1	32	9	-2.6	31	34	38
127	挪威	4883	19	21	0.8	72	76	79
128	阿曼	2782	27	4	2.1	66	72	73
129	巴基斯坦	173593	35	6	1.8	31	33	36
130	帕劳群岛	20	30	7	0.7	70	70	83
131	巴拿马	3517	29	10	1.7	54	66	75
132	巴布亚新几内亚	6858	39	5	2.4	15	13	13
133	巴拉圭	6455	34	8	1.9	49	55	61
134	秘鲁	29077	30	9	1.2	69	71	77
135	菲律宾	93261	35	6	1.9	49	59	49
136	波兰	38277	15	19	0.0	61	62	61
137	葡萄牙	10676	15	24	0.3	48	54	61
138	卡塔尔	1759	13	2	10.9	92	95	96
139	韩国	48184	16	16	0.5	74	80	83
140	摩尔多瓦	3573	17	16	-1.4	47	45	47
141	罗马尼亚	21486	15	20	-0.3	53	53	57
142	俄罗斯	142958	15	18	-0.3	73	73	73
143	卢旺达	10624	43	4	2.7	5	14	19
144	圣基茨和尼维斯	52	24	10	1.3	35	33	32

附录2-7 续表5

生命登记覆盖人口% 2000～2009		总和生育率			成人识字率(%) 2005～2010	人均国民收入(美元，购买力评价)			日均<1美元(购买力评价)人口% 2005～2009
出生	死亡	1990	2000	2010		1990	2000	2010	
4	…	6.5	5.9	5.2	59	…	300	340	83.7
…	…	4.8	3.2	2.6	89	…	…	…	…
>90	90～100	2.0	1.3	1.5	100	9330	8460	17870	<2.0
>90	90～100	1.6	1.7	1.6	…	28830	46750	61790	…
75	…	6.3	5.6	4.7	64	720	790	960	67.8
…	…	7.0	6.2	6.0	74	440	600	850	…
>90	50～74	3.7	3.0	2.6	92	4590	8370	14220	<2.0
>90	75～89	6.1	2.8	1.8	98	…	2930	8110	…
53	…	6.4	5.8	6.3	26	480	710	1030	51.4
>90	90～100	2.0	1.6	1.3	92	10430	17830	24840	…
96	…	5.7	4.4	3.5	…	…	…	…	…
56	…	5.9	5.1	4.5	57	1190	1410	1960	…
>90	90～100	2.2	2.0	1.6	88	4380	8060	13960	…
…	90～100	3.4	2.5	2.3	93	5980	8960	14290	<2.0
…	…	5.0	4.3	3.5	…	…	2840	3490	…
>90	>75	1.1	1.2	1.5	…	…	…	…	…
>90	90～100	4.2	2.2	2.5	97	1420	1800	3670	22.4
>90	90～100	1.9	1.8	1.7	…	…	6330	12930	<2.0
85	25～49	4.0	2.7	2.3	56	1860	2510	4600	2.5
31	…	6.2	5.7	4.9	55	270	420	930	59.6
65	>25	3.4	2.5	2.0	92	…	…	1950	…
67	…	5.2	4.0	3.2	89	2920	4170	6420	…
83	…	…	3.5	3.1	…	…	…	…	…
35	…	5.2	4.0	2.7	59	520	800	1210	…
>90	90～100	1.6	1.7	1.8	…	17490	30040	41900	…
>90	90～100	2.1	1.9	2.2	…	13630	19680	…	…
81	50～74	4.8	3.3	2.6	78	1330	1790	2790	15.8
32	…	7.9	7.5	7.1	29	470	500	720	43.1
30	…	6.6	5.9	5.5	61	920	1130	2170	…
>90	>75	…	…	…	…	…	…	…	…
>90	90～100	1.9	1.8	1.9	…	17380	35640	56830	…
…	75～89	6.6	4.4	2.3	87	10450	15270	…	…
27	…	6.1	4.7	3.4	56	1260	1690	2790	22.6
>90	…	2.8	2.0	1.7	…	…	…	11000	…
>90	90～100	3.0	2.7	2.5	94	4170	6840	12770	2.4
…	…	4.8	4.5	4.0	60	1180	1620	2420	…
…	75～89	4.5	3.7	3.0	95	2950	3370	5050	5.1
93	50～74	3.8	2.9	2.5	90	3120	4760	8930	5.9
>90	90～100	4.3	3.5	3.1	95	1710	2440	3980	22.6
>90	90～100	2.0	1.3	1.4	100	5150	10470	19060	<2.0
>90	90～100	1.5	1.4	1.3	95	11050	17380	24760	…
>90	90～100	4.4	3.1	2.3	95	…	…	…	…
>90	90～100	1.6	1.4	1.3	…	8180	17130	29010	…
>90	90～100	2.4	1.6	1.5	98	3310	1490	3360	<2.0
>90	90～100	1.9	1.3	1.4	98	…	…	14060	<2.0
>90	90～100	1.9	1.2	1.5	100	7990	6650	19190	<2.0
82	…	6.8	5.9	5.4	71	510	580	1150	76.8
…	>75	2.6	2.2	1.8	…	5960	9740	15850	…

附录2-7　续表6

序列	国家	总人口（千人）2010	0～14岁人口%2010	60岁以上人口%2010	人口年增长率(%)2000～2010	城镇人口%		
						1990	2000	2010
145	圣卢西亚岛	174	26	9	1.0	29	28	28
146	圣文森特和格林纳丁斯	109	26	10	0.1	41	44	49
147	萨摩亚群岛	183	38	7	0.4	21	22	20
148	圣马力诺	32	14	27	1.6	90	93	94
149	圣多美和普林西比	165	40	5	1.6	44	53	62
150	沙特阿拉伯	27448	30	4	3.1	77	80	82
151	塞内加尔	12434	44	4	2.7	39	41	42
152	塞黑	9856	18	20	-0.3	50	51	56
153	塞舌尔	87	23	11	0.9	49	51	55
154	塞拉利昂	5868	43	4	3.5	33	36	38
155	新加坡	5086	17	14	2.6	100	100	100
156	斯洛伐克	5462	15	17	0.1	56	56	55
157	斯洛文尼亚	2030	14	22	0.2	50	51	50
158	所罗门群岛	538	40	5	2.8	14	16	19
159	索马里	9331	45	4	2.3	30	33	37
160	南非	50133	30	7	1.1	52	57	62
161	西班牙	46077	15	22	1.3	75	76	77
162	斯里兰卡	20860	25	12	1.1	17	16	14
163	苏丹	43552	40	6	2.4	27	36	40
164	苏里南	525	29	9	1.2	68	72	69
165	斯威士兰	1186	38	5	1.1	23	23	21
166	瑞典	9380	17	25	0.6	83	84	85
167	瑞士	7664	15	23	0.7	73	73	74
168	叙利亚	20411	37	6	2.4	49	52	56
169	塔吉克斯坦	6879	37	5	1.1	32	26	26
170	泰国	69122	21	13	0.9	29	31	34
171	马其顿	2061	18	17	0.3	58	63	59
172	东帝汶	1124	46	5	3.0	21	24	28
173	多哥	6028	40	5	2.3	30	37	43
174	汤加	104	37	8	0.6	23	23	23
175	特立尼达和多巴哥	1341	21	11	0.4	9	11	14
176	突尼斯	10481	23	10	1.0	58	63	67
177	土耳其	72752	26	9	1.3	59	65	70
178	土库曼斯坦	5042	29	6	1.1	45	46	50
179	图瓦卢	10	32	9	0.4	41	46	50
180	乌干达	33425	48	4	3.2	11	12	13
181	乌克兰	45448	14	21	-0.7	67	67	69
182	阿联酋	7512	17	1	9.1	79	78	84
183	英国	62036	17	23	0.5	89	89	80
184	坦桑尼亚	44841	45	5	2.8	19	22	26
185	美国	310384	20	18	0.9	75	79	82
186	乌拉圭	3369	23	18	0.1	89	91	92
187	乌兹别克斯坦	27445	29	6	1.0	40	37	36
188	瓦努阿图	240	38	5	2.6	19	22	26
189	委内瑞拉	28980	29	9	1.7	84	90	93
190	越南	87848	24	8	1.1	20	24	30
191	也门	24053	44	4	3.1	21	26	32
192	赞比亚	13089	46	5	2.5	39	35	36
193	津巴布韦	12571	39	6	0.0	29	34	38

附录2-7 续表7

生命登记覆盖人口% 2000～2009		总和生育率			成人识字率(%) 2005～2010	人均国民收入(美元，购买力评价)			日均<1美元(购买力评价)人口% 2005～2009
出生	死亡	1990	2000	2010		1990	2000	2010	
>90	90～100	3.4	2.3	2.0	…	4790	6930	10520	…
>90	90～100	3.0	2.4	2.1	…	3050	5020	10830	…
>90	…	4.8	4.5	3.9	99	2770	2710	4270	…
>90	>75	…	1.3	1.5	…	…	…	…	…
69	…	5.4	4.6	3.7	89	…	…	1920	…
…	25～49	5.8	4.2	2.8	86	14780	17530	…	…
55	…	6.7	5.6	4.8	50	990	1270	1910	33.5
>90	75～89	2.1	1.7	1.6	…	…	5820	11020	<2.0
>90	>75	2.7	2.2	1.9	92	9460	15340	21210	<2.0
51	…	5.5	5.4	5.0	41	440	360	830	…
>90	75～89	1.8	1.5	1.3	95	17650	32900	55790	…
>90	90～100	2.0	1.3	1.3	…	7710	10810	23100	…
>90	90～100	1.5	1.2	1.4	100	…	17490	26660	…
80	…	5.9	4.6	4.2	…	1140	1970	2210	…
3	…	6.6	6.5	6.3	…	…	…	…	…
92	90～100	3.7	2.9	2.5	89	5540	6610	10360	17.4
>90	90～100	1.3	1.2	1.5	98	13210	21140	31640	…
>90	50～74	2.5	2.2	2.3	91	1450	2670	5010	7.0
33	…	6.0	5.1	4.4	70	650	1070	2030	…
>90	75～89	2.7	2.7	2.3	95	3780	4410	…	…
30	…	5.7	4.2	3.4	87	2660	3660	4840	…
>90	90～100	2.0	1.6	1.9	…	19070	27730	39730	…
>90	90～100	1.5	1.4	1.5	…	25380	34060	50170	…
95	75～89	5.5	3.8	2.9	84	2070	3150	5120	…
88	50～74	5.2	4.0	3.3	100	2210	850	2140	…
99	50～74	2.1	1.8	1.6	94	2820	4860	8190	…
>90	90～100	2.1	1.7	1.4	97	5490	5850	10920	<2.0
53	…	5.3	7.1	6.2	51	…	…	3600	37.4
78	…	6.3	5.1	4.1	57	600	690	890	38.7
>90	…	4.6	4.2	3.9	99	2240	3450	4580	…
96	90～100	2.4	1.6	1.6	99	7190	11350	24040	…
>90	25～49	3.6	2.1	2.0	78	2810	4600	9060	…
94	50～74	3.1	2.4	2.1	91	4200	8730	15170	2.7
96	…	4.3	2.8	2.4	100	…	1930	7490	…
50	>75	3.8	3.6	3.1	…	…	…	…	…
21	…	7.1	6.8	6.1	73	380	670	1250	37.7
>90	90～100	1.9	1.1	1.4	100	5950	3180	6620	<2.0
…	75～89	4.4	2.7	1.7	90	40090	41690	…	…
>90	90～100	1.8	1.7	1.9	…	16040	26020	36410	…
22	…	6.2	5.7	5.5	73	610	770	1430	67.9
>90	90～100	2.0	2.0	2.1	…	22850	35690	47360	…
>90	90～100	2.5	2.2	2.1	98	5090	8180	13990	<2.0
100	75～89	4.2	2.8	2.4	99	…	1420	3120	…
26	…	4.9	4.5	3.9	82	2570	3230	4320	…
>90	90～100	3.4	2.8	2.5	95	6800	8380	12150	3.0
>90	…	3.7	2.3	1.8	93	610	1400	3070	13.1
22	…	8.1	6.3	5.2	62	1270	1710	…	…
14	…	6.5	6.2	6.3	71	820	840	1380	…
74	25～49	5.2	3.9	3.3	92	0	0	…	…